AF465857

TRAITÉ

DES

MALADIES DU RECTUM

ET DE L'ANUS

PRINCIPALES PUBLICATIONS DE L'AUTEUR

1. **Note pour servir à l'histoire de la Pathologie du grand Sympathique cervical.** *Lyon médical*, 1869.
2. **Étude physiologique sur deux cas d'Anosmie.** *Lyon médical*, 1871.
3. **Étude sur la Sensibilité aux températures,** observée à l'aide d'un nouvel appareil, *Lyon médical*, 1869.
4. **Étude expérimentale et clinique sur les Thromboses et les Embolies dans les os.** En collaboration avec le Dr HUMBERT MOLLIÈRE. *Lyon médical*, 1870.
5. **Du Nerf dentaire inférieur.** Anatomie et Physiologie, Anatomie comparée. Paris, 1871.
6. **Recherches expérimentales et cliniques sur les Fractures indirectes de la Colonne vertébrale.** *Lyon médical*, 1872.
7. **Observation de Syphilis congénitale.** Extrait des *Annales de la dermatologie*. Paris, 1871. Avec une planche.
8. *Dictionnaire encyclopédique des Sciences médicales.* Article **Rein**, Anatomie et Physiologie.
9. **Nouveaux Méfaits du Taxis forcé.** Extrait du *Lyon médical*. Paris, G. Masson, 1875.
10. **Note sur un cas de Rectocèle vaginale.** Extrait du *Lyon médical*. Paris, G. Masson, 1875.
11. **Note sur deux cas de Périnéorrhaphie.** Extrait du *Lyon médical*. Paris, G. Masson, 1876.
12. **De l'Énucléation du globe oculaire,** pendant la période aiguë du Phlegmon de cet organe. Extrait du *Lyon médical*, 1876.
13. **Notes sur un cas de Régénération osseuse,** avec figures. Extrait du *Lyon médical*. J.-B. Baillière, 1876.

LYON. — IMPRIMERIE PITRAT AINÉ, RUE GENTIL, 4.

TRAITÉ

DES

MALADIES DU RECTUM

ET DE L'ANUS

PAR

DANIEL MOLLIÈRE

CHIRURGIEN EN CHEF DÉSIGNÉ DE L'HOTEL-DIEU
DE LYON

AVEC 20 FIGURES DANS LE TEXTE

PARIS

G. MASSON, ÉDITEUR

LIBRAIRE DE L'ACADÉMIE DE MÉDECINE

BOULEVARD SAINT-GERMAIN, EN FACE L'ÉCOLE DE MÉDECINE

MDCCCLXXVII

PRÉAMBULE

J'avais toujours été surpris que jusqu'ici personne dans notre pays n'eût cherché à coordonner, dans un ouvrage d'ensemble, les nombreux travaux qui ont été publiés pendant ces dernières années sur les maladies de l'appareil défécateur, qui tiennent pourtant une si large place dans le cadre nozologique; je m'étais donc appliqué à réunir toutes les observations se rapportant à cet ordre de faits, lorsque visitant, il y a quelques années, les hôpitaux de Londres, je fus frappé de voir que là, au contraire, l'étude des maladies du rectum et de l'anus, comparativement négligée parmi nous, était activement poursuivie par les chirurgiens les plus éminents du royaume-uni, et que même un hôpital tout entier leur était consacré.

J'ai donc pensé qu'il pourrait être utile d'étudier, sinon en spécialiste, du moins à un point de vue spécial, cette classe de maladies, et de réunir, sous forme de traité didactique, tous les documents que j'ai pu recueillir, soit dans la littérature médicale, soit dans nos vastes services hospitaliers : aussi dois-je remercier M. Desgranges, ex-chirurgien en chef de l'Hôtel-Dieu de Lyon, d'avoir bien voulu, pour doubler mon expérience naissante, me confier son énorme dossier d'observations, qui ne représente pas moins de trente années d'éminente pratique chirurgicale. Mais je dois surtout exprimer ma reconnaissance à mon cher maître Diday, ex-chirurgien en chef de l'Antiquaille. Non-seulement il m'a permis de faire profiter le lecteur de sa longue expérience dans une spécialité qui touche de si près aux questions que j'ai dû aborder, mais il a bien voulu me donner aussi ses conseils au point de vue de la forme, et sa haute notoriété littéraire est telle que je n'ai point à exprimer combien ils m'ont été précieux. C'est à ce bienveillant concours que je devrai peut-être le succès que j'ose espérer pour cette œuvre.

NOTIONS PRÉLIMINAIRES

Pour qui se propose de monographier la pathologie d'une région ou d'un organe, il est en général facile de présenter dans un chapitre de généralités le tableau des symptômes spéciaux que ses maladies empruntent à leur siége. Il n'en est point ainsi des lésions de l'anus et du rectum : les unes, en effet, intéressent exclusivement le chirurgien, les autres sont du domaine de la pathologie interne; certaines, enfin, ont leur physionomie à part, sans analogue avec n'importe quelle altération morbide, et telle est probablement la raison pour laquelle personne n'a jusqu'ici tenté, du moins en France, le travail synthétique que je viens aujourd'hui soumettre à l'appréciation du public médical.

Il n'y a, en effet, que trois symptômes communs à toutes les maladies du rectum : la douleur, la diarrhée et la constipation.

Mais comme une même maladie est tantôt douloureuse, tantôt indolente; comme, avec des conditions anatomiques identiques, on observe tantôt de la diarrhée, tantôt de la constipation, aucun enseignement utile ne peut se dégager de l'étude de ces symptômes faite à un point de vue aussi général.

Faut-il donc, nous en tenant à des considérations d'un ordre différent, insister sur l'habitus ordinaire des sujets atteints de maladies rectales ? Certes, il serait aisé de dépeindre leur démarche, et même de décrire leur physionomie. En vrai *spécialiste*, il nous en coûterait peu de pourctraire un *facies rectal*, à l'instar de M. Courty décrivant le *facies ovarien*... Mais tous ces facies finissent par se ressembler singulièrement. Et dans l'espèce, l'auteur qui se hasarderait à semblable entreprise, ne serait-il pas exposé à s'entendre : Mais vous jouez à *pile* [1] ou face ! Tenons-nous en donc au revers de la médaille, confessant sans détours que le facies rectal n'est autre chose que ce masque amaigri, à expression tristement préoccupée que l'on retrouve chez tous les individus souffrant depuis longtemps d'une affection des viscères abdominaux.

L'influence exercée par les lésions de l'extrémité inférieure du tube digestif sur le moral de leurs victimes, mérite une toute autre attention. Pour peu que le mal sévisse ou dure, ils ne tardent pas à tomber dans un degré de perversion intellectuelle qui rappelle l'allure si caractéristique des génitomanes. Sans sortir du cercle

[1] *Pile*, en anglais, signifie hémorrhoïde.

de mes relations les plus précieuses, je pourrais citer l'exemple d'un homme éclairé, instruit, excellent juge dans les choses de l'art, et qui depuis plus de dix ans, à ma connaissance, épie les premiers symptômes d'une dégénérescence cancéreuse de son rectum, qui doit, paraît-il, le conduire au tombeau. Puisse t-il, pour ma sécurité personnelle, ne pas se reconnaître à ce croquis!.. De pareilles craintes peuvent s'expliquer, à la rigueur, chez un hémorrhoïdaire, mais il y a des *recto-maniaques*, qu'on me passe ce néologisme, chez lesquels on ne parvient à découvrir absolument aucune altération. Je pourrais reproduire ici quatre grandes pages in-4° qu'un de ces singuliers malades m'a adressées, et dans lesquelles il relate ses souffrances, mais le spécimen est trop long pour trouver ici sa place; il est du reste, rédigé dans un style qui permettrait d'apprécier, dès le premier paragraphe, le désordre intellectuel dont nous parlons, désordre tel que le chirurgien devra toujours mettre, lui, un certain ordre dans les questions qu'il adressera à ses malades. Il risquerait autrement de les voir s'égarer dans d'interminables et inutiles détails. Presque tous, en effet, cherchent à faire con-concorder l'expression de ce qu'ils éprouvent avec les descriptions qu'ils auront lues, soit des hémorrhoïdes, soit des fistules; ce sont, en effet, les seules affections du rectum qui soient universellement connues, probablement à cause de leur extrême fréquence. (Sur quatre mille observations de maladies du rectum, dépouillées par Allingham à l'hôpital Saint-Mark, de Londres, les fistules et les hémorrhoïdes sont au nombre de deux mille cent soixante-treize.) Notons que ces chiffres sont encore au-dessous de la vérité, car un très-grand nombre d'hémorrhoïdaires, respectant leur infirmité comme un bénéfice de nature, en supportent patiemment les souffrances et évitent par-dessus tout une consultation qui les exposerait au malheur de guérir.

Avant donc d'en venir à un examen direct, interrogez votre malade sur les douleurs qu'il éprouve. Ici du moins, laissez-le parler, car sur ce point il pourrait être facilement dévoyé par des questions inopportunes, et les caractères précis de la douleur sont cependant essentiels à connaître. Ils suffiront quelquefois pour établir le diagnostic (en cas de fissure, par exemple). Mais ce sont les rapports de ces douleurs avec l'acte de la défécation qui doivent surtout nous préoccuper, car suivant que la douleur précédera, suivra ou accompagnera l'expulsion des fèces, ou sera spontanée, continue, prolongée, on aura à diriger ses investigations soit du côté des téguments de la marge de l'anus, qui peut être fissurée, soit du côté de l'ampoule rectale.

Demandez encore au patient, si, en même temps que les matières, *il sort quelque chose* par l'anus, et en cas de réponse affirmative, informez-vous du volume et du degré de réductibilité des parties prolabées. Est-il besoin de dire qu'il faut encore examiner minutieusement les *excreta*. Est-ce du pus, est-ce simplement du mucus que le malade expulse ? Les fèces sont-elles sanguinolentes ? Ce sang est-il rouge, est-il noir, appliqué à la surface des matières ou faisant corps avec elles ? Nous verrons, dans le courant de cet ouvrage, quelle peut être la valeur de ce symptôme (V. corps étrangers, cancer, hémorrhoïdes). L'odeur des sécrétions n'est pas non plus indifférente à apprécier, et bien des spécialistes savent affirmer, d'après ce seul signe, la présence d'accidents syphilitiques. On a aussi étudié la forme des matières expulsées. Nous verrons bientôt qu'un sillon profond est quelquefois tracé sur le boudin stercoral par une tumeur saillante à la surface de l'ampoule rectale, et que le bol fécal, qui a passé par le calibre exigu d'un rétrécissement, peut conserver une forme en rapport avec la filière qu'il a traversée. Enfin, la succession ou l'alternance des accidents de diarrhée et de constipation doit être notée avec soin, car elle sera, dans quelques circonstances, tout à fait caractéristique, et parfois révélatrice.

L'interrogatoire, au point de vue de l'état général, est assez difficile, car les questions d'hérédité ayant été écartées, il faut encore savoir si les phénomènes que l'on observe sont *cause* ou *effet*. La chose sera surtout difficile lorsqu'il s'agira, par exemple, de sujets souffrant depuis longtemps de fistules à l'anus, et présentant, du côté du thorax, des accidents de nature suspecte : sont-ce des phthisiques arrivés au terme fatal de leur maladie ou bien, au contraire et seulement, des fistuleux menacés de phthisie ? Question souvent bien difficile à trancher, et qui a surtout une importance capitale au point de vue thérapeuthique. N'oubliez pas non plus de vous renseigner sur l'état et le fonctionnement des organes voisins. Chez la femme, en effet, les dégénérescences malignes du rectum ont fréquemment pour point de départ la matrice ou le vagin, et les affections utérines s'accompagnent souvent de troubles du côté de la défécation. Chez l'homme, c'est la miction qui peut être gênée tantôt par les fèces amoncelées dans l'ampoule, tantôt par les veines hémorrhoïdales congestionnées. Ainsi, j'ai maintes fois fait disparaître des phénomènes de rétention urinaire chez des vieillards hémorrhoïdaires dont la prostate était hypertrophiée, et cela exclusivement en agissant sur le rectum.

Est-il nécessaire de dire enfin que le régime et le genre de vie des patients doivent être, connus le plus exactement que faire se pourra.

Qu'on nous permette à ce sujet, quelques détails trop négligés dans les traités classiques, bien que ce soit là, ce semble, un sujet de *post* plutôt que de *pré-face :* c'est celui qu'éclaire le chapitre treizième de la *Vie de Gargantua et Pantagruel*, de Rabelais. C'est là un chapitre *fondamental* d'hygiène, qu'on ne saurait trop méditer, car tous les accidents qui peuvent compliquer le dernier acte de la défécation y sont implicitement décrits, et leurs causes surtout, très-lucidement indiquées. Ainsi, n'allez pas, comme le jeune Gargantua, prendre des « aureillettes de satin cramoisi, elles lui escorchèrent tout le derrière! » Sachez aussi que vous aurez la *Caque-sangue de Lombard*, si vous commettez l'imprudence de vous servir d'un Chat de Mars. (Avis à ceux qui cherchent à utiliser, — et souvent à leur juste valeur, — les cartes de visite qu'ils reçoivent.) En tout cas, si vous trouvez à noter, au chapitre de l'Étiologie, de pareilles imprudences, comme thérapeutiste, conseillez au patient de prendre « couverture, coussin, nappe, serviette ou mouchenez.» — Mouchenez, direz-vous ! Oh ! mais alors, proscrivez donc aussi le papier, comme votre auteur[1]... Allons, brisons-là et qu'il ne soit plus question que de « l'oison bien dumeté qui, d'après Jehan d'Écosse, est aux champs élyséens béatitude des heroës et semidieux ! » — Vous riez : n'est-il pas incontestable cependant que votre muqueuse anale ne mérite pas moins que votre nez des soins d'hygiène et de propreté. Est-elle donc moins délicate, moins inflammable, moins inoculable? Est-elle moins *à vous?* — Et parce que les fonctions qui s'exécutent par son intermédiaire sont d'un ordre inférieur, êtes-vous en droit de la frotter avec n'importe quel chiffon, dont vous ignorez la provenance et qu'ont peut-être froissé des mains syphilitiques ou tout au moins sordides?

[1] En effet, on lit dans ce même chapitre XIII le distique suivant :

Toujours au c... laisse esmorche
Qui son hord c... de papier torche.

C'est ce que l'on voit faire cependant tous les jours, et par les personnes les plus délicates. On ne songe pas surtout que l'encre d'imprimerie qui noircit certaines feuilles quotidiennes, n'est presque jamais cette huile de lin pure dont parlent les dictionnaires encyclopédiques, et que l'industrie, en quête de rabais, emploie, au contraire, pour tenir en suspension la matière colorante, des graisses dont il serait difficile d'indiquer au juste la provenance. Leur contact avec l'anus amènera des éruptions ou tout au moins un prurit pénible. Que de fois on éviterait l'ingestion de doses énormes de bromure de potassium qui restent inefficaces, en s'abaissant à donner quelques-uns de ces conseils intimes. Ajouterai-je que le papier, avant d'être livré à la consommation, a dû être blanchi, encollé, lustré, etc., que toutes ces manipulations nécessitent l'emploi de substances chimiques variables suivant les industriels, et qui restent souvent en excès. Leur action sur une muqueuse fine et délicate est facile à prévoir. Aussi, en Angleterre et en Amérique, a-t-on livré au commerce force papiers spéciaux (quelques-uns même imprégnés de substances médicamenteuses ; on les destine aux hémorrhoïdaires). Mais, en somme, le vulgaire *papier corde* atteindra très-bien le but désiré.

Les vêtements, qui sont perpétuellement en contact avec l'anus, doivent aussi entrer en ligne de compte dans l'examen qui précède l'exploration directe. Chez l'homme, on ne pourra guère prévenir, par les conseils que cet examen suggère, que quelques phénomènes d'intertrigo, dus à l'action d'étoffes rugueuses. Mais la question sera plus difficile à aborder avec vos clientes. Il y aurait sur ce point tout un chapitre à écrire, et le vêtement intime aurait à répondre de nombre d'éruptions, d'abcès, d'inoculations.

Sans entrer dans de plus amples détails, bornons-nous à dire, en terminant, qu'il faudra quelquefois faire aussi le procès de la repasseuse, car, pour apprêter le linge qui lui est confié et lui donner une blancheur plus éclatante, elle met souvent en usage des substances non moins préjudiciables à la santé qu'à la durée du trousseau de sa cliente.

Signalons encore, en passant, les phénomènes généraux de dyspepsie, d'amaigrissement, de fièvre, les névralgies, qui prennent naissance dans des points quelquefois très-éloignés du rectum (sciatique, douleurs lombaires, cervicales, etc...), enfin, les troubles fonctionnels de l'urèthre, de la vessie, des organes génitaux, phénomènes dont la description sera faite plus loin, à propos des lésions qui les provoquent plus spécialement, et abordons la question de l'exploration directe de l'anus et du rectum.

Il est en général facile d'apprécier dans ses moindres détails l'état de l'orifice anal. Cette exploration sera faite le malade étant couché sur le côté, soulevant lui-même avec la main la fesse supérieure. Dès lors, un premier coup d'œil permet déjà de deviner bien des choses. Tantôt vous verrez un orifice arrondi, plus ou moins pigmenté, velu, tantôt un orifice allongé d'avant en arrière, blanc rosé, glabre, même chez l'homme. Chez les jeunes sujets, et plus particulièrement chez les jeunes filles, les plis radiés, d'une coloration rose brun, réunis régulièrement et fortement serrés, feront une légère saillie qui a été comparée à un bout de sein par quelques auteurs anglais (*nipple shaped* anus). L'exactitude de cette comparaison ressortira surtout quand, au lieu de faire coucher la malade, on se bornera à la faire placer *à quatre pattes*, ou mieux, incliné en avant et les deux mains appuyées sur le siége d'une chaise. C'est alors le chirurgien qui lui-même écartera les fesses avec les deux mains appliquées à plat sur chacune d'elles. Cette dernière position sera plus facilement acceptée chez la femme. L'anus des individus cachectiques, et plus particulièrement des phthisiques, présente un tout autre aspect. Il est béant, la région est plane et la peau tendue de l'ischion à l'anus. Nous aurons du reste à revenir plus loin sur cette disposition tout à fait caractéristique et qui est due à la disparition des graisses de la fosse ischio-rectale. Vous trouverez une configuration toute différente chez certains sujets dont les fesses sont énormes. L'anus est alors si profondément situé qu'on a peine à l'apercevoir.

Je dois aussi appeler l'attention du praticien sur la disposition du pigment dans la région, sur la saillie des plis radiés et sur les orifices des glandes folliculaires. Le genre d'intérêt qui s'attache à chacun de ces détails s'appréciera mieux, du reste, à la lecture de l'ouvrage.

Après ce premier coup d'œil, qui quelquefois sera suffisant pour établir le diagnostic, on procédera à la manœuvre du *déplissement*, qui demande une grande douceur dans les cas où la peau est devenue délicate à la suite d'éruptions, car il faut éviter alors de fissurer l'anus en l'explorant, ce qui nuirait à la fois et au malade et au diagnostic. Le déplissement consiste à entr'ouvrir l'anus en tirant sur ses bords à l'aide des pouces appliqués à quelques millimètres de son orifice. On n'a pas une idée de la profondeur à laquelle le regard peut atteindre lorsque les deux mains de l'explorateur s'employant successivement, l'une maintient le terrain gagné pendant que les doigts de l'autre travaillent à en gagner davantage.

Grâce à cette manœuvre, on se rendra compte de ce que récèlent les plis radiés (fissures, chancrelles, végétations, syphilides). On appréciera en même temps la contractilité du sphincter.

Le déplissement simple est insuffisant dans bien des cas, lorsque par exemple l'anus étant fortement resserré, l'extrémité supérieure d'une ulcération échappe aux regards de l'observateur. Il faut alors appliquer un spéculum. Un des plus commodes pour ces explorations superficielles est un instrument d'étain, conique et échancré sur un de ses bords (fig. 1).

Il est connu sous le nom de speculum de Barthelmy. On pourrait plus simplement avoir recours à l'extrémité d'une petite cuiller à café à bords mousses.

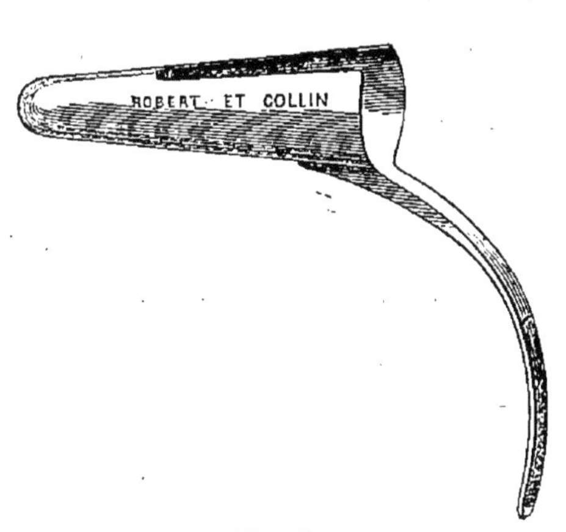

FIG. I.

Nous venons de parler de la contractilité sphinctérienne. Rien n'est plus difficile que d'en prendre une idée exacte. Chez les sujets jeunes et robustes, le muscle anal est très-puissant; instinctivement il se resserre lorsque le doigt cherche à franchir l'anneau, et cela par l'effet soit de l'émotion, soit de la crainte de la douleur. Gardez-vous alors d'admettre trop facilement l'existence d'une contracture. Mais, d'autre part, que cette striction ressentie par votre doigt, et qui est physiologique, ne vous serve point ensuite de terme de comparaison quand vous explorerez l'anus d'un sujet vieux ou débile. Vous méconnaîtriez alors la contracture. Ces différences individuelles arrêteront toujours l'homme de l'art dans les tentatives qu'il pourrait avoir l'idée de faire dans le but d'évaluer comparativement, à l'aide du dynamomètre, la force du sphincter à l'état normal et pathologique.

Le toucher anal doit aussi vous renseigner sur l'état d'affaiblissement anormal de ce muscle. Chez les sujets débilités, il n'accomplit ses fonctions de rétenteur que d'une manière à peine suffisante. Craignez d'opérer sur de pareils anus; car la moindre intervention qui diviserait les fibres pourrait être suivie d'une incontinence permanente des matières fécales. — On terminera l'examen de la région de l'anus par celui des ganglions inguinaux.

L'examen direct du rectum est infiniment plus difficile, aussi ne sera-t-il entrepris qu'après un interrogatoire long et minutieux ou en tout cas suffisamment détaillé pour qu'avant d'agir on puisse déjà soupçonner la nature de la lésion. C'est que les manœuvres que l'on doit exercer sont alors, selon la durée qu'on leur donne et le degré de force qu'on y met, ou absolument inoffensives ou extrêmement dangereuses.

La première, le toucher rectal, ne sera pratiquée qu'avec lenteur dans les cas douteux, surtout si l'on a lieu de soupçonner la présence d'un néoplasme. Nous verrons du reste au chapitre du cancer quels effroyables accidents ont parfois brusquement éclaté à la suite de la simple introduction du doigt. Aussi comprend-on difficilement que des chirurgiens d'un incontestable mérite aient osé proposer d'introduire la main tout entière dans l'anus pour reconnaître les limites des tumeurs malignes!

Au reste, l'exploration de l'abdomen à l'aide du bras introduit dans le rectum, telle que l'a proposée et tentée Simon, n'a pas donné tous les résultats qu'avait espérés son inventeur, et d'autre part, on connaît aujourd'hui et par de nombreuses autopsies quelles sont les lésions produites par ces explorations barbares. Le toucher rectal ne sera donc pratiqué qu'avec beaucoup de précautions. Il faudra, suivant les cas, placer le sujet soit debout, soit dans la position horizontale. Le doigt, soigneusement huilé ou enduit de cérat (ce qui est préférable pour le chirurgien, car les ongles sont alors garnis), sera lentement dirigé sur le sphincter, puis poussé plus vivement lorsqu'il aura franchi cet anneau musculaire. Nous verrons plus loin comment il aura à cheminer suivant les lésions dont on soupçonnera la présence. Mais, je le répète, la manœuvre doit être accomplie avec une extrême douceur; il serait donc imprudent de suivre le conseil de quelques chirurgiens qui n'hésitent pas à faire pousser sur leur coude par un aide, afin de pénétrer plus profondément. Recommandons aussi de ne pas appuyer la pulpe du doigt contre la prostate quand il s'agit de sujets âgés : vous pourriez provoquer de la sorte des accidents de retention d'urine. — Lors donc que vous chercherez avec l'index à accrocher les replis de la muqueuse pour les examiner, les palper, les abaisser et entraîner ainsi les parties qui sont situées immédiatement au-dessus des régions accessibles à votre exploration, dirigez la pulpe de votre doigt en arrière ou sur les côtés. — Chez la femme, on fera bien, avant d'explorer le rectum, de pratiquer le toucher vaginal.

Quel que soit d'ailleurs le résultat de l'examen, il sera toujours prudent, quand le doigt ressortira de l'anus plus ou moins souillé de sang, de prescrire pour le reste de la journée un repos absolu.

Le cathétérisme du rectum à l'aide de sondes ou de bougies ne se pratique guère qu'en vue du traitement dans les cas de coarctation rectale. (Quelquefois cependant les sondes serviront à évacuer l'intestin paralysé.) Aussi, nous bornant à mentionner ici en passant ce mode d'exploration dangereux et incertain, renverrons-nous le lecteur au chapitre des rétrécissements.

Pour se rendre compte *de visu* de l'état de la muqueuse rectale, les chirurgiens ont aujourd'hui à leur disposition deux méthodes d'investigation, l'éversion de la muqueuse rectale et l'application du spéculum.

L'éversion se pratique soit directement, soit médiatement. Nous verrons bientôt, à propos des diverses lésions qui ont pour siége la muqueuse ampullaire, comment on peut à l'aide d'un pessaire Gariel, introduit dans la cavité du rectum et brusquement retiré, amener au dehors la muqueuse en procidence. Dans ces dernières années, Storer a proposé une autre méthode : c'est ce que j'appelle l'éversion médiate. Elle est pratiquée à l'aide des doigts introduits dans le vagin. On déprime la paroi recto-vaginale et l'on cherche à lui faire franchir l'anus. Un long article a été publié à ce sujet dans le journal *the Lancet* (mai 1873), trop long à notre avis, car l'éversion vaginale est une manœuvre douloureuse et qui ne permettra jamais d'explorer qu'une bien faible portion de la muqueuse malade. Il est même difficile, à moins de conditions spéciales, de la terminer sans amener une légère perte sanguine. Mieux vaudra donc en arriver d'emblée à l'application du spéculum.

Les instruments qui ont été construits pour l'exploration du rectum ont en général une forme identique à celle des spéculums destinés à l'exploration utérine, dont ils ne diffèrent que par leur volume; ils sont du reste à peu près aussi nombreux. Mon intention n'est donc pas de les décrire tous, je ferai seulement remarquer qu'il n'est pas indifférent de se servir de l'un ou de l'autre, et que, suivant les cas, on devra avoir recours aux spéculums à valve ou aux spéculums tubulaires.

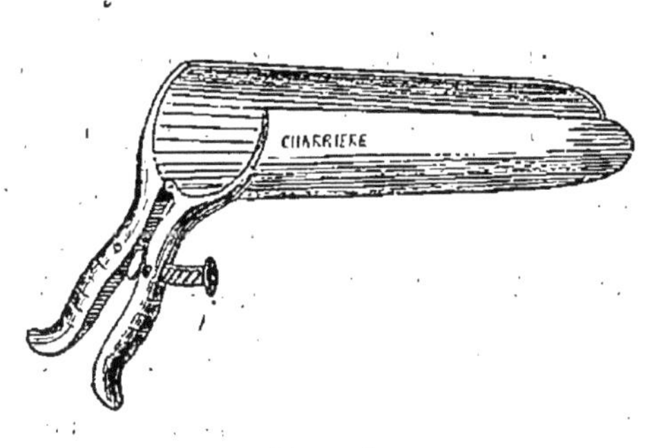

FIG. 2.

Les spéculums à valve sont plus particulièrement destinés à l'exploration des parois de l'ampoule. Ils doivent donc, grâce à leur forme éclairer et étaler ces parois, tout en protégeant les régions mises à découvert contre l'arrivée des matières stercorales. C'est dans ce but qu'a été construit le petit spéculum bivalve d'Amussat.

On peut aussi se servir du plus petit modèle des spéculums univalves de Boseman.

Pour appliquer ces instruments, on fera coucher le malade sur le côté, la cuisse inférieure étendue, la cuisse supérieure fortement fléchie sur le bassin et les fesses étant légèrement écartées. L'instrument sera dirigé par sa partie mousse sur l'anus, que l'on aura soin d'entr'ouvrir à l'aide du doigt; on le dirigera d'abord en arrière, directement, puis directement en haut, afin d'éviter qu'une partie de la paroi rectale soit pressée entre la face antérieure du sacrum et l'extrémité de l'instrument. Cette application est en général facile et peu douloureuse, et si l'on a eu soin de faire soigneusement vider le rectum à l'aide d'injections d'eau tiède, on pourra apprécier tous les détails pathologiques. Les spéculums tubulaires sont au contraire destinés à permettre de voir le plus loin possible dans le tube intestinal. Le plus usité de tous est celui que représente la figure 3.

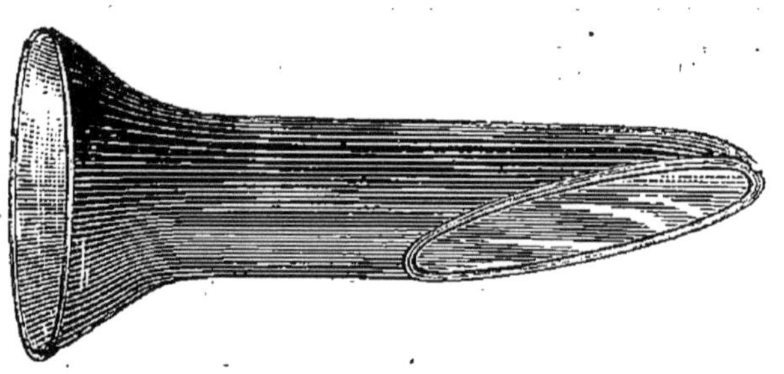

FIG. 3.

C'est un tube parfaitement lisse et garni dans son intérieur d'un verre étamé. On peut aussi se servir des petits spéculums trivalves, à développement plein (petit modèle de Charrière).

Au reste, si l'on avait préalablement recours à l'anesthésie, tous les instruments destinés à l'exploration de l'utérus et du vagin pourraient être utilisés pour celle du rectum. Mais en général, lorsque l'emploi du spéculum tubulaire semble indiqué, il vaut mieux s'abstenir d'endormir le malade, ce qui permet de lui faire prendre une position telle que le rectum soit redressé et béant à sa partie supérieure. Pour cela, le sujet sera placé sur les genoux et les coudes, la tête et le thorax aussi bas que possible, le siége au contraire fortement élevé, de telle façon que l'anus soit le point le plus haut de la cavité abdominale et que les viscères, au lieu de peser sur le bassin et sur le releveur de l'anus, pendent en quelque sorte, soutenus par la paroi abdominale, comme dans un sac. Lorsque l'on introduit dans l'anus d'un sujet ainsi placé un spéculum analogue à celui que nous venons de figurer, la muqueuse ne vient pas faire hernie dans son orifice et l'on peut quelquefois apercevoir la courbure de l'os iliaque.

Après ces considérations sommaires, dont le complément se trouvera mieux placé dans les chapitres qui motivent plus particulièrement chacune d'elles, nous allons décrire, sans les ranger dans un ordre systématique mais de manière à n'en omettre aucune, les diverses maladies du rectum et de l'anus.

TRAITÉ

DES

MALADIES DU RECTUM

ET DE L'ANUS

CHAPITRE PREMIER

DES PHLEGMONS ET ABCÈS DE LA RÉGION DE L'ANUS

En se plaçant à un point de vue exclusivement anatomique, on pourrait établir une classification assez rationnelle des phlegmasies qui prennent naissance dans la région de l'anus. Il suffirait pour cela d'examiner successivement les abcès sous-muqueux, ceux qui ont leur point de départ dans les veines hémorrhoïdales enflammées, ceux qui naissent à la suite de l'inflammation des glandes, enfin les phlegmons de la fosse ischio-rectale. Mais il est préférable, ce me semble, en vue de la pratique, de se borner à décrire, dans deux chapitres séparés : 1° les phlegmasies sous-tégumentaires, c'est-à-dire superficielles ; 2° les phlegmasies profondes, c'est-à-dire sous-musculaires.

§ 1er. — Abcès sous-tégumentaires.

Ils se présentent sous des formes assez nombreuses et variées pour qu'il y ait eu lieu de les diviser en plusieurs groupes. M. Chassaignac admet trois variétés pour ces abcès superficiels de l'anus : 1° les abcès *tubéreux ;* 2° les abcès *phlegmoneux ;* 3° les abcès *phlébitiques circonscrits*.

ABCÈS TUBÉREUX. — Il est assez difficile de définir bien nettement ce que l'on doit entendre par abcès tubéreux, appelés aussi, mais à tort, abcès tuberculeux, car tous les auteurs n'attachent pas à ces mots la même signification, et, d'autre part, le siége anatomique précis de la lésion est encore assez mal connu. C'est qu'en examinant superficiellement ces petits phlegmons, il semble que le derme seul participe à l'inflammation, et que, par conséquent, il ne s'agit alors que d'une lymphangite superficielle. Plusieurs auteurs, et des plus recommandables, professent cette opinion ; mais, s'ils étaient dans le vrai, il devrait y avoir quelquefois des adénites concomittantes ; or, jamais cette complication ne s'observe avec l'abcès tubéreux. Comment admettre, d'autre part, que, dans un réseau lymphatique aussi riche, aussi serré que celui de la région de l'anus, l'inflammation puisse rester aussi nettement limitée qu'elle l'est dans le cas qui nous occupe ? Il est beaucoup plus probable que les abcès tubéreux naissent à la suite d'une irritation des glandules anales, dont le canal excréteur un instant oblitéré ne laisse plus écouler les produits. Sont-ce les glandes sudoripares, sont-ce ces culs-de-sac muqueux dont l'orifice est visible à l'œil nu, ou bien encore les follicules sébacés annexés au système pileux de la région ? C'est ce qu'il est impossible de préciser ; mais je n'hésite pas à considérer les abcès tubéreux comme étant d'origine glandulaire. Tout, en effet, dans leur marche, leur durée, leurs symptômes, semble le démontrer.

La lésion se présente, au début, sous la forme d'un tubercule ou *bouton*, pour me servir de l'expression ordinairement employée par les malades ; ce bouton siége, en général, très-près de l'orifice anal ; il est petit, peu saillant, mais fait éprouver au patient une douleur qui est loin d'être en rapport avec son exiguïté et qui s'exaspère surtout au moment de la défécation. Si, à cette période, on peut examiner la lésion, elle donne au toucher la sensation d'une induration très-nettement circonscrite ; l'œil ne constate qu'une rougeur peu marquée et qu'il est souvent impossible de bien apprécier, soit à cause de la présence des poils, soit en raison d'un léger excès de pigmentation, normal chez beaucoup de sujets.

Au bout d'un temps variable, mais qui dépasse rarement trois ou quatre jours, la tumeur, qui s'était graduellement accrue depuis son début, se ramollit ; en même temps, la douleur diminue et la fluctuation devient manifeste ; l'abcès est formé et il a bien réellement alors cet aspect de tubercule ou plutôt de tubérosité, auquel il doit sa dénomination. Son volume est rarement très-considérable ; il ne dépasse jamais celui d'une petite noisette. Les parois sont minces, tendues ; la base est indurée, de sorte que le pus qui s'écoule lors de leur ouverture est moins abondant qu'on ne pourrait le croire, mais il a cette extrême fétidité qui est le caractère commun de presque toutes les collections purulentes qui se rencontrent au voisinage des orifices naturels.

Une fois que l'ouverture s'est effectuée, l'écoulement du pus continue pendant quelques jours, mais c'est un pus séreux, quelquefois teinté de rouge ; en même temps, la tumeur s'affaisse, l'épiderme se détache et tombe sous la forme de petites squames, la cavité de l'abcès se rétracte et la cicatrisation se fait.

Telle est la marche des abcès tubéreux. Ce sont, en quelque sorte, des furoncles de l'anus ; ils n'ont aucune gravité. Leur guérison rapide est la règle. Mais un pronostic aussi bénin ne peut se formuler sans réserves ; car, malheureusement, les causes sous l'influence desquelles ils se développent sont loin d'être toujours les mêmes. Ainsi, dans quelques circonstances, l'abcès tubéreux a pour origine un traumatisme ou une irritation directe, l'usage de papier dur ou malpropre, la transpiration trop abondante dans les marches forcées ou dans l'exercice du cheval, etc. Chez les femmes, les liquides qui s'écoulent des organes génitaux peuvent jouer le même rôle, car ils jouissent parfois de propriétés irritantes très-marquées. Le diagnostic étiologique est alors d'une grande importance, car c'est à la cause première que le traitement doit s'adresser directement. Faute d'avoir suffisamment examiné et interrogé leurs malades, bien des chirurgiens ont vu leur échapper la raison de récidives qu'un traitement *approprié* aurait certainement pu prévenir. L'irritation peut aussi être causée par les matières fécales, aussi verrez-vous très-souvent l'abcès tubéreux survenir à la suite d'une diarrhée ou d'une dysenterie. Signalons enfin l'influence de la menstruation. Les gynécologistes les plus autorisés décrivent des abcès à répétition, qui ont pour siége d'élection les petites lèvres et qui reviennent à chaque période menstruelle avec une désolante régularité ; quand ils ont pour siége l'anus, ce qui, du reste, est assez rare, c'est sous la forme d'abcès tubéreux qu'ils se présentent.

Quand l'abcès tubéreux prend naissance dans de pareilles conditions, il n'y a pas à redouter de bien graves accidents, surtout si le sujet est bien portant d'autres parts, et c'est le cas le plus fréquent, car l'abcès tubéreux est le mode de suppuration des sujets robustes. Il se rencontre rarement chez les femmes, plus rarement chez les vieillards, et les enfants n'y sont presque pas exposés ; mais lorsque, par malheur, il prend naissance chez un phthisique ou chez un individu cachectique, la cicatrisation est, pour ainsi dire, impossible, l'induration persiste, les parois du foyer purulent ne se recollent pas, la peau prend une teinte violacée, l'orifice par lequel le pus s'était échappé se couvre de fongosités ; en un mot, c'est une fistule qui prend naissance.

Nous n'avons pas à nous occuper dans ce chapitre de ce qu'elle deviendra plus tard, ni des chances de guérison qu'une opération pratiquée dans de pareilles conditions peut offrir au malade, je renverrai pour cela le lecteur au chapitre de la fistule. Mais ce qu'il importe de dire dès à présent, c'est que, même chez les sujets les mieux constitués, cette triste complication peut naître après un simple abcès tubéreux, si le traitement n'est pas convenablement dirigé ; aussi cette question de thérapeutique mérite-t-elle plus d'attention que ne lui en accordent généralement les auteurs.

Et d'abord, pouvons-nous, au début, espérer d'éviter la suppuration ? Sans doute, la chose n'est pas absolument impossible ; mais se flatter d'obtenir cet heureux résultat dans la plupart des cas serait s'exposer à bien des mécomptes. En général, les inflammations localisées de l'anus marchent et arrivent fatalement à la suppuration ; et c'est surtout quand le pus est formé qu'il importe d'agir, et le seul traitement rationnel est alors l'ouverture de l'abcès. Il est inutile d'inciser largement, suivant toute la longueur de la tumeur inflammatoire, comme certains auteurs l'ont proposé, mais il serait encore plus dangereux de se borner à une simple ponction. Il faut absolument que le pus puisse, à mesure qu'il se forme, s'écouler au dehors ; il faut que le recollement des lèvres de la plaie cutanée soit impossible pendant les premiers jours. Telle est la seule règle que l'on puisse fixer au point de vue des dimensions qui doivent être données aux incisions.

Mais à quel moment faut-il les pratiquer? Ici la question devient un peu plus délicate. Un grand nombre de chirurgiens sont d'avis d'attendre que la fluctuation soit manifeste ; ils tiennent à voir couler le pus sur la lame de leur bistouri, peut-être pour avoir la satisfaction de le montrer à leur patient? La règle que je voudrais substituer à celle-ci est facile à formuler, mais moins facile à suivre, car elle laisse bien plus à l'appréciation personnelle.

Selon moi, il faut inciser dès que la suppuration paraît inévitable, qu'il y ait ou non de la fluctuation. C'est là le seul moyen de faire avorter la suppuration. Ce que l'on serait tenté d'appeler incision prématurée serait donc bien mieux nommé incision abortive, et l'incision abortive aura toujours des dimensions de beaucoup inférieures à celles des débridements qui pourront devenir nécessaires à une période plus avancée. Il y a donc avantage à inciser toujours de très-bonne heure. Quant à la direction qu'il convient de donner à l'incision, elle n'a, dans l'espèce, aucune importance.

Si le malade, pendant les premiers jours, ne se décide pas à se soumettre à une intervention opératoire, le seul topique qui convienne est le cataplasme. Seulement, si vous ne pratiquez pas dans un hôpital ou si vous n'en pouvez surveiller la confection, gardez-vous de prescrire les cataplasmes de farine de lin ; ils sont presque toujours mal faits, trop liquides ou trop cuits, ou bien la farine est altérée, et, loin d'exercer sur les parties une influence favorable, le topique, au contraire, provoquera de petites éruptions impétigineuses, peut-être même la formation d'un nouvel abcès. Il vaut infiniment mieux conseiller alors les cataplasmes de mie de pain, de fécule de pomme de terre ou d'amidon, qui seront renouvelés de quatre à cinq fois dans les vingt-quatre heures.

Après l'ouverture et dans tous les cas, ce sont encore les topiques émollients qui conviennent. Si le bistouri n'a incisé que des tissus engorgés, le cataplasme favorisera l'écoulement sanguin, exerçant ainsi une salutaire influence sur la sédation des phénomènes inflammatoires ; s'il s'agit, au contraire, d'un abcès complétement formé lors de son ouverture, le cataplasme, en entretenant dans la région un certain degré d'humidité, empêchera le recollement prématuré de la plaie. Le deuxième ou troisième jour, en arrosant fortement avec du laudanum l'application émolliente, non-seulement on combattra le symptôme douleur, mais l'action astringente du laudanum hâtera le retrait de la cavité purulente.

Qu'on se garde de presser fortement sur l'abcès pour le faire vider, comme certains chirurgiens en ont l'habitude. C'est le plus sûr moyen de réveiller l'inflammation, de produire des décollements et d'amener une fistule. Il est préférable d'introduire deux ou trois fois par jour, entre les lèvres de la plaie, la pointe mousse d'un stylet.

Il faut savoir attendre patiemment la cicatrisation avant d'admettre l'existence d'une fistule : il est d'expérience que le recollement spontané des parties peut se faire désirer pendant plusieurs jours, quelquefois même plusieurs semaines.

Abcès phlegmoneux. — La forme qui est décrite par Chassaignac sous le nom d'abcès phlegmoneux ne diffère pas essentiellement de celle dont il vient d'être question ; seulement l'inflammation, au lieu d'être circonscrite, est diffuse et toujours beaucoup plus étendue. Ces abcès font encore partie du premier groupe, décrit par Gosselin [1].

1 Article Anus du *Dictionnaire de médecine et de chirurgie pratiques*, t. II, p. 654.

L'inflammation reste donc localisée aux couches superficielles, et s'il se produit du pus, il est toujours sous les téguments.

Les causes sous l'influence desquelles ces abcès se développent sont à peu près les mêmes que celles qui viennent d'être énumérées à propos de l'abcès tubéreux, mais les traumatismes jouent peut-être un rôle plus considérable. L'équitation, les chutes sur le siége, les coups de pied, les ulcérations produites par la canule des seringues, enfin la sodomie, sont autant de causes dont l'action se comprend d'elle-même et sur lesquelles il est inutile d'insister. Citons encore la blennorrhagie uréthrale, surtout lorsque les vésicules séminales sont atteintes et quand il s'agit d'un sujet prédisposé[1], enfin, l'extirpation des hémorrhoïdes à l'aide de l'écraseur linéaire et l'incision de la fistule à l'anus par la ligature simple. Les abcès phlegmoneux s'observent très-souvent à la suite de ces opérations. Notons en passant que, par contre, l'inflammation aiguë de la région anale ne complique que très-rarement les chancres simples ou syphilitiques, contrairement à l'opinion professée par certains chirurgiens, qui feraient mieux peut-être de rechercher dans leur thérapeutique irrationnellement perturbatrice la cause des abcès qu'il attribuent à des influences virulentes ou diathésiques.

On a beaucoup insisté aussi sur l'action des corps étrangers ; elle est incontestable : une arête de poisson, des détritus végétaux rejetés avec les fèces, peuvent déterminer des ulcérations et, par conséquent, des phénomènes

[1] Si nous citons ici la blennorrhagie chez l'homme comme cause d'abcès de l'anus c'est que nombre d'auteurs l'ont invoquée, sans doute après avoir observé des faits, à l'appui de cette manière de voir. Ces faits, nous ne les connaissons malheureusement pas et tant qu'on ne nous aura pas fourni d'observations sérieuses et détaillées, nous prêcherons le scepticisme sur ce point.

phlegmoneux, mais ce sont là des faits qui ne s'observent que rarement.

Il y a quelques années cependant, ce n'était pas l'opinion la plus généralement accréditée. On refusait, en effet, de croire que les abcès de l'anus pussent spontanément se faire jour du côté du rectum. Force était donc de considérer leur orifice intestinal comme la lésion primitive, et il fallait bien inventer une théorie pour expliquer la formation de cet orifice. Les recherches de Ribes vinrent un instant faire croire que cette théorie était enfin trouvée, en démontrant que l'orifice interne de ces abcès siége presque toujours au même niveau, c'est-à-dire immédiatement au-dessus du sphincter anal, dans le point où viennent s'arrêter les matières. Rien n'était plus naturel alors que d'admettre que ces matières, jouant le rôle de corps étrangers, déterminent en ce point un travail ulcératif aboutissant à la perforation de la muqueuse et à l'inflammation du tissu cellulaire qui la double.

L'extrême rareté des fistules borgnes internes et l'observation plus rigoureuse des faits ne nous permettent plus d'accepter cette interprétation. Velpeau déjà, à l'époque dont nous parlons, en proclamait la fausseté [1]. Nous verrons, du reste, à propos des fistules, dans quel sens la question a été résolue par les auteurs.

Il me resterait à signaler, pour compléter cette étude étiologique, les hémorrhoïdes, dont l'inflammation devient souvent le point de départ des phlegmons ; mais je me réserve d'en parler dans le chapitre qui leur est consacré.

Cette énumération des principales causes sous l'influence desquelles la lésion qui nous occupe peut prendre naissance, quelque incomplète qu'elle paraisse, suffira pour-

[1] Article ANUS du *Dictionnaire en trente volumes*.

tant, je l'espère, à expliquer les différences que nous allons rencontrer dans les symptômes chez les différents sujets, alors que cependant les désordres sont anatomiquement identiques. Ainsi, chez certains individus, les douleurs sont dès le début intolérables, la peau rougit pour ainsi dire, d'emblée, elle devient tendue, luisante, cyanosée même, vers le centre de la tumeur. Le malade ne peut tolérer aucune exploration ; il reste immobile, couché sur le flanc ; la toux, l'éternuement, ou seulement l'effort respiratoire nécessaire pour se moucher, le font horriblement souffrir ; toute la région est sensible dans une assez vaste étendue, et cet état ne cesse qu'au moment où le pus forme un foyer fluctuant qui finit par s'ouvrir spontanément à l'extérieur au moment de la défécation. Pendant toute cette période, il y a de la fièvre, de l'anoréxie, quelquefois même des frissons intenses. Chez les sujets paludéens, il n'en faut souvent pas davantage pour faire renaître des accès intermittents dont les malades sont cependant guéris depuis longtemps.

Dans d'autres circonstances, et sans que l'on puisse s'expliquer la raison de cette différence, l'abcès phlegmoneux, avec son caractère *phlegmoneux*, aussi évident pour l'œil du chirurgien que dans le cas précédent, se développe, pour ainsi dire, à l'insu du malade. Pendant quelques jours, il y a, du côté du rectum, un peu de tension, une sensation mal définie de pesanteur, enfin quelques ténesmes ; mais l'état général est excellent, le patient continue à vaquer à ses occupations, et c'est au moment de la défécation que la collection purulente venant à s'ouvrir brusquement dans le rectum, le pus s'écoule avec les fèces, toute gêne disparaît alors, et souvent le phénomène échappe complétement au malade. C'est ce qui nous explique pourquoi un si grand nombre de personnes atteintes de fistules à l'anus ignorent absolument dans quelles circonstances a débuté leur maladie.

En général, quand on laisse l'abcès s'ouvrir spontanément, il y a récidive au bout de quelques jours, mais ce n'est plus alors dans le rectum, mais bien du côté de la peau que se fait l'ouverture. C'est une fistule complète qui se trouve ainsi formée.

Enfin l'abcès phlegmoneux peut siéger tout entier dans le rectum, au-dessus du sphincter externe. C'est alors un véritable abcès rectal que l'on ne peut diagnostiquer qu'en pratiquant le toucher. Le pronostic de cette dernière variété n'a rien de grave. C'est une des terminaisons ordinaires de la rectite aiguë. Ces sortes d'abcès s'ouvrent presque toujours spontanément et sont beaucoup moins douloureux que ceux qui font saillie du côté des téguments, à cause l'extrême laxité du tissu cellulaire sous-muqueux du rectum.

Comme l'abcès phlegmoneux est le plus fréquent de tous, comme il aboutit presque fatalement à la formation d'une fistule quand il est abandonné à lui-même, il importe de le reconnaître de bonne heure, afin d'instituer sans retard le traitement.

Le diagnostic ne présente pas ordinairement de bien sérieuses difficultés ; cependant, le siége précis de la lésion n'est pas toujours très-évident. On peut conserver des doutes sur sa profondeur, sur son volume. Nous verrons dans un instant que les abcès profonds ressemblent parfois à s'y méprendre aux abcès superficiels indolents, et pourtant il s'agit alors d'effroyables désordres qu'on ne peut comparer avec les lésions qui nous occupent. Aussi la plupart des chirurgiens conseillent, en cas de doute, de pratiquer le toucher rectal. « Le doigt indicateur est, dit Chassaignac, profondément introduit dans l'anus, et pendant que ce doigt exerce une *pression énergique* latérale, les doigts de la main opposée exécutent sur la région anale une contre-pression, etc. »

Théoriquement, le précepte est excellent; il n'est pas de moyen plus sûr de réconnaître et la présence du pus et son siége; mais il est absolument impossible de le suivre, à moins d'avoir recours à l'anesthésie, car, dans le cas où la présence du pus est douteuse, c'est qu'il y a une zone inflammatoire indurée très-étendue, au niveau de laquelle la moindre pression détermine des douleurs intolérables. Que serait-ce alors si l'on y exerçait une *pression énergique*. Quand, au contraire, la collection purulente est assez volumineuse pour qu'il y ait de la véritable fluctuation, les douleurs sont moindres, mais le diagnostic alors est trop évident pour qu'il y ait lieu de pratiquer le toucher rectal avant l'évacuation du pus. Tandis que, lorsque l'abcès a été ouvert, on peut, sans inconvénient, pratiquer toutes les explorations nécessaires.

D'un autre côté, est-il absolument indispensable de savoir si le pus est formé? Ce que j'ai dit des abcès tubéreux, à plus forte raison le répéterai-je ici : du moment où il existe assez de gonflement, d'empâtement, de douleur, pour qu'il y ait lieu de rechercher la fluctuation, c'est que la suppuration est devenue inévitable, et, dès lors, il ne peut plus y avoir d'hésitation au point de vue thérapeutique, l'indication est formelle, il faut débrider, et débrider le plus tôt possible. Ici encore l'incision hâtive, l'incision prématurée n'a pas d'inconvénients bien sérieux; dans quelques circonstances même elle prévient la fonte purulente du tissu cellulaire; en tout cas, elle amène toujours une détente immédiate et abrége la durée de la maladie.

C'était la pratique de Velpeau, et M. Chassaignac donne en d'autres termes à peu près les mêmes conseils; ainsi la ponction *exploratrice*, qui doit être pratiquée, d'après lui, avec un bistouri à lame très-effilée, n'est pas autre chose qu'une incision abortive. Donc les émollients, qui ont été si souvent mis en usage (cataplasmes, bains de siége, etc.), les applications antiphlogistiques (mercure, belladone, etc.), ne trouvent leur indication que dans les premières périodes, alors que l'on a le droit d'espérer la résolution. Quant aux sangsues, aux scarifications superficielles, que nul auteur n'a indiquées, mais qui sont néanmoins mises en usage chaque jour dans la pratique, on les doit proscrire d'une manière absolue. Elles irritent inutilement les téguments et augmentent l'inflammation. Ainsi donc, quand on se trouve en face d'un phlegmon superficiel de la région marginale de l'anus, la présence du pus n'étant pas évidente, mais seulement probable, la seule pratique *sûre* consistera à plonger perpendiculairement dans la tumeur la lame mince et effilée d'un bistouri. S'il s'écoule du pus, rien ne sera plus simple que de compléter immédiatement le diagnostic à l'aide du toucher et de pratiquer, s'il y a lieu, un plus large débridement.

Quant à la cause première de l'abcès, est-il bien indispensable de la connaître avant de prendre un parti? Sous quelle influence le pus a-t-il pris naissance? Telle est la troisième question que, au dire de M. Chassaignac, doit se poser le praticien avant d'agir. J'avoue, pour mon compte, ne pas voir quel intérêt si grand s'attache à sa solution immédiate. Qu'importe, en effet, à l'opérateur qui se trouve en présence d'un phlegmon, que son malade soit scrofuleux, phthisique ou cancéreux? S'il s'agissait d'une opération qui peut être différée, dont l'utilité est contestable, je comprendrais que la valeur physiologique du sujet pût peser dans la balance; mais ce n'est pas ici le cas, puisqu'il y a des douleurs qu'il faut faire disparaître et des phénomènes de destruction que l'intervention doit arrêter sans retard. L'étude des causes, quoique fort utile pour la conduite à suivre ultérieurement, ne fournira donc ici que des indications d'un ordre tout à fait secondaire, des indications toujours tardives.

L'incision étant admise en principe, quelles dimensions lui doit-on donner et quelle doit être sa direction ?

Si nous consultons les auteurs sur ce point, nous ne trouverons que peu de renseignements, car ils ont, pour la plupart, confondu dans un même chapitre la thérapeutique des abcès superficiels et profonds, et presque tout ce qu'ils ont écrit se rapporte à ces derniers. Cependant nous lisons dans l'article de Chassaignac le précepte formel de toujours faire tomber l'incision perpendiculairement sur l'orifice anal. C'est pour lui une règle absolue qui n'admet pas d'exception, et les raisons qu'il fait valoir semblent prouver que cette manière d'agir est encore plus importante à ses yeux, en cas d'abcès superficiel, que lorsqu'il s'agit d'une phlegmasie profonde. Pour lui, la peau décollée s'ulcère facilement, même après l'évacuation du pus ; cette évacuation se fait le plus souvent du côté de la muqueuse, et il se produit une fistule. Le seul moyen d'éviter cette complication, c'est d'inciser d'emblée tous les décollements, c'est-à-dire d'opérer la fistule avant même qu'elle existe.

Gosselin, au contraire, n'est pas partisan des grandes incisions d'emblée ; il ne veut pas opérer la fistule avant qu'elle soit formée, parce que, quelque probable qu'elle puisse paraître, elle n'est jamais certaine, et que, pour la crainte de cette infirmité, il n'y a pas lieu de soumettre le malade aux lenteurs de la cicatrisation d'une grande incision.

De ces deux opinions, si absolument opposées, laquelle

faut-il adopter? Je crois, pour mon compte, que la vérité n'est ni d'un côté ni de l'autre. Tout dépend de l'âge de l'abcès au moment où il est ouvert. Ainsi : 1° quand on pratique l'incision abortive, il est inutile de la diriger du côté de l'anus et de lui donner de bien larges dimensions; qu'elle soit seulement suffisante pour faire cesser l'étranglement des tissus ; 2° si l'on donne issue à la suppuration au moment même où elle prend naissance, alors que les parois du foyer sont encore très-épaisses et indurées, ou même que le pus est à peine collecté, il convient d'ouvrir largement ; mais, dans ce cas encore, je ne vois pas pourquoi l'incision serait dirigée sur l'anus. Tout permet alors d'espérer une guérison sans fistule, même avec une inflammation très-étendue.

Dans un cas de ce genre, je n'ai pas hésité à faire le drainage, et quoique mon incision ait été dirigée parallèlement à la rainure interfessière, la guérison a été prompte, complète et définitive.

3° Au contraire, quand la fluctuation est évidente, que l'abcès est volumineux, quand surtout les parois *sont amincies*, il faut suivre le précepte de Chassaignac et pratiquer l'incision dite radiée, c'est-à-dire venant tomber directement sur le centre de l'anus. C'est alors le seul moyen d'éviter la formation d'une fistule. Mais il serait prématuré, ce me semble, de faire porter le débridement sur tous les points qui paraissent décollés ; il faut se borner à assurer le libre écoulement du pus, et, tant que la fistule n'est pas formée, le bistouri ne doit pas dépasser l'anus.

Il arrive parfois qu'au moment où l'on plonge le fer dans les tissus enflammés, il s'écoule une quantité de sang assez abondante. Quand cette perte sanguine ne dépasse pas certaines limites, il n'y a pas lieu d'en tenir compte ;

c'est une simple saignée locale, diraient quelques-uns ; mais, dans quelques circonstances, elle peut prendre les proportions d'une véritable hémorrhagie, dont il importe de se rendre maître au plus tôt. A la période de crudité, c'est-à-dire quand le pus n'est pas encore formé, il suffit, pour arrêter le sang, d'introduire dans l'orifice qui vient d'être créé une petite mèche imbibée d'une substance styptique (eau de Pagliari ou perchlorure de fer). Quand, au contraire, il s'agit d'une poche purulente, et le cas s'observe beaucoup plus rarement, en introduisant un peu de charpie dans sa cavité et en exerçant une légère compression, l'hémorrhagie est bien vite arrêtée.

Un moyen beaucoup plus sûr encore consiste à introduire dans l'ouverture saignante une petite boulette de coton.

Quant à la ligature, elle est inutile ou impossible ; inutile, parce que, le plus souvent, ce sont les veines hémorrhoïdales qui donnent du sang ; impossible, parce que les tissus, dans les régions phlegmoneuses, sont à la fois durs et friables, de sorte que, si la pince réussit à saisir l'orifice vasculaire sans le dilacérer, les tissus que la ligature doit étreindre se déchirent dès qu'elle est un peu serrée, et l'hémorrhagie recommence.

Quand l'abcès a été ouvert, le traitement consécutif consistera en pansements méthodiques dirigés de manière à favoriser l'écoulement du pus. Quand il s'agit d'un abcès très-volumineux, on fera bien d'introduire dans sa cavité une anse de drainage ; mais, en général, le drain et la mèche ne seront appliqués que tardivement. Dans les cas ordinaires, s'il n'y a pas d'hémorrhagie primitive, il faut s'abstenir de tout pansement.

Il suffit, pendant les premiers jours, de faire des applications émollientes, puis, lorsque la tuméfaction a en partie disparu, il conviendra d'attendre et d'attendre longtemps, en se bornant à prescrire des soins de propreté. On se se hâte trop, je l'ai déjà dit, de croire à la formation d'une fistule à la suite des abcès de l'anus, et ce n'est guère qu'au bout de quinze ou vingt jours, lorsqu'il s'agit de l'ouverture d'un abcès de moyenne grosseur, que l'on est en droit de douter de la cicatrisation.

ABCÈS PHLÉBITIQUES CIRCONSCRITS. — Les abcès décrits par Chassaignac sous le nom de phlébitiques circonscrits ont pour origine l'inflammation suppurative d'un lobule hémorrhoïdal enflammé. Nous verrons, en effet, au chapitre des hémorrhoïdes, que parfois une ampoule veineuse se sépare, pour ainsi dire, du réseau hémorrhoïdal pour former une sorte de petite poche qui contient du sang plus ou moins altéré, et dont la cavité cesse d'être en rapport avec le reste du système circulatoire. Monteggia avait déjà signalé ces abcès[1] et fait remarquer qu'ils ne se compliquent pas, comme les abcès sous-muqueux ordinaires, de décollements ramifiés.

Ces collections purulentes siégent, en général, assez haut; il n'est pas rare de les rencontrer au-dessus du sphincter; en tous cas, elles sont toujours plus rapprochées de la muqueuse que de la peau. Elles se présentent, en général sous la forme de tumeurs globuleuses, tendues, rénitentes, mais toujours très-nettement circonscrites. Leur volume n'est jamais aussi considérable que celui des abcès phlegmoneux; il dépasse rarement celui des abcès tubéreux. Quand l'art n'intervient pas, les abcès phlébitiques circonscrits s'ouvrent spontanément, mais leur orifice reste longtemps fistuleux, souvent même on est obligé d'agir tardivement; aussi vaut-il mieux les inciser dès que le

[1] *Instituzioni chirurgiche*, t. IV, p. 528. Milano, 1805.

diagnostic est établi et ouvrir largement l'ampoule veineuse enflammée. On est, en pareil cas d'autant plus autorisé à débrider, même avant la formation du pus, que l'opération serait indiquée alors même que la résolution serait certaine, car les hémorrhoïdes enflammées, qui ne suppurent pas, se transforment le plus souvent en petites tumeurs plus ou moins dures, mais qui sont toujours très-génantes, s'enflamment avec une extrême facilité et peuvent devenir le point de départ des accidents de la fissure à l'anus, qui seront étudiés plus loin.

§ 2. — Abcès profonds.

Ces abcès ont été décrits par les auteurs sous le nom d'*abcès de la fosse ischio-rectale, abcès gangreneux, abcès phlegmoneux, etc.* Ce sont les *grands abcès* auxquels il est fait allusion dans les *Mémoires de l'Académie royale de chirurgie;* ils diffèrent essentiellement des précédents par leur étendue, leur profondeur et leur gravité. En général, quand le pus est formé, la loge qu'il s'est creusée a pour parois en dedans le rectum, en dehors la partie correspondante du bassin, en haut le muscle releveur de l'anus au-dessus duquel la phlegmasie peut cependant prendre naissance quelquefois, en bas les téguments et le tissu cellulaire sous-cutané, qui ne participe pas toujours à l'inflammation et, en tous cas, n'y participe jamais d'emblée.

Pour faciliter la description, Chassaignac a cru devoir distinguer plusieurs espèces d'abcès profonds. Sa classification comprend quatre variétés : 1° les abcès qui prennent naissance par phlegmasie directe du tissu cellulo-adipeux pelvi-rectal ou ischio-rectal; 2° les abcès profonds dépendant de lésions du rectum (rectite parenchymateuse, ulcéreuse, phlébitique, traumatique, etc.) ; 3° les abcès développés sous l'influence de lésions des voies urinaires ; 4° les abcès ostéopathiques.

Cette classification est évidemment aussi complète que possible ; elle vaut à elle seule toute une description, mais elle a le défaut d'être trop compliquée et de ne pas conduire assez directement à des déductions pratiques. M. Chassaignac n'a, du reste, tracé ce cadre qu'avec l'intention formelle de n'en pas décrire tous les compartiments. Il nous le dit lui-même.

C'est qu'il est difficile de prévoir toutes les voies que le caprice de l'inflammation, comme disait Malgaigne, peut ouvrir au pus dans les régions profondes du bassin, ce qui n'a, du reste, rien d'étonnant, en présence des nombreuses causes qui engendrent ces abcès.

Étiologie. — Citons en premier lieu les *traumatismes*. Un coup violent porté sur la région de l'anus peut déterminer la formation d'un phlegmon ; mais, en général, ce phlegmon restera superficiel ; aussi, en inscrivant les traumatismes au nombre des causes étiologiques, sont-ce plutôt les traumatismes internes que l'on veut signaler. Ainsi, quand une main peu exercée, au lieu de diriger convenablement la canule d'une seringue, l'enfonce directement du bas en haut, l'instrument traverse la paroi postérieure de rectum et le liquide est poussé dans le tissu cellulaire ; heureusement les douleurs qu'éprouve alors le patient arrêtent le plus souvent l'opérateur avant que de graves désordres aient été produits. Il n'en est pas toujours ainsi cependant, et Malgaigne [1] a vu un cas où l'infiltration des liquides injectés dans le tissu cellulaire

[1] *Anatomie chirurgicale*, t. II, p. 492.

avait amené une vaste suppuration des régions lombaire et iliaque.

La tête du fœtus peut aussi jouer un rôle considérable, et les abcès profonds sont loin d'être rares à la suite des accouchements. Toutefois il est difficile, en pareil cas, de distinguer les effets directs du traumatisme fœtal des conséquences possibles de la lymphangite utérine et autres phlegmasies puerpérales.

Les corps étrangers sont assez souvent le point de départ des abcès de la fosse ischio-rectale. Il est d'observation que des fragments osseux, des arêtes de poisson, etc., et autres objets volumineux, après avoir parcouru sans déterminer le moindre accident toute la longueur du tube digestif, ne peuvent franchir l'anus et s'arrêtent au-dessus du sphincter. Ils sont, en quelque sorte, saisis par les muscles puissants qui constituent l'ampoule rectale et enfoncés dans ses parois, de sorte qu'il y a perforation non-seulement de la membrane muqueuse, mais encore de la couche musculaire. Il arrive même parfois que ces corps étrangers sont complétement expulsés du rectum et retrouvés flottant dans la cavité de l'abcès au moment de son ouverture à l'extérieur.

Les maladies des voies urinaires ont aussi leur place dans l'étiologie qui nous occupe ; ainsi, l'inflammation aiguë de la prostate, quand elle se termine par la suppuration, devient parfois la source de collections purulentes qui, se creusant une loge dans le triangle recto-uréthral, font saillie dans le rectum. Quand l'urèthre se rompt derrière un rétrécissement ou un calcul enchatonné dans son calibre, l'infiltration urineuse gagne quelquefois la fosse ischio-rectale et y détermine des phénomènes phlegmasiques gangreneux. Le diagnostic de la lésion uréthrale n'est pas toujours très-facile dans ces circonstances, l'attention du chirurgien étant complétement détournée par les vastes délabrements dont la région anale est le siége, délabrements qui suffisent amplement pour expliquer les phénomènes de rétention urinaire que peut présenter le malade.

La rectite aiguë parenchymateuse, dont on ne possède encore qu'un nombre restreint d'observations, quoiqu'elle soit assez fréquente, cette rectite suraiguë, qui éclate à la suite des opérations graves pratiquées sur la région rectale (ablation de tumeur, ligature d'hémorrhoïdes, etc.), se termine quelquefois par la formation d'abcès profonds ; mais, en général, comme il s'agit alors d'une inflammation diffuse, se propageant rapidement du côté du bassin en envahissant le tissu cellulaire dans lequel sont plongés les organes pelviens, la mort survient avant que le pus se soit réuni en foyer, avant même que l'on ait eu le temps de songer à intervenir.

L'inflammation aiguë des veines du rectum se termine aussi quelquefois par suppuration. C'est alors que l'on observe les abcès avec double décollement ou double foyer, l'un ayant pour siége le tissu sous-muqueux, l'autre la fosse ischio-rectale, et tous deux communiquant entre eux par un orifice plus ou moins rétréci.

Il nous reste maintenant à signaler les abcès consécutifs à une *perforation spontanée du rectum* par rectite ulcéreuse ou rupture d'un petit abcès phlébitique dans les parois de l'organe ; il s'agit alors d'un véritable épanchement stercoral dans le tissu cellulaire. C'est une complication fréquente *des rétrécissements du rectum.*

Citons aussi *les lésions osseuses*, dont l'histoire sera faite au chapitre des fistules ossifluentes.

Enfin, l'inflammation phlegmoneuse profonde naît quelquefois d'emblée, sans qu'il soit possible d'en découvrir la cause, et ce n'est pas là le cas le moins fréquent. C'est même par la description de ces phlegmons dits spontanés que nous allons commencer l'histoire clinique des abcès profonds de la région rectale. Elle peut, du reste, servir de type pour tous les autres.

Ces abcès SYMPTOMES se divisent en deux catégories :

1° Ceux qui se développent au-dessus du muscle releveur de l'anus, *ou abcès de l'espace pelvi-rectal supérieur;*

2° Ceux qui sont situés moins profondément et qui ne dépassent pas les limites *de la fosse ischio-rectale.*

Les premiers ont donc pour siége ce tissu cellulaire qui entoure la partie supérieure du rectum et qui se confond latéralement avec la couche celluleuse sous-péritonéale des fosses iliaques, c'est-à-dire cette région si bien décrite par M. Richet sous le nom d'*espace pelvi-rectal supérieur*[1].

Rien n'est plus obscur que les signes cliniques qui annoncent au début ces inflammations profondes. Les douleurs n'ont aucun caractère spécial ; elles sont peu intenses, les malades ne se rendent pas même très-bien compte de leur siége, ils n'accusent qu'une sensation de pesanteur plus ou moins vague et des douleurs lombaires. Ils ne souffrent réellement qu'au moment de la défécation.

Nous n'avons rien non plus de bien caractéristique à signaler au point de vue des symptômes généraux. La fièvre, qui peut manquer complétement, n'est pas continue et les frissons s'observent surtout au moment de la fonte purulente des tissus, c'est-à-dire quand l'abcès se forme. Notons encore un peu de céphalalgie, la perte de l'appétit, en un mot cet appareil symptomatique bien connu qui ac-

[1] *Traité d'anatomie médico-chirurgicale*, p. 828.)

compagne presque toujours la formation du pus dans l'organisme.

Lorsque ce liquide s'est réuni en foyer au-dessus du releveur, que va-t-il se passer? Si l'inflammation est très-aiguë, si le sujet, encore jeune, a des muscles puissants, des aponévroses solides, c'est du côté des fosses iliaques et de la région périnéale supérieure que la lésion va s'étendre. La propagation de la phlegmasie étant arrêtée en avant par l'aponevrose prostato-péritonéale, le pus entoure donc complétement la prostate et la comprime. Le calibre de l'urèthre est en partie effacé et aux symptômes de ténesme rectal vont s'ajouter des phénomènes de rétention d'urine que parfois on voit disparaître brusquement au moment où le pus est parvenu à se faire jour à l'extérieur. Quant à l'inflammation des fosses iliaques, il suffit de réfléchir un instant sur l'extrême laxité du tissu cellulaire de cette région pour se faire une idée des immenses décollements qui vont s'y produire. C'est ainsi que, né au voisinage du rectum, le pus, dans quelques circonstances, est venu se faire jour au dehors, au niveau de l'épine iliaque antérieure. Hâtons-nous de dire qu'une pareille terminaison ne s'observe que très-rarement et qu'elle a lieu plutôt chez la femme que chez l'homme. Or, le phlegmon pelvi-rectal supérieur est beaucoup plus fréquent chez ce dernier. Chez ce dernier, le pus arrive assez rapidement à perforer les plans musculo-aponévrotiques qui le séparent de l'extérieur; il fuse le long du rectum, envahit la région ischio-rectale et finit par s'ouvrir une voie à travers la peau de la région fessière à quelque distance de l'orifice anal.

C'est alors qu'il y a en même temps abcès de la fosse ischio-rectale et abcès de l'espace pelvi-rectal, ces deux abcès communiquant par une boutonnière percée à travers le releveur de l'anus. C'est donc un véritable *abcès en bissac*, ou plutôt en sablier ; et il importe de ne pas oublier la possibilité de cette disposition, car une méprise exposerait à une opération incomplète qui ne guérirait pas le patient et aggraverait encore sa situation.

Quand, au contraire, l'inflammation est moins aiguë, quand la période d'induration qui précède, la fonte purulente se prolonge, les graisses de la fosse ischio-rectale s'indurent, se sclérosent en quelque sorte et se transforment en un tissu grisâtre, dur, lardacé, au milieu duquel le pus se creuse plus tard un trajet étroit qui suit en général les parois du rectum et vient s'ouvrir par un orifice fistuleux en un point toujours plus ou moins rapproché de l'anus. On observe donc, en pareil cas, une sorte de cavité profonde ayant pour limites celle de l'espace pelvi-rectal et munie d'un long canal excréteur qui n'est autre qu'une fistule permanente.

L'abcès pelvi-rectal s'ouvre aussi quelquefois du côté de l'intestin, et le pus est évacué au moment des selles. Suivant que l'ouverture s'est produite vers la partie supérieure du foyer, le pus précède ou suit les matières fécales. Dans le bassin où elles viennent d'être rendues, ces dernières sont donc situées sur le pus quand l'orifice est à sa partie déclive, elles sont recouvertes par le pus quand l'abcès s'est rompu vers sa partie supérieure. Cette remarque, que nous empruntons à J.-L. Petit, est également applicable au diagnostic de la direction des fistules borgnes-internes. Signalons en passant la possibilité de la rupture de la poche purulente dans le vagin, l'utérus, la vessie ou même les culs-de-sac péritonéaux. On trouve des faits de cette nature dans les traités spéciaux d'obstétrique, et en particulier dans les observations de Simpson, Bourdon, H. Couturier, etc.

En tout cas, ces ouvertures internes sont l'exception, et, en général, le pus se fraie un passage en donnant naissance à une fistule cutanée. Jusqu'à ces derniers temps, ces fistules de l'espace pelvi-rectal supérieur avaient été très-mal décrites; on peut même dire que leur véritable nature était restée inconnue, et cela pour une raison bien simple, c'est que toutes les fistules profondes étaient considérées comme incurables et n'étaient attaquées que par quelques chirurgiens ignorants ou audacieux. Il est probable que presque toutes les observations dans lesquelles il est fait mention d'hémorrhagies graves au moment de l'incision doivent être rapportées à la variété qui nous occupe. Nous verrons, en effet, dans un prochain chapitre, que cet accident est extrêmement rare à la suite de l'opération de la fistule à l'anus. Je ne citerai donc pas ici les chirurgiens qui ont probablement traité des fistules pelvi-rectales, les remarques de Velpeau, de Roux, de Smith ne doivent pas non plus nous arrêter. Ces auteurs nous donnent de sages enseignements sur tous les dangers auxquels on expose, en les opérant par les procédés ordinaires, les malades porteurs de fistules profondes ; mais il n'est pas question dans leurs écrits de l'espace pelvi-rectal supérieur, et Gerdy lui-même, quand il vint en 1853 faire connaître sa méthode du pincement, n'avait en vue que les fistules à orifice supérieur profond ou compliquées d'un décollement qui remonte très-haut.

Il faut arriver, en réalité, à l'époque où Richet lut à la Société de chirurgie une observation intitulée : *Abcès de l'espace pelvi-rectal supérieur; fistule ano-périnale avec décollement profond*, pour trouver un fait clinique bien observé se rapportant certainement à la variété qui occupe, et c'est l'étude de ce fait et les leçons de ce savant professeur qui ont inspiré la thèse de M. Pozzi, monographie très-claire et très-complète, où la description anatomique et clinique des fistules pelvi-rectales est donnée pour la première fois.

Si nous insistons ici sur l'étude de ces fistules, c'est que leur existence même va nous mettre sur la voie de l'histoire physiologique des abcès pelvi-rectaux ; il est, en effet, surprenant de voir l'orifice de ces abcès persister après l'évacuation du pus, sans qu'il paraisse y avoir aucune tendance à la cicatrisation. Pourquoi ce foyer purulent ne s'oblitère-t-il pas?

C'est dans l'extrême mobilité des parois de la cavité pelvi-rectale qu'il faut chercher l'explication du phénomène. En effet, suivant que l'abdomen se trouve à l'état de plénitude ou de vacuité, que la vessie est plus ou moins distendue par l'urine, la tension dans la cavité de l'abcès est plus ou moins grande ; et, d'autre part, comme le releveur de l'anus se contracte sans cesse pour lutter contre la pression intra-abdominale et s'accommoder en quelque sorte à toutes ses variations, les parois de l'abcès sont incessamment mobilisées, de sorte que leur recollement est presque impossible. Ce qui vient encore empêcher la rétraction de la cavité morbide, c'est l'étroitesse de l'orifice par lequel le pus s'échappe et la structure même de cet orifice, qui rend l'écoulement intermittent. L'orifice de l'abcès est, en effet, creusé dans une plaie musculaire. C'est une boutonnière qui se ferme complétement à chaque contraction du releveur.

Il est rare, très-rare même, que le praticien soit appelé au début de l'affection qui nous occupe, de sorte qu'il n'a presque jamais à intervenir sur l'abcès pelvi-rectal avant son ouverture spontanée. C'est donc lorsqu'il existe une fistule qu'il y a lieu de diagnostiquer l'existence d'une cavité purulente profonde. Ce diagnostic peut présenter de sérieuses difficultés ; disons cependant qu'en général les fistules de l'espace pelvi-rectal supérieur se présentent avec des caractères qui permettent de soupçonner à première vue leur nature.

1° Elles sont presque toujours borgnes externes, à moins que l'abcès pelvi-rectal ait eu pour origine une rectite ulcéreuse ; 2° elles ont un trajet très-long, de dix centimètres au moins ; 3° la cloison qui sépare le doigt introduit dans le rectum du stylet conduit dans la fistule, est très-épaisse, et elle est épaisse dans toute sa longueur ; ce caractère est presque pathognomonique ; 4° les fistules, très-rares dans le sexe féminin, ont des parois dures et calleuses qui, dans quelques circonstances, ont pu se revêtir d'une néoformation épithéliale, de sorte qu'elles saignent peu ; 5° le toucher rectal s'accompagne de douleurs beaucoup plus vives que lorsqu'il s'agit des fistules ordinaires.

Le chirurgien, en présence de ces signes, doit soupçonner l'existence d'un foyer purulent de l'espace pelvi-rectal. Pour arriver à la certitude, il lui suffira d'examiner minutieusement comment se produit l'écoulement du pus. Cet écoulement *est intermittent ;* il précède le bol fécal quand le patient va à la selle. Enfin, si, au moment de l'examen, le malade n'a pas rendu ses matières depuis un certain temps, le toucher rectal permet de constater, à une hauteur considérable, une tumeur molle, située le plus souvent en arrière, et qui disparaît sous la pression du doigt, tandis qu'une notable quantité de pus s'écoule par l'orifice cutané du trajet. Si, dans un examen ultérieur ou tandis que vous pressez sur l'abcès, vous voyez s'échapper des gaz fétides par la fistule, vous n'êtes point en droit d'en conclure qu'il s'agit d'une fistule complète et qu'il n'y a pas d'ampoule terminale ; au contraire, c'est une raison de plus pour croire à l'existence de cette ampoule.

En effet, soumise à une pression énergique, elle se vide ; mais si ses parois sont indurées quand la compression cesse, elle reprend brusquement son volume primitif, comme l'ampoule d'une ventouse de caoutchouc, et elle aspire en quelque sorte l'air extérieur. La proximité de l'intestin suffit amplement à expliquer la fétidité des gaz qui ont séjourné quelque peu dans ces cavités profondes.

Le pronostic de ces abcès est très-grave. Non-seulement ils sont la source d'une suppuration intarissable qui compromet l'existence des malades, mais, si leur orifice vient à s'oblitérer, le pus va se frayer une voie du côté du bassin. Alors se produisent ces effroyables décollements dont il a été question plus haut et contre lesquels on est absolument désarmé.

Au point de vue de l'étiologie, *les abcès de la fosse ischio-rectale* reconnaissent à peu près les mêmes causes que ceux dont il vient d'être question. Disons aussi qu'au début ils s'annoncent par des symptômes tout à fait analogues, de sorte qu'il est excessivement difficile de déterminer à ce moment le siége précis de l'inflammation. Mais, à une période plus avancée, la scène change, et le praticien se trouve en présence d'un vaste phlegmon qui, de la région périnéale antérieure, s'étend jusqu'au niveau du coccyx, tandis que, sur les côtés, la tuméfaction va se perdre vers les ischions. La peau est rouge, œdémateuse, *dure*, et, comme les douleurs sont extrêmement vives, on ne peut faire à ce moment aucune exploration. Le toucher rectal, en particulier, serait impraticable.

Quant aux symptômes généraux, ils n'ont rien de caractéristique : ce sont ceux qui accompagnent toutes les phlegmasies aiguës ; du reste, ils s'amendent assez rapidement, plus rapidement même que l'état local ne permettait de l'espérer, car, au moment où la fièvre tombe, le chirurgien, en explorant la région enflammée, ne constate pas le moindre ramollissement, la moindre tendance à la suppuration. C'est en vain qu'il cherche, en pressant sur les parties devenues moins sensibles, la sensation de fluctuation qui doit lui indiquer la présence et le siége du pus, les téguments sont toujours durs, le phlegmon semble passer à l'état chronique.

Et cependant, dans la profondeur de la région, le pus, qui s'est réuni en foyer, fuse de tous côtés, le tissu cellulaire étranglé se sphacèle, les plans aponévrotiques sont traversés, et la cavité purulente s'agrandit tantôt du côté du périnée, ce que des symptômes de dysurie viennent parfois faire soupçonner, tantôt du côté du releveur de l'anus, l'espace pelvi-rectal se trouvant ainsi envahi secondairement, tantôt enfin du côté de la région fessière, vers les ischions.

Ce sont là, en effet, les trois directions suivant lesquelles se produisent le plus souvent les décollements. M. Chassaignac a donné à ces trois embranchements du foyer principal les noms de diverticules *périnéal*, *fessier* et *pelvien*.

Ils s'observent parfois simultanément tous les trois sur le même sujet, de sorte que l'abcès a pour parois le rectum décollé, le releveur de l'anus, la face interne de la tubérosité sciatique, l'obturateur interne. C'est à cette période qu'il finit par s'ouvrir à l'extérieur par un orifice étroit situé dans le rectum à quelques centimètres au-dessus de l'anus.

Toutefois la peau n'a pas changé d'aspect, elle est toujours rouge, tendue, œdémateuse, et si l'on plonge alors un bistouri dans la tumeur, il traversera une couche épaisse, dure, lardacée, une véritable carapace inflammatoire.

Quand, avec des lambeaux de tissu cellulaire gangrenés,

le pus, poussé par un doigt introduit dans le rectum, aura été complétement évacué, la tumeur conservera toujours son aspect primitif, la rigidité de la peau, qui ne peut s'affaisser, et la structure même des parois profondes du foyer, qui sont fixes (rectum, ischion), mettant à la rétraction de la cavité purulente un obstacle insurmontable à cette période.

Les abcès de la fosse ischio-rectale s'ouvrent parfois sous la muqueuse du rectum et la décollent dans une assez grande étendue avant de la perforer ; on a ainsi un abcès en bissac, un abcès en bouton de chemise, dont un des foyers est superficiel, sous-tégumentaire, tandis que l'autre est profond ; nous avons vu plus haut qu'il existe une autre variété d'abcès en bissac, dans laquelle un des foyers occupe la fosse ischio-rectale tandis que l'autre a son siége au-dessus du releveur, dans l'espace pelvi-rectal ; il nous reste à signaler une troisième espèce d'abcès en bissac, que l'on pourrait aussi appeler *circulaire* ou *en fer à cheval*, mais je préfère la première dénomination, car elle exprime mieux la disposition anatomique qui va être décrite. Les deux foyers de l'abcès en bissac dont il s'agit ici sont situés sur le même plan et occupent les deux fosses ischio-rectales ; le point rétréci par lequel ils communiquent est situé immédiatement au niveau de la pointe du coccyx. Le pus, pour passer d'une fosse ischio-rectale à l'autre, a donc dû décoller la portion du sphincter qui s'insère à cet os, et, comme les parties n'ont que très-peu d'épaisseur à ce niveau, il s'ensuit que le canal de communication des deux abcès est tout à fait superficiel. Quand les périodes d'inflammation suraiguë sont passées, on peut très-bien faire refluer le pus d'une poche dans l'autre et obtenir ainsi une fluctuation tout à fait caractéristique.

Les grands abcès de la marge de l'anus sont très-souvent envahis par la gangrène, nous dit Boyer ; c'est cette remarque qui a amené certains auteurs à décrire à part dans cette région les abcès gangreneux. Ils ne diffèrent cependant pas, quant à leur nature, de ceux dont il vient d'être question.

Il n'y a de différence que dans l'intensité de l'inflammation. C'est l'*excès d'inflammation* qui produit la gangrène ; tantôt elle détruit le tissu cellulaire, qui est alors éliminé sous la forme de longues eschares molles et jaunâtres lors de l'ouverture de l'abcès, tantôt c'est la peau dont la vitalité est compromise. Sa coloration devient d'abord d'un rouge plus foncé, puis apparaissent des plaques bleuâtres ou livides, sa surface se couvre de phlyctènes, mais ce n'est que beaucoup plus tard que les portions mortifiées vont se séparer, et l'eschare adhérente sert encore de barrière au pus et continue à jouer son rôle dans les phénomènes d'étranglement. C'est toujours sur une étendue considérable que se produisent ces mortifications, et nous verrons plus loin combien ces vastes pertes de substance sont graves au point de vue des suites éloignées.

Quand la gangrène frappe une partie de la paroi rectale, le foyer purulent, lors de la chute de l'eschare, communique par une large ouverture avec le réservoir des matières fécales. Il n'est plus alors question d'un orifice fistuleux par lequel peuvent, à la rigueur, passer quelques débris d'excréments, c'est une véritable perte de substance. La fosse ischio-rectale devient, en quelque sorte, un diverticule de l'ampoule rectale. Le séjour des matières dans la poche purulente y détermine, en général, une inflammation très-vive, et, suivant que leurs propriétés sont plus ou moins irritantes, suivant qu'elles sont plus ou moins *âcres*, auraient dit les auteurs anciens, les désordres qui vont se produire seront plus ou moins étendus. Gardez-vous cependant de croire que l'infiltration stercorale soit toujours annoncée par des phénomènes aigus. Au contraire, les matières fécales, si elles n'empêchent pas le libre écoulement du pus, se déposent petit à petit à la surface de l'abcès qu'elles encroûtent en quelque sorte, et ce n'est pas sans peine que le chirurgien arrive à les arracher, lorsque l'art est appelé à intervenir dans ces lésions chroniques. L'observation suivante, que j'emprunte à J. L. Petit [1], est un exemple remarquable des phénomènes que peut déterminer à la longue l'infiltration stercorale chronique.

« Une femme de trente ans était depuis plusieurs mois entre les mains d'une dame de charité, qui, avec un emplâtre qu'elle disait être un héritage de ses ancêtres, promettait de la guérir d'une tumeur grosse comme le poing placée entre la tubérosité de l'ischion et l'anus. J'avais vu la malade deux ou trois fois dans le commencement de la maladie, elle avait même un cataplasme de mon ordonnance lorsque la charitable dame s'empara d'elle. Je la perdis de vue ; deux mois s'étaient écoulés lorsqu'elle m'appela à son secours. Je vis la même tumeur plus grosse, mais beaucoup plus molle qu'elle n'était lorsque je la touchai pour la première fois. En la pressant, je fis sortir, par l'anus, du pus, des vents et de la matière fécale. Je mis le doigt dans le rectum et je touchai, vers le milieu du sphincter, un trou presque assez grand pour pouvoir y introduire le bout du doigt. Je conçus que je guérirais facilement la malade par une opération que je pouvais faire facilement et sans danger. Je la lui proposai avec beaucoup de ménagements, elle la refusa, et, malgré les espérances les plus flatteuses que je lui donnai, je ne pus l'y faire consentir.

[1] *Œuvres posthumes de chirurgie*, t. II, p. 117. Paris, 1790.

Elle me quitta pour la seconde fois, fut quinze jours à ne faire d'autres remèdes que ceux qui lui étaient indiqués par ses commères et ses voisines. Elle m'appela une troisième fois parce qu'elle sentait, depuis deux ou trois jours, de vives douleurs dans la fesse ; je refusai de la voir, j'étais très-mécontent d'elle. A mon défaut, un autre l'entreprit ; malgré ses soins, la fesse s'enfla si considérablement que la malade comptait pour rien sa première maladie.

« Il se forma un abcès si considérable que, par l'ouverture qu'on lui fit, il sortit plus d'une pinte de pus. La suppuration fut abondante et louable pendant quelques jours ; les chairs mêmes étaient si belles et se régénéraient avec tant de promptitude qu'on ne doutait point d'une guérison prochaine. Cette espérance était d'autant mieux fondée que la tumeur paraissait dissipée et qu'il ne sortait presque plus de matière par l'anus.

« Malgré toutes ces belles apparences, la fièvre survint, la suppuration se supprima, la jambe et la cuisse du même côté devinrent œdémateuses. Dans cet état, elle me fit prier avec insistance de l'aller voir, promettant de ne me plus quitter et de faire ce que je voudrais. Sur le récit qu'elle me fit de tout de qui s'était passé, je jugeai qu'il était possible que la matière fécale se fût arrêtée dans quelques endroits du sinus, et qu'elle le bouchait en partie ; que, quand cela ne serait pas, il fallait essentiellement commencer par l'ouvrir, suivant l'une des méthodes que j'ai établies ci-dessus. Voici celle que je suivis :

« Ayant posé la malade dans une situation convenable, j'essayai d'introduire un stylet à bouton par l'ouverture intérieure de la fistule, qui était assez proche du bord de l'anus. Je le conduisis dans le sinus, fort près de la tubérosité de l'ischion, et, ne pouvant le pousser plus avant, quoiqu'il y eût encore plus de quatre travers de doigt de distance à parcourir pour parvenir à l'orifice externe du sinus, je fis l'incision sur le bout du stylet, à l'endroit même où il était arrêté ; je la fis assez grande pour y passer aisément le doigt, je retirai la sonde à bouton et je conduisis jusque dans l'anus une sonde creuse, mousse par son extrémité. L'ayant courbée pour la faire passer au dehors, je conduisis un bistouri courbé dans sa courbure et je coupai toute cette partie du sinus. Dans l'endroit où la sonde à bouton s'était arrêtée et où j'avais fait une première incision, je trouvai un amas de matière fécale de la grosseur et figure d'un œuf de poule. Ces matières étaient enfoncées dans l'espace qui se trouve entre le rectum et la tubérosité de l'ischion. Elles avaient la consistance d'une terre glaise un peu ferme, semblable à celle qu'avaient les tampons ou pelotons de matière stercorale dont nous avons parlé ci-devant. Pour me donner la facilité de tirer ces matières, je rendis cette incision cruciale ; mais, malgré cela, je ne pus tirer que le gros de la masse, le reste était trop engagé dans les cellules des graisses ; avec de l'eau tiède, j'en ôtai ce que je pus, et, dans la suite, le reste sortit avec les cellules, qui se séparèrent par la pourriture, lorsque la plaie fut en suppuration.

« Je ne jugeai point à propos d'ouvrir la partie du sinus qui se prolongeait dans la fesse, parce que les matières stercorales n'y étant point entrées, j'espérais qu'il pourrait se réunir, et il se réunit en effet. Cette malade, que je pris, pour ainsi dire, mourante, fut, en moins de cinq semaines, parfaitement guérie. »

De la description qui précède, il résulte que les abcès profonds de la région de l'anus et du rectum sont extrêmement graves ; qu'abandonnés à eux-mêmes, ils produisent des désordres effroyables ; qu'ils exposent les malades à tous les accidents des plaies profondes et anfractueuses (septicémie, pyohémie, phlébite avec embolie et abcès métastatiques).

Quant à leurs suites éloignées, elles ne sont pas moins désastreuses. Ce sont des fistules permanentes qui vont prendre naissance, et la suppuration abondante qui s'écoulera par leurs orifices épuisera les malades; de là les complications viscérales, les dégénérescences amyloïdes du foie et de la rate, enfin la tuberculisation pulmonaire chez les sujets prédisposés. Et si la cicatrisation est enfin obtenue, si les sources du pus se tarissent, les cicatrices dures et rétractiles dont la région sera sillonnée en tous sens viendront compromettre les fonctions du rectum (incontinence des matières, rétrécissement cicatriciel).

Indépendamment de ces deux redoutables complications, dont il sera question plus loin à propos des fistules et au chapitre des rétrécissements, il est certains accidents occasionnés par les cicatrices de ces phlegmons, que je dois indiquer ici en passant, plutôt pour attirer l'attention sur leur histoire que pour la retracer moi-même, car on ne possède sur ce point aucune espèce de documents.

Ces accidents sont :

1° *Des douleurs.* Au niveau de l'anus comme dans toutes les autres régions, les cicatrices restent parfois douloureuses pendant un temps considérable; sous l'influence des moindres causes d'irritation, elles s'enflamment ; mais cette inflammation n'arrive que rarement à la suppuration. C'est un état inflammatoire subaigu qui s'observe en pareil cas ; la cicatrice devient rouge, œdémateuse, et le malade ne peut, sans souffrir beaucoup, accomplir le dernier temps de la défécation.

2° *Des déformations.* Au moment où les cicatrices se rétractent, elles deviennent plus limitées, et, au lieu d'un plan induré, diffus, on voit ou plutôt on sent une bride se former dans l'épaisseur des téguments. Ces brides, tout à fait identiques à celles qui, dans d'autres régions, ont pour origine des brûlures, ces brides font saillie au fond de l'infundibulum anal, et elles circonscrivent des dépressions cutanées profondes, dans lesquelles les matières fécales et les détritus épithéliaux, agglutinés par la sueur, s'accumulent et finissent par se putréfier. Les soins de propreté deviennent alors d'une difficulté excessive. Les patients sont obligés de se laver toutes les fois qu'ils vont à la selle. C'est ce que j'ai pu observer chez un individu opéré une année auparavant par incision d'une fistule complète consécutive à un abcès de la fosse ischio-rectale, qu'il avait supportée durant de longs mois avant de se décider à subir une opération.

3° *Des troubles fonctionnels du côté des organes voisins*. On a cité des cas de rétrécissements uréthraux symptomatiques, rétrécissements par brides périnéales. Chez la femme, il se forme des tractus fibreux adhérents, par leur extrémité, à la face profonde de la muqueuse vaginale, et compromettant la mobilité de l'organe. Malheureusement, je le répète, je ne puis qu'indiquer sommairement ces lésions secondaires, dont nul n'a entrepris jusqu'ici d'écrire l'histoire. Mais la perspective de leur apparition ne suffirait-elle pas, à elle seule, à inspirer au chirurgien une thérapeuthique énergique et surtout rapide?

Traitement. — Avant d'aborder la discussion des nombreuses questions que soulève l'histoire de la thérapeutique des abcès profonds de l'anus, il importe de répéter que, quels que soient les moyens employés, on n'obtient jamais ou à peu près jamais la résolution. *Tout phlegmon profond de la région anale suppure fatalement*. Tous les chirurgiens sont d'accord sur ce point, et ceux mêmes qui décrivent avec le plus de soin les moyens propres à faire *avorter le phlegmon* sont les premiers à vous prédire que vos efforts n'aboutiront qu'à l'insuccès. Méfiez-vous d'une guérison apparente : « Si, comme on l'a observé dans quelques circonstances rares, la résolution s'opère, elle est incomplète; il reste presque toujours un noyau d'engorgement, qu'on peut regarder comme le germe d'une nouvelle tumeur qui finira tôt ou tard par suppurer[1]. » Et : « Le chirurgien surtout aura égard de ne laisser meurir, comme les apostèmes, à sçavoir, à parfaicte suppuration ; mais, suivant le précepte d'Hippocrate, il faut venir à l'ouverture, *la tumeur étant encore verdelette*, c'est-à-dire n'étant du tout suppurée[2]. »

Il n'y a pas un mot à changer au précepte de cet illustre chirurgien. L'incision hâtive est le seul traitement rationnel des phlegmons profonds de la région de l'anus.

Il s'agit maintenant de déterminer la forme, l'étendue, la direction, la profondeur enfin qu'il faut donner au débridement. Or, sur ce point, les auteurs sont loin d'être d'accord, et la multiplicité des opinions démontre assez toutes les difficultes du problème. C'est que l'on n'arrive pas à obtenir le libre écoulement du pus, le débridement *suffisant* des clapiers profonds sans produire des délabrements qui seront plus tard le point de départ d'infirmités incurables.

Je n'insisterai guère ici sur les préceptes des anciens ; nous ignorons, en effet, s'ils ont trait aux abcès superficiels ou profonds. Qu'il me suffise de rappeler l'incision en croissant ou plutôt « quasi en forme de lune, » conseillée par Joubert, éditeur de la *Grande Chirurgie* de Guy de

[1] Boyer, *Traité des maladies chirurgicales*, t. X, p. 101. Paris, 1825.
[2] Les *Œuvres d'A. Paré*, p. 203. Lyon, Grégoire, 1664.

Chauliac, incision à laquelle il voulait qu'on donnât cette forme pour prévenir la stagnation du pus et, par là, prévenir la formation d'une fistule.

Dois-je analyser les considérations thérapeutiques qu'on lit dans la *Chirurgie* de J. L. Petit? Sans doute, les observations détaillées qu'il rapporte sont d'une grande importance, et l'on doit lui savoir gré d'avoir, à cette époque, si sagement précisé les contre-indications diathésiques des opérations pratiquées sur la région anale, d'avoir su distinguer les accidents généraux consécutifs aux grandes suppurations, de ceux qui les précèdent et en sont la cause première ; mais les règles opératoires qu'il en déduit sont trop vagues pour prêter à discussion. Notons cependant que, tout en admettant la possibilité d'une guérison spontanée, J. L. Petit professait qu'il est toujours indispensable *de fendre le rectum dénudé*, tandis qu'au début il dirigeait vers l'ischion une incision de dégagement. Il ne pratiquait néanmoins que tardivement la première de ces opérations.

Dionis était beaucoup plus absolu ; il incisait d'emblée toutes les portions d'intestin dénudé, et ses incisions étaient étendues au delà de la dénudation. Son annotateur, de la Faye, agissait de même.

Était-ce là le mode opératoire généralement adopté à cette époque? c'est ce qu'il est difficile de savoir ; ce que l'on peut dire seulement, c'est qu'avant les mémoires de Faget et de Foubert, nul ne s'était encore sérieusement posé la question suivante : *l'incision du rectum dénudé est-elle indispensable?*

Malgré le peu de netteté que ces deux chirurgiens ont mis dans l'exposé de leurs doctrines, ils représentent cependant les deux opinions extrêmes que nous avons à comparer.

Faget, qu'on croirait inspiré par les aphorismes hippocratiques, vint affirmer devant l'Académie de chirurgie que, lorsque le rectum est décollé dans une certaine étendue, on ne peut obtenir la guérison qu'en l'incisant. Il l'aurait même excisé, d'après nombre d'auteurs, dans un cas devenu célèbre, et trop célèbre, à mon avis, car, lorsque l'on se reporte au texte de Faget[1], on voit qu'il a pratiqué une opération irrégulière, sans méthode, sans avoir à l'avance un plan bien arrêté. Il ne s'agit donc pas d'une extirpation méthodique du rectum, et je ne puis m'expliquer pourquoi ce fait a été rapporté à propos de l'opération de Lisfranc, dont nous aurons à nous occuper plus loin.

Quoi qu'il en soit, Faget voulait qu'on incisât d'emblée toutes les portions dénudées. Foubert vint soutenir une doctrine diamétralement opposée. Il suffit, nous dit-il, de donner une issue au pus par une incision petite. La résolution s'obtient aussi facilement et la plaie se cicatrise, et la cavité de l'abcès se comble sans que l'intestin ait été intéressé dans l'opération. S'il se forme une fistule, on est toujours à temps de l'opérer.

Foubert a eu le tort de consigner dans son mémoire, à côté d'observations très-concluantes, des faits qui ne se rapportent pas directement à son sujet ; aussi son travail n'a-t-il pas eu, sur la pratique des chirurgiens de l'époque, l'influence qu'on aurait pu en attendre. De plus, ces observations l'allongent inutilement ; de sorte qu'aujourd'hui,

[1] Je perçai d'abord le rectum de droite à gauche avec un gros stilet avec lequel je fis l'anse. Je commençai à couper le lambeau de peau qui tenait au coccyx, et je continuai tout le long de l'attache des muscles releveurs jusqu'à la partie moyenne du périnée où il y avait beaucoup de duretés et de callosités que j'emportai. (*Mémoires de l'Académie royale de chirurgie*, t. I, p. 390).

si nombre d'auteurs le citent encore, c'est très-probablement sans l'avoir lu.

Les préceptes de Foubert furent, au commencement de ce siècle, reproduits par Boyer. Comme lui, l'illustre chirurgien avait observé qu'une simple incision, qui donne issue au pus, suffisait, dans quelques circonstances, à amener le recollement des parois, tandis qu'en coupant immédiatement le rectum dans toute sa partie dénudée, on pratique une opération *dangereuse* et souvent *inutile*. Il est à regretter que Boyer ait attaché une si grande importance à la recherche de l'orifice interne de l'abcès dans le cas où l'ouverture s'est produite spontanément dans le rectum. Nous verrons bientôt, au chapitre des fistules, qu'il n'y a pas lieu de s'en préoccuper ; et, comme l'extrême difficulté que l'on éprouve à trouver cet orifice au début est un des arguments qu'il fait valoir en faveur de la méthode des petites incisions, il n'est pas étonnant qu'il ait été retourné contre lui. Les partisans de la méthode de Faget ont, au contraire, eu le mérite de comprendre que l'orifice interne, une fois le débridement opéré, n'a plus aucune importance. Telle est, par exemple, l'opinion qui est exprimée dans le *Traité de médecine opératoire* de Sabatier[1].

Dans son article du *Dictionnaire en trente volumes*, Velpeau ne formule aucune opinion bien arrêtée ; comme Faget, il veut que le débridement soit dirigé sur l'anus, mais seulement lorsque les abcès ne remontent pas au-dessus du sphincter. Quand les abcès sont vastes et profonds, il veut que l'on suive les errements de Foubert (or, dans le mémoire de Foubert, il n'est question que des abcès profonds). Mais, en réalité, ce qui ressort de son travail, c'est qu'il faut, avant tout, prévenir la rétention, la stagna-

1 *De la Médecine opératoire*, t. II, p. 314. Paris, 1822.

tion du pus, la formation des clapiers. Signalons enfin le précepte d'ouvrir certains abcès *dans le rectum* à l'aide d'un bistouri mousse, guidé sur le doigt préalablement introduit dans l'anus. Citerai-je Vidal de Cassis, partisan des grandes incisions : « Plus on les étend, a-t-il écrit, plus elles offrent d'avantages ; » mais il ne dit rien au sujet de la section du rectum. Busch la considère, dit-on, comme indispensable ; il veut même que les deux lèvres de l'incision soient séparées l'une de l'autre à l'aide de deux fils passés dans chacune d'elles et fixés sur la fesse à l'aide d'une bandelette agglutinative.

Enfin j'en arrive aux préceptes formulés par Chassaignac dans son article déjà cité ; Chassaignac est d'avis que toujours l'incision ou une des incisions vienne tomber sur l'anus ; c'est pour lui le seul moyen d'éviter la formation d'une fistule. Dans les quelques lignes qu'il consacre au traitement de ces abcès. M. Gosselin, semblerait disposé à suivre la méthode de Foubert[1].

Que conclure maintenant, après l'exposé d'opinions aussi disparates? Serait-il raisonnable de se prononcer pour l'une ou l'autre méthode exclusivement? Non, sans doute ; bornons-nous donc à faire remarquer que ce qui ressort d'une manière évidente de la lecture des auteurs que je viens de citer, c'est qu'un très-grand nombre d'abcès de la fosse ischio-rectale, ou, pour mieux dire, d'abcès profonds de la région de l'anus, ont été guéris par une simple incision évacuatrice. Donc :

1° *L'incision immédiate du rectum dénudé n'est donc pas indispensable.* Admettons, pour le moment, qu'elle est utile, qu'elle est plus sûre, qu'elle prévient certainement la formation d'une fistule, qu'après elle la cure est

[1] *Loc. cit.*, p. 656.

moins longue, etc. (assertions qui attendent encore leur démonstration). Sommes-nous en mesure d'affirmer que l'opération est innocente? Oh! la réponse n'est pas difficile à donner : il suffit de rappeler les raisons ou plutôt les faits qui ont conduit les chirurgiens à pratiquer de petites incisions ; il n'est question que des accidents les plus graves, et, en particulier, des hémorrhagies. Tantôt ce sont les réseaux veineux hémorrhoïdaux qui ont été sectionnés, tantôt ce sont *de grosses artères*. Et leur blessure était bien à prévoir. En effet, le siége d'élection des collections profondes, c'est la région postéro-externe ; c'est, par conséquent, en arrière qu'il semble le plus naturel de diriger l'incision, mais c'est en arrière aussi que se trouvent les gros vaisseaux, et c'est par sa partie postérieure que le rectum reçoit la plupart de ses artères nourricières.

Néanmoins, cette hémorrhagie ne serait rien ; car, en somme, il est toujours possible de s'en rendre maître, si l'on était sûr de ce que vont devenir les fonctions de l'organe ainsi largement incisé. Comment va s'accomplir la défécation, et surtout que va-t-il se passer au point de vue de *la continence des matières fécales?* Il est assez surprenant qu'une question de cette importance n'ait pas attiré plutôt l'attention des chirurgiens. J'aurai à l'aborder de nouveau au chapitre de la fistule ; qu'il me suffise de dire ici que : 1° toute incision comprenant à la fois le sphincter et une portion étendue du rectum expose à l'incontinence permanente des matières fécales ; 2° que cette incontinence est beaucoup plus fréquente qu'on ne le croit généralement, parce que c'est une infirmité que bien des patients ne veulent pas avouer, soit par amour-propre [1], soit par crainte d'une nouvelle intervention.

[1] Comme preuve de ce fait, je pourrais citer l'observation d'une jeune femme qui entra dans les salles de l'hôpital de la Croix-Rousse pour des

Il faut donc toujours épargner le sphincter; mieux vaut, en effet, s'exposer à voir une fistule se former que de faire courir au patient la chance presque certaine de ne plus pouvoir retenir ses matières. Inciser largement en dehors du rectum, détruire les brides avec le bistouri ou des ciseaux mousses, fouiller avec le doigt les clapiers et dilater leurs orifices, telle est la pratique qu'il faut suivre. Il vous sera facile alors d'explorer chaque jour tous les points de la cavité morbide, d'y introduire des médicaments, des agents modificateurs, des caustiques, et la cicatrisation se produira aussi rapidement qu'après l'incision du rectum. M. Laroyenne a publié sur ce sujet un mémoire[1] que l'on ne saurait trop signaler à l'attention des praticiens. Les succès qu'il a obtenus en épargnant le sphincter démontrent tout ce qu'il y a d'absurde à sacrifier inutilement ce muscle; ils prouvent aussi qu'il n'y a pas lieu de se préoccuper de l'orifice interne de l'abcès dans le calibre rectal. A moins qu'il ne soit énorme, cet orifice ne saurait mettre obstacle à la cicatrisation. Si la cavité de l'abcès se vide facilement, si le rectum n'est pas encombré par les matières fécales, il se rétrécira peu à peu, s'oblitérera complétement et sans manœuvre opératoire spéciale.

Il est probable qu'il en serait de même d'un orifice plus large, mais les faits observés jusqu'ici ne permettent pas encore de l'affirmer. Donc :

coliques hépatiques. En l'interrogeant, le Dr Français apprit que depuis son dernier accouchement elle ne pouvait garder ses matières quand elle avait la diarrhée et cet accouchement remontait à près de deux ans. Cette malheureuse femme, âgée de vingt ans, avait donc supporté sans se plaindre pendant de longs mois cette dégoûtante infirmité, qui avait pour cause une déchirure du périnée comprenant le sphincter. Elle fut transportée dans mon service. Je pratiquai la périnéorrhaphie et, au bout de quelques jours, elle était complétement guérie.

[1] *Gazette hebdomadaire*, t. IX, p. 335. 1872.

2° *L'incision du rectum dénudé n'est pas innocente* et elle expose presque fatalement à l'incontinence des matières fécales.

3° *La présence d'un orifice interne faisant communiquer l'intestin avec l'abcès n'est pas une indication suffisante pour autoriser le débridement du rectum.*

Le large débridement de l'abcès au dehors n'est pas non plus absolument indispensable dans tous les cas. Il suffit quelquefois, pour arriver à la guérison, d'assurer au pus un écoulement facile, ce qui s'obtient très-bien par l'introduction d'un drain. J'ai vu guérir par ce moyen une jeune fille qui présentait deux abcès énormes des fosses ischio-rectales, dont l'un communiquait avec le calibre du rectum.

Mais, me sera-t-il objecté, si le traitement que vous préconisez peut réussir quand il s'agit d'abcès de la fosse ischio-rectale, en est-il de même quand le pus s'est réuni en foyer dans l'espace pelvi-rectal supérieur ? La plupart des auteurs, je le sais, ont répondu par la négative, et tous préconisent la section du rectum par pincement, c'est-à-dire à l'aide de l'entérotome, dans les cas de décollement étendu. C'est le traitement classique des fistules de l'espace pelvi-rectal supérieur. Aussi n'est-ce pas sans hésitation que j'engagerai mes lecteurs à ne pas y avoir recours, du moins immédiatement, dans la plupart des cas ; qu'ils n'oublient pas cependant qu'ils exposent leurs patients à l'incontinence des matières fécales sans que pourtant il soit impossible d'arriver à guérir par des moyens moins *radicaux*. Et le succès auquel je fais ici allusion mérite d'autant plus l'attention qu'il a été obtenu par M. Richet[1], et que, paraît-il, cet habile chirurgien s'est

[1] Voyez thèse de Pozzi, p. 41.

laissé guider, dans ce cas, plutôt par des considérations morales que par des indications purement chirurgicales.

Je résumerai donc, en terminant ce chapitre, le traitement des abcès profonds de l'anus dans les deux préceptes suivants :

1° Incision hâtive, suffisante pour assurer le débridement et le libre écoulement du pus ;

2° Respecter, autant que possible, l'appareil musculaire de l'anus et du rectum.

CHAPITRE II

DE LA FISTULE A L'ANUS

Le chapitre de la fistule de l'anus est sans contredit un des plus difficiles à écrire. C'est que l'affection dont il s'agit se présente sous les formes les plus variées ; tantôt elle est d'une gravité exceptionnelle, tantôt au contraire on la peut considérer comme un bénéfice de nature. Ajoutons qu'elle se développe sous l'influence de causes variées et qu'au point de vue thérapeutique toutes les méthodes, même les plus absurdes, ont pu réussir à un moment donné ! On conçoit facilement combien nombreux et disparates sont les éléments que j'ai dû passer en revue. Au début, dans les temps hippocratiques, puisqu'il faut toujours en revenir au père de la médecine, une effroyable doctrine naquit : « Tu n'offenseras nullement l'intestin droit en le coupant, en le tranchant, en le cousant, cautérisant et pourrissant. » *(Livre des Hémorrhoïdes.)* Toute l'antiquité fut guidée par ce précepte.

En même temps que la notion de l'innocuité des opérations naquit celle de la *callosité*. Ce mot représente à peu près toute l'anatomie pathologique de l'époque. Existe-t-il des callosités dans le trajet fistuleux ? telle sera longtemps la seule question que se poseront les opérateurs ; et malheur aux malades si elle est résolue par l'affirmative. Le fer, le feu, les acides les plus puissants, les caustiques les plus énergiques suffiront à peine ; fureurs chirurgicales d'autant mieux faites pour nous surprendre qu'elles sont dirigées exclusivement contre les fistules superficielles, contre celles qui guérissent toujours, tandis que ces vastes délabrements qui sembleraient justifier jusqu'à un certain point la thérapeutique la plus audacieuse sont tous réputés incurables.

Et pourtant, alors même que régnaient ces déplorables errements, on voyait paraître des écrits comme ceux de Celse, dans lesquels se trouvent exposés les plus sages préceptes. Le chapitre *de Re medica*, qui est consacré à la fistule anale, est un chef-d'œuvre de précision. *De fistula tam apposite scripsit ut a peritissimis cheirurgis nihil a curatione ab eo tradita discedatur*, est-il dit dans l'*Encheridion medico-praticum Chalmeti*, page 262. Si le *de Re medica* n'est, comme on le pense, qu'un ouvrage de compilation, un résumé des idées régnantes d'alors, nous devons avouer que, sous l'empire romain, la science chirurgicale était singulièrement avancée. Celse, en effet, divise très-rationnellement les fistules, indique les principaux accidents qu'elles peuvent déterminer, et, sans dire un seul mot au sujet des callosités, préconise la ligature.

Avicenne, par lequel nous connaissons les opinions de l'école arabe, enseigne avec non moins d'autorité et de justesse. Sa division des fistules est simple et claire, il discute avec beaucoup de sens les conséquencss que peuvent avoir les diverses opérations et se prononce comme Celse en faveur de la ligature, tout en indiquant son principal inconvénient, la douleur, qui peut être assez violente, dit-il, pour déterminer des phénomènes spasmodiques. Signalons aussi à l'attention du lecteur les quelques lignes qu'il consacre à l'incontinence consécutive des matières fécales.

Si maintenant nous voulons passer en revue les auteurs qui jusqu'à la Renaissance encombrèrent la science de leurs déplorables élucubrations, nous ne trouverons que des descriptions à peine ébauchées et suivies d'interminables formules ou de discussions plus ou moins inintelligibles sur les préceptes d'Hippocrate. Théodore de Mayerne, qui vivait peu après cette période, a laissé un curieux spécimen de ce style polypharmaceutique. Comme il est absolument illisible, j'ai préféré mettre sous les yeux du lecteur, le paragraphe suivant que je prends dans Gordon, au livre V :

« *De fistule du cul.* — Fistule vient aucunes fois au cul par apostume et par emmorroydes et les semblables. Et est aulcunes fois en parfont, aulcunes fois non, et que plus est en parfont tant vault pis. Aulcunes fois elle trespasse les intestins et le congnait on parce que la fiente yst par la fistule et la sanie par le cul. Aulcunes fois elle gaste une partie du lacerte. On le congnait par la fiente qui yst par la fistule et le cul involontairement, et se on boute le doit on ne le peut pas bien estraindre de toutes parts. On cognait la parfondesse de fistule à l'épreuve, et que plus est profonde tant vault pis; et se elle pénètre l'intestin est incurable. Fistule curable on la doit descouvrir en parfont sans toucher à la lacerte par fer ou par médecine, Et puis après soit le lieu moult bien purgé et aussi mondifié et puis après vous rengendrerez la chair petit à petit[2]. »

Ce singulier écrit, émané d'un de ces ancêtres dont la

[1] *Avicennæ, medicorum arabum principis, liber canonis*, etc., per Joannes Hernagios, p. 657. Bâle, 1556.

[2] *Pratique de très-excellent maître et docteur en médecine, maître Bernard de Gordon, appelé Fleur-de-Lys en médecine.* Imprimé à Lyon en 1496, petit in-4, 2 colonnes, gothique bâtard.

faculté de Montpellier est si jalouse, remonte au commencement du quatorzième siècle. On est surpris que pareille littérature ait pu trouver des traducteurs et des hommes assez retardés pour lui faire, un siècle plus tard, les honneurs de l'impression. C'est d'autant plus étonnant qu'entre le moment où Gordon écrivait et celui où fut imprimé son ouvrage, Guy de Chauliac avait publié sa *Grande Chirurgie.* Le chapitre des fistules anales y est traité de main de maître. Presque toutes les méthodes thérapeutiques y sont passées en revue, même la ligature caustique. Mais ce qui frappe surtout dans cet écrit c'est l'extrême prudence ou plutôt la timidité de l'auteur. Pour lui toute section complète du sphincter est inévitablement suivie d'incontinence permanente des matières fécales, aussi, dans la plupart des cas sérieux, n'est-ce qu'un traitement palliatif qu'il conseille, réservant tout ce qu'il a d'énergie et de hardiesse contre les callosités. Il irait même jusqu'à approuver l'extirpation de la fistule, lorsque les callosités y abondent. Il paraît s'être inspiré de Brun et des écrits chirurgicaux qui sont arrivés jusqu'à nous sous le couvert du nom d'Albucasis. Des préceptes analogues nous ont été laissés par Falloppe, mais dans un tout autre style. Comme ses prédécesseurs, Falloppe croit qu'il est des fistules qu'on ne peut attaquer sans compromettre la vie des malades, mais il donne au sujet de leur traitement palliatif des conseils que de nos jours encore on suivrait avec avantage. Fabricius d'Aquapendente, son successeur et élève, a fidèlement suivi les errements de son maître. Nous n'avons rien à prendre dans les écrits d'Ambroise Paré.

En somme, lorsque Louis XIV éprouva les premiers symptômes de son historique fistule, cette affection était pour tous un objet de terreur, parce que les malheureux qui en étaient atteints se trouvaient dans la triste alternative d'être considérés comme incurables ou soumis aux médications les plus douloureuses. C'est ce qui nous explique cette multitude de petits moyens qui surgirent alors et la difficulté avec laquelle le roi se soumit à l'opération. Ce ne fut qu'après une enquête sérieuse et nombre d'expériences cliniques comparatives qu'il consentit à laisser pratiquer l'incision sur sa personne [1].

Félix, si l'on en croit un manuscrit dernièrement mis au jour par M. Corlieu, ne se borna pas à diviser le pont fistuleux, il scarifia à plusieurs reprises le trajet de la fistule, et les jours suivants le cautérisa. Au dire de M. Corlieu, cette opération eut une immense portée et fit renaître la pratique de l'incision complétement oubliée à cette époque. Cette assertion est absolument inexacte. Depuis longtemps déjà les syringotomes étaient dans les mains de tous les chirurgiens, figurés dans presque tous les traités de chirurgie ; et l'on peut même lire dans l'*Enchiridium chirurgicum, etc.* de A. Chalmète (Genève, 1627) le précepte de sectionner la fistule avec un simple bistouri guidé par le doigt, préalablement introduit dans l'anus ; il n'y avait donc rien à faire renaître. En tous cas, si nous jetons les yeux sur les écrits postérieurs à l'opération que subit Louis XIV, l'incision n'y est guère en honneur. Je n'en veux pour preuve que la note que de Lafaye a inscrite à la page 333 du livre de Dionis [2], note dans laquelle il préconise l'excision, et Manget, qui a pratiqué un si grand nombre de fois l'incision, ne dit pas s'être inspiré de la pratique des chirurgiens du roi. Enfin, je le répète, ce

[1] Heureuses les générations dont les souverains ont quelque maladie méconnue ou mal traitée. Pour faire perfectionner, pour rendre moins illusoires les mesures prophylactiques contre les affections vénériennes, il n'a peut-être manqué, a souvent dit M. Diday, qu'une bonne ch....p.... contractée par quelque prince dans sa minorité.

[2] *Cours d'opération de chirurgie*, 8e édition, Paris, 1777.

n'est pas seulement une incision, mais bien des scarifications et cautérisations multiples qu'on fit subir à l'auguste malade.

J'arrive à l'un des documents les plus importants et cependant les moins connus de l'histoire de la fistule à l'anus, c'est l'article que Manget publia sur cette affection dans sa *Bibliothèque chirurgicale*.

L'auteur de ce chapitre [1] écrit dans un tout autre style que ses devanciers, et, chose remarquable, il est le premier à fournir une statistique ; il a, dit-il, opéré plus de six cents malades. Toutes les causes externes (blessure, équitation, contusions, etc.,) et internes (hémorrhoïdes, rectites, virus, etc.) sont par lui expressément signalées. La pathogénie est admirablement résumée en quelques lignes. Quant aux symptômes, l'auteur mentionne surtout ceux que l'on peut apprécier chirurgicalement, à l'aide de l'examen direct, du stylet, etc. Contrairement à tous ses devanciers, il croit que toutes les fistules sont susceptibles de guérir, même les plus profondes, pourvu que l'on ait recours à un traitement méthodique. Il étudie successivement les diverses complications qui peuvent faire modifier le manuel opératoire (callosités, hémorrhoïdes, profondeur, etc.) et en arrive à discuter les contre-indications. Il se pose cette question, doit-on guérir toutes les fistules ?

Il répond par l'affirmative, mais fait remarquer qu'il y a deux catégories de fistules : les unes, qui, complètement locales au début, font tomber dans la cachexie les malades et par la souffrance qu'elles infligent et par les produits délétères qu'elles versent dans la circulation, les autres, qui semblent, au contraire, être la conséquence de l'état cachectique. Ces dernières peuvent être respectées, mais leur rôle d'émonctoire n'est pas démontré du tout ; en tous

[1] Petri de Marchettis *Observationum medico-chirurgicarum rariorum Sylloge*. Amsterdam, 1665.

cas, on les pourrait remplacer avec avantage par un cautère. Quant aux indications thérapeutiques, elles sont, dit-il, de deux ordres : 1° générales, 2° locales.

Je n'insisterai pas sur les conseils qu'il donne au sujet des premières, mais son mode opératoire mérite de fixer un instant notre attention.

Il préconise la section précédée par la dilatation, et, quoiqu'il établisse un certain nombre de catégories dans ces fistules, il en arrive toujours à proposer la même méthode. Il n'est pas éloigné d'employer les astringents et les caustiques quand il y a des callosités, mais on ne les applique qu'après la dilatation et l'incision. Quant à la cicatrice, on en doit diriger la formation avec un soin extrême, car, si elle est dure et épaisse, elle peut neutraliser l'action du sphincter et causer l'incontinence des matières fécales. Pour éviter cette infirmité, il faut également avoir soin de ne jamais inciser tout le sphincter, de laisser un anneau circulaire intact. Les pansements méthodiques permettent alors d'obtenir la guérison du reste de la fistule.

Les fistules qui rampent entre les tuniques intestinales forment un groupe à part. On doit hardiment les inciser, quelle que soit leur hauteur, et, quand on les dilate, il faut agir avec un soin extrême, sans quoi l'on serait exposé à produire de fâcheuses dilacérations.

Je passe sous silence les préceptes qu'il formule sur les principaux accidents qui peuvent compliquer l'opération ou ses suites : douleurs, hémorrhagie, inflammation, hémorrhoïdes, etc. Je rappellerai seulement, en terminant cette rapide analyse, que l'auteur a su distinguer toute une classe de fistules qui sont la conséquence de lésions soit de la vessie, soit d'autres organes pelviens, fistules complètement au-dessus des ressources de l'art.

Je m'explique difficilement comment, après cette œuvre

magistrale, on a pu voir paraître tous les ineptes écrits qui se sont succédé jusqu'à la fin du dix-huitième siècle. Leur énumération encombre les articles de bibliographie ; mais c'est en vain qu'on cherche dans leur lecture quelque notion précise ou quelque indication pratique. Je ne prononcerai pourtant pas sans réserve cette condamnation sommaire ; ainsi, il y aurait, à propos du traitement, quelques monographies à étudier, et, en particulier, certains mémoires dans les actes de l'Académie royale du chirurgie.

Une description très-complète aussi est celle d'Heister ; mais, malgré toute son érudition et les innombrables détails dont il a enrichi le chapitre qu'il consacre aux fistules de l'anus, on ne voit pas une idée pathologique exacte, une formule thérapeutique se dégager de ses écrits. Il suffit, pour s'en convaincre, de lire son paragraphe 18, page 266, dans lequel il cherche à résumer ses idées sur le traitement : il est impossible de savoir quelle méthode il préfère, si c'est l'incision ou l'excision, ou même la cautérisation.

Nous allons voir bientôt que, dans nombre de descriptions modernes, il n'y a guère plus de clarté, et que, malgré la certitude des principes thérapeutiques qui nous guident actuellement dans le traitement des fistules anales, il est encore bien des auteurs qui cherchent à faire prévaloir leur petit procédé infaillible et applicable en toute circonstance.

Il y a pourtant, entre les fistules, des différences telles, qu'il est à peu près impossible de donner de cette affection une description qui se puisse rapporter à tous les cas, même en suivant la nomenclature classique, que sa simplicité a fait adopter beaucoup trop facilement, ce me semble.

Je ne sais même pas si la division des anciens en fistules curables et incurables n'était pas au moins aussi pratique. Sans doute, pour décrire l'anatomie des fistules, leurs dispositions, leur trajet, il est assez commode de les diviser en borgnes internes, borgnes externes et complètes ; mais, au point de vue du traitement, ces distinctions n'ont aucune valeur, et le chirurgien n'aura pas à changer sa ligne de conduite parce qu'une fistule devra être rattachée à l'une ou l'autre de ces catégories. M. Chassaignac a parfaitement compris tout ce qu'il y a d'artificiel et de stérile dans la classification généralement admise aujourd'hui ; mais celle qu'il veut lui substituer a le défaut capital d'être beaucoup trop compliquée ; c'est une véritable description. Aussi, me réservant de décrire, dans des chapitres spéciaux, les fistules ossifluentes, ayant déjà traité de celles de l'espace pelvi-rectal supérieur, etc., je diviserai les fistules à l'anus en *sous-tégumentaires* et *sous-musculaires ;* les fistules qui appartiennent à ces deux groupes pouvant être borgnes internes, borgnes externes ou complètes.

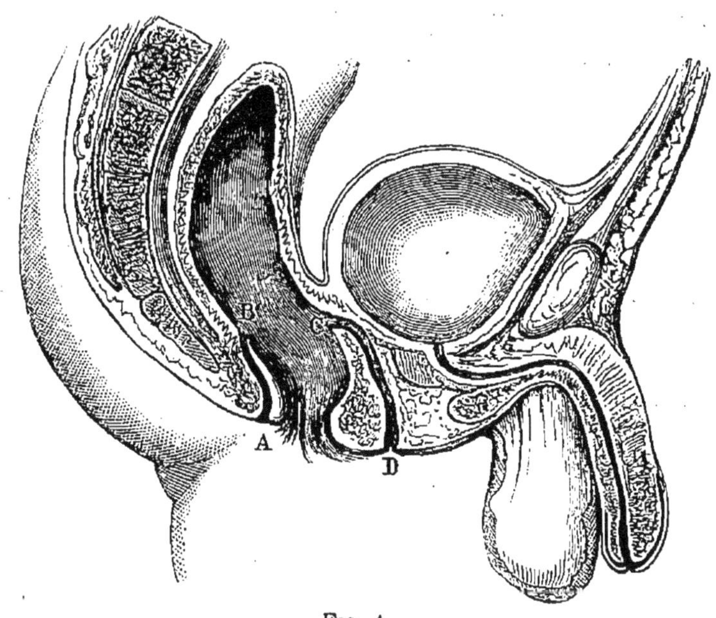

Fig. 4.

La figure 4 nous montre les deux variétés : 1° la fistule A B sous-tégumentaire ; 2° la fistule C D profonde ou sous-musculaire.

§ Ier. — Fistules sous-tégumentaires.

Étiologie. — En général, les fistules sous-tégumentaires de la région anale ont pour origine une inflammation aiguë du tissu cellulaire de la région. Cette inflammation, nous en avons déjà donné la description dans le précédent chapitre ; nous avons vu qu'elle peut naître sous l'influence de causes générales mal connues ; que, d'autres fois, au contraire, on la doit rattacher à des causes purement locales (hémorrhoïdes, ulcérations, corps étrangers, contacts impurs, traumatismes, enfin). Il n'y a donc pas lieu d'insister davantage sur tous ces détails. Rappelons seulement, et c'est ce qui explique le nombre beaucoup plus grand des fistules sous-tégumentaires comparé à celui des fistules profondes, qu'en général les abcès sous-muqueux de la marge de l'anus ou de l'extrémité inférieure du rectum s'ouvrent spontanément. Leur marche est rapide ; il ne leur faut que peu de temps pour arriver à la maturité, et, comme la muqueuse de la région est assez délicate, elle cède sous l'influence du moindre effort ; cette rupture amène un soulagement immédiat, dont les malades se contentent, et ce n'est que beaucoup plus tard que l'homme de l'art, appelé, peut constater que cette guérison apparente cachait la production d'un orifice fistuleux.

La fistule sous-tégumentaire de la région de l'anus n'est donc qu'un simple décollement, analogue ou plutôt identique à ceux que l'on observe dans les autres régions de l'organisme à la suite des abcès qui n'ont pas été assez largement ouverts ; mais il est d'autres conditions qui viennent donner à ces décollements une physionomie à part, et ce sont ces conditions dont il s'agit d'apprécier la nature.

J'ai, dans ma préface, insisté d'une façon toute particulière sur le mode d'union de la muqueuse rectale aux autres tuniques de l'intestin[1]. C'est un tissu cellulaire lâche et peu élastique que l'on trouve sous la muqueuse, tissu cellulaire merveilleusement disposé pour permettre les mouvements de glissement, et que l'on pourrait, à la rigueur, considérer comme une bourse muqueuse à poches innombrables. C'est ce qui nous explique pourquoi la cicatrisation des décollements est, pour ainsi dire, impossible dans l'espèce. On me citera bien des cas de guérison spontanée de fistule sous-tégumentaire; mais l'explication de ces faits, du reste assez rares, nous allons la trouver dans les notions d'anatomie pathologique.

Nous supposerons, pour plus de facilité, que la fistule est complète ou borgne externe, nous réservant de décrire, dans un paragraphe spécial, la fistule borgne interne.

Nous aurons à décrire : 1° des orifices, 2° un trajet.

C'est surtout au point de vue de leur siége que les orifices des fistules à l'anus ont été étudiés. Celui de l'*orifice externe* est extrêmement variable. Tantôt c'est à plusieurs centimètres de l'anus qu'on le voit s'ouvrir, tantôt c'est immédiatement en dehors; il est fréquent de le rencontrer dans les plis rayonnés, ce qui rend quelquefois sa recherche très-difficile; enfin, il peut encore se voir dans l'anus même, c'est-à-dire au-dessus des plis rayonnés, dans une région qui échappe aux regards si les contractions du sphincter sont quelque peu énergiques. Tantôt il se présente sous la forme dite en cul-de-poule, pour me servir de l'expression classique; tantôt, je le répète, ce n'est qu'une petite fissure, que l'on pourrait prendre facilement pour l'orifice ulcéré d'une des glandules de cette région; tantôt il est large, béant, tantôt, au contraire,

[1] Voyez aussi le chapitre consacré à la chute du rectum.

l'introduction d'un fil très-délié (comme le fil de platine de l'appareil galvano-caustique) est à peine possible. Ce n'est pas seulement au point de vue opératoire que ces différences doivent être étudiées, mais elles nous expliquent admirablement les différences de symptômes, et l'on peut, jusqu'à un certain point, à la vue d'un orifice externe, juger d'avance de la disposition du trajet ou, pour mieux dire, de l'étendue du décollement.

C'est que tantôt, en effet, on a une véritable fistule, c'est-à-dire un trajet étroit, dur, ressemblant aux canaux excréteurs de certains organes, à tel point qu'il y a quarante ans à peine, Dupuytren était persuadé qu'il se formait dans ces fistules une muqueuse analogue aux autres muqueuses ; tantôt, au contraire, on est en présence d'une cavité irrégulière, limitée, du côté du rectum, par les téguments décollés, cavité qui peut, à de certains moments, se remplir de pus ou de matières provenant de l'intestin et donner de nouveau naissance aux accidents qui ont précédé la formation de la fistule. En pareil cas, l'orifice externe est, en général, très-petit, très-étroit, oblique par rapport à la cavité dont il est le dégorgeoir. Au contraire, les orifices des *vraies* fistules, des *conduits* fistuleux étroits, sont, en général, larges, et c'est alors, et alors seulement, que l'on peut voir, même au cas d'une fistule sous-tégumentaire, l'issue des gaz intestinaux et des matières fécales se faire par l'orifice morbide.

On peut aussi se trouver en présence d'orifices multiples. Le fait est plus rare lorsqu'il s'agit de simples fistules sous-tégumentaires, mais il peut s'observer ; et souvent, lorsque l'on est à même de se rendre compte de la véritable disposition des fistules sous-tégumentaires multiples, on voit qu'en réalité il n'y a qu'un seul décollement communiquant avec l'extérieur par des orifices nombreux. Ce que les chirurgiens décrivent sous le nom d'*anus en pomme d'arrosoir* ne s'observe presque jamais avec les fistules sous-tégumentaires simples.

C'est qu'en réalité le trajet de ces fistules est constitué simplement par des téguments décollés, recouvert d'une membrane granuleuse, épaisse. Il n'est plus question, de nos jours, de muqueuse de nouvelle formation, et je préférerais cent fois le vieux mot de callosité, malgré les sinistres souvenirs qu'il rappelle.

La cavité est donc recouverte, tantôt par des bourgeons de bonne nature, susceptibles de fournir les éléments d'un travail normal de cicatrisation, tantôt par un tissu cicatriciel, parce que l'on appelle en clinique le tissu lardacé d'inflammation chronique ; c'est un tissu dur qui ne se rétracte pas et qui, encroûtant les parois du décollement, les maintient éloignées les unes des autres, mettant ainsi un obstacle insurmontable à leur adhésion.

C'est surtout lorsque les fistules ont une portion cutanée et une portion muqueuse que l'on se trouve aux prises avec cette fâcheuse complication. Il est exceptionnellement rare de voir s'indurer les fistules qui sont exclusivement sous-muqueuses. Ce sont surtout les fistules sous-cutanées qui s'encroûtent de callosités (fistules margellaires de Chassaignac). Quant à *l'orifice interne* de la fistule, il mérite une attention toute particulière car, ainsi que nous le verrons à propos du traitement, il importe d'en déterminer le siége d'une manière précise.

Et d'abord, nous aurons à examiner la question suivante : cet orifice existe-t-il toujours ? Si l'on en croit certains auteurs, il ne se trouve que dans un petit nombre de cas, et la plupart du temps l'on a affaire à des fistules borgnes externes. Telle est l'opinion que M. Boinet cherche à faire triompher, et cela dans le but de généraliser l'emploi des injections iodées (iodothérapie). C'est aussi l'opinion d'un grand nombre de praticiens. Mais ce qu'il importe de dire, c'est que l'orifice interne des fistules sous-tégumentaires est, en général, très-difficile à reconnaître. Il faut savoir à l'avance son siége probable pour arriver à le découvrir. Et c'est par les anamnestiques d'une part, par l'étude comparative de faits analogues d'autre part, que l'on arrive à cette notion.

Par les anamnestiques, en interrogeant le malade sur le siége de l'abcès qui a précédé l'apparition de la fistule, sur la quantité de pus évacué, sur l'époque à laquelle remontent les accidents, on peut jusqu'à un certain point se faire une idée du siége que doit occuper l'orifice ; un abcès petit, à évolution rapide, à ouverture spontanée, précoce, survenu à la suite de fatigues, de marches prolongées, ne donnant issue qu'à une quantité peu considérable de pus, n'est en général suivi que d'une fistule insignifiante, souvent borgne externe et dont l'orifice supérieur est en général très-rapproché de l'anus. Si au contraire l'inflammation a duré longtemps, si les symptômes, peu accusés au début, se sont terminés par l'évacuation d'une quantité de pus beaucoup plus considérable qu'on ne l'avait pu soupçonner tout d'abord, il faut s'attendre à trouver de vastes décollements remontant à une assez grande distance, avec un orifice interne extrêmement élevé.

Ce serait une erreur pourtant que de croire que l'orifice interne indique la limite supérieure du décollement. Au contraire, on est souvent à même de constater des décollements trés-étendus remontant à une distance très-considérable, alors que l'orifice interne de la fistule est seulement à quelques centimètres de l'orifice anal. C'est un détail d'une grande importance et sur leqúel on ne saurait trop attirer l'attention. Ribes est sans contredit, de tous les auteurs, celui qui a le mieux étudié cette importante question. Son analyse porte sur soixante-quinze fistules. Chiffre considérable quand on songe combien rarement on a l'occasion de faire ces vérifications anatomiques.

Ribes est arrivé à cette conclusion que, dans la très-grande majorité des cas, l'orifice fistuleux interne est situé immédiatement au-dessus du sphincter. C'est donc en général parce qu'on le cherche trop haut qu'on ne le trouve pas. D'autre part, comme le tissu cellulaire de la région est assez lâche, le stylet peut s'égarer s'il n'est conduit avec une suffisante prudence, et l'opération par laquelle on cherchait à reconnaître l'étendue des décollements ne fait qu'en produire de nouveaux.

Les recherches de Ribes sont peut-être les seules qui aient été faites d'une manière suivie et constituent encore le plus précieux document que nous possédions sur l'anatomie pathologique de cette lésion. Leurs résultats ont été confirmés pleinement par Benjamin Brodie. « L'orifice interne, dit-il, est, je crois, toujours situé immédiatement au-dessus du muscle sphincter, juste au niveau où viennent s'arrêter les fèces, dans le point où l'ulcération peut avec le plus de facilité se propager à travers les deux tuniques. »

Toutefois cette opinion est battue en brèche par Curling[1]. Il a vu fréquemment, à l'autopsie, des fistules remonter à une distance beaucoup plus considérable, et dans les musées de Londres on peut étudier plusieurs préparations venant à l'appui de cette assertion.

Il est donc en somme très-difficile de trouver l'orifice interne, aussi a-t-on imaginé nombre de moyens pour le reconnaître. Dans bien des cas le toucher rectal suffit.

[1] *Loc. cit.*, p. 86.

Comme l'orifice externe, l'orifice interne présente la disposition en cul-de-poule, et le doigt perçoit la sensation d'un petit tubercule plus dur, plus résistant que le reste de la fistule. Un nodule hémorrhoïdal induré pourrait, en pareil cas, en imposer au chirurgien. Quelquefois on observe une disposition tout à fait différente, on se trouve en présence d'un orifice infundibuliforme ; le doigt sent alors une sorte de petite dépression. En pareil cas, il y a en général issue des gaz ou des matières ; la fistule est alors courte et accompagnée de peu de décollement. Esmarch signale aussi le caractère ulcéreux que prend parfois cette ouverture. C'est une complication rare, qui trouvera sa description en temps et lieu. L'orifice peut enfin être très-large, représenter une véritable perte de substance, si, comme l'a observé Lemonnier, il se forme par excès d'inflammation, c'est-à-dire par gangrène.

Au lieu du simple toucher rectal on peut aussi se servir du stylet, qui traverse souvent, sans la moindre difficulté, tout le trajet fistuleux ; c'est le procédé ancien. Disons toutefois que, pour le diagnostic des fistules sous-tégumentaires, ce moyen n'est pas aussi simple qu'on le croirait tout d'abord. La muqueuse glissant sur l'extrémité du stylet, dont elle se coiffe, l'orifice fistuleux fuit devant elle ; on ne peut pas le franchir. C'est pour cette raison que certains auteurs ont proposé l'emploi du spéculum. Nous nous sommes expliqué au commencement de cet ouvrage sur le choix de cet instrument, et c'est, sans contredit, le meilleur procédé de diagnostic.

On a aussi parlé des injections colorées, des injections de lait ou d'iode, etc. ; leur usage est très-ancien. Les chirurgiens des siécles passés se bornaient à injecter de l'eau tiède.

En cas de résultat négatif, avant de conclure qu'il s'agit

d'une fistule borgne externe, il faut faire la contre-épreuve, c'est-à-dire injecter de l'eau, injecter du liquide dans le rectum. On pourra peut-être le voir ressortir par la fistule. Un professeur napolitain, vers 1835, a publié un article pour conseiller l'injection d'un fil très-fin. Ce fil, poussé violemment par une veine liquide projetée à l'aide d'une seringue, doit franchir la fistule et pénétrer jusque dans le rectum où il doit se retrouver. Le moyen semble assez puéril. En somme, l'exploration au spéculum, combinée avec les injections colorées, offre toutes les garanties possibles.

De l'examen minutieux des orifices de la fistule, le praticien peut encore tirer de précieuses indications au point de vue de l'âge de la lésion, car, les malades ne sont que rarement à même d'indiquer les phénomènes qui ont accompagné le début de leurs maux. Ainsi, lorsque la fistule a eu pour origine une ulcération tuberculeuse, on rencontre des orifices proéminents, arrondis, à bords durs ; dans d'autres cas, chez les scrofuleux surtout, on voit un amas de granulations pâles, atoniques, saignant au moindre contact. Enfin, si c'est à des phénomènes de gangrène par excès d'inflammation que l'orifice doit sa naissance, il est large, irrégulier, les téguments décollés qui l'entourent sont livides et sans vitalité.

Quand les orifices sont extrêmement étroits, on sent, entre eux deux, un cordon fibreux et dur, dont la direction pourra éclairer quelquefois dans la recherche de l'orifice interne. Ce cordon n'est, en effet, autre chose que le trajet fistuleux lui-même.

Nous avons jusqu'ici admis, au point de vue de la pathogénie, que toutes ces fistules étaient, dans la très-grande majorité des cas, précédées par une période inflammatoire aiguë, par un abcès. Ainsi formulée, cette assertion serait beaucoup trop absolue ; on ne peut nier que quelques fistules aient pour origine une ulcération de la muqueuse intestinale. Le tissu cellulaire mis à nu s'enflamme, se décolle, et le travail ulcératif peut arriver ainsi jusqu'à la peau qu'il perfore.

Telle est l'histoire pathogénique adoptée sans restriction par nombre d'auteurs.

Mais ce qu'il n'est pas aussi facile d'expliquer, de décrire surtout, c'est cette ulcération à son début. C'est en vain qu'on cherche à se rendre compte de sa nature, de ses causes, de l'influence générale ou locale sous laquelle elle peut naître. Rien, absolument rien dans la littérature médicale ne vient nous éclairer sur ce point. Je sais bien qu'on lit dans l'ouvrage d'Esmarch la phrase suivante : « Il y a aussi de petits abcès non décrits qui communiquent avec le rectum par un grand nombre d'ouvertures. » Mais, en vérité, que peut-on vouloir dire par des abcès *non décrits?* Encore si l'auteur décrivait ces abcès non décrits, on pourrait discuter leur nature ; bref, je livre la citation aux méditations de mes lecteurs.

Nous verrons plus loin, à propos des ulcères de l'intestin, combien rarement ils deviennent le point de départ d'une fistule. Ces ulcérations sont pourtant très-profondes dans certains cas, le virus qui les a engendrées possède des propriétés corrosives non douteuses, et pourtant, je le répète, il est rare d'observer des fistules en pareille circonstance. Je dois faire une exception pour les pertes de substances qui surviennent quelquefois à la suite de l'inflammation suppurative des nodules hémorrhoïdaux internes. Il se forme là de petits abcès intra-veineux (dans des sortes de diverticules qui ne communiquent plus d'une manière permanente avec le système veineux), et comme il y a toujours des phénomènes d'inflammation de voisinage, il peut se produire des décollements, une fistule, en un mot, fistule dont l'orifice interne est le plus ancien en date et dont l'histoire se rapproche par conséquent des descriptions auxquelles il a été fait allusion plus haut[1]. Ribes est aussi d'avis que la grande majorité des fistules a pour origine l'inflammation de veines hémorrhoïdaires, et que, par conséquent, l'orifice interne est le plus ancien.

Ce qui nous peut aussi donner une idée assez exacte de l'incertitude de la science sur ce point, c'est la variété extrême des opinions que l'on trouve exprimées par les auteurs. Ainsi, Brodie affirme que toute fistule commence par une ulcération de la membrane interne. Syme[2] nous dit au contraire : « Je n'hésite pas à affirmer que, lorsque la fistule à l'anus est formée, la membrane muqueuse reste toujours intacte au début, et jamais sa perforation n'a lieu avant l'établissement de la suppuration. »

Je serais assez disposé à admettre l'opinion d'Asthon ; pour lui, les deux mécanismes peuvent s'observer avec le même degré de fréquence. (Nous avons vu, à propos des abcès de la marge de l'anus, quelles sont les causes qui déterminent le point au niveau duquel se produit l'orifice interne.)

Je n'ai presque rien dit, on le voit, des fistules à orifices multiples, soit en dedans, soit en dehors. C'est que la multiplicité des orifices se rencontre assez rarement avec les fistules sous-tégumentaires, avec les fistules superficielles. Ici la question d'orifice est peu de chose. La lésion consiste en un décollement qui communique avec l'extérieur ou avec le rectum par un orifice plus ou moins étroit. Mais en somme, on n'a à combattre qu'un décollement.

[1] On trouve ce mécanisme très-bien décrit dans le *Traité de la fistule à l'anus* de Lemonnier, p. 68-69. 1689.

[2] *Diseases of Rect.*, third ed., p. 25.

Les symptômes du début nous sont connus déjà ; nous en avons parlé à propos des abcès de l'anus. Quant à ceux de la fistule en elle-même, ils sont des plus variables. Le premier de tous, celui dont les malades se plaignent le plus, c'est la sécrétion perpétuelle, incessante, de la fistule, qui verse à l'extérieur un pus ordinairement séreux, quelquefois très-abondant, mais toujours assez fétide. Ce pus, qui emprunte aux matières fécales et leur odeur et leur âcreté, finit par déterminer entre les fesses des érosions très-douloureuses, des érythèmes interminables, ou tout au moins un prurit insupportable. Au pus peuvent se joindre quelques matières fécales liquides, mais, quoique cet accident soit noté par tous les auteurs, il est bien loin d'être fréquent, on peut même dire qu'il ne se rencontre que tout à fait exceptionnellement. J'en dirai tout autant de l'issue des gaz. Ce qui arrive le plus souvent, ce qui décide les malades, en général, à venir se soumettre à un traitement chirurgical, c'est l'oblitération momentanée de l'orifice externe. Les produits sécrétés s'accumulent alors sous la muqueuse décollée et déterminent l'explosion de tous les symptômes ordinaires des abcès de cette région. Souvent, quand la fistule est borgne externe, il se forme, pendant ces périodes de réplétion, une perforation du côté de l'intestin, et la fistule devient complète. Cet accident se traduit à l'extérieur par l'issue du pus mêlé aux matières fécales avec sédation immédiate du gonflement et de la douleur.

En dehors de ces accidents, la fistule à l'anus peut faire éprouver aux malades une douleur persistante, ou pour mieux dire, une sensation de pesanteur extrêmement pénible ; les mouvements continuels du sphincter et du releveur multiplient ces sensations, et, si les matières sont dures, elles ne peuvent s'accumuler dans l'ampoule rectale sans déterminer de vives douleurs ; leur issue s'accompagne aussi de frottements douloureux, de sorte que les malades, redoutant la défécation, n'osent que très-rarement l'accomplir ; de là constipation, de là phénomènes généraux à distance, dyspepsie, céphalalgie, etc.

Les fonctions intimes, qui sont accomplies par l'intermédiaires du muscle grand dorsal *(torsor ani)* des auteurs), ne sont pas celles que le malade redoute le moins dans l'acte de la défécation. Il y a donc lieu de savoir donner à ce sujet certains conseils sur lesquels nous avons suffisamment insisté dans l'article consacré à l'hygiène du rectum et de la région anale.

Les symptômes généraux sont les suivants : douleurs au niveau du sacrum, douleurs lombaires, douleurs abdominales, douleurs, enfin, dans les cuisses, les jambes et les pieds. On les met d'ordinaire sur le compte d'une sciatique, même après un examen assez complet ; mais, en général, les fistules sous-tégumentaires, en dehors des accidents qu'elles déterminent lorsque leurs orifices viennent à s'oblitérer, ne constituent qu'une infirmité très-supportable, et, si leur rôle d'exutoire naturel était bien établi, l'on pourrait dire que la fistule à l'anus est bien le moins incommode de tous.

Quant aux spasmes qui peuvent venir parfois compliquer la fistule à l'anus, ils sont décrits en détail au chapitre de la fissure.

Le pronostic des fistules sous-tégumentaires est, en général, bénin ; elles peuvent quelquefois guérir spontanément, mais le fait est excessivement rare. Leur durée, au contraire, semble indéfinie ; elles peuvent persister pendant des années sans qu'il survienne d'aggravation, et les complications inflammatoires dont elles deviennent le point de départ se terminent quelquefois d'une manière favorable sans intervention chirurgicale.

§ 2. — Fistules sous-musculaires.

Les fistules sous-musculaires, au point de vue de l'anatomie pathologique, méritent une attention toute spéciale ; si, dans la plupart des cas, ce que nous venons de dire au sujet des orifices leur est strictement applicable, elles diffèrent absolument des fistules sous-tégumentaires au point de vue de leur trajet.

En effet, au lieu de cheminer dans le tissu cellulaire sous-cutané et sous-muqueux, elles ont, en général, pour siége le tissu conjonctif qui entoure l'extrémité inférieure du rectum, le tissu graisseux de la fosse ischio-rectale ou celui qui sépare les divers faisceaux musculaires du sphincter de l'anus ; c'est qu'elles ont pour origine une inflammation de ce tissu. On a singulièrement insisté, à une certaine époque, sur la pathogénie de ces fistules, et l'on a eu le tort d'oublier qu'elles sont les plus rares et que la fausseté de la théorie qui va être exposée est démontrée par la seule existence des fistules sous-tégumentaires.

Pourquoi, se disait-on, l'orifice des abcès de l'anus reste-t-il fistuleux, tandis que de pareils abcès se cicatrisent rapidement après l'issue du pus quand ils naissent dans d'autres régions? C'est, disait-on, parce que la fosse ischio-rectale est une cavité dont les parois ne sont pas susceptibles de se rapprocher. Lorsque le tissu cellulaire qui la remplit à l'état normal a disparu par fonte purulente, on se trouve dans des conditions analogues à celles de l'empyème ouvert à l'extérieur, dont on ne peut faire oblitérer la vaste cavité, les côtes ne pouvant s'affaisser. Telle est la théorie sur laquelle s'étaient appuyés certains auteurs pour affirmer que jamais, dans l'*air hospitalier*, on ne peut guérir les fistules de la fosse ischio-rectale ; que le seul traitement rationnel consisterait dans l'engraissement, c'est-à-dire la reproduction du tissu cellulaire de la fosse ischio-rectale, et qu'elle ne peut s'obtenir que par un séjour dans les meilleures conditions hygiéniques possibles.

Dans un très-remarquable article sur l'étiologie des fistules permanentes, article non moins solide quant au fond que séduisant quant à la forme, M. Verneuil a fait justice de cette malheureuse théorie. Je dis malheureuse, parce que si elle peut, dans une certaine mesure, expliquer les phénomènes qui accompagnent la formation des fistules à l'anus, elle a été le point de départ de pratiques absurdes, d'opérations barbares, comme la mutilation du rectum décollé, exécutée jadis par Faget. Non, la théorie est fausse, elle pèche par la base, car toutes les parois de la fosse ischio-rectale ne sont pas rigides ; la peau de la région peut céder, les parois rectales elles-mêmes peuvent aussi se recoller, si des incisions convenablement dirigées viennent rendre possible le travail de cicatrisation.

Les fistules dont le trajet passe à travers la fosse ischio-rectale sont souvent la conséquence de lésions traumatiques ; c'est ce qui nous explique pourquoi elles sont borgnes externes dans un très-grand nombre de circonstances. C'est en pareil cas surtout que l'on voit l'orifice interne se former par un travail ulcératif lent qui n'a rien de commun avec les phénomènes de gangrène par excès d'inflammation que nous avons décrits plus haut.

Le trajet est large, anfractueux, communique avec des clapiers profonds dont on ne saurait, au premier abord, soupçonner l'existence ; souvent il est double, rameux, se creusant des voies collatérales à travers le tissu cellulaire qui existe entre les fibres des sphincters.

Il y a aussi une disposition spéciale qu'il ne faut pas oublier, c'est celle que les Anglais appellent la fistule en fer à cheval, *horse-shoe fistula* (Curling, Asthon, Allingham, etc.). En pareil cas, tout le pourtour du rectum est décollé ou tout au moins la moitié de son calibre. On observe alors deux orifices externes qui communiquent entre eux par un trajet qui contourne l'intestin et s'ouvre dans son calibre à une hauteur considérable. On comprend très-facilement que l'orifice externe puisse alors être situé à une très-grande distance de l'orifice anal. Les observations de ce genre sont loin d'être rares. A. Cooper, pratiquant l'autopsie d'un malade mort avec une fistule dans l'aine, put suivre le trajet de cette fistule le long des vaisseaux spermatiques. Elle allait rejoindre une fistule anale[1].

On cite aussi des cas dans lesquels le trajet fistuleux, descendant sur la région externe de la cuisse, aurait tout d'abord pu faire naître l'idée d'une fistule provenant de la bourse trochantérienne. Avec des clapiers multiples, on peut trouver des orifices multiples avec anfractuosités tellement irrégulières que la région ressemble véritablement à un terrier de lapins *(a rabbit warren)*, selon la pittoresque expression d'Allingham. On peut aussi avoir l'aspect de la région, dit *en pomme d'arrosoir* par quelques auteurs. Nombre d'orifices viennent s'ouvrir loin de l'orifice anal sur la région fessière, qui tous communiquent avec des clapiers profonds. C'est alors surtout que l'on observe le *double décollement*, variété anatomique sur laquelle on n'a pas suffisamment insisté. A l'ignorance de cette disposition nombre d'insuccès doivent sans doute se rattacher. Voici en quoi consiste le double décollement :

1 *Lectures of sir Astley Cooper on the principle and practice of surgery*, with notes, by Tyrell, t. II, p. 326.

En même temps que le trajet profond sous-musculaire ischio-rectal A B (fig. 5), il peut s'en produire un sous-muqueux A i, remontant quelquefois à une distance très-considérable.

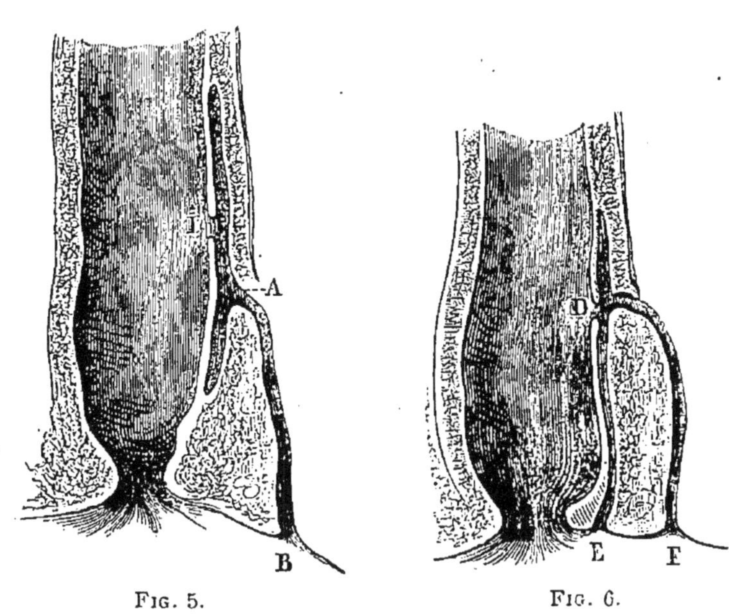

Fig. 5. Fig. 6.

Ce double décollement se produit-il au début par a formation d'un véritable abcès en bouton de chemise? est-il, au contraire, la conséquence d'une fistule borgne externe? C'est ce que nous ignorons. Toujours est-il qu'on peut avoir simultanément deux fistules complètes, l'une sous-tégumentaire D E (fig, 6), l'autre sous-musculaire D F, ayant toutes deux leur orifice externe particulier, toutes deux leur orifice interne commun. Il faut toujours examiner avec grand soin, quand on se trouve en présence des fistules sous-musculaires, si l'on n'a pas aussi à combattre cet accident. Et je dois dire, en passant, qu'il en est ainsi dans le plus grand nombre des cas.

L'erreur inverse a été commise, et dans maintes circonstances. Une simple fistule sous-tégumentaire, qui n'était pourtant que l'épiphénomène d'une lésion beaucoup plus grave, a pu être considérée comme la lésion principale.

Fistules rameuses, fistules en fer à cheval, fistules à orifices multiples ou en pomme d'arrosoir, fistules à double décollement, tels sont les termes qui expriment les principales variétés en présence desquelles on peut se trouver lorsque la fistule est sous-musculaire, qu'elle soit borgne externe ou complète.

Quant aux fistules borgnes internes, nous leur consacrerons un paragraphe spécial à la fin de ce chapitre.

TRAITEMENT. — Comme la plupart des auteurs qui ont écrit sur le traitement de la fistule à l'anus ont tâché d'appliquer à tous les cas, sans distinction, leur méthode favorite, on conçoit que, dans l'exposé qui va suivre, je me dispense de chercher à établir une classification, quelle qu'elle soit. Je me bornerai donc à décrire une à une chacune de ces méthodes, en discutant ses indications spéciales. C'est là, je crois, le seul moyen d'arriver à une formule rationnelle de traitement, formule que nous énoncerons à la fin du chapitre.

A. *Ligature*. — *(The terror wich a cutting instrument necessarily carries with it, the fear of a flight of blood from some considerable vessels..., produced the coarse unhandy method of ligature*[1]*.)*

La méthode de la ligature consiste à introduire dans le trajet de la fistule un fil qui, pénétrant par l'orifice externe et traversant l'orifice interne, est ramené par l'anus à l'extérieur. Les deux extrémités de ce fil sont réunies et serrées plus ou moins rapidement jusqu'à section complète des tissus compris dans l'anse. L'opération a donc, en définitive, pour résultat de faire largement communiquer le

[1] Pott., t. II, p. 125.

trajet fistuleux avec la cavité rectale, ce qui permet alors de faire marcher la cicatrisation du fond de la plaie vers ses bords.

C'est l'apolinose des anciens pratiquée avec des fils de lin aux temps hippocratiques, mais surtout préconisée par Celse. Il en a si bien décrit le manuel opératoire que c'est celui qu'il faudrait encore suivre de nos jours si, pour une raison quelconque, on se trouvait dans la nécessité d'avoir recours à cette méthode.

Si l'on s'en rapporte à Guy de Chauliac, qui semble s'être inspiré d'Albucasis, il est probable que la ligature était l'opération le plus généralement adoptée par les chirurgiens arabes. Fallope et Fabrice d'Aquapendente en parlent encore avec éloge ; ils donnent cependant la description d'un grand nombre de syringotomes, ce qui porterait à penser que l'incision, ne servît-elle qu'à titre de dernière ressource, était une opération déjà fort en honneur alors.

Il est inutile, je crois, d'énumérer toutes les manœuvres qui ont été conseillées pour la pratique de la ligature. On voit, en lisant les anciens, quelle importance exagérée ils attachaient à la nature des fils. Presque toutes les substances ont été employées : crin, lin, soie, métaux, etc., etc.

Ces incessantes variations ne suffiraient-elles pas pour démontrer combien défectueuse est la méthode ? et pourtant, de nos jours encore, il est nécessaire d'insister sur les raisons qui doivent nous la faire rejeter. C'est que c'est une opération conciliante, si l'on me passe l'expression, c'est la méthode des timides, de ceux à qui le « ciseau fait horreur, » comme disait Dionis. Elle évite au chirurgien hésitant la vue du sang et cette hémorrhagie primitive qui a inspiré tant de craintes chimériques. Mais elle est longue, incertaine, douloureuse ; avec elle on obtient, après six à huit jours de souffrances, un résultat que l'incision donne en quelques secondes, et avec la même certitude et la même innocuité.

Nul n'a fourni pour cette méthode une statistique probante. Viendra-t-on mettre en avant les faits énoncés par Foubert? mais ils manquent complétement de détails ; d'ailleurs ils ne se rapportent pas à la ligature simple, mais bien à la ligature progressive.

L'illustre membre de l'Académie royale de chirurgie se servait d'un fil de plomb, sur lequel il pratiquait tous les jours la torsion jusqu'à section complète du pont fistuleux. Il nous dit, du reste, lui-même, en parlant de sa méthode : « Elle n'est point, à la vérité, convenable dans tous les cas, mais Celse lui-même dit très-judicieusement qu'il est indispensable d'avoir recours à l'instrument tranchant, lorsque la fistule a différents sinus [1]. »

Mérat, dans le *Dictionnaire en soixante volumes*, multiplie ses affirmations, mais sans preuve. Et que dire de l'assertion de Vidal? Il a vu mettre en usage la ligature pendant quatre ans dans un grand hôpital et avec d'excellents résultats. (Pour entraîner la conviction, n'eût-il pas mieux fait de taire le nombre des années pour donner celui des malades de l'hôpital tout au moins?) Et ne sait-on pas qu'à une époque peu éloignée de celle où parurent ces écrits, Boyer fut obligé de terminer par l'incision une opération que l'on avait commencée à l'aide de la ligature?

De nos jours encore, Curling est d'avis que, dans quelques circonstances, il faut avoir recours à cette méthode, mais c'est alors à la ligature progressive qu'il donne la préférence et c'est à l'aide d'un tourniquet qu'il en fait l'application.

[1] Foubert, Mémoire sur les grands abcès du fondement (*Mémoires de l'Académie royale de chirurgie*, t. III, p. 483, in-4. Paris, Didot, 1778).

B. *Écrasement linéaire.* — « Toutes les fistules à l'anus, quel que soit leur état de simplicité ou de complication, peuvent être opérées par l'écrasement linéaire. »

Je n'ai pas besoin de dire que cette phrase est empruntée à M. Chassaignac. Eh bien ! cette méthode fameuse a-t-elle donné tout ce qu'elle promettait ? Je ne sais vraiment pourquoi j'en discute ici, dans un paragraphe spécial, tous les inconvénients, car l'écrasement linéaire n'est pas autre chose que la ligature. L'instrument dont on se sert est sans doute plus commode, plus perfectionné que les serre-nœuds anciens, mais son application a dans l'espèce le très-grand inconvénient de produire des déchirures dont on ne peut prévoir l'étendue, d'être longue, douloureuse, enfin de ne mettre à l'abri des hémorrhagies primitives que pour prédisposer aux hémorrhagies secondaires. Je suivrai donc volontiers l'exemple d'Esmarch qui, dans son chapitre de la fistule à l'anus, se borne à proscrire, en deux lignes, l'écrasement linéaire. Dans les rares circonstances où il semblerait pouvoir rendre service, c'est au cautère galvanique qu'il faut avoir recours ou à la ligature élastique [1].

Quant à la manœuvre qui consiste à régulariser la canalisation de la fistule à l'aide d'un drain qu'on laisse pendant plusieurs jours avant d'opérer, je ne comprends pas quel en peut être le but.

C. *Ligature caustique.* — Il est difficile d'en retracer la généalogie, ainsi, Guy de Chauliac l'a décrite avec assez de précision. « Si le patient peut attendre la douleur, en ce cas Rogier conseille qu'on lie au bout du fil une petite bou-

1 Des instruments particuliers destinés à conduire la chaîne de l'écraseur dans les fistules profondes ont été figurés et décrits par Luke en 1845, *in the Lancet*, t. I, p. 222.

lette de linge *oincte de quelque corrosif;* et en retirant le filet ou cordette on y laissera la bandelette, qu'elle soit liée, mais non pas étroitement. »

Malgré d'incontestables avantages, cette méthode est aujourd'hui tombée dans l'oubli. A Lyon, où la ligature caustique est si fort en honneur, on ne l'applique jamais au traitement de la fistule anale. C'est que, par d'autres moyens, plus expéditifs et moins douloureux, on peut arriver aux mêmes résultats et si, dans certains cas, son emploi semblait indiqué, il serait préférable d'avoir recours à l'anse galvano-caustique.

D. *Ligature élastique.* — Cette méthode, née d'hier, et dont on se dispute encore la paternité, semble, de prime abord, présenter de nombreux avantages ; on obtient, en effet, une ligature continue et progressive, et l'agent qui exerce cette compression a la propriété de ne pas irriter les tissus. On se sert, en général, d'un petit tube à drainage *ou autre cordonnet* de caoutchouc, que l'on introduit et dont on noue les extrémités, comme s'il s'agissait de pratiquer une ligature simple. On abandonne ensuite le malade à ses occupations ordinaires. Au bout de quelques jours, on trouve, dans les linges qui recouvrent la région malade, le drain noué, et la fistule doit être guérie.

M. Dittel, qui, suivant la mode allemande, a bien voulu s'attribuer le procédé qui ne lui appartenait pas, mais qu'il a eu pourtant le mérite de ressusciter, l'a, à notre connaissance, employé treize fois, et dit-il, avec succès. Malheureusement, nous n'avons pas de détails sur ces treize observations. On ne peut pas en dire autant de la très-intéressante série qui a été publiée par Allingham [1].

Il n'a pas fait moins de soixante opérations par ce pro-

[1] *Medical Press and Circular*, décembre 1874.

cédé; seulement son manuel opératoire n'est pas le même que celui de Dittel, et comme en pareille matière les minuties ont une très-grande importance, je vais donner ici la description du procédé que j'ai vu mettre en usage à l'hôpital Saint-Marc et que j'ai toujours appliqué depuis. Au lieu d'un tube à drainage, M. Allingham se sert d'un petit cordonnet élastique plein, de deux à trois millimètres de diamètre; ce cordon, qui doit toujours être très-solide, est porté à travers la fistule à l'aide d'un petit appareil imaginé par l'auteur et que représente la figure ci-jointe.

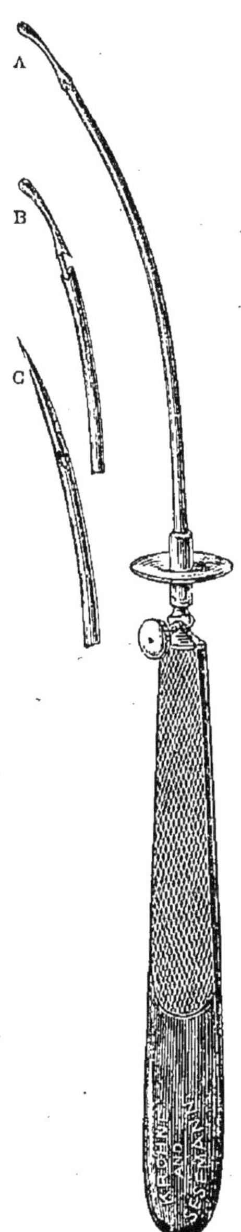

Fig. 7.

Cet instrument, construit à Londres par MM. Krohne et Sesemann, consiste en un crochet caché dans un trocart à pointe aiguë ou mousse suivant les indications. La figure 7 représente le trocart courbe avec la canule glissante, qui recouvre le crochet, que l'on voit ouvert en B; C représente le trocart pointu. Pour passer la ligature élastique, on traverse la fistule avec le trocart, en ayant soin de cacher le crochet; quand ce premier temps a été exécuté, on le fait saillir en poussant le trocart en arrière; le fil élastique est saisi par le crochet, que l'on fait rentrer dans la canule, et entraîné à travers le trajet fistuleux; on tire alors sur les deux extrémités du fil, mais, au lieu de faire un nœud, comme lorsqu'il s'agit de la ligature simple, Allingham fait passer les deux chefs du fil à travers un petit anneau de plomb, qu'il écrase ensuite avec une pince. C'est que les fils de caoutchouc se cassent avec une extrême facilité lorsque l'on fait *un nœud*, et il est absolument impossible de faire, dans ces conditions, une ligature assez serrée. J'insiste sur ce point, car, si la ligature élastique n'est pas *extrêmement serrée*, son action, beaucoup plus lente, inflige aux patients des douleurs très-vives.

Les avantages qu'Allingham reconnaît à la ligature élastique sont les suivants :

1° L'opération se fait, en général, *sans douleur*, et les souffrances que le malade éprouve ensuite sont nulles ou insignifiantes ;

2° Il n'y a pas d'hémorrhagie ;

3° La guérison est beaucoup plus rapide ;

4° Le patient n'a pas besoin de rester au lit ni même de garder la chambre ; on peut le laisser sortir et promener au grand air ;

5° Cette opération est particulièrement indiquée chez les sujets délicats ou menacés de phthisie pulmonaire ;

6° On n'est pas obligé d'avoir recours à l'anesthésie ;

7° Il n'y a presque pas de suppuration ;

8° La ligature élastique peut encore servir à achever des opérations commencées à l'aide de l'instrument tranchant.

Pour démontrer la troisième de ces propositions, celle qui a trait à la rapidité de la cure, Allingham *a choisi*, parmi les cas favorables, vingt observations de fistules traitées par l'incision, qu'il a comparées à vingt observations de fistules traitées par la ligature élastique. La durée moyenne a été de vingt jours pour cette dernière série, de trente-cinq jours pour la première. Le temps que met la ligature à opérer la division des tissus est du reste très-variable, suivant leur épaisseur et le degré de constriction ; la durée de ce temps oscille entre quatre et quinze jours.

M. Allingham insiste aussi sur les avantages de la ligature élastique au point de vue de l'hémorrhagie. Sans doute, si la méthode n'en avait pas d'autres, il n'y aurait pas lieu de la préférer à ses aînées; mais l'hémorrhagie, quelque insignifiante qu'elle puisse paraître au chirurgien, est toujours pour le patient une cause d'effroi, et beaucoup accepteront la ligature élastique dès qu'ils sauront que, par ce procédé, pas une goutte de sang ne sera répandue, qui ne se seraient jamais soumis à l'incision par le bistouri.

Il est aussi des cas où l'on peut craindre une hémorrhagie sérieuse : c'est lorsqu'on a affaire à des hémophiles. Allingham a opéré avec la ligature élastique un individu de cette catégorie, qui avait failli mourir d'hémorrhagie à la suite d'opérations pratiquées avec l'instrument tranchant.

Allingham, sur ses soixante malades, n'a pas observé un seul cas d'érysipèle ou de pyohémie, et pourtant il a opéré des sujets âgés et cachectiques, et, dans les mêmes salles, les patients soumis à des opérations par l'instrument tranchant étaient loin de se trouver dans d'aussi bonnes conditions.

Dans les opérations que j'ai déjà pratiquées par cette méthode, j'ai pu constater l'exactitude absolue de ce qui vient d'être exposé et j'insiste surtout sur l'absence de douleur quoiqu'il me semble absolument impossible de l'expliquer. Il y a donc lieu peut-être de substituer, dans la plupart des cas, la ligature élastique aux autres méthodes de traitement.

E. *Cautérisation.* — Lorsque l'on applique la cautérisation au traitement des fistules à l'anus, on a pour but, tantôt de modifier simplement le trajet fistuleux, de façon à provoquer une inflammation adhésive, tantôt d'obtenir un résultat analogue à celui que donne l'incision, mais en évitant les dangers inséparables de l'emploi de l'instrument tranchant.

Il faudrait bien des pages pour énumérer seulement toutes les substances que l'on a proposées pour remplir la première indication. Sans parler des innombrables formules des pharmaciens de la Renaissance, il nous faudrait consacrer un chapitre entier aux remèdes spéciaux ou secrets, aux eaux minérales. Celles de Bourbonne et de Baréges ont joui, pendant un certain temps, d'une grande réputation ; mais on sait que les malades qui furent envoyés à ces stations thermales par Louis XIV, pour en expérimenter les vertus, revinrent avec leurs fistules sans la moindre amélioration.

Aussi, de nos jours, n'est-il plus question que des *injections iodées*. C'est M. Boinet qui les a remises en honneur dans son *Traité d'iodothérapie*, et il en parle avec tant d'enthousiasme qu'il importe d'examiner sérieusement les faits [1]

[1] La première observation du mémoire de M. Boinet est empruntée aux *Archives générales de Médecine*, décembre 1843 ; mais elle est tellement succincte, tellement vague, qu'elle ne peut absolument rien prouver ni pour ni contre les injections iodées. Il y est donné le singulier conseil, que du reste M. Boinet désapprouve, d'introduire dans la fistule une mèche pour voir si elle est colorée par l'iode. Or, une fistule anale dans laquelle on peut introduire une mèche sans peine et dans le seul but d'explorer, n'est pas chose commune. En tout cas, il n'a pas fallu moins de sept injections pour obtenir la guérison, et le malade a éprouvé une douleur trés-vive.

Obs. II. — Fistule complète de l'anus guérie par les injections de teinture d'iode, par le Dr Vancamp.

Elle a trait en effet à un individu qui, porteur d'une fistule consécutive à un abcès, fut soumis un mois après son ouverture aux injections. Ce malade fut guéri au bout de six jours, mais lors de l'injection ressentit une vive douleur. Un résultat aussi sèchement exprimé ne saurait entraîner la conviction de personne, car même *un mois après* l'ouverture d'un abcès de la marge de l'anus on peut encore attendre la guérison des seules forces de la nature. Enfin en ouvrant de bonne heure la collection purulente, au lieu d'attendre que *la fluctuation fût manifeste*, M. Vancamp aurait obtenu bien plus sûrement et plus rapidement la guérison.

Obs. III. — Il s'agit d'un phthisique. M. Boinet lui pratique une injec-

sur lesquels sont fondées ses profondes convictions. « C'est, dit-il, une méthode qui a l'avantage de pouvoir être *applicable dans tous les cas*, que la fistule soit simple ou compliquée ; pour les fistules qui dépendent d'une carie, d'une nécrose, *d'une altération quelconque* de l'ischion, du coccyx, du sacrum, des vertèbres, qui ont leur source dans une suppuration profonde de l'abdomen, les injections iodées sont faciles à appliquer et très-efficaces. » (P. 587.)

Et cependant le *Traité d'iodothérapie* de M. Boinet remonte à 1855, et l'article dans lequel il publia pour la première fois les résultats de sa pratique est encore plus ancien, et personne aujourd'hui n'emploie plus les injec-

tion iodée, ayant la pensée de faire une opération palliative et en tout cas sans inconvénient. Le malade ressentit une *vive douleur* au moment de l'injection, mais il était guéri le quinzième jour. Ici, encore, je regrette la sobriété des détails, surtout au point de vue de la durée de la guérison, car il s'agit d'un phthisique.

Obs. IV. — Fistule à l'anus traitée sans succès pendant plusieurs années par l'incision et l'excision. Guérison radicale par les injections iodées. Cette guérison, constatée par Velpeau et Gerdy, obtenue en juillet 1852, persistait encore en février 1853.

L'observation prouve-t-elle réellement la supériorité des injections iodées sur l'incision. Je ne le pense pas. L'insuccès des premières opérations s'explique tout naturellement, puisque le patient dut faire d'immenses voyages après les avoir subies, et d'autre part, on ne fit pas seulement des injections iodées, mais bien des pansements *à plat* avec la teinture d'iode.

Obs. V. — C'est l'histoire du fils d'un colonel, qui fut guéri par une seule injection iodée d'une fistule anale incomplète qui durait depuis une année (mais pour une raison bien simple, c'est que le malade n'avait consenti à se soumettre à aucun traitement). La santé de ce jeune homme, âgé de vingt ans, avait toujours été très-bonne. Dans de telles conditions, toutes les méthodes auraient réussi.

Je passerai sous silence l'observation VI. C'est un succès, sans doute, mais l'observation manque de certains détails qui sont indispensables pour établir une comparaison sérieuse entre le procédé de M. Boinet et les autres méthodes.

Obs. VII. — Vaste abcès à l'anus. Fistule complète avec décollements

tions iodées. Elles sont même jugées très-sévèrement par un grand nombre d'auteurs.

M. Gosselin, dans son article du *Dictionnaire de médecine et de chirurgie pratiques*, les proscrit complétement, « car, avec cette méthode, dit-il, l'insuccès est la règle. » Plus sévère encore, M. Chassaignac taxe le procédé d'inefficace et fatigant. Esmarch, dans son dernier ouvrage sur les maladies du rectum *(in Pitha und Billroth)*, ne consacre aux injections iodées que quelques lignes, dans lesquelles il ne parle que de leurs inconvénients. La méthode ne s'est pas non plus répandue en Angleterre.

Je crois que l'on peut rechercher les causes d'un pareil discrédit non-seulement dans l'inefficacité réelle de cette

profonds. Opération par incision sans résultat. Injections iodées. Guérison. Plusieurs hémoptysies.

C'est une observation des plus complexes qui prouve une fois de plus et l'habileté et le sens pratique de l'habile chirurgien que je critique en ce moment, mais je ne saurais y voir un succès des injections iodées, encore moins un insuccès de la méthode ordinaire, puisque l'opération avait été incomplète ; et quant à l'injection qui plus tard fut pratiquée, ce n'est pas dans une fistule, mais bien dans un décollement qu'elle a été poussée. Ajoutons qu'en même temps la fistule préalablement incisée était pansée avec de la charpie imbibée de teinture d'iode.

Ce fait prouve l'efficacité de l'iode dans le traitement des plaies consécutives à l'incision des fistules, mais ne démontre rien de plus.

Les observations VIII, IX, X sont empruntées à d'autres auteurs.

La première est due à M. Dumont, qui l'aurait publiée dans le *Moniteur des hôpitaux*, 1853. Elle a trait à un phthisique, que les injections iodées ont guéri, Comme M. Dumont, je crois que c'est là une des indications les plus nettes des injections iodées. En effet, toute opération radicale est contre-indiquée ou en tout cas très-mal supportée chez les poitrinaires. L'injection iodée nous offre donc une précieuse ressource. C'est un traitement palliatif excellent et qui peut devenir curatif, le fait de M. Dumont le démontre. Mais la ligature élastique n'est pas moins innocente ; elle n'est pas douloureuse et peut aussi guérir.

Les deux derniers faits, ceux de M. Piogey, se rapportent à des cas extrêmement simples, contre lesquels il a fallu un nombre considérable d'injections iodées pour arriver à un résultat que sans doute on aurait pu obtenir à l'aide de moyens plus expéditifs.

méthode, mais encore et surtout dans l'exagération des promesses faites en son nom.

Nous avons, au début, cité une phrase qui montre à quel point l'avocat tenait à faire triompher sa cause. Les reproches qu'il fait aux autres méthodes ne sont pas moins exagérés que l'apologie de son œuvre. Ainsi, nous est-il dit, nous devons rejeter l'incision parce qu'elle présente les inconvénients suivants :

1° Elle divise des régions saines ;

2° Expose à tous les accidents des plaies ;

3° Elle est très-douloureuse ;

4° Elle effraye beaucoup les malades ;

5° L'hémorrhagie est à redouter ;

6° Elle peut amener l'infection purulente ;

7° Elle nécessite l'emploi des mèches, qui font beaucoup souffrir le malade ;

8° Dans la fistule borgne externe, elle nécessite la lésion d'un organe qui n'est pas malade ;

9° Elle est incertaine souvent ou laisse des décollements ;

10° Sous ce numéro, nous comprendrons les reproches adressés à l'incision lorsqu'elle est appliquée à certains cas : blessure de la vessie, de la prostate, du péritoine, etc.

Il n'y a rien à répondre à la première objection ; sans doute, on est souvent obligé de diviser les parties saines. Mais le plus souvent, dans la très-grande majorité des cas, ce ne sont que des téguments décollés qu'il faut sacrifier ; et je ne consentirai jamais à considérer comme des parties *saines* les téguments décollés. Cette première objection ne s'adresse donc pas à tous les cas.

Quant à la deuxième, il lui est répondu par les faits ; sans nul doute, si l'on avait aussi souvent pratiqué l'injection iodée que l'incision, on connaîtrait son coefficient de mortalité. Quant à celui de l'incision, il est tellement faible qu'il ne mérite vraiment pas d'entrer en ligne de compte. Nous aurons, du reste, à discuter de nouveau cette question à propos de l'incision. C'est également à ce chapitre que je renverrai le lecteur au sujet de la sixième objection, qui a trait à l'infection purulente.

« L'opération est très-douloureuse ! » Je crois que l'on peut répondre à cette assertion par un démenti formel. Du reste, cette objection fût-elle fondée, avec l'anesthésie, elle ne signifie plus rien. Mais je considère, au contraire, l'opération de la fistule à l'anus comme une des moins douloureuses de la chirurgie. Je la pratique presque toujours sans anesthésie, et mes collègues des hôpitaux de Lyon font de même. Avec l'emploi du syringotome, c'est une opération si rapide, que, fût-elle très-vive, la douleur est de si courte durée qu'on peut n'en pas tenir compte. L'injection iodée, au contraire, fait beaucoup souffrir. Dans toutes les observations du livre de M. Boinet, il est question de douleurs très-vives. M. Gosselin, qui a très-consciencieusement essayé la méthode, nous dit : « Lorsque la fistule n'est que borgne externe, l'injection est souvent douloureuse et laisse après elle une heure ou deux de cuissons incommodes, qui, chez les sujets nerveux, deviennent même insupportables. »

Ajoutons à cela que, si, dans les fistules complètes, on bouche mal l'orifice interne au moment de l'injection, l'iode qui pénètre dans le rectum détermine, en cautérisant la muqueuse, des ténesmes intolérables.

8° Dans les fistules borgnes externes l'incision nécessite la blessure d'un organe qui n'est pas malade. Nous avons dit et nous répétons que l'on ne doit pas considérer comme *sains* les organes décollés. Or, quand on doit inciser la muqueuse rectale, c'est toujours parce qu'elle est décollée.

L'objection formulée par M. Boinet tombe donc d'elle-même et, du reste, fût-elle fondée, elle n'aurait pas une bien grande valeur, puisqu'au dire de M. Gosselin, les injections iodées ne doivent pas être pratiquées dans les fistules borgnes externes.

M. Boinet trouve que l'incision effraye trop les malades. Est-ce bien là une contre-indication sérieuse ? Quant à l'hémorrhagie, j'avoue que je suis surpris de voir un chirurgien comme M. Boinet insister sur ses dangers. Elle est toujours très-facile à arrêter après l'incision, soit par la compression, soit par la ligature. Non, cette hémorrhagie qui a fait imaginer ou accepter tant de méthodes déplorables n'a jamais occasionné d'accident sérieux. On ne trouve pas dans la science une seule observation d'hémorrhagie grave après l'opération de la fistule (je ne parle pas des sujets hémophiles, bien entendu). Je me trompe, il en est une qui appartient à M. Gaujot, et elle est des plus surprenantes, mais nous aurons à en parler plus loin.

M. Boinet s'élève contre l'emploi des mèches, et à juste titre, car on en a singulièrement abusé après l'incision. M. Boinet n'est pas le seul à en signaler les inconvénients. Mais leur emploi est-il la conséquence obligée de l'incision ? J'espère démontrer le contraire plus loin. En attendant, notons que M. Boinet les emploie aussi avec l'injection iodée.

Quant aux autres objections, je crois qu'il n'y a pas lieu d'y répondre. Dans les cas compliqués, avec beaucoup de soin et d'attention, avec le sommeil anesthésique, on arrive toujours à éviter la lésion des organes pelviens, à atteindre tous les décollements (ce qui ne veut pas dire que je considère l'incision comme une panacée applicable à tous les cas, sans distinction, et guérissant toujours).

L'injection iodée n'est donc, en réalité, qu'un traitement palliatif qui, dans de rares circonstances, peut devenir curatif, mais sur lequel il serait imprudent de compter. Aussi doit-elle être réservée pour les cas où toute autre opération est impraticable ou contre-indiquée. Chez les phthisiques, par exemple, lorsque les lésions pulmonaires sont très-avancées, elles peuvent rendre de grands services. Voici, du reste, le manuel opératoire, que je copie textuellement dans l'ouvrage de M. Boinet :

« D'abord un stylet creux, boutonné, percé latéralement à son extrémité, est introduit jusqu'au fond de la fistule, puis le doigt indicateur de la main gauche est placé dans le rectum aussi profondément que possible, de manière à boucher l'orifice interne de la fistule, si par hasard il existe, et à exercer une compression de dedans en dehors, dans le but d'empêcher le liquide injecté de pénétrer dans l'intestin. Cela fait, on place dans la cavité du stylet le bout très-effilé d'une petite seringue d'ivoire chargée de teinture d'iode, et on l'enfonce de façon à fermer hermétiquement l'orifice externe du stylet, pour que le liquide injecté ne puisse ressortir ; après cela on pousse l'injection qui doit être laissée six ou sept minutes dans le trajet fistuleux, ayant soin, pendant tout ce temps, d'une part, d'exercer une compression soutenue avec le bout du doigt placé dans l'anus, de l'autre, de maintenir la canule de la seringue dans l'orifice externe, le pouce de la main droite appuyée sur le piston de la seringue... On retire la seringue et le liquide injecté s'écoule aussitôt... Le lendemain de l'opération on introduit dans le rectum, pendant vingt-quatre heures, une mèche assez grosse pour exercer sur le trajet fistuleux une compression de dedans en dehors. »

En 1853, Boileau de Castelneau a proposé les injections *de nitrate d'argent*. Pour arriver à la guérison, Boileau de Castelneau dut répéter ses injections *tous les jours pendant un mois*.

Rottée, de Clermont (Oise), se servit de *teinture alcoolique de ratanhia*. Les trois malades soumis à ce traitement attendirent leur guérison, le premier, sept semaines, le second, quatre-vingts jours, le troisième, deux mois.

Miergue a aussi publié des guérisons obtenues à l'aide *du perchlorure de fer*[1]. Tous ces faits sont peu encourageants, et je ne vois aucune raison pour préférer à la teinture d'iode les diverses solutions dont il vient d'être question.

On a tâché, à l'aide des caustiques solides, de remplir la même indication qu'avec les injections irritantes. C'est le moyen que l'on trouve indiqué par Hippocrate, qui introduisait dans le trajet fistuleux une mèche imbibée de suc de titimale et saupoudrée de vert de gris.

M. Diday, dans un article qui se trouve dans le premier numéro du *Journal de Galigo*, propose d'introduire dans la fistule, à l'aide d'un stylet aiguillé très-fin, un petit séton de chlorure de zinc. On détruit de cette façon les parois de la fistule qui s'éliminent sous forme d'eschare, laissant au-dessous d'elles une surface recouverte de bourgeons charnus de bonne nature qui ont alors une tendance remarquable à la cicatrisation. C'est en cas de fistule sous-musculaire que l'on peut appliquer cette méthode, je crois qu'elle n'aurait aucun avantage avec les fistules superficielles. Cette même indication, on peut encore la remplir à l'aide d'un crayon de nitrate d'argent ou de sulfate de cuivre introduit et abandonné dans la fistule. C'est à l'aide *du feu* que Marc-Aurèle Séverin cherchait à obtenir le même résultat. C'est du moins ce qui semble ressortir du passage suivant :

Præstat igitur igne uti, per ferramentum tenue,

[1] *Revue thérapeutique du Midi*, 1854,

radio simile, quo semel immisso tuto, cito et quam minimo cum dolore callus eximetur[1].

Il semble évident que Séverin n'avait pour but que de modifier le trajet ; ce qui le prouve, c'est que, dans le passage suivant, il décrit comme une tout autre méthode, l'incision suivie de cautérisation :

Cæterum si non penetrans et partem ante discindit et mox inurit Durantes Zacchius, subsid. medic. (liv. III, ch. IV), *quo loco et complures curandæ fistulæ modos conscripsit e Græcis atque aliis desumptos* [2].

Je ne sais ce que Marc-Aurèle Séverin pouvait obtenir par le feu, mais si l'on voulait guérir une fistule sans diviser le pont fistuleux, c'est-à-dire par cicatrisation et adhésion directe des parois de son trajet, c'est aux injections iodées qu'il faudrait tout d'abord s'adresser, puis aux sétons caustiques en cas d'insuccès. Mais, je le répète, ce sont des méthodes sur lesquelles il ne faut pas compter.

Incision de la fistule par la cautérisation. — On a jadis pratiqué l'incision d'emblée à l'aide du fer rouge, dirigé sur une sonde cannelée. Cette opération, tellement ancienne que j'ai cru inutile d'y rattacher un nom, est très-rationnelle sans doute, mais elle a l'inconvénient d'être beaucoup trop compliquée, d'autant plus que l'on peut, à l'aide de moyens plus expéditifs, arriver aux mêmes résultats.

Si l'incision par le feu semblait indiquée, il faudrait avoir recours à la *galvanocaustie*.

C'est un moyen très-simple, aussi rapide, aussi expéditif que l'incision et avec lequel on a l'avantage de ne pas répandre de sang. Les fils de platine, extrêmement ténus,

1 *Marci Aurelii Severini... de efficaci medicina*, lib. III, p. 262. Francfurti, 1671.

2 *Ibid.*

qui servent à diviser le tissu, peuvent être introduits avec une grande facilité dans le trajet fistuleux, et les faits et les expériences connus jusqu'ici semblent démontrer que l'opération n'est presque pas douloureuse.

Les faits, ai-je dit ; ils ne sont pas encore très-nombreux parce qu'il faut rejeter un grand nombre de ceux qui ont été publiés. En effet, il s'agit tantôt de couteau galvanique, tantôt de cautères, tantôt de l'anse, etc... Les uns parlent du rouge sombre, les autres veulent que l'instrument qui doit diviser la fistule soit rougi à blanc, etc., etc... La pratique n'est donc pas encore bien fixée sur ce point. Aussi me bornerai-je à citer l'observation suivante que j'emprunte au livre du professeur Bottini de Novare, qui est encore ce qui a été décrit de plus pratique sur cette importante méthode chirurgicale.

« *Fistule à l'anus, complète et multiple, guérie avec l'anse galvanique après avoir été traitée inutilement par les autres méthodes*. P. G..., de Tricate, âgé de quarante-deux ans, entra, le 3 janvier, dans la première section chirurgicale, pour de nombreuses fistules de la région anale, qui avaient déjà résisté à diverses tentatives thérapeutiques. C'est un individu bien conformé, plutôt gras, qui, quatre ans avant son entrée, avait eu, à la suite d'une marche exagérée, un abcès phlegmoneux du côté de la fosse ischio-rectale droite. Consécutivement s'était formée une fistule donnant issue aux gaz et aux matières fécales liquides. On lui avait fait, chez lui, l'incision de cette fistule, mais cette opération n'eut pour résultat que d'augmenter le nombre des trajets morbides. A l'hôpital, on lui fit quatre ou cinq nouvelles incisions et sans aucun avantage, on n'obtint rien non plus de l'application de l'acide nitrique fumant. Après m'être assuré, par un examen minutieux, que ces fistules n'avaient pas pour origine une lésion du squelette ou des organes pelviens, je fendis toutes les fistules et les cautérisai de manière à les transformer en des plaies en surface; et ce dernier moyen, malgré son énergie, ne réussit pas. C'est alors que, me ressouvenant de l'aphorisme : *Quod ignis non sanat nullum sanat*, j'eus recours à l'anse galvanique. Le 10 avril, je fis transporter le malade dans l'amphithéâtre chirurgical et, en présence de plusieurs médecins et avec l'aide du personnel ordinaire de la section, je procédai à l'opération. J'incisai avec l'anse galvanique quatre trajets fistuleux, et avec le cautère de porcelaine, je détruisis deux sinus. Les régions anale et fessière ressemblaient à une véritable mosaïque de tissu inodulaire et ce ne fut pas sans difficulté que l'on put faire suivre au fil de platine les tortueux méandres de ces trajets fistuleux.

« Les quatre sections furent pratiquées sans qu'il fût répandu la moindre goutte de sang, et le malade, très-sensible, du reste, nous assura que les manœuvres nécessitées par l'introduction des fils lui avaient fait éprouver une douleur beaucoup plus vive que la cautérisation elle-même. Le cinquième jour, les eschares étaient presque complétement éliminées. Une fois la plaie à nu, elle fut traitée suivant la méthode ordinaire de notre service : lavages fréquents avec l'eau phéniquée. La température ne s'éleva que d'un degré pendant les premières vingt-quatre heures, puis redevint tout à fait normale. La plaie se couvrit d'une couche de bourgeons charnus et marcha rapidement vers la cicatrisation ; si bien que, le 20 avril, P..., complétement guéri, quitta l'hôpital. Comme il habite la ville, je le revois souvent, et, quand je lui demande de ses nouvelles, il me répond avec reconnaissance que sa guérison ne laisse absolument rien à désirer [1]. »

[1] *La Galvano-caustica nella pratica chirurgica*, p. 86. Novara, 1873.

Le fait est très-concluant; malheureusement le cautère galvanique est encore un instrument d'un prix élevé, dont la plupart des praticiens ignorent le maniement, et l'opération de la fistule à l'anus, au contraire, est une de celles qui rentrent dans la pratique journalière de tous les chirurgiens. Bref; voici, d'après Esmarch, le manuel opératoire :

« On conduit, sur une sonde creuse, un fil de platine qui parcourt tout le trajet, et l'on fixe ses extrémités dans les trous de l'appareil pour les unir ensemble. On emploie une chaleur aussi faible que possible (un élément). Il est encore plus simple de prendre les deux extrémités du fil dans une pince à coulisse qui est en rapport avec les fils conducteurs d'une batterie et de tirer sur les extrémités de ce fil faiblement chauffé jusqu'à ce que la section soit opérée[1]. »

Les flèches caustiques ont été proposées pour détruire les fistules anales. Cest une déplorable méthode, irrationnelle et dangereuse, qui inflige aux malades des douleurs excessives : *Tam acerba sunt ut tolerari a jumento non possint*, écrit M. A. Séverin.

La méthode est irrationnelle, ai-je dit, car elle amène inutilement la destruction d'une grande quantité de tissus sains, et cela sans aucun avantage ni de temps ni de simplicité ; elle est dangereuse, car elle prédispose aux rétrécissements du rectum, aux cicatrices vicieuses de cette région, à la cautérisation d'organes qu'il est souvent difficile de protéger, enfin à l'hémorrhagie secondaire, à l'abri de laquelle le chlorure de zinc ne met pas toujours.

Réhabilitée par Maunoury et Salmon, à une époque où la pâte de Canquoin semblait guérir tous les maux, cette

[1] Esmarch., *loc. cit.*

malheureuse méthode, après les insuccès de ces deux chirurgiens, était retombée dans l'oubli qu'elle mérite, et personne ne songeait plus à elle, quand M. Gaujot, chirurgien au Val-de-Grâce, crut devoir la faire renaître. Ses observations sont consignées dans les thèses de deux de ses élèves, MM. Schmitt et Simbat (Paris, 1874). Quelques-unes d'entre elles sont empruntées au livre de Salmon et Maunoury ; je vais également les passer en revue. La première se rapporte à un malade qui souffrait d'une fistule de 4 centimètres de profondeur ; pour chaque cautérisation, il était obligé de faire un voyage de 56 kilomètres en voiture ; au bout de six semaines et après six cautérisations, la fistule était complétement cicatrisée. C'est un fait mis en avant pour démontrer la simplicité de la méthode ; pour moi, je vois six opérations au lieu d'une, et voilà tout. Mais enfin, au bout de *six semaines*, il était guéri, tandis qu'au bout d'une année, celui qui fait l'objet de la deuxième observation avait encore un trajet fistuleux, et cela malgré des cautérisations répétées.

La troisième observation n'est pas plus encourageante ; elle a trait à un *patient*, sur lequel on fait nombre de cautérisations pour arriver, en somme, à laisser subsister une fistule que l'on est obligé d'*inciser*. C'est du moins ce qui ressort de la phrase suivante, que je cite textuellement : « La fistule se cicatrise après un temps assez long, mais la peau, interposée entre les deux orifices, était décollée et *faisait une espèce de pont entre les deux orifices.* » On fit l'incision de cette peau et le malade guérit rapidement. Pour moi, cette espèce de pont, c'était la fistule elle-même, car une fistule ne peut pas se cicatriser *sous un pont de peau décollée*. Il s'agit donc bien d'un homme qui n'a pas guéri par la cautérisation et chez lequel on a été obligé d'en arriver à l'*incision*.

L'observation qui va suivre appartient à M. Gaujot :

Dans cette observation, il s'agit d'un militaire, le nommé Jean Kraiser. On *(qui?)* l'opère par l'écraseur d'une fistule complète ; il survient de la pourriture d'hôpital. *On?* le cautérise au fer rouge. Une fistule persiste. M. Gaujot enfonce dans cette fistule une flèche de Canquoin. « Depuis lors, la guérison *semble* avancer. » Que veut dire cette expression : *semble avancer?* Veut-elle dire qu'il n'y a eu qu'un semblant de guérison? Sans doute, car le malade conserve encore de l'*incontinence des matières fécales*. Il est vrai que l'on met cette infirmité dégoûtante sur le compte de la première opération ; mais il faut quelque chose de plus pour expliquer l'insuccès, et ce quelque chose, c'est dans l'état général qu'on le trouve. « Il a été atteint de bonne heure d'hypertrophie des amygdales, qu'on dut enlever en 1869, ce qui, vu son état, et quoiqu'il ne porte la trace d'aucun ganglion suppuré ou induré, donne à penser que nous avons affaire à un scrofuleux. » Je livre à la méditation de mes lecteurs ce nouveau signe de scrofule! Mais, à la place de cette notion, l'auteur eût mieux fait de nous dire ce que finalement est devenu le malade.

Dans l'observation de Dubuisson, il s'agit d'une fistule de 2 centimètres de longueur. Le pont charnu à diviser a *près de 1 centimètre d'épaisseur ;* le cas est donc des plus simples. Néanmoins, on emploie le Canquoin. Cette première opération a pour résultat de faire diminuer de moitié le pont charnu ; puis on fait une deuxième application, à la suite de laquelle on se trouve en présence d'une gouttière profonde de 4 centimètres.

Ce n'est pas moi qui l'ai écrit, vous l'apprenez par M. Gaujot lui-même : quand vous avez à détruire *un* centimètre de tissu, la cautérisation vous donne une plaie de *quatre* centimètres de profondeur. Le nommé L... a été soumis à un traitement analogue. Voici son histoire en quelques mots : il était porteur de fistules qui furent, on ne nous dit pas où, ni par qui, ni comment, opérées à l'aide du bistouri ; elles se reformèrent rapidement, et le malade, à la suite de ces changements et mutations malheureusement si fréquents dans les hôpitaux militaires, fut finalement envoyé dans le service de M. Gaujot. Ce chirurgien, se trouvant en présence de deux fistules, l'une complète, de trois centimètres, l'autre incomplète, de la même profondeur, songea à les cautériser sans être parfaitement certain du nombre et de la situation de leurs orifices. Il introduisit dans leur trajet des flèches de Canquoin ; elles restèrent quatre heures en place ; vingt jours après, la plaie consécutive à la fistule complète n'était pas cicatrisée. « La cicatrisation ne se fera évidemment pas attendre, » nous dit l'auteur de la thèse. Espérons-le !

Pour terminer, je résumerai en deux mots l'histoire de Courbet, homme possédant le singulier privilége d'avoir une bonne constitution tout en étant scrofuleux. Ce malheureux jeune homme avait subi, le 8 octobre, l'opération ordinaire de la fistule à l'anus. Il eut, à la suite de cette opération, une hémorrhagie artérielle qui dura plusieurs heures. (J'avoue que, pour un scrofuleux, il est beau de pouvoir résister à une pareille dépense du fluide nourricier, tout en m'étonnant que, dans un hôpital, il soit possible d'observer des hémorrhagies artérielles pendant *plusieurs heures !)*

Quand le malade fut confié aux soins de M. Gaujot, il y avait un pont fistuleux à sectionner présentant deux tiers de centimètre d'épaisseur. Après cinq heures d'application, le caustique avait produit une eschare, qui, en tombant, laissa le trajet fistuleux *un peu élargi*. Après deux nouvelles cautérisations, M. Gaujot fut obligé d'en venir *à l'excision!*

Une question resterait à résoudre : M. Gaujot, en se servant des flèches de Canquoin, a-t-il pensé créer une méthode nouvelle? les termes hyperboliques des thèses de ses élèves sembleraient le faire penser. S'il y avait dans quelques esprits des doutes à ce sujet, qu'on lise la pièce suivante. Je la prends dans Dionis; elle juge la question et la méthode :

« Il y a environ trente ans qu'à Paris un nommé Lemoyne s'était acquis une grosse réputation pour la guérison des fistules. Sa méthode consistait dans l'usage du caustique, c'est-à-dire qu'avec un onguent corrosif, dont il couvrait une petite tente qu'il fourrait dans l'ouverture de l'ulcère, il en consumait peu à peu la circonférence, ayant soin de grossir tous les jours la tente, de manière qu'à force d'agrandir la fistule, il en découvrait le fond... Cet homme est mort vieux et riche, parce qu'il se faisait bien payer; en quoi il avait raison, car le public n'estime les choses qu'autant qu'elles coûtent. »

On comprend que, sous certains rapports, son exemple ait pû être tentant.

F. *Compression.* — Le but de la compression est de tenir appliquées ensemble les parois fistuleuses, de manière à permettre leur adhésion. « C'est par l'effet d'une véritable aberration chirurgicale qu'on a pu songer à l'emploi de ce moyen pour le traitement de la fistule à l'anus. »

Il est impossible de mieux juger la méthode, et je crois que M. Chassaignac a dit là le dernier mot. Si nous passons en revue les moyens qui ont été proposés, on verra qu'ils ne méritent pas même un instant d'attention.

Il me faudrait ici décrire la canule à chemise de Bermont; mais il en sera suffisamment question au chapitre de la

Fissure. Sédillot parle aussi d'un appareil compressif prenant un point d'appui sur la hanche, qui avait été imaginé par Montain et dont je n'ai pu retrouver la description. Il est également question, dans la *Pathologie externe* de Nélaton, du procédé de Piedagnel, qui, est-il dit, bourrait dans le rectum de la charpie enveloppée dans une chemise. Il est vraiment surprenant que, dans un *Traité de Pathologie externe* publié sous les auspices d'un nom comme celui de Nélaton, la compression soit encore citée comme un moyen à essayer ! Mais, hélas ! le nom de l'illustre professeur de chirurgie en a fait passer bien d'autres ! D'autre part, il faut excuser, dans un livre de Nélaton, quelque partialité en faveur de Piedagnel.

Tous ces appareils ne peuvent avoir qu'un seul résultat : provoquer des phénomènes inflammatoires ou tout au moins d'insupportables ténesmes.

G. *Séton, mèches, fils multiples, etc.* — Clémot de Rochefort, pour détruire le pont fistuleux, a eu la singulière idée d'introduire dans le trajet de la fistule des fils en nombre de plus en plus considérable. On arrivait ainsi à ronger, en quelque sorte, les tissus, si bien qu'à la longue on détruisait la fistule. D'autres ont parlé de mèches de plus en plus volumineuses ; d'autres enfin conseillent de laisser en permanence un séton. Est-il besoin de décrire et de discuter ces procédés en détail ? je crois préférable de condamner sommairement toutes ces méthodes ; elles ont toutes, en effet, l'immense inconvénient d'être non-seulement longues, inefficaces, mais encore dangereuses. En pareille circonstance, ces corps étrangers déterminent des phénomènes inflammatoires quelquefois assez violents, et leur résultat ordinaire est la formation de nouveaux abcès ou de nouveaux trajets fistuleux. Sir Astley Cooper adressait déjà le même reproche à la ligature.

H. *Excision.* — Ainsi qu'on a pu le voir dans les pages qui précèdent, l'excision fut longtemps l'opération le plus généralement pratiquée, malgré ses immenses inconvénients. Je ne veux pas refaire ici son histoire, seulement on peut dire que, quelque temps après l'opération de Louis XIV, elle revint plus que jamais à la mode. On en peut juger par les notes que de la Faye a ajoutées aux dernières éditions de Dionis.

« On ne se contente pas aujourd'hui, nous dit-il, de couper la fistule entre les deux extrémités du stylet ; on fait une incision qui renferme dans son circuit ces deux extrémités et par le moyen de laquelle, en la tirant en même temps, on emporte toute la fistule, qui se trouve comme embrochée dans l'anse formée par cet instrument... »

Est-il possible de faire quelque chose de plus radical ? Que l'on s'étonne donc de la terreur qu'inspirait alors l'opération de la fistule à l'anus ? Et d'abord, on avait à redouter l'hémorrhagie. La préoccupation extrême que fait encore naître aujourd'hui la crainte de cet accident quand on pratique l'incision n'a pas d'autre origine. Aussi avait-il fallu multiplier les moyens susceptibles d'arrêter l'écoulement du sang. Pour n'en citer qu'un seul, je rappellerai la vessie que Levret introduisit dans le rectum vide et injecta ensuite avec de l'eau glacée. Quant aux suites immédiates, elles sont évidemment très-graves ; mais ce ne serait rien encore si, par elle-même et presque infailliblement, l'opération de l'excision n'était suivie d'un rétrécissement du rectum.

D'après Chassaignac, l'excision donne une mort pour treize opérations, chiffre vraiment effroyable quand il s'agit d'une simple incommodité, quand on songe que, par les autres méthodes, on perd un nombre de malades si peu considérable que l'on n'a pas songé à rechercher leur coefficient de mortalité. Tous les chirurgiens rejettent aujourd'hui l'excision, tous... « C'est une opération barbare, » nous dit Chassaignac. Et pourtant il l'a pratiquée sous le nom de *décortication du trajet fistuleux, suivie de réunion immédiate par la suture.* Cette opération a été faite pour la première fois en 1852. Espérons qu'une certaine autre opération sanglante, perpétrée la même année, n'aura pas plus d'imitateurs ; elle serait au moins aussi néfaste au ..., à la malade que celle dont il s'agit.

I. *Incision.* — Aujourd'hui, qui dit opération de la fistule à l'anus dit incision. C'est qu'en effet c'est à l'incision que que tous les chirurgiens sérieux ont eu recours d'emblée jusqu'à ces derniers temps, et c'est par elle que se sont presque toujours vus obligés d'en finir ceux qui s'étaient aventurés à promettre de guérir sans opération.

L'incision a été de tout temps pratiquée. « Cette méthode remonte, comme les autres, à Hippocrate, » nous dit Sédillot. Mais, dans l'antiquité, la plupart des chirurgiens l'abandonnèrent pour la ligature ; à la Renaissance, elle revint en faveur, et les auteurs de ce temps figurent un arsenal extrêmement riche de syringotomes. Malheureusement, le culte de l'antiquité ne ramena pas seulement l'incision. L'autorité en science, comme dit Pascal, ne peut rien produire de bon. Il fallut se soumettre à certains aphorismes : la callosité se présenta aux esprits avec de nouvelles couleurs, plus terrible que jamais, et l'incision, la plus rationnelle de toutes les méthodes, devint bientôt la plus cruelle de toutes, et la plus absurde : l'excision.

Tous, à la vérité, ne tombèrent pas dans cette erreur ; ainsi Fallope, pratiquait l'incision pure et simple, la faisant seulement précéder de quelques manœuvres de dilatation destinées à modifier les parois de la fistule. Son procédé opératoire se rapproche singulièrement de celui que l'on met en usage aujourd'hui. Citerai-je encore Chalme[1], pour prouver que, de tout temps, on a pratiqué l'incision comme aujourd'hui; ce chirurgien se servait d'un bistouri enfoncé dans la fistule et guidé par le doigt préalablement introduit dans le rectum.

J'ai déjà fait allusion à l'immense statistique de Marchettis qui opérait de la même manière. Il est donc permis aujourd'hui de juger la méthode, et l'on peut dire que, sans doute, elle traversera bien des siècles encore, car ses résultats sont excellents ; mais, ce qui sera moins facile à exposer, ce sont les innombrables procédés opératoires qui s'y rattachent. Et d'abord, il faudrait faire la description de tous les syringotomes anciens. Je renverrai le lecteur aux planches des auteurs des seizième et dix-septième siècles.

Il pourra voir que tous ces instruments étaient essentiellement constitués par un bistouri portant à sa pointe une tige plus ou moins mousse, plus ou moins longue, plus ou moins flexible. Quelquefois, et Fallope en décrit de semblables, on se servait de syringotomes à extrémité pointue. Ils étaient plus particulièrement destinés aux fistules borgnes externes. On garnissait leur pointe d'une petite boule de cire avant de les introduire dans la fistule. Aujourd'hui, l'usage des syringotomes est, en grande partie, abandonné, mais je crois, avec M. Gosselin, que ce sont des instruments qu'il ne faut pas laisser absolument dans l'oubli ; en les employant, on pratique avec beaucoup plus de sûreté et de rapidité l'opération de la fistule, et, pour mon compte, je me suis servi le plus souvent du bistouri royal, c'est-à-dire d'un syringotome dont le stylet terminal est très-long et très-flexible, tandis que la portion tranchante a la forme d'une faucille.

Dans leur *Arsenal de la chirurgie contemporaine*,

Gaujot et Spillmann figurent le syringotome modifié par Breschet et Marx, qui est composé de deux pièces : un stylet, qui est tout d'abord introduit dans la fistule et dont l'extrémité présente une mortaise pour s'articuler avec la lame d'un bistouri courbe. Cette modification est malheureuse, selon nous, car elle complique inutilement le manuel opératoire, auquel elle ajoute un temps de plus : l'articulation des deux pièces de l'instrument.

Actuellement, en Angleterre, on ne parle plus de syringotome ; mais, au fond, les bistouris mousses et recourbés que l'on met en usage pour cette opération ne sont pas autre chose, et je les crois moins commodes [1].

A côté des syringotomes se placent naturellement d'autres instruments, tels que le scalpel trompeur, ainsi nommé parce qu'il ne trompe pas le malade, disait Scultet, et divers ciseaux plus ou moins recourbés, plus ou moins modifiés. Pott les proscrit avec violence, parce qu'en même temps qu'ils coupent, ils pincent et déterminent ainsi une douleur très-vive et tout à fait inutile. « C'est un très-mauvais instrument, dit-il : *more fit for a farrier than for a surgeon* [2]. »

Je crois ce jugement un peu sévère ; la douleur n'est plus une objection, puisque nous avons l'anesthésie, et la section aux ciseaux a l'avantage d'être moins favorable à ces réunions prématurées qui viennent si souvent compromettre les résultats de l'opération.

Allingham se sert de ciseaux dont l'extrémité est munie d'un bouton qui entre dans une sonde cannelée ; mais la section de la cannelure représentant plus qu'une demi-circonférence, la pointe des ciseaux, qui y est engagée, ne la peut abandonner pendant l'opération.

[1] Voyez Curling, p. 91.
[2] Pott, *op. cit.*, p. III, 112.

En somme, l'opération de la fistule à l'anus avec le syringotome se fait à l'aide d'un seul instrument et consiste : 1° à introduire à travers le trajet de la fistule l'extrémité du syringotome ; 2° à ramener et à faire sortir de l'anus, à l'aide du doigt introduit dans le rectum, l'extrémité de l'instrument ; 3° à pousser fortement le manche et la lame, guidée par son stylet, à travers les tissus, qui sont ainsi divisés d'un seul coup.

Dans le plus grand nombre des cas, c'est à ce procédé qu'il faudra donner la préférence ; mais quand on ne peut que difficilement ramener la pointe de l'instrument à travers l'orifice interne et l'anus, on est obligé de se servir d'un appareil plus compliqué, très-anciennement connu et décrit, et dont Heister expose les détails en lui donnant le nom de méthode de Runge, seulement le chirurgien de Brême, au lieu de se servir d'un gorgeret de bois, avait un instrument en métal muni d'un manche solide et qui, une fois en place, était confié à un aide. Voici dans quels termes Sédillot décrit cette opération, en lui donnant le nom de procédé de *Desault* :

« On commence par introduire dans le rectum un gorgeret de bois enduit de cérat ou d'huile, jusqu'au-dessus du point où siége l'orifice interne ; on fait ensuite pénétrer dans la fistule une sonde cannelée, sans cul-de-sac, dont l'extrémité est reçue dans la cannelure du gorgeret. Ce dernier instrument étant confié à un aide, le chirurgien, tenant lui-même la sonde de la main gauche, engage, de la main droite, la pointe du bistouri le long de la cannelure et divise tous les tissus jusqu'au gorgeret. Pour être bien certain que la division est complète, on retire ensemble, dans la position où ils se trouvent, la sonde et le gorgeret[1]. »

[1] *Traité de médecine opératoire*, t. II, p. 334. Paris, 1866.

Lorsqu'on n'a pas sous la main le syringotome on se sert d'une sonde cannelée qui est introduite dans la fistule, la traverse et est ramenée à l'anus. On facilite cette dernière manœuvre en recommandant au malade de pousser, puis on engage la pointe d'un bistouri ordinaire dans sa rainure et l'on incise tous les tissus d'un seul coup. C'est le procédé le plus fréquemment employé, parce qu'il ne nécessite pas un appareil instrumental spécial. (Cependant nous devons prévenir les lecteurs que, dans l'*Arsenal de la chirurgie contemporaine* de MM. Gaujot et Spillmann, la sonde cannelée ordinaire, lorsqu'elle est en argent, s'appelle *stylet de Larrey.)* Dans le même ouvrage (t. II, p. 650) est figuré un bistouri dont la pointe est cannelée ; on le fait alors courir sur un conducteur arrondi, préalablement introduit dans la fistule.

Lorsque j'ai affaire à une fistule très-superficielle et très-courte, je l'incise d'emblée avec des ciseaux droits, mousses à leur extrémité ; une des branches est enfoncée dans la fistule, l'autre dans l'anus, dirigée sur le doigt indicateur de la main gauche. L'opération est ainsi pratiquée en quelques secondes. Quand il s'agit d'une fistule borgne externe, il est d'usage de *créer* un orifice interne, soit avec le pointe du syringotome, soit avec le bec de la sonde cannelée.

Que ce soit à l'aide du syringotome, des ciseaux ou de l'appareil instrumental de Desault que l'on pratique l'incision de la fistule, le chirurgien doit se poser les questions suivantes :

1° Quelle position faut-il faire prendre au malade pour l'opérer ?

2° Quelles dimensions faut-il donner à l'incision ? Comment faut-il se comporter avec les décollements ?

3° Que faut-il faire s'il survient une hémorrhagie ?

Nous aurons ensuite à examiner la question du pansement.

La première question peut-elle être résolue d'une manière générale ? est-il une position type, applicable à tous les cas ?

Jadis on pensait que le malade devait être placé sur le bord d'un lit ou d'une table, les jambes écartées autant que possible, les pieds appuyant sur le sol. Cette position a l'inconvénient de laisser au patient beaucoup trop de liberté et de donner un appui solide aux mouvements involontaires que provoquent presque toujours les premiers attouchements du chirurgien, dans une région aussi sensible, et cet inconvénient n'est contrebalancé par aucun avantage. On a cru devoir préconiser la position *à la vache*, position dans laquelle le malade repose sur les coudes et les genoux fléchis. On n'a pas alors, se dit-on, à lutter contre le poids de la masse intestinale. Comme il ne s'agit pas de réduire une portion herniée, je ne vois pas quel avantage on peut trouver à se débarrasser du poids de la masse intestinale. Au contraire, si réellement le poids de la masse intestinale a une action quelconque, elle est favorable à celle du chirurgien, en ce sens qu'il abaisse, qu'il rapproche de lui les parties sur lesquelles il doit opérer. Répétons encore, à propos de cette position, qu'elle a, comme la précédente, l'inconvénient très-considérable de laisser beaucoup trop de champ aux mouvements du malade. Reste la position étendue, les cuisses écartées, c'est-à-dire une position analogue à celle qui est généralement adoptée pour l'opération de la taille, ou l'examen des organes génitaux de la femme.

Sans doute c'est une position assez commode pour le chirurgien, mais elle demande des aides, et pour les femmes elle est infiniment plus désagréable que toute autre, car elle blesse davantage la décence ; mieux vaut, ce me semble, s'en tenir, à moins d'indications particulières, à la position classique.

Le malade est couché sur le côté, la cuisse inférieure étendue, la cuisse supérieure fortement fléchie sur le bassin, c'est-à-dire dans la position généralement adoptée en Angleterre pour l'application du spéculum chez la femme. Lorsque l'on doit avoir recours à l'anesthésie on passe sous le genou qui est fléchi et l'on fixe à ce niveau, à l'aide d'un tour de bande, un lac qui est ensuite noué derrière la nuque, à l'aide d'un nœud en rosette que le chirurgien peut dénouer en un instant. De cette manière on évite les mouvements intempestifs et l'on est sûr que les parties resteront à découvert tant que le chirurgien le jugera nécessaire pour pratiquer l'opération. Un aide soulève alors la fesse supérieure sur laquelle sa main est appliquée à plat.

Ashton est d'avis de faire plier les deux cuisses, et le malade, couché sur le côté, place ses fesses sur le bord du lit qu'elles dépassent un peu ; c'est également la position que conseille Allingham.

Quelles dimensions faut-il donner à l'incision ?

C'est là une des questions les plus controversées, une des plus diversement résolues. Et cependant rien n'est plus facile que d'y répondre par une formule générale.

Presque toujours la question a été posée dans les termes suivants : suffit-il d'inciser les tissus interposées entre l'orifice interne, ou bien faut-il débrider tous les décollements dans toute leur étendue ?

Certains auteurs, Syme et Brodie entre autres, ont attaché à la section de l'orifice interne, à sa destruction, une importance extrême. « Toutes les fois, disent-ils, que l'orifice interne est respecté, l'insuccès est la règle, le débridement portât-il beaucoup plus haut que cet orifice ; en revanche, quand vous avez incisé l'orifice interne, vous pouvez être sûr d'obtenir la guérison sans qu'il soit besoin d'inciser les décollements ou trajets situés au-dessus de cet orifice.

Ashton, qui professe une opinion analogue, recommande d'apporter dans la recherche de l'orifice interne un soin extrême.

En France, M. Chassaignac se borne aussi à l'incision des tissus situés entre les deux orifices...

Il était si tentant de passer la chaîne de l'écraseur par cette voie toute tracée et de faire ainsi toute l'opération à l'aide de son seul instrument.

A moins qu'il ne soit calleux, dur, tuméfié, je ne vois pas quel obstacle peut apporter à la cicatrisation un orifice interne sans cesse soumis à l'action modificatrice des pansements et dont la fonction pathologique est supprimée. Et ce qui vient encore prouver la fausseté de l'opinion qui vient d'être exposée, c'est que, dans la pratique ordinaire de la chirurgie, on opère presque toutes les fistules superficielles comme si elles étaient borgnes externes et on obtient la guérison. C'était la pratique de Roux, qui n'insistait presque pas sur la recherche de l'orifice interne.

Or, il est constant que les fistules borgnes externes ne sont pas les plus nombreuses.

Il vaut beaucoup mieux, ce me semble, suivre la pratique la plus généralement adoptée et mettre à découvert tous les sinus, tous les trajets. Copeland insiste sur la nécessité de faire une opération aussi complète que possible. C'est aussi l'opinion de Shmith, de Curling, qui achève le débridement des culs-de-sacs avec des ciseaux mousses, après avoir incisé avec son bistouri courbe le trajet principal, et la pratique d'Allingham est à peu près la même. Citerai-je enfin M. Gosselin, qui nous engage à opérer comme Richet et Gerdy, lesquels, en présence de décollements étendus, appliquent sur la muqueuse rectale l'entérotome de Dupuytren, lorsque, en raison de la profondeur des lésions, ils n'osent pas se servir de l'instrument tranchant.

Nous voici donc en présence de deux opinions extrêmes. D'un côté, incision petite, insuffisante, de l'autre, incision large, n'épargnant aucun lambeau décollé. N'est-il pas plus sage de suivre le précepte formulé jadis par Manget ou qui, du moins, semble ressortir de ses descriptions et se faire une règle de pratiquer toujours une incision suffisamment large et profonde pour que l'on puisse, à l'aide de pansements méthodiques, obtenir la cicatrisation du fond de la fistule avant celle de ses bords ? Sans doute, il faut pour cela inciser, et largement inciser, mais il n'est pas indispensable de poursuivre, avec les ciseaux ou l'entérotome, tous les décollements de la muqueuse, pour les ouvrir largement dans le calibre de l'intestin. Il suffit, après avoir pratiqué la première incision, de les dilater suffisamment pour assurer l'écoulement du pus et l'introduction facile des pièces de pansement au fond de la cavité morbide.

Que faut-il faire s'il survient une hémorrhagie ?

Si j'ai cru devoir discuter longuement ici cette question, c'est que l'hémorrhagie est un des accidents sur lesquels on a le plus insisté, et nulle part cependant on ne trouve des observations démontrant ses dangers.

L'opération de la fistule à l'anus, dans les conditions ordinaires, est une de celles dans lesquelles cet accident est le moins à redouter.

« On peut avoir comme accidents : A. une hémorrhagie le premier ou le second jour, *ce qui est extrêmement rare*, lorsque le premier pansement a été bien fait [1]. »

[1] Gosselin, *loc. cit.*, p. 671.

Ashton s'exprime de même : « Chez aucun des malades que j'ai opérés je n'ai eu à m'inquiéter de l'hémorrhagie. »

« L'hémorrhagie dans cette opération est ordinairement légère, et même, dans les cas graves, quand les parties ont été largement incisées, le pansement ordinaire suffit pour prévenir et arrêter toute hémorrhagie sérieuse. »

Je ne découvre pas dans nos classiques un mot faisant mention de cette hémorrhagie, et lorsque l'on recherche les observations, on ne trouve, je crois, que celle de M. Gaujot.

Aussi ai-je cru devoir rapporter ici le passage suivant, que je prends dans Copeland, page 88 : « Quoique dans cette opération on ne divise pas une seule artère bien considérable, cependant, quand les trajets fistuleux remontent à une certaine hauteur au-dessus de l'anus, on voit survenir de temps à autre des hémorrhagies, tantôt au moment même de l'opération, tantôt quelques heures après, et c'est le cas le plus ordinaire. Et si, en raison du volume de l'artère divisée, elles n'ont pas une grand importance, elles ne laissent pas que de donner quelques préoccupations à cause de la difficulté, de l'impossibilité même où l'on se trouve de faire une ligature. Il est étonnant que P. M. Pott ait passé sous silence cette question dans son traité sur la fistule à l'anus, car on peut affirmer que tous les chirurgiens qui pratiquent cette opération ont dû se trouver aux prises avec cet accident. Le procédé auquel on a recours en général, quand on ne peut pas faire la ligature, consiste à remplir le rectum et les sinus que l'on a incisés avec des substances imbibées de solutions astringentes, de façon à ajouter leur action à celle de la compression pour arrêter l'écoulement du sang. Petit décrit un procédé de tamponnement très-laborieux ; celui de Richerand est plus simple. Mais quoique ce procédé puisse quelquefois réussir, cependant, pour qui songe aux dispositions de la région, entourées de tous côtés par des parties molles, il sera facile de se convaincre de l'inefficacité de ce moyen. L'hémorrhagie semble, en effet, s'arrêter pendant un certain temps, car le sang, retenu par les pièces de pansement, ne s'écoule plus à l'extérieur. Mais l'hémorrhagie continue dans le rectum et finit par traverser les compresses, et le sang coule toujours jusqu'à ce que le patient tombe en syncope, ou bien la perte s'arrête pour recommencer à la première défécation. J'ai si souvent vu persister l'hémorrhagie tant que l'on continuait ce tamponnement, tandis qu'elle s'arrêtait immédiatement, aussitôt que, débarrassée de tout pansement, la plaie était quelques instants exposée au grand air dans un endroit frais, en même temps que l'on supprimait tout breuvage susceptible d'accélérer la circulation, qu'aujourd'hui je suis convaincu que le tamponnement ne fait qu'exciter l'hémorrhagie et que le meilleur mode de traitement, quand on ne peut pas faire la ligature, est d'enlever toute espèce de pansement pour laisser la plaie, autant que possible, exposée à l'air [1]. »

Je crois le conseil de Copeland excellent, en tous cas, il prouve combien l'hémorrhagie a, d'ordinaire, peu de gravité dans cette opération ; mais aujourd'hui certains moyens peuvent être mis en usage, que l'on n'aurait pas osé proposer alors ; ainsi, il vaudrait mieux avoir recours au fer rouge (rouge sombre) que de laisser se prolonger une hémorrhagie chez un sujet débilité. Je crois aussi que le perchlorure de fer, dont l'action n'était pas encore bien connue à l'époque où Copeland écrivait, peut rendre de grands services. C'est l'usage de ce topique que recommande Gosselin, et le plus souvent je l'applique d'emblée

[1] Copeland, *loc. cit.*, p. 88, 90.

pour des raisons que je vais avoir à exposer dans un instant. On peut aussi se servir du pessaire Gariel, appliquer un peu de glace pilée et contenue dans une vessie, etc... Je crois inutile d'insister d'avantage sur ce point.

Quelques chirurgiens ont signalé la blessure possible du péritoine, mais il n'existe peut-être pas dans la science un seul exemple de blessure du péritoine pendant l'incision des fistules à l'anus.

Pansements. — Lorsque l'incision de la fistule a été pratiquée par l'un des procédés qui viennent d'être exposés, quel mode de pansement faut-il employer? Sans doute il n'y a pas de formule absolue et les indications à remplir ne sont pas toujours les mêmes. Mais enfin on ne doit pas perdre de vue le but que l'on cherche à atteindre. Ce qu'on se propose c'est d'obtenir la cicatrisation du fond de la plaie avant celle de ses bords.

Comme le fond de cette plaie est quelquefois dur, calleux, rigide, on se trouve dans la nécessité de le modifier, tandis que, dans d'autres circonstances, comme les tissus n'ont pas encore perdu leur souplesse, il suffit de s'opposer, par l'interposition d'un corps étranger, à l'agglutinement des bords de la plaie.

De là deux indications et, partant, deux méthodes : 1° la cautérisation et les scarifications ; 2° les mèches. La cautérisation est, sans contredit, le procédé le plus souvent employé. Nous avons vu que Marc-Aurèle Séverin cautérisait quelquefois au fer rouge les fistules qu'il venait d'inciser, et, quand on lit les détails de l'opération de Louis XIV, il est facile de se convaincre que ses chirurgiens ne lui épargnèrent pas les applications caustiques pendant les premiers jours qui la suivirent ; de nos jours encore, c'est un moyen auquel on a souvent recours, surtout lorsqu'il s'agit de fistules à parois sinueuses, fongueuses ou indurées. D'autres se bornent à inciser profondément ou à scarifier les tissus morbides.

Quand on a recours à la cautérisation, mais surtout à l'application du feu, les pansements sont beaucoup plus simples, car il se forme une eschare plus ou moins épaisse, dont on favorise l'élimination à l'aide d'applications émollientes, et qui, à sa chute, laisse à découvert une plaie peu absorbante, couverte de bourgeons charnus de bonne nature, et dont il est facile de diriger la cicatrisation.

Mais ces avantages ne s'obtiennent qu'au prix d'une perte de substance difficile à bien limiter d'avance, surtout avec l'emploi des caustiques potentiels, et c'est alors un rétrécissement du rectum qui peut se produire ; et comme à ce grave inconvénient vient s'ajouter celui des douleurs, souvent très-vives, que déterminent les pâtes escharotiques, on comprendra sans peine pourquoi la plupart des chirurgiens n'ont recours à ce traitement que dans certains cas particuliers, tandis que presque tous emploient les mèches.

M. Gosselin est, sans contredit, de tous les auteurs, celui qui a le mieux décrit leur mode d'application, et les précautions minutieuses qu'il indique si bien ont une telle importance que j'ai cru devoir citer ici textuellement ses paroles :

« Le doigt indicateur étant placé dans le rectum au delà de l'angle supérieur et interne de la plaie, le chirurgien introduit dans l'intestin, en la dirigeant du côté opposé au doigt qui protége cet angle supérieur, une mèche de charpie longue, préparée à l'avance, et un peu plus grosse que le pouce ; il retire son doigt et amène entre les deux lèvres de la gouttière, qui doivent être tenues écartées l'une de l'autre, l'extrémité externe de cette mèche ; puis il achève de combler l'écartement, d'abord avec des boulettes, et ensuite avec des gâteaux de charpie, destinés tout à la fois à maintenir cet écartement et à exercer une compression douce qui mette à l'abri d'une hémorrhagie consécutive. Le tout est maintenu avec des compresses et un bandage en T[1]. »

Cette citation fera bien comprendre, j'espère, toute l'importance du pansement, tout le soin minutieux qu'il y faut mettre.

Il n'y a, sans contredit, aucun rapport entre l'emploi des mèches ainsi dirigées et les tamponnements énergiques que quelques praticiens conseillent encore. Sans doute, lorsqu'il y a à redouter une hémorrhagie secondaire, il faut faire le tamponnement; mais, en dehors de cette complication, dont nous avons indiqué la rareté, mieux vaut tous les jours diminuer les mèches ; autrement on empêcherait indéfiniment la cicatrisation. Ashton cite le cas d'un individu qui n'était pas guéri au bout d'une année ; « et cependant, disait son chirurgien, j'ai tamponné la plaie tous les jours depuis l'opération. » Ashton fit suspendre ce traitement, et la guérison ne se fit plus attendre.

Il faut donc que les mèches soient introduites méthodiquement et avec une extrême douceur, que le chirurgien juge tous les jours ou à peu près du volume qu'il faut leur donner ; en un mot, le pansement de la plaie consécutive à l'opération de la fistule anale est excessivement difficile, et, lorsqu'il est confié, comme cela se fait si souvent, à des mains très-inexpérimentées, la récidive est certaine.

Ce sont ces insuccès et ces difficultés qui avaient fait penser à Pouteau que les mèches sont inutiles ou nuisibles ; mais les tentes, qui étaient en usage à cette époque, n'étaient pas tout à fait la même chose que les mèches employées de

[1] *Loc. cit.*, p. 669.

nos jours. On pratiquait alors un véritable *tamponnement ;* le premier pansement était un tamponnement, même entre les mains de Pouteau ; il est, à ce sujet, parfaitement explicite, ses arguments ne peuvent donc pas s'appliquer à la méthode des mèches. Je ne vois qu'une seule raison qui puisse les faire abandonner, c'est le soin extrême que nécessite ce mode de pansement.

L'illustre chirurgien lyonnais, dès que les tampons introduits au moment de l'opération se détachaient, supprimait toute espèce de pansement et se bornait à maintenir sur l'orifice anal un plumasseau de charpie. Mais, plus tard, il savait de nouveau faire pénétrer des tentes et même des substances excitantes lorsque les bourgeons exubérants pâlissaient et menaçaient de devenir fongueux. Mais, je le répète, les raisons qu'il fit valoir pour justifier cette pratique démontrent péremptoirement qu'il ne proscrivit pas l'usage des mèches, mais bien le tamponnement quotidien de la plaie.

Il est aussi d'usage de répéter qu'en Angleterre on se sert, non pas de mèches, mais d'un petit morceau de linge introduit entre les lèvres de la plaie ; ce n'est là qu'une question de mots, il n'y a pas lieu de la discuter.

Bref, Pouteau a guéri un grand nombre de fistules sans employer les mèches, sans faire aucune espèce de pansement. S'inspirant de cette idée, mais fort de l'expérience des chirurgiens qui ont échoué en suivant les errements de Pouteau, Alquié, de Montpellier, lui aussi, a proposé de supprimer les mèches, mais de leur substituer la cautérisation quotidienne de la plaie avec le nitrate d'argent[1].

C'est le procédé que, dès 1839, Gensoul appliquait pour empêcher la réunion des doigts palmés, après les avoir

[1] *Gazette médicale de Paris*, p. 749, 1852.

incisés. Par ce procédé, on produit, à la surface de la plaie, une petite pellicule qui suffirait, au dire d'Alquié, pour empêcher l'agglutination prématurée des bords de la plaie; il resterait à savoir si cette cautérisation n'est pas elle-même très-douloureuse, plus douloureuse même que l'introduction méthodique des mèches. Je crois, pour mon compte, qu'il y a là une question de susceptibilité individuelle ; ainsi, chez certains malades porteurs de fistules superficielles, j'ai eu beaucoup à me louer de cette méthode ; chez d'autres, au contraire, le caustique déterminait des douleurs très-vives, qui se prolongeaient pendant plus d'une heure. J'ai vu, entre autres, une malade, soumise d'abord à l'usage des mèches, qui ne put pas supporter cette cautérisation et me supplia de revenir au premier mode de pansement.

Quant à l'époque à laquelle on doit lever le premier appareil, elle est très-variable. M. Gosselin est d'avis d'attendre le matin du cinquième jour. Ce qu'il importe pour moi, c'est que le premier pansement ne soit pas un traumatisme, aussi suis-je d'avis d'attendre que la mèche soit en quelque sorte éliminée par la suppuration, comme l'eschare consécutive à l'application des caustiques. C'est bien, en général, du quatrième au sixième jour que se fait cette élimination, mais il n'y a rien là d'absolu. Si la mèche tenant encore, on a des raisons sérieuses pour croire que du pus s'est accumulé au-dessous d'elle, il faut la perforer pour donner issue au liquide et non l'arracher.

Les auteurs sont à peu près muets sur le régime que doivent suivre les malades après l'opération. Faut-il provoquer de la constipation et retarder le plus longtemps possible la première évacuation? C'est l'usage le plus généralement suivi. La veille de l'opération le malade est purgé, on fait donner le matin même, avant d'opérer, un lavement pour bien vider le rectum, et le soir et les jours suivants on administre de larges doses d'opium. A moins d'indications spéciales, je ne suis guère disposé à suivre cette pratique. On administrera le lavement du matin. C'est une règle générale pour toutes les opérations qui se pratiquent sur cette région. Mais, autant que possible, on fera continuer au malade son régime ordinaire. Le repos au lit est plus que suffisant pour retarder la première évacuation. Il est d'observation que le passage des matières fécales sur la plaie n'a pas les immenses inconvénients que l'on pourrait supposer, tandis que les crottins durs et anguleux, que le malade élimine au bout de quelques jours quand il a pris de l'opium, distendent la membrane granuleuse, déchirent la cicatrice naissante et ne sont éliminés qu'avec les plus vives douleurs. Ajoutons qu'il faut, en général, pour provoquer cette élimination, administrer un purgatif ; on conçoit alors combien violente et dilacérante peut être l'évacuation provoquée ainsi artificiellement

Quelle sera donc, en définitive, la méthode à suivre en présence d'une fistule à l'anus ?

Si nous avons dit, au début, que la division des fistules anales en *sous-musculaires* et *sous-tégumentaires* nous paraissait être la plus pratique, c'est que, pour nous, ces deux espèces de fistules ne réclament pas les mêmes moyens.

Pour les fistules sous-tégumentaires, l'incision est le procédé qui nous offre encore le plus de garanties. Les immenses états de service sont là pour lui faire accorder la préférence ; cependant je crois que la ligature élastique a donné jusqu'ici des résultats si favorables qu'elle détrônera certainement l'incision et deviendra la méthode générale de traitement. Mais elle a des contre-indications qu'il est aujourd'hui difficile de prévoir et d'indiquer. Ainsi il peut y avoir nécessité urgente d'ouvrir rapidement des clapiers profonds, d'arrêter au plus tôt des phénomènes d'absorption de principes septiques ; la cautérisation du fond de la fistule peut sembler nécessaire ; dans tous ces cas, il faut en venir à l'incision et la pratiquer hardiment, sans craindre de scarifier un peu en même temps.

Ces scarifications agissent, non pas en provoquant de l'inflammation franche, celle dont on dit qu'elle est de bonne nature, mais en paralysant (soit par division de ses fibres les plus superficielles, soit simplement en rendant douloureuse cette région) les fibres sphinctériennes dont les incessantes contractions sont si défavorables à la cicatrisation des fistules.

On emploiera ensuite, soit le pansement au nitrate d'argent, soit les mèches, suivant la susceptibilité plus ou moins grande du malade, soit, enfin, le pansement anglais, qui consiste à introduire un petit tampon d'ouate dans la plaie qui vient d'être faite.

Dans ces conditions on peut être à peu prés certain du succès.

Pour ce qui est des fistules sous-musculaires, j'avoue que j'entreprendrais volontiers leur cure sans avoir recours à l'incision. Parce que : 1° en pareil cas, l'incision est très-souvent suivie d'incontinence des matières fécales ; 2° parce que l'on a des chances très-nombreuses d'obtenir la guérison par des moyens moins dangereux.

Il est facile de se convaincre de la vérité de cette assertion, en examinant avec soin les observations dans lesquelles les fistules à l'anus sont guéries sans incision. Ce sont presque toujours des fistules profondes sinueuses, effrayantes, dont il s'agit ; des observations données, comme démontrant *a fortiori*, l'excellence de telle ou telle méthode. Je crois le raisonnement faux : *plus l'orifice ex-*

terne est éloigné de l'anus, plus la guérison est probable.

Cette assertion, que je prends dans Allingham [1], peut paraître tout d'abord paradoxale, mais, en réfléchissant aux conditions qui favorisent, en général, la cicatrisation des tissus (épaisseur, nutrition facile, immobilité) et en se reportant à ce qui a été dit au chapitre des abcès, elle ne semblera plus aussi extraordinaire.

Avec des soins de propreté, des injections légèrement astringentes, des purgatifs et des opiacés, des incisions limitées qui, en mettant à nu les clapiers, ne compromettent pas le sphincter, on doit arriver presque toujours à guérir les fistules sous-musculaires, celles qui ont leur source dans la fosse ischio-rectale. On a pu voir, au chapitre des abcès, avec quelle facilité se cicatrisent les foyers les plus vastes, sans que l'on ait recours à la section du sphincter, dont nous allons nous occuper maintenant, car l'incontinence des matières fécales est une des infirmités les plus dégoûtantes, et malheureusement on l'a souvent observée après l'opération de la fistule à l'anus.

Incontinence des matières fécales. — De tous les accidents qui peuvent survenir à la suite de l'opération de la fistule à l'anus, l'incontinence des matières fécales est, sans contredit, celui qui est le plus difficile à expliquer. Les anciens attribuaient cette cruelle infirmité à l'altération du sphincter par les callosités. J'ignore sur quelles données réelles était établie cette doctrine. D'autres, et ce fut le plus grand nombre, ne virent dans la paralysie du sphincter que le résultat naturel de sa section, aussi, pendant de longs siècles, fut-il de précepte de respecter toutes les fistules qui, par leur profondeur, semblaient monter plus

[1] *Loc. cit.*, p. 25.

haut que l'anneau musculaire, heureusement ce précepte ne fut pas souvent suivi dans toute sa rigueur, car il est bien peu de fistules dont l'orifice interne ne soit situé au-dessus du sphincter ; de Marchettis proposa une théorie différente, et en décrivant le mode de pansement auquel il donne la préférence, il insiste beaucoup sur le soin extrême avec lequel il faut diriger la formation de la cicatrice, car, si elle est dure et épaisse, elle empêchera l'action des fibres musculaires : alors il y aura incontinence.

En examinant les observations, on est tout d'abord surpris de voir que, dans certains cas où le chirurgien produit d'effroyables désordres, tout se cicatrise et le sphincter conserve son action ; que, dans d'autres au contraire, une seule incision, quelquefois l'incision d'une fistule borgne externe, a suffi pour compromettre à jamais les fonctions de l'anus.

M. Gosselin prétend, avec raison, je crois, qu'avec les fistules superficielles, on n'a jamais cet inconvénient, mais il considère la section du sphincter comme la seule cause de l'incontinence : « Jamais, dit-il, cette incontinence n'est absolue, jamais elle n'est définitive. » Il me semble bien optimiste sur ce point, mais, en tout cas, ce qu'il n'explique pas du tout, c'est pourquoi, après la section du sphincter, tantôt on observe l'incontinence, tantôt on ne l'observe pas.

Henri Shmith est, de tous les auteurs, celui qui a le plus complétement traité cette question. Lui aussi a été frappé de l'impossibilité presque absolue d'expliquer cet accident. Presque tous les auteurs, dit-il, sont muets à cet égard ; c'est en vain que l'on consulte Syme, Busch, Curling, Ashton, c'est à peine s'ils signalent la possibilité de l'incontinence ; et pourtant il est loin d'être rare, ce déplorable accident, et les malheureux auxquels il arrive regrettent toujours l'état où ils étaient avant l'opération.

Certains chirurgiens ont cru pouvoir avancer que l'incontinence n'était possible qu'après des incisions bilatérales ou des incisions multiples du sphincter. Sans doute, une semblable opération expose bien plus à l'incontinence, mais elle a été bien souvent pratiquée sans ce triste résultat, et l'on connait nombre de cas dans lequel une seule incision a suffi pour compromettre la rétention normale des matières. Enfin, l'on a invoqué une faiblesse extrême du muscle précédant l'incision ; l'opération suffirait alors pour abolir complétement ces fonctions déjà si compromises. Mais, cette opinion est insoutenable parce que la faiblesse sphinctérienne n'accompagne que très-rarement la fistule à l'anus ; n'avons-nous pas vu, au contraire, que les malades seraient plutôt exposés à la contracture.

Shmith pense que, lorsqu'il y a incontinence, c'est parce que l'on a coupé les fibres inférieures du rectum, fibres qui, selon cet auteur, n'agissent pas seulement lors de l'expulsion des matières, mais empêchent aussi leur sortie par leur contraction permanente. Il est assez remarquable qu'aujourd'hui, en Angleterre, il ne soit plus question de la théorie d'O'Beirn, qui, si elle était vraie, permettrait de trouver si facilement l'explication de l'accident qui nous occupe. Je ne sais si celle que propose Shmith est exacte, mais elle a, du moins, l'avantage de nous amener à une pratique préventive ; je crois donc qu'en raison des observations que je viens d'indiquer, on fera bien, quand il s'agira de fistules sous-musculaires, de ne pas s'acharner à diviser, d'une façon absolument complète, toutes les portions décollées du rectum.

N'oublions pas non plus, au point de vue pratique, les conseils de de Marchettis. Je suis convaincu que, dans bien des cas, la paralysie rectale, ou plutôt l'incontinence, peut être due à des cicatrices vicieuses. Ce qui semble le prouver, c'est que, pendant la durée de la cicatrisation, les matières sont retenues, et que, d'autre part, un des meilleurs moyens pour rétablir les fonctions de l'anus, c'est l'usage quotidien de la bougie rectale. Son introduction agit au moins autant en régularisant les cicatrices, en les comprimant, en les faisant résorber, qu'en provoquant les contractions du sphincter ; car l'électrisation, qui souvent a été employée en pareil cas et dont la seule action consiste ici à provoquer ces contractions, ne réussit que rarement. Pour être complet, je citerai, en terminant, l'hypothèse d'Esmarch, d'après laquelle l'incontinence serait due à la section des nerfs du sphincter ; mais rien n'en est encore venu démontrer la justesse.

Ainsi donc, en résumé, je crois que l'on peut formuler ainsi qu'il suit le traitement des fistules à l'anus.

Toutes les fistules sous-tégumentaires doivent être traitées d'emblée par la ligature élastique, ou, s'il y a des contre-indications à cette méthode, par l'incision. Les fistules sous-musculaires seront d'abord traitées par les moyens modificateurs, les caustiques, les injections, les incisions externes, et on n'en viendra à l'incision du sphincter que lorsque tous ces moyens auront failli. Cette section pourra également être pratiquée à l'aide de la ligature élastique.

§ 3. — De la fistule à l'anus dans ses rapports avec la phthisie pulmonaire.

Il est peu de questions plus discutées, plus diversement résolues que celle des rapports de la fistule à l'anus avec la phthisie.

Quoi qu'on ait pu dire, ce n'est pas à l'humorisme ancien que nous aurons à faire remonter les erreurs les plus grossières à cet endroit, et c'est pourtant au point de vue de l'humorisme que s'est d'emblée présentée la question. On s'est demandé si la fistule à l'anus ne pourrait pas avoir les mêmes avantages chez les phthisiques que les hémorrhoïdes chez certains sujets pléthoriques, si, en un mot, elle ne jouait pas le rôle d'émonctoire. Et d'abord, remarquons que la lésion qui nous occupe est très-commune chez les phthisiques : ceci est un fait incontestable ; quant à établir le degré de fréquence de cette triste coïncidence, c'est, je crois, chose absolument impossible. Lorsqu'un malade dont la poitrine est profondément altérée entre à l'hôpital pour y recevoir les soins que réclament sa toux, sa dyspnée, son amaigrissement rapide, il est rare qu'il appelle l'attention de son médecin sur une lésion aussi insignifiante que l'est à ses yeux une fistule anale ; vient-il à voir son état général s'améliorer, c'est au chirurgien qu'il s'adressera pour obtenir la guérison de sa fistule, et alors seulement il en révélera l'existence. C'est sans doute pour cette raison que les médecins qui ont écrit sur la phthisie, Andral, Louis, par exemple, donnent la fistule anale comme une complication très-rare de la phthisie, tandis que les chirurgiens qui ont écrit sur les maladies du rectum donnent la phthisie comme coexistant très-souvent avec la fistule à l'anus. Cette question de fréquence une fois éliminée, il nous reste à examiner pourquoi, en général, on hésite à opérer les fistules anales chez les phthisiques. Les uns nous disent : en opérant, vous créez une plaie qui ne se cicatrise jamais, vous augmentez la surface suppurante, ce *surcroît* de suppuration *épuisera* le malade. C'est une toute autre idée qui retient les autres : en guérissant la fistule, nous disent-ils, vous *supprimez un émonctoire* utile, vous précipitez la marche de l'affection thoracique.

Aussi autant d'auteurs, autant d'opinions :

Monteggia[1] écrivait : « Quelques auteurs pensent qu'en pareil cas l'abcès ou la fistule sont une chose utile. Ce peut être bien vrai dans quelques cas, mais j'ai vu périr des phthisiques sur lesquels survenait cette complication, et Bordeu, sur l'autorité d'Hippocrate, prédit la mort du dauphin de France lorsqu'il vit survenir chez lui une suppuration à l'anus. »

Quain considère la phthisie comme une absolue contre-indication. Curling n'exprime pas d'opinion formelle; il est pourtant disposé à intervenir au début de la phthisie. Busch, en Amérique, veut que l'on respecte toutes les fistules des phthisiques; pour lui, guérir la fistule, c'est précipiter la marche de l'affection. Thomson serait, paraît-il, du même avis. Citons encore Holmes, Erichsen, Miller, qui, d'ailleurs, croient la guérison impossible ou à peu près. Je trouve dans Ashton une opinion analogue. Copeland, en 1814, suivait, je crois, la pratique la plus généralement adoptée de nos jours, se gardant bien d'intervenir chez les phthisiques avérés; chez les phthisiques peu avancés, il prenait en considération le degré de souffrances causées par la fistule, l'état moral du patient, etc.

En France, certains chirurgiens tranchent la question d'une manière bien plus simple : « Les autres affirment que, chez les sujets tuberculeux, la fistule à l'anus exerce une influence favorable contre la tuberculisation. Le temps est venu de faire justice *de cette déplorable méprise*[2]. »

Je trouve l'assertion bien absolue et persiste à penser, malgré M. Chassaignac, que, dans un grand nombre de cas, l'intervention est nuisible et la fistule peut être utile.

[1] *Loc. cit.*, p. 535.

[2] Chassaignac, *loc. cit.*

Le premier point, on me l'accordera sans doute, mais le second ! Et bien ! que l'on me permette de citer ici un fait; il n'est pas personnel, il appartient à Vidal de Cassis ; il est consigné à la page 819 de l'année 1833 de la *Gazette médicale* de Paris et a trait à un malade de trente-six ans manifestement phthisique et hémorrhoïdaire.

La fistule dont il était porteur fut opérée deux fois; la seconde opération amena la guérison; mais le malade fut, bientôt après, pris d'accidents hémorrhagiques du côté des poumons. Une application de sangsues à l'anus fit disparaître ces accidents et amena une amélioration très-considérable dans sa santé.

De ceci, qu'a conclu Vidal? Qu'il faut opérer les phthisiques, et que, si l'opération leur est nuisible, la cicatrisation n'a pas lieu. Vidal me donne donc un argument ou plutôt un fait sans être un des champions de l'idée que je défends en ce moment et tout en ne la partageant pas d'une manière absolue. M. Gosselin ne s'explique pas sur cette question, et, je le répète, son opinion eût été d'un grand poids, aucun auteur en France n'ayant encore donné la solution du problème. C'est en vain que l'on cherche dans Boyer, dans Jamain-Nélaton, etc. ; on ne trouve pas un seul mot susceptible de nous éclairer sur ce point.

Il n'y a donc pas de doctrine française sur la question de l'intervention chirurgicale dans le cas de fistule à l'anus chez les phthisiques. Existe-t-il réellement une doctrine allemande ? Je l'ignore ; en tous cas, ce n'est pas Esmarch qui nous la fera connaître, car, après avoir alligné (d'une manière assez concise, il est vrai) les lieux communs et banalités que comporte la question, il en arrive à conseiller pour les phthisiques cette méthode douloureuse, irrationnelle et dangereuse, la ligature simple, à laquelle personne ne songe plus aujourd'hui.

Ainsi donc, si nous résumons en deux mots les opinions que j'ai exposées, on peut dire que les uns craignent de guérir en opérant, les autres, au contraire, craignent de ne pas guérir. Je crois cette dernière crainte beaucoup mieux justifiée; mais enfin, le seul fait qui ressorte de cette discussion, c'est que les fistules à l'anus coexistent très-souvent avec la phthisie pulmonaire et qu'en pareil cas l'opération a une grande gravité, tout en donnant des chances très-médiocres de guérison.

Ceci posé, examinons les causes sous l'influence desquelles la fistule à l'anus est produite chez les phthisiques. Dans quelques circonstances rares, très-rares même, le premier stade de l'affection est une ulcération de nature tuberculeuse qui se produit sur la muqueuse intestinale; la lésion est d'emblée spécifique. Mais, ordinairement, on peut même dire presque dans tous les cas, les fistules des phthisiques ne diffèrent en rien, au point de vue de la nature, de celles que l'on observe chez les individus sains. Allingham expose, avec une remarquable clarté, les causes qui les font si souvent naître chez les phthisiques en dehors de l'ulcère tuberculeux du rectum, qu'il n'a, du reste, jamais vu coïncider avec les tubercules pulmonaires.

« En général, dit-il, les phthisiques sont des individus amaigris, débiles, chez lesquels le tissu sous-muqueux du rectum se relâche et se déchire avec une extrême facilité, condition éminemment favorable à la production de tiraillements, d'abcès, et, consécutivement, à la formation d'une fistule. »

Ajoutons à cela que, chez les phthisiques, les inflammations ont une tendance très-marquée à se terminer par suppuration. La fonte du tissu graisseux de la fosse ischio-rectale pour simple amaigrissement joue aussi un certain rôle dans le phénomène qui nous occupe, car les veines qui, dans cette région, supportent une pression sanguine très-forte, ne sont plus soutenues par cette graisse ; de là des congestions, des hypérhémies passives qui prédisposent aux inflammations. Avec de pareilles conditions, il n'est pas étonnant que les fistules anales, chez les tuberculeux, présentent un aspect spécial ; elles ont une tendance toute particulière à produire des décollements tégumentaires, décollements qui s'étendent avec une grande rapidité, tandis qu'elles ne creusent pas. En général, l'orifice interne est large ; il se reconnaît immédiatement quand on pratique le toucher rectal. L'ouverture externe est également large, mais rarement de forme arrondie ; ses bords, au contraire, sont irréguliers, déchiquetés. La peau est livide et amincie au pourtour ; elle forme des lambeaux sous lesquels on peut faire courir le stylet dans une étendue assez considérable. Il y a peu de suppuration, c'est un liquide séreux qui s'écoule, plus ou moins épais, toujours en petite quantité. Enfin, et ce n'est pas le point le moins important au point de vue pratique, le sphincter, chez ces malades, est extrêmement faible ; aussi doit-on presque toujours le respecter quand on se décide à l'opération, autrement on serait presque sûr de voir survenir l'incontinence des matières fécales.

Voilà, en quelques mots, ce que présente de particulier, au point de vue de l'étiologie et des symptômes, les fistules anales des phthisiques.

Pour expliquer les accidents rapidement mortels qui surviennent quelquefois quand on opère les poitrinaires, nombre de théories ont été imaginées. Inutile, je crois, de revenir ici sur la doctrine humorale, dont rien ne démontre l'exactitude, mais que, sous le rapport pratique, l'on n'est pas encore en mesure de condamner. On a pensé que l'hémorrhagie pourrait bien exercer une influence nuisible, car ce n'est pas impunément que l'on fait perdre du sang à un phthistique ; mais les catastrophes dont je parle ont été observées même après des opérations pratiquées par les méthodes qui ont la prétention de ne pas laisser échapper une goutte de sang. Est-ce alors la suppuration prolongée? Mais la plaïe qui résulte de l'opération est bien peu de chose ; il est rare même que ses produits soient plus abondants que ceux de la fistule avant l'incision. En tout cas, pourquoi cette suppuration aurait-elle une plus fâcheuse influence que celle des cautères, sétons et autres dérivatifs si fréquemment mis en usage dans les affections thoraciques? Ce n'est donc pas là qu'il faut chercher la solution du problème. Est-ce la fièvre traumatique qui accélère ainsi la marche des tubercules? Sans doute, la fièvre traumatique, si elle est forte, peut avoir de terribles conséquences ; mais comme, en général, elle est nulle ou presque nulle après les opérations que l'on pratique dans ce cas, on ne peut guère invoquer son influence.

Je crois que la véritable raison est celle que donne Allingham ; le chirurgien anglais voit dans ces terribles accidents le résultat du séjour dans l'air confiné (chambre ou salle d'hôpital, peu importe) d'un phthisique que l'on condamne brusquement *à rester couché dans son lit*. Cette position prédispose aux hypérhémies passives des poumons ; elle fait perdre l'appétit, affaiblit rapidement le patient et suffirait à elle seule pour précipiter sa ruine. De là cette règle : *ne condamnez jamais au repos absolu les phthisiques* ou ceux qui paraissent prédisposés à le devenir. D'après ce qui vient d'être énoncé, on peut voir que je serais assez disposé à me déclarer partisan de l'intervention ; c'est à la ligature élastique qu'il faut alors avoir recours ; mais, auparavant, on doit explorer minutieusement la poitrine et s'informer de la marche de l'affection thoracique et de ses symptômes. Pourquoi faire subir une opération même peu douloureuse à un homme qui, dans quelques mois, va succomber? Il est certain que l'incision est contre-indiquée quand le poumon est profondément ulcéré ; elle est contre-indiquée aussi par la toux, dont les secousses empêchent la cicatrisation, et la plaie reste béante ; il ne faut donc intervenir que chez les phthisiques qui toussent peu.

On m'accuserait, sans doute, de trop négliger le côté moral de la question, si je proscrivais ainsi, d'une manière absolue, l'intervention chez les sujets dont les lésions pulmonaires font prévoir la mort prochaine, ce serait les plonger dans le désespoir, car la plupart de ces malades savent très-bien que la phthisie est la principale contre-indication opératoire. C'est alors aux injections iodées qu'il faut avoir recours, ou à toutes autres injections astringentes. On peut ainsi désinfecter la plaie, amener la cicatrisation de certains petits trajets, le retrait des cavités suppurantes, faire absorber, et par une voie sans danger, un médicament qui peut avoir ici ses indications, en un mot, on peut soulager, et, en tout cas, consoler.

§ 4. — Fistules borgnes internes.

Comme les fistules qui viennent de nous occuper, les fistules borgnes internes peuvent être sous-musculaires ou sous-muqueuses. Il n'y a pas lieu de s'occuper ici des premières, car, en réalité, ce ne sont pas de vraies fistules. Lorsque la source du pus est en dehors du sphincter, dans la fosse ischio-rectale, il y a, en général, un véritable abcès, avec une cavité plus ou moins anfractueuse, et ces abcès, nous en avons déjà fait l'histoire. Lorsqu'au contraire, il ne s'agit que d'une inflammation sous-muqueuse, il peut se former, à la suite de l'ouverture de l'abcès, une véritable fistule. Il est assez curieux de voir combien sont rares ces fistules, et, de l'aveu de tous les auteurs. En serait-il ainsi, si l'orifice interne des fistules complètes était toujours le plus ancien en date, comme le veulent certains doctrinaires? Ceux-ci mêmes ne nous donnent, sur les fistules borgnes internes, que peu ou pas de renseignements ; et la littérature médicale est, sur cette question, d'une absolue pauvreté. C'est ainsi que Curling ne leur consacre que quelques lignes. Les anciens ne les connaissaient pas mieux, et la description d'Heister paraît être complétement théorique. Pour remonter un peu plus haut, citerai-je le *Traité de la fistule à l'anus* de Lemmonier, qui ne contient pas beaucoup plus de détails. De nos jours, la question a fort peu préoccupé, et j'avoue qu'en présence d'un manque absolu de documents, je voudrais pouvoir me ranger à l'opinion de ceux qui nient l'existence des fistules borgnes internes. Elles ont pourtant leurs symptômes spéciaux, leur histoire pathologique. Les unes, extrêmement superficielles, semblent résulter de l'inflammation des lacunes glandulaires qui sont situées dans le rectum, immédiatement au-dessus du sphincter. Elles déterminent alors des symptômes analogues à ceux des petites ulcérations et rien, à l'extérieur, ne vient révéler leur présence, si ce n'est quelques gouttes de pus que l'on ne retrouve pas sans difficulté, à la surface des fèces ; mais, par le toucher rectal, on peut, sans trop de peine les reconnaître. On sent une petite dureté circonscrite, molle, qui, sous une pression même peu considérable, disparaît complétement ; lorsque l'on retire le doigt, il est taché par du pus. Ces fistules ne se guérissent pas spontanément, elles peuvent devenir plus graves si les matières fécales, traversant leur orifice, viennent irriter leur petit trajet, aussi les doit-on inciser le plus tôt possible.

Pour cette opération, on se sert du spéculum de Ferguson. La fistule étant reconnue, un stylet, recourbé en forme de crochet, est introduit dans son orifice, et, en exerçant une faible traction sur cet instrument, on incise la fistule avec la pointe d'un bistouri. Il y a, dans Heister, des figures qui représentent des syringotomes destinés à faciliter cette opération. Avec un bistouri et une sonde d'argent flexible, on peut parer à toute éventualité. La guérison est, en général, très-rapide.

Mais il y a d'autres fistules borgnes internes qui ont une tout autre gravité et au sujet desquelles il y a parfois de très-sérieuses difficultés de diagnostic à résoudre.

Il faut faire, au point de vue de la pathogénie, deux catégories : 1° les fistules borgnes internes naissant par rupture d'abcès sous-muqueux ; 2° les fistules borgnes internes naissant par ulcération intestinale.

Celles de la première catégorie, en général, ne tardent pas à devenir complètes ; en tous cas, leurs symptômes sont assez constants pour qu'il ne soit pas extrêmement difficile d'en établir le diagnostic.

Les malades racontent qu'à une certaine époque ils ont éprouvé, du côté de la région anale, des douleurs extrêmement vives (leur description se rapporte assez bien à celle d'un phlegmon circonscrit), qu'au bout d'un certain temps, ces douleurs intenses ont cessé brusquement, qu'en même ils ont trouvé du pus mélangé à leurs matières ; qu'à partir de cette époque ils ont toujours rendu un peu de suppuration en même temps que leurs déjections alvines et que, depuis, ils n'ont cessé de souffrir, surtout au moment des selles. Il est rare qu'en pareille circonstance on ne trouve pas une fistule borgne interne.

D'autres fois, la fistule borgne interne est le résultat d'une inflammation hémorrhoïdale. Un lobule isolé, qui a perdu ses connexions avec le système veineux, se remplit de sang, s'ouvre. Les matières fécales pénètrent dans cette cavité et le travail ulcératif rongeant le tissu cellulaire, une fistule se forme. Le plus souvent, c'est à la suite d'applications caustiques sur les tumeurs variqueuses de l'anus que l'on voit se produire cet accident. On conçoit facilement qu'alors l'orifice est assez large et l'ulcération se reconnaît sans peine par le toucher rectal. Mais lorsque la fistule borgne interne, en dehors des cas d'hémorrhoïdes, naît par ulcération de la tunique interne, c'est presque toujours d'une ulcération tuberculeuse qu'il s'agit. Je vais peut-être trop loin en disant tuberculeuse, mais c'est le processus ordinaire chez les phthisiques. Quoi qu'il en soit, les symptômes sont toujours les mêmes, ou à peu près.

Le diagnostic présente quelquefois certaines difficultés, mais, par les commémoratifs et l'examen direct, on arrive rapidement à résoudre la question. Toutefois, pour réaliser une notion précise du siége et des dimensions de la fistule, on est, en général, obligé d'avoir recours au spéculum. Je donnerais dans l'espèce la préférence à celui de Ferguson. On a conseillé aussi de se servir, pour l'exploration, d'un stylet en argent, recourbé en forme de crochet.

L'incision est, en pareil cas, le seul traitement raisonnable, et je ne vois pas quelles circonstances pourraient contre-indiquer l'intervention.

CHAPITRE III

DE LA FISSURE A L'ANUS

La maladie qui doit nous occuper dans ce chapitre n'est connue que depuis le commencement de ce siècle. Et pourtant sa marche est des plus régulières, ses symptômes des mieux caractérisés, et l'on peut dire qu'aujourd'hui sa thérapeutique n'est pas moins sûre qu'inoffensive et rapide. Je veux parler de la fissure à l'anus, *irritable ulcer* des Anglais.

Si, pendant des siècles, cette maladie a été méconnue par les chirurgiens, si les efforts de la thérapeutique ont été aveugles, il n'y a pas lieu pourtant de s'en étonner, car les causes qui peuvent faire naître les accidents connus sous le nom de fissure à l'anus sont extrêmement variées. Mais ces causes ici ne sont rien, je veux parler des causes premières ; supprimez-les, et vous ferez mentir une fois de plus le fameux aphorisme *Sublata causa tollitur effectus*. C'est qu'ici le symptôme secondaire se transforme en protopathie. Le spasme dans la fissure est tout, il subsiste après elle, il l'entretient. C'est là le fait capital qu'a reconnu Boyer, celui qu'il a décrit le premier, contre lequel il a le premier dirigé des moyens rationnels, qui sont encore aujourd'hui les seuls mis en usage par nombre de praticiens. Avant lui, il est vrai, certains auteurs de l'antiquité avaient bien parlé d'ulcères extrêmement petits situés au pourtour de l'anus et accompagnés de douleurs atroces ; on cite ordinairement Avicenne, Aétius, Albucasis, le chapitre XXX du livre VII du *Traité de la médecine* de Celse, mais, je le répète, nous ne trouvons que des désignations vagues, qui, demain peut-être, seront invoquées par quelque amateur de l'antiquité, désireux de créer une généalogie plus ou moins arabe, à quelque nouvel être morbide. Répéterons-nous ici le texte d'Albucasis ?

Non valet in rhagadis medicina. Oportet radas eas cum acie cultelli vel ungue tuo, donec tumidæ fiant et ab illis cortex superior auferatur qui illas a consolidatione prohibet.

En vérité, que signifie cette écorce qu'il faut arracher? Nous allons voir au contraire bientôt que l'imagination de nombre de chirurgiens depuis Boyer ne s'est exercée qu'à une seule chose, à créer une croûte pour protéger l'ulcère. Et de quelle façon les commentateurs expliquent-ils ces trois mots : *donec tumidæ fiant ?* Pour mon compte, je ne les comprends pas parfaitement. Puissions-nous être les derniers à citer Albucasis en pareille matière. Je ferai tout aussi bon marché de la prétendue priorité de notre Ambroise Paré, et cependant il a préconisé la section du sphincter.

A l'époque où parut le travail de Boyer, on fit aussi grand bruit du livre de Lemonnier sur la fistule à l'anus publié à la fin du dix-septième siècle, et Boyer s'est même cru obligé de dire que, lorsqu'il commença ses observations, il ne l'avait pas encore lu, et tous les auteurs critiques, forts de cet aveu, de répéter ensuite que Lemonnier avait décrit la fissure anale. Qu'on en juge : « Les rhagades ou fissures diffèrent des hémorrhoïdes en ce que celles-ci sont tuméfiées, et celles-là sont de petits ulcères douloureux, piquants et sans grosseur, qui suivent les rides du fondement et qui ressemblent assez à ces engelures ou crevasses que le froid produit aux lèvres et aux mains pendant l'hiver.... Mais de quelques causes qu'ils proviennent, ils sont, ou superficiels, ou profonds, intérieurs ou extérieurs, traitables ou malins, etc.[1]... »

Au point de vue du traitement, les principes qu'il expose après nombre de formules peuvent se résumer dans le passage suivant : « Il faut, avant toute chose, emporter avec les ciseaux la callosité qui règne à la circonférence, etc.[2]. » Lemonnier n'est donc pas plus précis qu'Albucasis. Aussi croyons-nous opportun de le passer également sous silence et de répéter encore une fois que l'histoire de la fissure à l'anus commence à Boyer. A la même époque à peu près, paraissait, en Angleterre, le *Traité des maladies du rectum* de Copeland[3], dans lequel on peut lire une description de la contracture spasmodique du sphincter, qui semble se rapporter tout à fait à la fissure à l'anus.

Mérat, dans le *Dictionnaire en soixante volumes*, fut un des premiers à suivre Boyer dans sa description, et son article : *Gersure ou Fissure*, tome XV, est une fidèle reproduction des doctrines et des idées du célèbre professeur. Comme lui, Mérat préconise l'incision et donne la description du spasme de l'anus. Son mémoire est enrichi de très-intéressantes observations.

A partir de cette époque, les travaux se sont, jusqu'à nos jours, singulièrement multipliés. Malheureusement les auteurs ont beaucoup trop insisté sur la thérapeutique de

1 Lemonnier, *loc. cit.*, p. 190.
2 *Ibid.*, p. 206.
3 Copeland, *Diseases of the Rectum and Anus*, p. 52. London.

la maladie, négligeant complètement d'en étudier les symptômes et la nature. C'est ce qui explique ce nombre effrayant de formules, de petits moyens plus ou moins compatibles avec la dignité chirurgicale, qui ont, pendant de si longues années, rempli les colonnes des publications périodiques. Les écrivains qui ont envisagé la question au point de vue nosologique, se divisent tout naturellement en deux camps : 1° ceux qui ne voient dans la fissure à l'anus qu'une conséquence de la contraction spasmodique du sphincter ; 2° ceux qui ne voient dans la contracture spasmodique du sphincter qu'une conséquence de la fissure.

Boyer, en appelant l'attention des praticiens sur le phénomène contracture et en démontrant la prédominance de ce symptôme, se laissa-t-il entraîner trop loin ? C'est possible, mais, en tout cas, il admet une fissure sans fissure, à l'instar des médecins qui décrivent la variole sans variole, *variola sine variolis*. Mérat, Vidal de Cassis ont soutenu la même opinion, mais elle fut bientôt après battue en brèche par Sanson, Velpeau, Blandin et nombre d'autres (Hilton donne même une figure schématique de l'étiologie de la fissure, figure que l'on trouve reproduite dans l'*Encyclopédie* de Billroth et Pitha ; elle représente un tronçon de moelle auquel un nerf sensitif, parti de la fissure, vient aboutir précisément au point d'où l'on voit se détacher un nerf moteur qui va se rendre dans le muscle sphincter.) A l'envi et de la manière la plus absolue, on déclara que toutes les fois que la fissure n'avait pas été constatée, c'est qu'elle avait été méconnue. Les observations se multiplièrent, des faits positifs furent signalés. M. Thibord, dans sa thèse inaugurale, raconte l'histoire d'une jeune dame, qui, s'étant lésé l'anus avec le bec d'une seringue, souffrit de tous les symptômes de la fissure à l'anus ; on avança que nombre de malades faisaient remonter l'origine de leurs maux à une opération d'hémorrhoïdes ; enfin, l'on en vint à dire que la constipation n'agissait que comme agent de traumatisme, les cyballes déchirant la muqueuse lors de leur passage à travers l'orifice anal. A ce même point de vue, Velpeau insista sur l'influence déplorable que peut avoir, dans la pathogénie de cette affection, l'abrasion des poils de l'anus. Que de maux, dans une autre spécialité, sont également mis sur le compte d'un poil ! Et dans son article du *Dictionnaire encyclopédique*, M. Chassagnac déclare, de la façon la plus absolue, qu'il ne peut jamais y avoir de sphinctéralgie spasmodique sans fissure. Il faut avouer, d'autre part, que les faits sur lesquels Boyer s'appuyait pour établir sa doctrine étiologique sont loin d'avoir toute la valeur que leur attribuait leur auteur. Ils sont au nombre de quatre et manquent complétement de détails. L'observation publiée par Guérin dans la *Gazette médicale* de Paris n'est pas concluante, et celle de Louvet n'a véritablement aucune importance, puisque la malade ne fut même pas examinée. Il ne reste donc, aux partisans de la doctrine de Boyer, que les observations de névralgies anales, maladie qu'il y a tout avantage à confondre dans la même description avec les fissures à l'anus.

Étiologie. — La fissure à l'anus, telle que l'a décrite Boyer, est une maladie caractérisée par la présence au niveau des plis cutanés de la région anale d'une petite ulcération, dont l'aspect est extrêmement variable, mais qui est le siége de douleurs d'une intensité véritablement extraordinaire, en présence d'une si petite lésion. Cette ulcération est accompagnée d'une contracture du muscle sphincter de l'anus, contracture permanente ou intermittente, quelquefois spontanée, mais provoquée le plus ordinairement par la défécation et se prolongeant après elle pendant un temps plus ou moins long. Les douleurs, supportables durant un certain temps, vont toujours en s'aggravant et finissent par devenir complétement intolérables. Alors surviennent les symptômes généraux. Les matières que les malades n'osent plus expulser s'accumulent dans le rectum. De là météorisme, dyspepsie, coliques, etc., et si l'on ne vient mettre un terme à ses souffrances, le malade tombe bientôt dans le marasme et la cachexie ; et tous ces effroyables désordres, tout cet appareil symptomatique dont la mort peut quelquefois être la conséquence, sont le résultat d'un seul symptôme, d'un seul élément morbide, *la contracture du sphincter de l'anus*.

C'est cette contracture dont nous allons étudier la pathogénie. Laissant de côté les cas de fissure sans fissure avec tout ce que leur existence peut avoir de problématique, dans la très-grande majorité des cas, on peut dire que cette contracture est d'origine réflexe et qu'elle a pour point de départ une petite excoriation située dans la région anale. Cette lésion initiale peut être le résultat d'une infinité de causes, soit générales, soit locales, que nous allons passer successivement en revue, répétant encore une fois qu'elles n'ont qu'une importance tout à fait secondaire au point de vue nosologique.

Parmi les causes locales, nous citerons tout d'abord les prédispositions individuelles. Le silence des auteurs à leur sujet est assez surprenant. Il en est une entre autres que pas un n'a signalée, si ce n'est M. Maximin Sarremone [1]. Dans l'excellente monographie qu'il a présentée comme thèse inaugurale, l'auteur insiste tout particulièrement sur l'*étroitesse congénitale* de l'anus. Il a analysé nombre d'observations, il a lui-même observé et s'est convaincu

[1] Strasbourg, 1861, n° 555.

que cette difformité est beaucoup plus fréquente qu'on ne le croit généralement. Tantôt, en effet, ce sont tous les organes pelviens dont le développement est plus ou moins incomplet ; tantôt, et c'est le cas de beaucoup le plus fréquent, le muscle sphincter et la région inférieure du rectum sont congénitalement rétrécis. Est-il besoin d'insister sur l'influence qu'une pareille disposition peut avoir sur le développement de la maladie qui nous occupe ? L'étroitesse congénitale prédispose à la constipation, elle augmente les frottements du bol fécal contre la muqueuse au moment de son expulsion ; elle augmente enfin l'importance des agents extrinsèques de la défécation, leur force s'accroît et ils poussent alors les matières durcies avec une puissance qui n'est plus en proportion avec la résistance naturelle de l'orifice du sphincter. A ce triple point de vue, l'étroitesse congénitale doit être considérée comme une des causes prédisposantes les plus puissantes de la fissure à l'anus.

Bretonneau et Trousseau ont également insisté sur l'influence de la constipation, ainsi que tous les auteurs depuis Boyer.

On comprend facilement le mécanisme de ce traumatisme en quelque sorte spontané qui agit de dedans en dehors. Quelquefois les matières fécales peuvent receler un corps vulnérant. Citons à ce sujet l'observation XII du mémoire de Miquel d'Amboise, dans laquelle se lisent les lignes suivantes : « Mon doigt, mis dans le rectum, fut littéralement piqué par les pointes des pepins de raisin qui formaient une partie d'un très-gros bouchon stercoral [1]. » Bretonneau et Trousseau ont ajouté une idée de plus, celle de la paralysie ou plutôt de la dilatation du rectum.

[1] *Journal* de Malgaigne. p. 93, 1848.

Admettant une sorte d'antagonisme entre l'ampoule rectale et le sphincter de l'anus, Bretonneau et Trousseau ont pensé que, à la suite de la constipation, les matières s'accumulent dans la partie inférieure du rectum, le dilatent et lui font perdre d'une façon plus ou moins complète sa tonicité normale. L'ampoule alors s'élargit, les matières s'y accumulent de plus en plus, et le volume du bol fécal s'accroissant outre mesure ne peut plus traverser la filière anale, sans en déchirer le contour. Cette explication mérite sans doute un sérieux examen, elle peut avoir, au point de vue du traitement préventif, une réelle importance. Mais nous aurons à combattre plus loin les conclusions thérapeutiques auxquelles elle amène naturellement. Elle a, du reste, été soutenue aussi à Bruxelles par Thiry (1846). Le chirurgien belge va même plus loin que les auteurs précités, il admettrait dans certains cas une véritable paralysie des fibres musculaires de l'ampoule rectale. Ses conclusions thérapeutiques sont, du reste, à peu près les mêmes que celles des auteurs français.

M. Gosselin nous parle de vésicules d'herpès ; on sait aussi que Miquel d'Amboise a cherché à assimiler les gerçures anales à celles des lèvres, qu'il considère comme tout à fait identiques au point de vue de la pathogénie et de la nature. L'eczéma, l'érythéme intertrigo, peuvent avoir la même influence. Nous pouvons en dire autant des hémorrhoïdes, car je ne crois pas que l'on doive décrire comme une espèce morbide à part ce que M. Gosselin appelle *hémorrhoïdes excoriées*.

Quant aux accidents vénériens, il est tout naturel qu'un chancre à sa période de réparation se tranforme en fissure, et M. Diday a vu chez des sujets syphilitiques la contracture se produire longtemps après la disparition des accidents constitutionnels. Chez les femmes, dont la peau est beaucoup plus délicate, le pus blennorrhagique peut, en s'écoulant le long du périnée, produire, comme agent d'irritation simple, au pourtour de l'anus, des excoriations susceptibles de se transformer en fissure.

Nous arrivons maintenant aux causes traumatiques. On s'en est, ce me semble, singulièrement exagéré l'importance ! Nous avons parlé de l'observation consignée dans la thèse de M. Thibord. Elle est reproduite à l'envi par tous les auteurs; c'est donc un fait très-extraordinaire. Quant à la sodomie, je ne crois pas à son influence, il semble même, *a priori*, qu'elle ne peut pas déterminer les accidents de la fissure. Laissons de côté les observations de viol, les cas de sodomie, que je pourrais appeler accidentelle ou forcée (elles sont du reste très-rares et d'une authenticité toujours douteuse), et reportons-nous aux observations de M. Tardieu. Nous verrons que, loin d'être contracturé, l'anus du sodomiste présente une large dilatation.

Le sphincter est flasque, dilaté, sa tonicité normale a complétement disparu, il peut à peine retenir les matières. Le pénis joue, en pareil cas, le rôle d'instrument dilatateur, il ne peut donc pas déterminer des accidents de contracture. Au reste, les faits viennent pleinement justifier les considérations théoriques. On ne trouve pas dans la science une seule observation indiscutable de fissure à l'anus reconnaissant pour cause un coït anal. Les deux faits rapportés par Hervez de Chégoin, dans l'*Union médicale* de 1847, sont loin d'être démonstratifs; j'ajouterai que, pour mon compte, je n'ai pas vu un seul cas de fissure anale pendant six mois d'observations, dans un service de femmes vénériennes qui, pour la plupart, avouaient s'être soumises à ces ignobles manœuvres. Mais s'il y a des herpès, des érythèmes, la sodomie peut les convertir en excoriations et en fissures.

On voit très-souvent les symptômes spasmodiques de la fissure à l'anus coïncider avec les fistules de cette région. Enfin, J. B. Brown et Allingham croient que les déviations utérines jouent un rôle considérable dans le développement de la maladie.

Symptomes. — Quelle que soit l'origine de cette ulcération, quand la période des spasmes commence, elle se présente en général sous la forme d'une petite fente longitudinale qui siége le plus ordinairement en arrière, entre deux plis mucoso-cutanés. Si l'on pouvait à cette période écarter les lèvres de l'orifice, au lieu d'une fissure, on verrait une petite plaie arrondie, de forme elliptique, dont l'extrémité supérieure empiéte sur la muqueuse, tandis que l'extrémité inférieure est à la peau. L'aspect de cette ulcération est des plus variables. Chez nombre de sujets on ne la peut découvrir qu'après des recherches attentives. Chez d'autres, au contraire, ses bords sont durs, sa surface est grisâtre; elle ronge en quelque sorte le pli cutané qui la recèle. Cet aspect, du reste, se peut modifier beaucoup, car la fissure n'est pas toujours identique à elle-même, depuis le début de la maladie presqu'à ses dernières périodes, comme Boyer a eu le tort de le professer dans son livre. Certains spécialistes anglais prétendent même qu'il est possible, par le seul aspect de l'ulcère, de diagnostiquer l'âge de la lésion. La plupart des auteurs s'accordent néanmoins à dire que, pendant presque toute sa durée, la fissure à l'anus ne suppure presque pas. C'est une des raisons pour lesquelles elle passe si souvent inaperçue.

Mais si les bords de la fissure durcissent, si son aspect peut devenir grisâtre, sanieux, il est très-rare, au contraire, de voir le processus ulcératif gagner en profondeur. La muqueuse semble seule intéressée dans la plupart des cas. Ce sont donc des phénomènes tout à fait identiques à ceux que l'on observe sur les lèvres. Mais quelle que soit cette profondeur, elle n'a pas sur le développement des spasmes la moindre influence, elle ne peut en rien non plus expliquer la sensibilité toute particulière de l'ulcère. Il faut donc rejeter l'opinion de Jobert (de Lamballe) qui, du reste, l'a conduit à une pratique détestable tout aussi bien que celle de Hervez de Chégoin, qui prétend que les spasmes ne se peuvent développer que lorsqu'il y a lésion directe des fibres du sphincter. La thérapeutique a démontré la fausseté des deux opinions. Nous devons citer ici celle d'Allingham, qui rattache à la dénudation de petits filets nerveux la douleur exceptionnelle dont la fissure est le siége, mais il insiste aussi sur un autre élément qui n'a pas, croyons-nous, une moindre importance : je veux parler de l'*excessive mobilité* de la région. C'est qu'en effet le sphincter, étant sans cesse à lutter contre la pression abdominale, est animé de contractions dont la puissance varie aussi souvent que l'intensité de cette pression. Il n'est pas un effort de toux, d'émonction ou d'expiration forcée qui ne s'accompagne d'un changement dans l'intensité de la contraction du sphincter, et partant, d'un mouvement dans la région de l'anus. A côté de la fissure on rencontre le plus souvent une petite tumeur que presque tous les auteurs signalent vaguement, et sur laquelle Allingham a plus particulièrement appelé l'attention. Le chirurgien de l'hôpital de Saint-Mark a remarqué que dans la grande majorité des cas on voyait une végétation se développer au niveau de l'extrémité supérieure de la fissure. Cette végétation est de tout point identique, quant à la structure, à celles qui naissent sur la vulve ou vers le méat, à la suite des blennorrhagies, mais elle est en général unique ; elle s'allonge plus ou moins et paraît recouvrir en partie la surface ulcérée. On pourrait la comparer à un clou ; Allingham lui donne l'épithète de *clavate*. Elle est plus ou moins dure, plus ou moins volumineuse, c'est probablement ce qui l'a fait méconnaître par la plupart des chirurgiens qui ne mentionnent dans leurs descriptions que des hémorrhoïdes ou des polypes. Oserai-je dire que probablement les hémorrhoïdes excoriées de M. Gosselin ne sont souvent pas autre chose que la petite végétation d'Allingham [1]. Mais, je le répète, ce n'est pas une cause, c'est un résultat de la fissure ; on ne l'observe que lorsque la maladie dure depuis longtemps. Quant aux polypes du rectum, sur la fréquence desquels Allingham insiste aussi beaucoup, il est difficile de dire s'ils sont causes ou effets dans les accidents de la fissure.

Nous ne croyons pas devoir insister ici sur les complications dont cette petite ulcération peut devenir le siége (phagédinisme, inoculation syphilitique, chancrelleuse, etc). Nous aurons à y revenir lorsqu'il s'agira du diagnostic et du traitement.

Avant d'aborder l'étude des symptômes physiologiques qui en réalité constituent la maladie et lui donnent son aspect caractéristique, je dois insister quelque peu sur le siége de l'ulcération. C'est ordinairement, on peut même dire dans presque tous les cas, en arrière, non loin du coccyx, qu'on la rencontre. Nous avons vu, il y a quelques instants, combien l'on s'était exagéré l'importance

[1] J. B. Brown, dans le travail que nous avons cité, parle aussi de cette végétation, insistant sur la nécessité d'en pratiquer l'excision. Mais pour lui, elle joue le rôle de la fissure. Elle détermine les symptômes de la fissure par les pressions continues qu'elle exerce sur la muqueuse. « Au début, nous dit-il, on ne trouve pas encore la fissure, mais une très-légère ulcération rectale ou seulement un point très-douloureux. » Peut-être ses observations ont-elles trait à de véritables petits polypes du rectum, et nous venons de voir que ces productions ont sur le développement des symptômes de la fissure une certaine influence.

des causes traumatiques. Que devient la valeur d'un pareil élément étiologique, en présence de ce siége à peu près constant ? On comprend, du reste, très-bien que la cicatrisation s'opère beaucoup plus difficilement en ce point, à cause de la proximité du coccyx, qui n'est recouvert que d'une assez faible épaisseur de parties molles.

Nous avons encore quelques particularités à signaler au sujet de la hauteur à laquelle peut siéger la fissure. Boyer, dans sa description, a surtout en vue les fissures qui s'observent au niveau même du sphincter, mais ce n'est à ses yeux qu'une circonstance tout à fait secondaire ; nous avons vu que c'est le spasme qu'il considère comme constituant la maladie. C'est en les séparant des autres ulcérations et raghades parfois très-douloureuses, mais sans contracture, qu'il a créé l'entité morbide dont il est question. Aussi doit-on rejeter du cadre des fissures à l'anus toutes celles qui ne s'accompagnent pas de ce phénomène, et ce sont surtout les fissures sphinctériennes, celles qui siégent dans le plis de l'anus, qui le déterminent. Je sais bien que l'on peut m'objecter l'observation de Velpeau, qui constata la présence d'un petit ulcère situé très-haut, au-dessus du sphincter, sur la surface du rectum, et auquel il rattacha tous les symptômes de contracture. Mais ne pouvons-nous pas retourner contre Velpeau ses propres raisonnements et lui dire comme il l'a dit lui-même à Boyer : la fissure a bien pu passer inaperçue ; en tout cas, ce ne serait qu'un fait isolé ? Quant aux ulcérations qui siégent immédiatement au-dessous du sphincter, qui s'étendent sur la peau, sans doute elles peuvent devenir le point de départ de douleurs très-vives. Je pourrais citer l'exemple d'un jeune collégien qui, s'étant rasé le poil de l'anus par manière de distraction, fut pendant plusieurs jours tourmenté par d'atroces souffrances. Quoi de plus pénible, de plus douloureux même, que l'érythème intertrigo de la région anale, et pourtant ce n'est que dans des cas exceptionnels que ces diverses lésions s'accompagnent de spasmes.

On ne doit pas, je le répète, considérer comme *fissure* toutes les ulcérations *douloureuses* de l'anus! C'est donc à tort que l'on a voulu établir une sorte de classification des fissures à l'anus et les diviser en trois catégories : 1° celles qui siégent au-dessus du sphincter ; le diagnostic de celles-ci est des plus difficiles, il nécessite l'emploi du spéculum : elles peuvent souvent passer inaperçues ; 2° celles qui siégent au-dessous du sphincter; leur diagnostic est des plus faciles. On les rencontre dans un très-grand nombre de circonstances. Elles cèdent facilement aux méthodes de thérapeutique les plus simples; 3° enfin celles qui siégent au niveau même du sphincter, qui seraient les plus rebelles, les plus douloureuses, qui s'accompagneraient toujours des symptômes de contracture décrits par Boyer. Blandin, par cette classification que l'on retrouve aussi dans les cliniques de Dupuytren, a voulu trancher une question de pathogénie. Il a voulu prouver que les spasmes n'ont pour point de départ que la lésion de l'anus lui-même, et si on l'avait suivi dans cette voie, elle n'aurait conduit qu'à la confusion et à l'erreur. Cette classification est en quelque sorte la contre-partie, la négation même de l'œuvre de Boyer; elle nous ferait retomber, comme l'a du reste très-bien démontré M. le professeur Gosselin, dans les descriptions inintelligibles des chirurgiens qui ont précédé Boyer.

Nous décrirons donc, à propos des ulcérations du rectum et des éruptions de la région anale, les fissures des deux premières catégories ; il est à regretter que M. Chassaignac leur ait aussi conservé cette dénomination! Abordons maintenant l'étude des symptômes physiologiques qui nous permettront de reconnaître l'existence de la contracture spasmodique du sphincter de l'anus.

La maladie commence ordinairement d'une manière insensible. Le patient éprouve tout d'abord au niveau de l'anus une sensation de démangeaison qui accompagne ou suit immédiatement l'expulsion des fèces. Cette sensation devient de jour en jour plus intense, plus vive, et l'on observe parfois quelques légères gouttes de sang qui s'échappent en même temps que le bol fécal. A cette période, le malade, se croyant atteint d'hémorrhoïdes et répugnant à se soumettre à un examen désagréable, pour une affection que l'on considère généralement comme *un bénéfice de nature*, se contente de quelques légers laxatifs qui calment pour un temps ses douleurs ; mais l'intensité des symptômes ne tarde pas à s'accroître, la défécation devient de plus en plus douloureuse, et la cuisson qui s'ensuit se prolonge pendant un temps de plus en plus considérable après l'expulsion des matières.

A une période plus avancée, les paroxysmes douloureux naissent spontanément, sans cause appréciable. Les moindres secousses, la marche, la position assise les provoquent avec une déplorable facilité. Tous les actes physiologiques qui donnent lieu à une augmentation de la tension intra-abdominale excitent les plus atroces douleurs : le rire, la toux, les efforts même légers, l'action de se moucher deviennent pour le patient de véritables supplices. Il se condamne à une immobilité absolue, prenant les positions les plus bizarres. Tantôt, au début, on le voit s'asseoir sur l'angle des chaises, cherchant à se comprimer le fondement. Tantôt, couché sur le flanc, les jambes demi-fléchies, il n'ose plus faire le moindre mouvement. On conçoit facilement qu'en pareille occurrence l'observation directe de la région malade soit à peine possible; et pourtant, au point de vue du diagnostic, il est urgent de la pratiquer avec un soin minutieux.

Les malades de M. Gosselin n'ont cependant jamais consenti à se laisser examiner pendant ces paroxysmes. Aussi considère-t-il la chose comme complétement impossible. C'est probablement la raison pour laquelle il se croit en droit de supposer ce qui doit alors se passer. Il est persuadé qu'il ne se passe absolument rien et que l'œil ne constaterait pas plus de changement dans la région de l'anus qu'il n'en observe à la face pendant les crises névralgiques. M. Ashton nous dit, au contraire, que pendant les paroxysmes, l'aspect de l'anus est tout à fait caractéristique. Au lieu de présenter une forme conique, une sorte d'infundibulum peu évasé, au fond duquel s'ouvre l'orifice de l'anus, les plis radiés du contour anal proéminent en quelque sorte. C'est une région plane que l'on a sous les yeux, percée à son centre comme le diaphragme d'un instrument d'optique, d'un orifice extrêmement petit. La contracture du sphincter peut donc se constater même *de visu*. Si l'on peut alors introduire le doigt dans le rectum, il est extrêmement serré. Il faut, pour pénétrer dans l'ampoule, vaincre une résistance considérable, qui ne cède même pas pendant le sommeil anesthésique. Tous les auteurs insistent sur cette contracture, tous, depuis Boyer, en Angleterre comme en France, ont décrit cette constriction, la considérant comme la principale cause des souffrances. Seul, M. Gosselin n'est pas du même avis. « Je veux bien, nous dit-il, en parlant de la fissure, qu'une contraction spasmodique s'y ajoute quelquefois, mais à elle seule elle ne suffirait pas pour expliquer la souffrance. » C'est en introduisant son index dans l'anus d'un très-grand nombre de *femmes jeunes* qui n'avaient pas de fissure que M. Gosselin est arrivé à cette conclusion. Il tendrait même à admettre, pour la force de constriction dont l'anus est doué, une sorte de *gamme* décroissante avec l'âge. Au reste, nous dit-il, Boyer ne devait pas avoir une bien grande habitude du toucher rectal.

Lorsque le doigt a été introduit à une certaine profondeur, on peut saisir en quelque sorte le sphincter entre le pouce et l'index. C'est alors surtout que l'on se rend facilement compte de la contracture. On sent le muscle dur raccourci, si bien que, dans les cas extrêmes, on croirait avoir entre les doigts des tissus enflammés. Il y a donc un véritable raccourcissement du muscle ; c'est ce qui avait fait penser qu'alors il a perdu la faculté active de s'étendre. Cette conception physiologique, dont les recherches modernes des écoles italiennes sur d'autres systèmes musculaires tendent à démontrer l'exactitude, a doté la chirurgie anale d'une de ses plus puissantes méthodes thérapeutiques, le massage forcé. C'est ce même symptôme que l'on trouve décrit dans la thèse déjà citée de M. Sarremone. Cet auteur fait remarquer qu'à une certaine époque il n'y a plus seulement contracture, mais encore rétraction permanente. Le sphincter est, au point de vue anatomique, dans le même état que les muscles d'un membre que l'on a immobilisé pendant un temps considérable dans la position où les fibres musculaires sont le plus fortement raccourcies.

Pour Allingham, il y aurait plus encore. Ce chirurgien croit à une véritable hypertrophie. Le spasme du sphincter peut donc se constater non-seulement par l'examen des matières qui sont en quelque sorte filiformes, par l'aspect de la région anale, qui est caractéristique, mais encore par le toucher rectal et la simple palpation.

Nous en sommes donc arrivés à cette période ultime où les douleurs naissent spontanément, en dehors de l'acte de la défécation, où elles redoublent chez les femmes à l'époque de la menstruation. C'est alors que l'on voit éclater tout le cortége des symptômes généraux et que la maladie peut affecter une marche si bizarre, des symptômes si variés, que le diagnostic devient d'une excessive difficulté.

Une des premières conséquences de la fissure à l'anus, c'est la constipation. Le malade n'ose plus aller du ventre : Curling rapporte même l'histoire d'un individu qui se chloroformait chaque fois qu'il voulait accomplir cet acte, et M. Vivent, dans sa thèse inaugurale [1], parle d'un homme qui soutenait, à l'Hôtel-Dieu, qu'il eût mieux aimé mourir que d'aller encore à la selle.

Les selles provoquées sont encore extrêmement pénibles, même si l'on intervient à l'aide de purgatifs. Les malades souffrent encore, alors aussi que, par un régime approprié, on est arrivé à produire une diarrhée habituelle. En Angleterre, où les mets de haut goût entrent pour une large part dans l'alimentation, on a remarqué que leur ingestion exaspérait les douleurs.

Mais, en général, on observe de la constipation et une constipation opiniâtre. Les matières durcies s'accumulent dans l'ampoule rectale et viennent encore ajouter leur pression permanente aux douleurs occasionnées par les symptômes spasmodiques. Cette constipation entraîne aussi avec elle des troubles digestifs dont il importe de tenir compte, gastralgie, dyspepsie, douleurs abdominales, en un mot tout le cortége symptomatique qui est décrit sous le nom de *coprostase*. On comprend que chez les personnes névropathiques cet état languissant des voies digestives puisse provoquer les phénomènes les plus variés.

Les uns ont pour siége les organes pelviens, les autres

[1] Paris, 1830.

consistent en spasmes ou en douleurs sympathiques dans des régions plus ou moins éloignées. C'est ce qui explique l'extrême difficulté du diagnostic dans certaines circonstances.

Parmi les premiers, nous citerons d'abord les *coliques utérines ;* nous venons de voir il y a quelques instants que la menstruation augmentait les spasmes de l'anus.

Rappelons à ce sujet que, chez certaines femmes, il semble y avoir une sorte de synergie entre le col utérin et le sphincter anal. Je me souviens de l'avoir observé chez une malade qui présentait une très-large fistule vésico-vaginale. Chaque fois que l'on touchait avec la sonde utérine l'orifice du col, on voyait se produire un mouvement de constriction du côté du sphincter. J'ai depuis constaté le même fait en pratiquant des cautérisations sur le col de l'utérus. Je n'ai pourtant pas la prétention de vouloir généraliser cette remarque.

On a aussi observé *des spasmes vésicaux* très-violents chez l'homme comme chez la femme, aboutissant chez cette dernière à de l'*incontinence d'urine*. Chez l'homme on rencontre plus fréquemment le phénomène inverse, par exemple, la rétention. C'est avec la fissure à l'anus que l'on rencontre le plus souvent *les rétrécissements spasmodiques*. Et A. Cazenave cite l'observation d'un malade auquel on pratiqua pendant plusieurs jours le cathétérisme sans pouvoir se rendre compte de la cause de la rétention et sans lui procurer le moindre soulagement, alors qu'il fut promptement guéri, par une intervention active sur la fissure dont son anus était le siége. On est même allé, au dire du même auteur, jusqu'à porter sur le col vésical des caustiques qui eussent peut-être guéri le malade s'ils avaient été appliqués dans son rectum. On peut aussi retrouver quelques faits analogues dans la clinique de

Lallemand [1]. Certaines maladies de la prostate, décrites par E. Home, ne seraient, au dire de quelques-uns, que des fissures à l'anus [2]. D'après certains auteurs, ces symptômes urétraux s'observeraient surtout quand la fissure siége dans la partie antérieure de la marge de l'anus.

Ajoutons à cela les névralgies symptomatiques de la région lombaire s'irradiant le long des branches fessières et ischiatiques, le long des troncs ano-génitaux, jusqu'à la racine des bourses, et simulant une véritable névralgie du cordon. On a noté également des sciatiques, des névralgies crurales, etc. Enfin les phénomènes réflexes dont la fissure est le siége peuvent, à de certains moments, obéir à la loi de généralisation ; c'est alors que surviennent de véritables convulsions, qui peuvent aller jusqu'à la syncope. Il n'est pas étonnant qu'il y ait dans ces cas des phénomènes fébriles plus ou moins intenses, qui viennent encore précipiter l'affaiblissement progressif des malades.

Toutefois lorsqu'on observe des frissons et un peu d'élévation dans la température, il faut noter avec un soin minutieux le moment où l'on voit éclater les paroxysmes, car quelquefois la manifestation symptomatique de la fissure à l'anus se complique de l'élément intermittent, et l'on peut triompher des douleurs par le sulfate de quinine. Les observations de Balard de Besançon sont là pour le démontrer.

Sans doute si les symptômes de la fissure à l'anus étaient toujours aussi marqués, sa marche aussi régulière, ses conséquences aussi graves, la maladie n'aurait pas été si longtemps méconnue. Mais, au point de vue de l'intensité, il y a un grand nombre de variétés. Sous l'influence de certains médicaments et d'un régime laxatif, les spasmes peuvent,

[1] Montpellier, 1842.

[2] *Maladies de la prostate*, p. 47; traduction de Marchand.

au début, disparaître pendant quelque temps, pour reparaître ensuite avec plus ou moins de violence. A l'aide de lavements huileux ou astringents, à l'aide d'onctions avec des pommades stupéfiantes, les malades arrivent à pouvoir accomplir sans trop de peine leurs fonctions alvines et souffrent ainsi pendant un temps plus ou moins long d'une douleur supportable, mais persistante.

C'est alors que, pour M. Gosselin, il y aurait fistule *tolérante*. Je comprendrais *tolérable*, puisque le patient supporte encore son mal sans se plaindre trop fort. Mais j'avoue que je cherche en vain ce que peut tolérer la fissure. Cependant, comme c'est surtout dans cette forme que M. Gosselin nie le spasme de l'anus, il est probable que c'est de son doigt qu'il s'agit.

La forme *intolérante* correspond, nous dit-il, à la maladie décrite par Boyer, qui n'a probablement pas vu de fissures tolérantes.

Quel que soit le nom qu'on leur donne, il n'en est pas moins vrai que les fissures peuvent très-facilement passer d'une forme à l'autre ; que les douleurs, supportables pendant un certain temps, deviennent, sans cause appréciable, atroces à un moment donné, tandis que, dans d'autres circonstances c'est l'inverse que l'on observe. On retrouve, en un mot, dans notre maladie, cette variabilité extrême qui est un des caractères communs à toutes les affections spasmodiques. Aussi ne devons-nous pas nous étonner des nombreuses difficultés qui entourent son diagnostic. Il est donc nécessaire, après le tableau symptomatique qui vient d'être tracé, d'insister sur les divers modes d'exploration à mettre en usage.

Lorsque l'on est appelé auprès d'un malade dont les antécédents peuvent faire soupçonner la présence d'une fissure à l'anus, il est de toute nécessité de pratiquer d'une manière ou d'une autre l'examen de la région anale. Malheureusement, bon nombre ne se soumettent à cette inspection qu'avec une extrême répugnance, et tous les auteurs rapportent des exemples de malheureuses femmes qui ont supporté pendant des années les atroces douleurs que nous venons de décrire, plutôt que de consentir à montrer leur derrière. Il faut donc autant que possible chercher à se rendre compte de l'état des parties à l'aide du toucher surtout, et hâtons-nous de le dire, on peut, à l'aide du toucher seul, dans la très-grande majorité des cas, reconnaître la présence de la fissure. Pour ceux qui veulent attribuer à la fissure, à l'ulcération, le premier rang dans tous les symptômes, pour ceux qui veulent s'adresser à elle, diriger contre elle les efforts de leur thérapeutique, il faut, on le comprend, mettre tous leurs soins, employer tous leurs efforts à retrouver *de visu* la petite plaie dont nous avons parlé ; c'est pour cela qu'au chapitre du diagnostic on trouve un si grand nombre de méthodes, un appareil instrumental si compliqué.

Dans les premiers temps on dut se contenter d'écarter simplement les fesses et d'examiner avec soin les divers plis qui existent au pourtour de l'anus. Tantôt on fait prendre au malade la position dite vulgairement *à la vache*, par exemple, sur les coudes et les genoux. Tantôt on adopte la position dite *anglaise*. Le malade, nous dit Allingham, doit être couché sur le côté, la cuisse inférieure étendue, la cuisse supérieure fléchie sur le bassin ; dans la majorité des cas, il se charge lui-même de relever avec la paume de la main la fesse supérieure. On peut presque toujours apercevoir ainsi l'extrémité cutanée de la fissure. C'est alors que l'on peut se laisser guider par le malade lui-même ; en général, il porte le doigt en un point du pourtour de l'anus qui correspond à l'ulcération.

Convaincus dès le début de la nécessité absolue de constater la présence de l'ulcère, les chirurgiens se sont évertués à multiplier les modes d'investigation, et l'idée d'attirer en dehors les régions sur lesquelles il peut prendre naissance vint tout naturellement à leur esprit. Ainsi Mérat recommande tout particulièrement de tirer en bas le rectum. Mothe (de Lyon) conseille de recourber l'index en crochet lorsqu'il a franchi le sphincter, afin d'amener au dehors la surface de la fissure. M. Chassagnac cherche à remplir la même indication à l'aide d'un appareil instrumental. Il introduit dans le rectum une ampoule de caoutchouc qu'il attire ensuite en dehors après l'avoir insufflée ; il produit ainsi une sorte de prolapsus artificiel, et sur la muqueuse étalée, il peut se livrer à toute espèce d'explorations.

Ces manœuvres sont sans doute très-ingénieuses, mais dans les cas où elles pourraient être utiles elles sont inapplicables et nous ne croyons pas à leur utilité dans les cas où elles sont possibles. En effet, de deux choses l'une : ou l'exploration peut être faite à l'aide du toucher, c'est qu'alors la fissure est tolérante comme dirait M. Gosselin, et l'on peut la diagnostiquer sans la voir ; ou bien le toucher rectal est tellement douloureux qu'il est indispensable de soumettre le malade au sommeil anesthésique, alors on peut se servir du spéculum, faire une exploration aussi complète qu'il est besoin, sans avoir recours *aux petits moyens* dont nous venons ne parler. Il reste en somme deux procédés d'examen, le toucher rectal et le spéculum *ani*.

Nous n'insisterons pas ici sur les règles à suivre pour l'application de cet instrument ; il en a déjà été question dans nos généralités et nous venons d'indiquer plus haut quelles sont les particularités que peut alors présenter le rectum et la région anale. Mais les signes fournis par le toucher ont, croyons-nous, une tout autre importance. Ils ont trait : 1° au degré de constriction ; 2° aux sensations provoquées ; 3° aux sensations perçues par le doigt.

Au degré de constriction. Malgré l'assertion contraire de M. Gosselin, on peut affirmer que, dans le cas de véritable fissure à l'anus, le doigt ne franchira qu'avec peine cet anneau musculaire et ne triomphera de la résistance qu'en infligeant au patient les plus atroces douleurs. Lorsque la résistance est vaincue, il est serré avec une force qu'il est très-difficile d'apprécier, je l'avoue, et plus encore de définir. Mais c'est alors qu'il faut que le praticien possède ce qu'on appelle le *tactus eruditus*.

Et si nous sommes ici en formelle opposition avec le professeur Gosselin, lorsqu'il prétend qu'il n'y à pas de spasmes, nous devons toutefois lui rendre cette justice, c'est qu'il a été l'un des premiers à insister sur toutes les variétés individuelles que peut présenter la contractilité normale du sphincter. Comme il l'a très-bien dit, chez les sujets jeunes et vigoureux, on pourrait facilement prendre l'état normal pour un état pathologique. Il faut aussi tenir compte de la sensibilité des malades, qui peuvent réagir avec plus ou moins d'intensité contre le doigt explorateur.

Aux sensations provoquées. Dans la très-grande majorité des cas, à moins que l'on ait affaire à des malades chez lesquels le moindre contact provoque des douleurs intolérables, on peut localiser la sensation douloureuse. Il faut appuyer légèrement sur tous les points du pourtour de l'anus, mais surtout en arrière ; lorsque le doigt arrive sur la fissure, il provoque de la douleur, et cette douleur est en général accompagnée du spasme caractéristique.

Aux sensations perçues par le doigt. Ashton affirme que, lorsque la fissure est ancienne, ses bords deviennent durs ; il est alors facile de la reconnaître au toucher, et l'on peut en outre constater la présence de la végétation pédiculée qui, comme nous l'avons vu, siége le plus souvent à l'extrémité supérieure de la fissure. On peut aussi reconnaître, en saisissant les parties entre l'index et le doigt indicateur introduit dans le rectum, s'il y a hypertrophie ou *rétraction* du muscle. La dureté des tissus, leur rigidité anormale peuvent s'apprécier assez facilement.

De tout ce qui précède, ne peut-on pas conclure avec Ashton que le toucher rectal doit suffire presque toujours pour établir le diagnostic. Mais il ne faut pas oublier que l'erreur est facile à commettre, que très-souvent, en fait, la maladie dont il est question a été méconnue, que l'on a, dans nombre de circonstances, rapporté à d'autres organes les symptômes dont la seule fissure était le point de départ. D'une manière générale, les observations ayant trait à des erreurs de diagnostic sont rares dans la science. Aussi sommes-nous heureux de rappeler les quatorze observations dont M. Cazenave (de Bordeaux) nous a donné l'analyse.

Toutes ont trait à des erreurs soit par défaut d'examen, soit par mauvaise interprétation des symptômes. On a, dit-il, confondu la fissure anale :

Dans un cas, avec une constipation simple;

Dans deux cas, avec une affection chronique du gros intestin;

Avec des hémorrhoïdes, dans deux cas;

Avec un engorgement utérin, dans deux cas;

Avec une métrite chronique, dans un cas;

Avec une dysurie simple, dans un cas;

Avec une irritation du col vésical, deux fois, et dans les deux cas, on intervint chirurgicalement contre cette prétendue irritation.

Dans une autre circonstance on crut à la présence d'un

calcul vésical. Nous devons aussi rappeler une observation du même auteur, dans laquelle le malade avait, en même temps que sa fissure, un rétrécissement du canal de l'urèthre, dont les symptômes empêchèrent pendant quelque temps de bien apprécier ceux de la fissure.

Comme on peut le voir par cette courte énumération, l'étude diagnostique a une importance capitale. Aussi, avant d'aborder le traitement, croyons-nous devoir entrer dans quelques considérations statistiques sur la fréquence de cette affection, sur le sexe des malades, leur âge, leur profession, etc.

Au point de vue de la fréquence, il est très-difficile de formuler une conclusion absolue; c'est ainsi qu'on peut lire dans un article de M. Herpin (de Genève) que ce praticien avoue n'avoir vu que deux cas de fissures à l'anus pendant dix années de pratique, tandis que l'on voit dans les classiques que cette affection est loin d'être rare, qu'on la rencontre presque tous les jours dans la pratique civile. Boyer, quand il écrivit son article, en avait vu, nous dit-il, plus de cent cas. Beaucoup d'auteurs, en préconisant telle ou telle méthode de traitement, donnent de petites statistiques; en lisant les livres anglais, on serait tenté de croire que l'affection se rencontre très-fréquemment dans ce pays, et cependant, un de ses plus illustres chirurgiens, Fergusson, ne consacre que quelques lignes de son livre à la fissure de l'anus, et les nombreux travaux que nous avons cités semblent lui être presque complétement inconnus. Il se demande même si cette affection a jamais été étudiée d'une manière complète. En présence de données aussi contradictoires, il est, ce me semble, impossible de conclure. Les quelques chiffres que nous possédons nous permettent seulement de trancher ici la question de sexe; il est évident que les femmes sont beaucoup plus exposées que les hommes aux accidents de la contracture du sphincter. Leurs habitudes de vie, la disposition de leurs organes génitaux et les affections dont ils deviennent si souvent le siége, les troubles si fréquents de la menstruation, enfin la constipation, que l'on observe à l'état d'habitude physiologique chez un si grand nombre de femmes, sont autant de causes prédisposantes et dont l'influence n'est que trop facile à comprendre. Au reste, la plupart des auteurs rapportent que la fissure est plus fréquente chez la femme que chez l'homme. Au point de vue de l'âge des malades, la question est aussi peu claire. D'aucuns sont très-absolus et déclarent que la fissure est une maladie d'adulte. Ainsi, nous lisons dans l'article Anus du *Dictionnaire en trente volumes* : « C'est surtout entre vingt-cinq et soixante ans qu'elle se manifeste. Les enfants semblent en être exempts. Celui que mentionne M. Mérat avait une étroitesse congénitale de l'anus [1]. » Et cependant, nous lisons dans le *Journal de médecine* [2], un travail de M. Duclos, ayant pour titre : de la Fissure à l'anus chez les enfants à la mamelle et de son traitement par le ratanhia.

On trouve aussi dans les auteurs anglais un certain nombre d'observations qui se rapportent à de très-jeunes enfants. Ainsi, par exemple, la première observation de M. Allingham a trait à un malade de quatre ans et demi, qu'il réussit à guérir à l'aide de la pommade à l'oxyde de zinc et à l'extrait de belladone. Et ce même auteur nous dit, au commencement du chapitre dans lequel il décrit cette affection, qu'il a eu à traiter des fissures, et sur un enfant encore au berceau, et sur une vieille lady,

[1] Nous pouvons encore citer Angelon : *Note sur la nature et le traitement de la fissure à l'anus*, et Gautier, *de la Fissure chez les enfants*, Genève, 1863.

[2] T. IV, p. 106, 1846.

âgée de quatre-vingts ans. Le docteur Bush [1] ne l'a observée qu'entre dix-huit et soixante-neuf ans; le professeur Miller [2] déclare que l'on peut la rencontrer même chez les enfants à la mamelle. La plupart des opérées de M. Desgranges étaient de jeunes femmes entre vingt et trente ans, tandis que les hommes qu'il a dû soumettre au même traitement étaient dans la période moyenne de la vie, de trente-cinq à cinquante ans : cette donnée, appuyée sur un certain nombre d'observations, pourrait avoir quelque intérêt au point de vue nosologique.

Si nous cherchons maintenant à établir sur des faits un peu précis quelle peut être l'influence des habitudes ordinaires de la vie et des conditions sociales sur le développement de la fissure spasmodique, nous nous trouvons en présence de données tellement disparates qu'il est plus sage d'instruire le procès sans poser de conclusions.

Quelques-uns semblent disposés à inculper les professions *sédentaires*. Et parmi les malades de M. Desgranges nous trouvons un *voyageur* de commerce, un cafetier, un boulanger ; ce ne sont pas là des professions sédentaires. Chez les femmes, nous trouvons des ménagères, des domestiques, des tisseuses, une institutrice, enfin, quelques malades sans profession (?). Certes, ce n'est pas par le repos qu'ils imposent que ces métiers peuvent être nuisibles ; ajoutons à cela que presque toutes les opérées auxquelles nous faisons allusion étaient des jeunes filles ou des femmes fort jeunes. Pour toutes ces raisons, nous croyons peu à l'influence des professions. Et si l'on n'est point encore convaincu, je puis dire en terminant que je connais l'his-

[1] *Loc. cit.*, p. 100.

[2] *Practice of surgery*, by John Miller, P. R. S. E., Edimburg, p. 380, 1852.

toire d'une fissure à l'anus qui se développa chez un médecin de campagne!

TRAITEMENT. — On ne connaît pas, lit-on dans Nélaton, de guérison bien authentique de fissure à l'anus sans le secours de l'art. Il faut donc forcément en venir à une intervention directe, et en présence des redoutables symptômes que nous venons de décrire, on n'a pas craint d'agir avec énergie et d'en arriver à des moyens qui, de prime-abord, ne semblent guère en rapport avec la très-petite lésion à laquelle ils s'adressent. Ce sont précisément ces considérations qui ont porté nombre de chirurgiens à imaginer des méthodes de douceur. Leurs succès s'expliquent tout naturellement quand on songe à l'extrême confusion qui a régné si longtemps et règne encore dans l'histoire nosographique de la fissure. Sans doute, on a souvent réussi à faire cesser par ces méthodes des douleurs très-vives chez des individus présentant des ulcérations à l'anus; mais a-t-on guéri de véritables fissures, a-t-on guéri la *maladie de Boyer?* Les considérations que je vais exposer nous porteront à répondre par la négative. Mais, je dois l'avouer, en formulant cette opinion et en cherchant à la justifier, je me trouve dans un grand embarras. Ce n'est pas que les documents fassent défaut, mais les observations en général manquent de détails, et, je le répète, il me faut passer en revue des faits qui, sous la même dénomination, se rapportent à des affections essentiellement différentes. Aussi ai-je cru devoir commencer cette revue à l'époque de Boyer. Je ne vois pas, en effet, quel intérêt il peut y avoir à répéter après tant d'autres, que tel auteur antique pratiquait l'excision, tel autre le grattage avec l'ongle, qu'on employait l'incision ou la racine de *virga pastoris*, dans un certain nombre de maladies de l'anus ou du rectum, qui pouvaient peut-être bien être des fissures à l'anus.

Quant aux contemporains de Boyer, à ceux dont les travaux remontent au commencement de ce siècle, leurs méthodes n'ont guère plus d'intérêt. Au reste, on en peut juger par le passage suivant, que j'emprunte à Boyer lui-même :

« On prescrivait un régime rafraîchissant ; on défendait l'usage des aliments excitants et des boissons échauffantes. Quelques malades ont d'eux-mêmes réduit à moitié, ou à moins encore la quantité ordinaire de leurs aliments ; d'autres se sont astreints à la pénible sujétion de prendre de deux jours l'un une potion purgative. La plupart faisaient un usage fréquent de clystères simples ou laxatifs ; ils y avaient recours deux, trois et quatre fois par jour. Ces moyens procurent d'abord quelque soulagement, mais au bout d'un certain temps ils deviennent inutiles et n'apportent pas même un adoucissement momentané. Les fumigations d'eau chaude, de décoction de cerfeuil ou d'infusion de sureau, les aspersions froides, les bains entiers, les demi-bains, l'application des sangsues, les injections narcotiques, les suppositoires et les pommades opiacées ont quelquefois rendu les douleurs plus supportables ; mais ils ont toujours été insuffisants pour guérir la maladie et souvent même pour en diminuer les souffrances ; une seule fois cependant j'ai guéri par quelques-uns de ces moyens une gerçure de l'anus avec constriction médiocre : le traitement a été long et suivi avec persévérance. »

Incision. — *a. Profonde.* A tous ces procédés, à toutes ces médications longues, plus ou moins incertaines, Boyer substitua une méthode rationnelle qu'il déduisit directement de ses études de seméiologie. Après avoir donné au spasme du sphincter le rôle principal dans la scène pathologique, tous ses efforts tendirent à découvrir un moyen efficace contre cet élément, et ce moyen, Boyer le trouva dans la division complète des fibres du muscle contracturé.

Malheureusement, absolu comme tous les novateurs, il eut le tort de prescrire de très-profondes incisions et la section *de toutes les fibres du sphincter*, de toute l'épaisseur du muscle. Voici, du reste, le texte même de sa description : « Je fais coucher (le malade) sur le côté, comme pour l'opération de la fistule à l'anus ; je porte le doigt indicateur de la main gauche enduit de cérat dans le rectum, et sur ce doigt je fais glisser à plat un bistouri dont la lame très-étroite est coupée carrément et arrondie à son extrémité. Le tranchant de ce bistouri est alors tourné du côté droit ou gauche, selon le lieu qu'occupe la gerçure, et je divise d'un seul coup les membranes intestinales, les sphincters, le tissu cellulaire et les tegments. Je forme ainsi une plaie triangulaire dont le sommet répond à l'intestin et la base à la peau. Il est quelquefois nécessaire d'allonger celle-ci : je le fais d'un second coup de bistouri. Lorsque la constriction est extrême, je fais deux incisions semblables, l'une à droite, l'autre à gauche, et lorsque la gerçure est située en avant et en arrière, je ne la comprends pas dans l'incision [1]. »

On comprend facilement tous les inconvénients d'une semblable méthode. Sans doute l'opération répond admirablement à l'indication, mais est-elle exempte de dangers et osera-t-on la pratiquer dans les cas de fissure tolérable qui sont, grâce à Dieu, les plus fréquents de beaucoup? Malgré son incontestable efficacité, il faut se rappeler qu'entre les mains de Velpeau elle a donné des insuccès, qu'elle a amené des accidents graves. C'est donc une opération qu'il ne faut pas pratiquer à la légère, car elle expose parfois à de redoutables complications. En effet, on ouvre les fosses ischio-rectales, et le contact toujours irritant des

[1] Boyer, *loc. cit.*, t. X, p. 114

matières fécales peut déterminer dans ces régions des phénomènes inflammatoires dont il est ensuite difficile d'arrêter la marche. On peut se trouver en présence de vastes collections purulentes, de fusées qui, remontant du côté de la cavité péritonéale, peuvent déterminer dans cette séreuse des phénomènes phlegmasiques rapidement mortels. N'oublions pas aussi que l'on agit sur une région extrêmement vasculaire, que le plus ordinairement la dilatation variqueuse des veines hémorrhoïdales coïncide avec la lésion que l'on cherche à guérir, d'où le double danger de l'hémorrhagie immédiatement, et consécutivement de la phlébite avec toutes ses conséquences [1]. Enfin, si la section du sphincter de l'anus est le plus ordinairement suivie du retour complet des fonctions de ce muscle, lorsque la cicatrisation est terminée, il faut aussi se rappeler que, dans certaines circonstances, ces fonctions sont compromises pour toujours, et le malade guéri de la fissure ne peut plus retenir ses matières, infirmité dégoûtante, plus pénible cent fois que la maladie elle-même.

Nous aurons, du reste, à revenir plus en détail sur cet accident, en traitant de la fistule à l'anus; et Curling n'hésite pas à le considérer comme une des plus sérieuses objections à opposer à l'opération de Boyer.

Enfin, en supposant même que tout se passe aussi régulièrement que possible, il faudra toujours un temps très-long pour obtenir la guérison, et ce n'est qu'au bout de plusieurs semaines que la cicatrisation sera complète.

b. Superficielle. — Déjà Dupuytren en France avait réduit les dimensions de l'incision. En Angleterre, Copeland, à la suite d'un certain nombre d'opérations heureuses, dé-

[1] Blandin, Roux, Velpeau ont eu à regretter ces déplorables accidents, qui quelquefois même ont entraîné la mort de leurs malades.

clara qu'il suffisait de pratiquer une section tout à fait superficielle, et J.-B. Brown, son ami, imitant son exemple, traita ses fissures de la même manière, affirmant, au bout de vingt années de pratique et après plus de cent opérations de cette nature, qu'il avait constamment réussi.

Pour Copeland, nous dit Curling, il suffisait d'intéresser la muqueuse dans toute son épaisseur, et c'est la même opinion que soutenait M. Laugier dans ses cliniques [1]. Le savant professeur enseignait que la section superficielle, à l'aide d'un ténotome, par exemple, est la méthode la plus simple et la moins longue que l'on puisse employer [2]. Mais pareille opération est à peine possible. On se demande si l'on pourrait arriver à couper *exclusivement* et dans toute son épaisseur une muqueuse aussi adhérente aux muscles sous-jacents. Pour Curling, il demeure constant que les succès de la méthode de Copeland sont dus à la division ordinairement suffisante des fibres les plus superficielles du sphincter de l'anus, et c'est à cette méthode qu'il donne la préférence.

C'est aussi le traitement adopté par Ashton, toutes les fois qu'il croit nécessaire l'intervention directe. Benjamin Brodie opère de la même manière. Syme préconise le même mode opératoire. Et pourtant, chose étrange, cette importante modification de la méthode de Boyer est fort peu connue en Angleterre, où en dehors des grands centres presque tous les chirurgiens pratiquent l'incision par l'ancienne méthode française, à ce que nous dit Ashton.

L'incision superficielle serait aussi d'après lui le meilleur mode opératoire.

Allingham n'est pas du même avis. Nous avons vu, à propos de la pathogénie, que ce chirurgien pense que le

[1] Voy. thèse de Masson. Paris, 1868.

[2] *Bulletin de thérapeutique.* 1839.

plus souvent, les douleurs et les spasmes n'ont pour point de départ que les petits filets nerveux mis à nu au fond de l'ulcère. Dans quelques circonstances, l'incision superficielle peut les diviser, et alors la guérison est très-rapidement obtenue. On fait alors une véritable névrotomie. Mais, dans un très-grand nombre de cas, cette incision superficielle est, nous dit-il, insuffisante. Il faut alors, sans aller aussi loin que Boyer, faire une entaille assez profonde, pour s'assurer de l'immobilité absolue du sphincter de l'anus. Et, règle générale, la section doit avoir au moins un quart de pouce de profondeur. Il est plus sûr de se servir du spéculum pour la pratiquer, si l'on n'a pas une très-grande habitude de la chirurgie rectale.

On voit donc qu'en Angleterre on est loin d'être fixé sur la dimension et la profondeur qu'il convient de donner aux incisions ; que leur efficacité est non moins contestée, mais que tous les praticiens de ce pays reconnaissent les dangers de l'incision profonde.

Il serait donc difficile de conclure et de se prononcer pour telle ou telle méthode ; heureusement nous espérons démontrer bientôt que cette conclusion n'a pour nous aucune importance.

Section sous-muqueuse du sphincter. — Cette opération, l'une des applications de la méthode générale des sections sous-cutanées le plus universellement adoptées à l'époque, fut pratiquée pour la première fois en 1840 par Jules Guérin, et Blandin l'a répétée vers la fin de la même année. Elle a été préconisée à Lyon par Brachet qui en a obtenu d'excellents résultats. Les succès incontestables et incontestés que lui ont dus nombre de chirurgiens ne viennent-ils pas une fois encore démontrer la véritable nature de l'affection et prouver d'une façon péremptoire que ce n'est pas en divisant quelques filets nerveux que l'on réussit dans les sections superficielles dont nous venons de nous occuper?

Dans un très-remarquable travail, publié aux *Archives générales de médecine*[1], M. Demarquay exposa les règles opératoires et les indications de la section sous-muqueuse. On trouve aussi dans cet article la relation de sept observations où elle a suffi pour débarrasser d'une incommodité horriblement pénible des malades qui avaient déjà recouru sans succès aux méthodes les plus accréditées.

Cette opération comprend plusieurs temps successifs :

1° Il faut faire une petite ouverture à la peau. C'est à 2 ou 3 centimètres de l'anus qu'elle doit être pratiquée; plus près, un effort de défécation pourrait ensuite rompre la cicatrice et provoquer la suppuration du foyer de l'incision; plus loin, la section des fibres les plus internes du sphincter serait rendue très-difficile;

2° Il faut introduire le doigt dans le rectum en même temps que l'on fait tendre la peau des deux côtés de l'anus : précaution indispensable pour ne pas rompre la muqueuse rectale;

3° Faire passer le ténotome entre la muqueuse et le sphincter; ce temps est difficile, mais en voulant, comme l'a fait Velpeau, couper le muscle de la partie profonde à sa partie superficielle, on s'expose soit à faire une section incomplète, soit à intéresser la muqueuse;

4° Enfin diviser le muscle. A ce moment on sent un craquement distinct; aussitôt le doigt reconnaît un espace entre les deux extrémités du muscle divisé. Une compresse imbibée d'eau froide suffit pour tout pansement. Le repos au lit, pendant cinq à six jours, sera utile, ainsi que la précaution de n'aller à la garde-robe que trois ou quatre jours

[1] Année 1846.

après l'opération. Blandin a imaginé un instrument particulier pour pratiquer cette opération. Voici sa description empruntée au texte même de M. Demarquay :

« C'est un bistouri monté sur un manche assez fort ; sur une des faces de la lame de l'instrument se trouve une plaque mobile à la façon d'un canif à coulisse ; cette plaque est arrondie à son extrémité. Sa longueur dépasse un peu celle de la lame ; lorsqu'elle est poussée elle couvre complétement celle-ci. Sur le manche de l'instrument se trouvent des points de repère qui indiquent la direction du tranchant. Avec ce seul instrument on peut faire toute l'opération. Quand on ne veut que faire une ponction à la peau, on découvre un peu la lame ; lorsque, au contraire, on veut faire passer le bistouri entre le muscle et la muqueuse, on cache le tranchant par la plaque mobile, et dès lors l'instrument agit comme un stylet mousse un peu aplati. Lorsqu'on veut couper, on fait rentrer la plaque dans l'intérieur du manche, et on agit comme avec un bistouri ordinaire. »

Cette section sous-muqueuse a, je le répète, donné d'excellents résultats, et j'ai entendu professer par M. Pétrequin qu'il lui devait de nombreux succès. Mais elle n'est pas aussi inoffensive qu'on pourrait le penser tout d'abord. Souvent, en effet, malgré tous les soins de l'opérateur, sous l'influence des efforts de la défécation, le foyer de l'incision s'enflamme et suppure ; on se retrouve alors dans les mêmes conditions qu'après l'opération à ciel ouvert, et l'on est en plus dans la nécessité de pratiquer un débridement. Mais là n'est pas le principal danger. L'accident que l'on doit le plus redouter, c'est l'hémorrhagie ; car souvent le système veineux hémorrhoïdal des sujets atteints de fissure est extrêmement dilaté, et d'autre part, on peut rencontrer sur le trajet de l'incision des artérioles dont le volume est quelquefois très-considérable. Dans ce cas, M. Blandin lui-même fut obligé de débrider le foyer et d'aller à la recherche de l'artère divisée pour en pratiquer la ligature. Et dès 1842, il avait déjà dû opérer par la section à l'air libre des malades chez lesquels avait échoué la section sous-cutanée. Si, dans ces cas, l'incision externe est assez petite pour empêcher la sortie du sang, il se forme un foyer sanguin volumineux, une véritable infiltration sanguine de toute la région dont il est facile de prévoir la gravité. Enfin, nous devons rappeler qu'en 1847, M. Gosselin a observé deux malades opérés par la section sous-cutanée, l'un depuis un an, l'autre depuis dix-huit mois, et qui attendaient encore leur guérison.

La section du sphincter n'est donc pas une opération inoffensive, même pratiquée selon les règles de la méthode sous-cutanée.

On a aussi préconisé à peu près vers la même époque une méthode opératoire qui se rapproche beaucoup des précédentes : je veux parler *des incisions superficielles multiples*. C'est sans doute la pratique des débridements multiples dans les hernies étranglées et dans la cystotomie qui a pu faire germer cette singulière idée dans l'esprit des chirurgiens. Cependant, on la trouve déjà exprimée par Boyer. Il est d'avis de faire deux ou plusieurs incisions lorsqu'une seule ne suffit pas. C'est qu'en réalité le siége de l'incision n'a aucune importance, on la peut faire passer soit en arrière, soit sur les côtés, si elle est assez profonde pour diviser la partie contracturée du sphincter, elle réussit toujours, alors même qu'elle ne tombe pas sur la fissure. C'est pour cela que l'on a donné comme règle de la pratiquer toujours en arrière et en dehors, afin d'éviter le bulbe chez l'homme, le périnée chez la femme ; on a recommandé pour la même raison de ne jamais inciser directement sur le coccyx, ce qui exposerait à voir la plaie ne pas se cicatriser.

Mais entre ces incisions portant sur des points limités et les petites incisions multiples telles que les voulait Vidal de Cassis, il y a une différence capitale. La seule cause d'insuccès dans l'incision c'est le manque de profondeur; or, les débridements multiples n'ajoutant rien à cette profondeur, ils ne peuvent réussir, si l'on a échoué par l'autre méthode. S'ils ont réussi parfois c'est que ces traumatismes multipliés peuvent jusqu'à un certain point immobiliser les parties.

C'est ainsi que se peut expliquer le fait rapporté par Jobert, dans lequel ce chirurgien employa avec succès le débridement multiple chez une malade qui avait refusé de se soumettre à l'incision.

En résumé, les incisions superficielles multiples, plus dangereuses que l'incision superficielle simple, ne sont pas plus efficaces que cette dernière. Nous renverrons du reste aux paroles énergiques prononcées contre l'incision double par M. Chassaignac.

Excision. — J'en arrive maintenant à l'*excision*, cette importante méthode dont on a cru devoir rechercher les origines dans l'antiquité. Je ne veux pas cependant discuter ici les avantages du grattage pratiqué à l'aide des ongles, mais bien l'opération telle que l'a proposée Jobert. Les indications sont précises, et pour qui admet la théorie du spasme réflexe, il ne saurait y avoir d'opération plus parfaite. La fissure est le point de départ du spasme, enlevez-la, et le spasme disparaîtra : *sublata causa tollitur effectus*. Malheureusement les choses ne sont pas aussi faciles, et l'excision n'arrête que rarement les accidents.

Jobert prétend cependant avoir *toujours réussi*. Il est

vrai que les trois observations qu'il produit ne sont guère de nature à entraîner la conviction.

Dans la première il s'agit d'une jeune fille de vingt-deux ans portant à l'anus une tumeur longue de neuf lignes, qui était en train de se résoudre sous l'influence d'un traitement par les pommades narcotiques, quand M. Jobert pratiqua son opération (il ne dit pas de quelle manière). Tout porte à croire qu'il s'agissait là d'hémorrhoïdes enflammées et douloureuses et non d'une véritable fissure. Le second fait ne peut absolument rien prouver, puisque Jobert a administré la liqueur de Van-Swieten en même temps qu'il pratiqua l'incision, et comme la malade ne fut guérie qu'au bout d'une quinzaine de jours, on peut donner aux spécifiques tout l'honneur de la cure. Et quant à la troisième observation, comme elle a trait à une fissure longue de sept lignes, comme il fallut dilater l'anus pour faire l'opération, elle équivaut à un fait d'incision simple. Jobert a-t-il, dans d'autres cas, réussi de manière à démontrer sa thèse? C'est peu probable. Il n'est pas à penser qu'il eût choisi les faits les moins probants pour les livrer à la publicité [1].

Toutefois, sans plus ample informé, avant de passer condamnation, je dois indiquer le procédé de l'auteur dans tous ses détails.

« Après avoir déplissé l'anus, nous dit-il, de manière à mettre la fissure complétement à découvert, je saisis avec des pinces la membrane qui tapisse son trajet et je l'incise dans toute son étendue avec une petite portion des parties molles sous-jacentes, au moyen d'un bistouri porté en dédolant, ou de ciseaux droits ou courbes [2]. »

La méthode de M. Jobert a donc pour premier temps une

[1] *Gazette médicale de Paris*, p. 387. 1839.
[2] *Ibid.*, *loc. cit.*, p. 388.

manœuvre de dilatation. C'est probablement à cette manœuvre qu'il faut rapporter tous les succès de M. Jobert. Nous allons voir bientôt que, dans les cas simples qui sont les plus nombreux, une dilatation modérée peut produire assez rapidement une détente, un soulagement durable.

L'excision est rejetée aujourd'hui par la grande majorité des chirurgiens. M. Sédillot, en particulier, la condamne d'une manière tout à fait absolue. Et je terminerai ce que j'ai à en dire en reproduisant ici les lignes suivantes empruntées à M. Chassaignac : « *Rien de plus inintelligent que ce procédé*, qui se rapporte à ce que l'on peut appeler la chirurgie de symptôme et qui, laissant la proie pour l'ombre, s'adresse à un seul des éléments de la maladie et précisément au moins important de tous. »

Cautérisation. — L'idée de substituer une plaie par les caustiques à une plaie par instrument tranchant devait tout naturellement se présenter à l'esprit, surtout pour une opération ayant pour siége une région aussi vasculaire. Mais ce n'est pas cette seule considération qui a entraîné pendant quelque temps la chirurgie dans cette voie. Non-seulement on espérait produire à l'aide des caustiques une plaie simple, à l'abri de tout accident, sans hémorrhagie à redouter, mais on avait encore la prétention de détruire la cause même du spasme : l'indication théorique de la cautérisation a donc été la même que celle de l'excision. Guérin, tout d'abord, proposa d'employer le fer rouge, Béclard, à la Pitié, faisait de puissantes cautérisations au moyen du nitrate d'argent, Cloquet, avec le nitrate acide de mercure, et tous prétendaient en obtenir des succès ; malheureusement à la même époque, d'autres praticiens non moins célèbres, échouaient et d'une manière constante. Aussi Richard, Velpeau, Laugier, Sédillot, Vidal de Cassis, etc., se prononcent-ils d'une manière absolue contre cette méthode ; ce dernier cependant la réservait pour les individus pusillanimes qui ne voudraient pas se soumettre à l'incision. Curling auquel les malades ont souvent refusé l'opération, a eu plusieurs fois recours à des applications caustiques : et pourtant il n'est pas partisan de la méthode. Presque toujours il a dû recourir ensuite à l'incision. Payan, par de simples cautérisations avec le nitrate d'argent, a déterminé des douleurs très-vives et même des accidents fébriles, et ses malades durent être soumis aussi à l'incision. Ces insuccès entre les mains d'hommes éminents n'ont pas empêché d'autres praticiens d'avoir de nouveau recours à la cautérisation, tantôt l'appliquant primitivement, tantôt l'associant à d'autres méthodes.

Je dois parler, en première ligne, des faits relatés par M. Bourgeois, d'Étampes [1]. Cet estimable praticien recommandait à ses malades de s'introduire eux-mêmes dans le rectum leur index chargé d'un peu de pommade au nitrate d'argent. En même temps, on administrait des lavements froids et le patient était condamné à douze heures de repos. Pendant toute cette période, si le malade avait besoin d'aller à la selle, on lui faisait enduire la région anale avec une graisse inerte. A l'époque où il écrivit son mémoire, M. Bourgeois avait mis en usage son procédé une vingtaine de fois et n'avait eu à enregistrer qu'un petit nombre de récidives. Je regrette que nous n'ayons pas, sur ces vingt cas des détails suffisants, car les six observations qu'il produit ne sont pas de nature à faire adopter sa méthode. Il est infiniment probable qu'il n'a pas eu affaire à de véritables fissures. En effet, tous les malades dont il nous parle étaient des hémorrhoïdaires et cette affection, comme on le sait, suffit bien à elle seule pour expliquer les douleurs.

[1] *Gazette hebdomadaire*, p. 105. 1856.

Enfin, M. Bourgeois ne nous dit pas un mot des spasmes de l'anus, nouvelle raison pour penser qu'il n'en a pas eu à combattre. J'ajouterai que, sur vingt cas de fissures observés en peu de temps, il doit nécessairement y avoir d'autres lésions, car les fissures ne sont pas aussi fréquentes que ce chiffre semblerait l'indiquer.

Les observations de Herpin, de Genève, et de Uytterhoven sont plus démonstratives. Mais ils ne se sont pas bornés à cautériser, ils ont cautérisé leurs incisions, désirant substituer aux mèches, dont la présence est toujours douloureuse et l'introduction pénible, la petite pellicule qui résulte d'une cautérisation avec le nitrate d'argent. Au reste, M. Herpin n'apporte à l'appui de sa méthode que deux faits, mais ils ont une grande valeur, puisque, au bout de dix ans, la guérison ne s'était pas démentie. Quant aux autres procédés de cautérisation, ils diffèrent soit par la durée, soit par l'étendue, soit par la substance cautérisante. C'est ainsi que, par exemple, Mercier veut que l'on se serve du caustique de Vienne solidifié, mais que l'on introduise au préalable un gorgeret [1].

Esmarch croit qu'avec le nitrate d'argent on peut protéger au fond de la plaie les petits filets nerveux qu'il prétend y exister ; il emploierait, soit la pommade, soit le crayon. Bref, la cautérisation dans le traitement de la fissure à l'anus est une méthode presque complétement abandonnée aujourd'hui.

M. Gosselin préconise aussi les mèches et le nitrate d'argent, mais seulement pour la forme tolérante. « Il faut, dit-il, mettre sur la fissure vingt à vingt-cinq brins de charpie (*sic*) trempés dans une pommade astringente ou caustique... » Au reste, ne vous trompez y pas, lecteur, cette

[1] *Gazette hebdomadaire*, 1857.

méthode a ses dangers, et si vous vous refusez à croire aux succès qui lui sont dus, apprenez de la bouche de M. Gosselin lui-même qu'elle peut *favoriser le passage à la seconde forme*, c'est-à-dire la forme intolérante.

Astringents. — Il ne faut pas, à l'exemple du professeur Esmarch, dont le chapitre sur cette question est du reste des plus incomplets, confondre la méthode des caustiques avec celle des astringents. Cette dernière a été inspirée par des idées toutes différentes. Je ne veux pas parler de ces innombrables pommades dont les recettes remplissent les formulaires, mais bien de la méthode de Trousseau. « Quelques chirurgiens français, dit sommairement M. Esmarch, ont préconisé l'onguent de la mère et le ratanhia, et ces deux remèdes ont donné lieu à la Société de chirurgie, en 1867, à une interminable discussion. »

Il est possible que cette discussion ait parut interminable à M. Esmarch, en tout cas nous ne ferons pas le même reproche à sa monographie de la fissure! S'il avait approfondi quelque peu les écrits de ces certains chirurgiens français qui préconisent le ratanhia, il aurait vu que l'un d'entre eux, Trousseau, notre illustre professeur de pathologie interne, ne propose pas les lavements de ratanhia seulement pour agir directement sur la fissure, mais bien sur le rectum paralysé d'une façon plus ou moins complète, sur la région ampullaire dilatée. Il n'y a donc pas le moindre rapport entre les indications que l'on se propose de remplir d'une part par la cautérisation, d'autre part, par les lavements astringents. Il n'est, du reste, pas surprenant que le professeur des bords de la Baltique n'ait point signalé ces différences, car il a probablement omis de consulter le travail de Trousseau, dont le nom ne figure pas même dans sa bibliographie.

La méthode astringente a donc pour but de régulariser

les rapports dynamiques du sphincter et du rectum, de rendre à ce dernier la force, la tonicité qui lui sont nécessaires pour lutter contre le premier, de l'empêcher de se laisser distendre par les fèces accumulées. Nombre d'auteurs ont depuis employé la même méthode, Thiry, en Belgique, prétend lui devoir de nombreux succès, et comme Trousseau, il croit, il prétend s'adresser non pas à la fissure, mais à la paralysie du rectum.

Payen [1], J. Payan [2] préconisent aussi le traitement de Trousseau et, depuis ses écrits, il n'est pas de chirurgien qui ne l'ait mis en usage dans les cas bénins. Tantôt on s'est borné à donner des lavements avec l'extrait de ratanhia, avec la monesia, tantôt on s'est servi de mèches enduites de cérat et recouvertes de poudre de ratanhia, ou bien on a incorporé cette substance dans diverses pommades. Enfin comme le ratanhia est d'un prix élevé, M. Trousseau a pensé que l'on pourrait y substituer le sulfate de cuivre à la dose de quinze centigrammes dans un demi-lavement, matin et soir.

Malgré ce grand nombre d'observations, il n'en demeure pas moins constant que la méthode astringente ne réussit pas ou réussit rarement dans les véritables fissures anales. Miquel d'Amboise, par exemple, publia dans le journal de Malgaigne [3] une observation que l'on mit à l'actif des guérisons dues à cette méthode. Au point de vue du diagnostic nous n'avons que les quelques mots suivants : « Je soupçonnais un obstacle à l'extrémité inférieure de l'intestin, j'en accusai des hémorrhoïdes internes fort élevées ; les matières des selles étaient en crottins durs souvent coiffés de mucosités. » Rien ne nous permet d'affirmer, ni même de soup-

[1] *Gazette médicale*, p. 59. Paris, 1840.
[2] *Journal de Malgaigne*, p. 310. 1844.
[3] P. 88. 1848.

çonner la fissure. Suit un autre fait où il est encore question de crottins, de selles sanguinolentes, d'hémorrhoïdes, mais où l'on n'indique pas d'examen direct (obs. v). L'observation vi du même auteur est absolument inintelligible. Il s'agit d'un individu guéri antérieurement d'une fissure et qui, après s'être purgé accidentellement par deux fois avec des potages à l'oseille, fut, par des lavements opiacés, délivré d'une monomanie de lavements qui lui était restée depuis sa maladie. M. Miquel conclut à l'action astringente de l'opium sur la muqueuse anale. Les observations vii, viii, ix, x et xi sont du même ordre ; pas une ne se rapporte à la fissure spasmodique : on y voit des malades atteints de constipation opiniâtre, soupçonnés d'affection aphteuse intestinale, hémorrhoïdaires aménorrhéïques, etc. Bon nombre de ces malheureux sont guéris par les lavements ratanhiés, mais, je le répète, ces faits n'ont rien de commun avec la maladie qui nous occupe actuellement. Je ne suis du reste, pas seul à apprécier de la sorte les observations de Miquel ; Paraguez, dans sa thèse inaugurale (Strasbourg, 1848) les analyse toutes les treize une à une et finit par démontrer qu'elles ne se rapportent pas à des fissures.

Les observations de Payan [1] sont plus concluantes, elles ont trait bien certainement à de véritables fissures ; elles sont au nombre de sept. L'une d'elles a été recueillie sur un enfant de quatre ans. Il ne fallut pas moins de dix-huit jours de lavements pour obtenir la guérison ; de violentes coliques provoquées par le remède obligèrent de le suspendre vers le troisième jour. Nous retrouvons des accidents analogues mentionnés dans les autres observations, enfin la

[1] *Journal de médecine, de chirurgie et de pharmacologie de Bruxelles.*

septième est un insuccès complet. Si les autres cas peuvent jusqu'à un certain point être considérés comme succès, comme des guérisons authentiques de fissures à l'anus, il faut avouer que la méthode a nécessité un traitement longuement prolongé, qu'elle a été le point de départ de douleurs vives et d'accidents très-sérieux, qu'enfin elle paraît n'avoir réussi que dans des cas relativement bénins. Ce n'est donc pas la méthode que nous croirons devoir préconiser.

Narcotiques. — En présence des douleurs extrêmement vives que les malades éprouvent, tous les praticiens, on peut le dire, ont commencé leur traitement par l'emploi des narcotiques, soit à l'intérieur, soit appliqués directement sur la région malade. A la même méthode se peuvent rattacher les embrocations antispasmodiques et anesthésiques que presque tous les chirurgiens ont mises en usage. C'est ainsi que M. Chapelle, d'Angoulême, prétend avoir réussi à l'aide d'un mélange de chloroforme et d'alcool introduit et maintenu à l'aide de mèches de charpie volumineuses. Il prétend devoir à ce moyen quatorze guérisons bien avérées, après deux, trois et quelquefois quatre applications de ce mélange. N'oublions pas que l'auteur s'est servi de mèches, que, par conséquent, il a fait en même temps qu'une application stupéfiante une manœuvre dilatatrice. Mais, de toutes ces applications, celle qui a été considérée comme la plus efficace, la plus active, c'est celle de la belladone. Copeland, dans son *Dictionnaire*, en attribue la première idée à Graham, de Sterling.

En France, c'est Dupuytren surtout qui en a vulgarisé l'emploi ; comme la belladone a pour effet de faire disparaître les spasmes et de paralyser le sphincter irien, on a pensé qu'elle aurait sur l'anus la même action que sur l'œil. Je le répète, nombre d'auteurs se sont, en France et à l'étranger, fiés à cette méthode, mais ce qui rend quelque peu suspect les observations de succès dont les recueils périodiques fourmillent, c'est que, dans un très-grand nombre de circonstances, on a employé la belladone associée avec l'opium, et l'on a réussi. Or, puisqu'on considère aujourd'hui les deux substances comme antagonistes, leurs effets auraient dû se détruire; il faut donc rechercher dans d'autres conditions l'explication des succès, et ici encore, c'est probablement à la dilatation qu'il les faut attribuer. Au reste, la méthode n'est pas tout à fait dépourvue de dangers. Ainsi, Benjamin Brodie a dû plusieurs fois y renoncer en présence d'accidents cérébraux plus ou moins sérieux. Toutefois, on peut conseiller son usage comme moyen adjuvant ou pour masquer des manœuvres de dilatation douce qui peuvent suffire dans quelques circonstances.

Isolants. — A côté des narcotiques, nous inscrirons les isolants. C'est ainsi que l'on a proposé des embrocations avec des corps gras, avec des préparations tenant en suspension de l'acétate de plomb, de la bistorte, etc. [1] : l'onguent de la mère[2], le sous-nitrate de bismuth et la glycérine (Trousseau), enfin, la poudre de lycopode à laquelle M. Dayral croit devoir un succès [3].

Je ne puis condamner sommairement toutes ces méthodes et nier d'emblée les succès que l'on prétend leur attribuer; je ferai seulement remarquer que leur extrême variété, le peu de détails que l'on fournit à propos des observations sur lesquelles elles sont basées, nous les rendent singulièrement suspectes. Mais ce qu'il y a de certain c'est que, par ce seul fait qu'elles ont été applicables, on peut

[1] Voyez *Journal des connaissances médico-chirurgicales*, p. 597, 431, 75. 1852.

[2] *Bulletin de thérapeutique*. 1851.

[3] *Ibid.*, p. 293. 1863.

affirmer qu'elles n'ont pas été dirigées contre de bien terribles fissures. Pareilles applications auraient été complétement intolérables.

Je ne puis terminer cette étude de la méthode isolante sans rappeler ici deux procédés qui semblent s'y rapporter directement. Je veux parler de la méthode de Gossement et de celle de Cazenave.

Persuadé que le contact des matières exerce une déplorable influence sur la cicatrisation de la fissure, Gossement (d'Arcis-sur-Aube) a cherché à le faire comprendre à ses malades ; il leur a persuadé que chaque fois qu'ils se livreraient à l'acte de la défécation ils ne sauraient mieux faire que d'introduire leur propre index dans leur derrière et d'en pincer fortement le bord avec le pouce, tandis que leur puissances abdominales exécuteraient les efforts d'expulsion. Immobilisation du sphincter et isolement de la fissure, telles sont les indications que M. Gossement cherche à remplir par la méthode du *pincement*. Cette méthode n'est pas restée dans la pratique. Le traitement de Wraag est à peu près aussi peu sérieux [1].

Pour arriver au même résultat, M. Casenave, de Bordeaux, fit construire un appareil. « Cet appareil, nous dit-il, se compose d'un cercle en baleine arrondie, très-flexible, s'enroulant sur un très-petit mandrin à tête ; cette baleine doit être matelassée avec un peu de linge fin ou de charpie et recouverte ensuite d'une enveloppe en bon taffetas ciré ayant huit travers de doigt de long. Tout étant ainsi préparé, on graisse avec du cérat et on introduit baleine et mandrin dans l'anus et le rectum, préalablement dilatés par une injection opiacée, si le sphincter est trop contracté. Quand la baleine est parvenue au-dessus du sphincter et au niveau

[1] *Gazette médicale de Paris*, p. 605. 1833.

de l'évasement inférieur du rectum, son élasticité la fait se dérouler, former un cercle ayant la dimension obligée de la partie inférieure du ventre d'amphore (du rectum). Cela fait, on arrange le taffetas ciré qui doit franchir le sphincter et dépasser l'anus d'au moins quatre travers de doigt[1]. »

De cette manière les fèces ne doivent jamais se trouver en contact avec la fissure qui se trouve protégée par la toile cirée.

M. Cazenave a réussi à guérir par ce procédé. Et dire qu'il y a des malades qui ont, avant de guérir, subi ce traitement pendant six semaines !!!

Laxatifs. — Mais il faut ajouter qu'en même temps M. Cazenave fait suivre à ses malades un régime tout particulier, sur les détails duquel nous aurons bientôt à revenir. C'est que *le régime* a dans le traitement des fissures à l'anus une importance capitale. L'étude symptomatique et étiologique n'est-elle pas là pour le démontrer? Nous avons vu en effet que la constipation d'une part, d'une autre, certaines diarrhées peuvent être la cause des fissures; nous avons aussi signalé l'influence des aliments épicés, des mets de haut goût. Quelle que soit la médication mise en œuvre, on doit doit donc, par un régime approprié, modifier et le nombre et la consistance et les propriétés irritantes des selles.

Gerdy, l'un des premiers, préconisa l'emploi exclusif des purgatifs dans la fissure. « En combattant la constipation à l'aide de purgatifs répétés, disait-il à l'Académie en 1851, on rend les selles libres, faciles, on prévient les douleurs et on favorise la cicatrisation. Je n'emploie presque pas d'autre moyen depuis quinze ans, et je n'ai presque pas eu de malade qui n'ai été guéri par ce simple moyen. »

[1] Bordeaux, in-8. 1844.

Moreau avait aussi l'habitude de conseiller l'eau de Sedlitz, Boinet également ; Plouviez donnait des pilules écossaises.

Cazenave, de Bordeaux, dont nous venons de faire connaître le singulier appareil, est, sans contredit, de tous les auteurs, celui qui a le mieux étudié ce côté de la question. Il a pensé qu'en soumettant les malades à un régime particulier on pourrait obtenir des selles liquides ou demi-liquides, susceptibles d'être expulsées sans aucun effort. Pour se rendre compte des effets de ce régime, il soumit trois mendiants d'âges différents à des expériences que nous croyons devoir reproduire *in extenso*, elles peuvent, en effet, servir de point de départ à des déductions intéressantes pour bien d'autres affections que la fissure à l'anus.

« I. Le premier mendiant avait soixante ans, un tempérament sanguin très-prononcé ; il mangeait habituellement, par jour : 750 grammes de pain ; une soupe préparée avec un peu de graisse, des haricots et 125 grammes de pain ; le tout arrosé d'un demi-litre de gros vin rouge. Il avait des selles abondantes, de couleur fauve jaunâtre, très-fétides, consistantes et réglées à une fois par vingt-quatre heures. L'expérience commença le 3 octobre :

« Du 5 au 8 octobre, on réduisit sa nourriture ainsi qu'il suit : 685 gr. de pain ; soupe avec 90 gr. de pain ; 35 centilitres de vin. Selles moins copieuses, un peu moins consistantes.

« Du 6 au 7 : 500 gr. de pain ; soupe avec 45 gr. de pain ; 25 cent. de vin. Trois selles un peu liquides, mêlées de matières moulées ou jaunâtres.

« Du 8 au 9 : 375 gr. de pain très-blanc ; plus une tasse de bouillie faite avec de la farine de froment aussi blutée que possible, un jaune d'œuf et du lait ; un peu de vin coupé d'eau. Deux selles moulées, beaucoup moins copieuses.

« Du 10 au 11 : 185 gr. de pain très-blanc; plus 125 gr. de mie de pain réduite en crème par expression, avec addition de sucre fin ; eau vineuse. Une seule selle consistante du poids de 155 gr.

« Du 12 au 13 : 125 gr. de farine de riz bouillie dans le le lait de vache Point de selle, sensation de faim très-supportable, que l'on calme avec une solution un peu concentrée de gomme adragant.

« Le 14, on réduit la bouillie de moitié. Pas de selle ; pas de faim.

« Le 15, diète complète, sauf un peu de gomme adragant pour tromper la faim. Pas de selle. On administre deux lavements huileux, qui ramènent des mucosités peu consistantes, et environ 45 gr. de matières fécales, délayées et moulées.

« Le 16, solution de gomme adragant très-concentrée, avec addition de sirop simple ; 125 gr. de lait de vache. Point de selles.

« Du 17 au 18 : solution de gomme *ut supra;* 60 gr. de farine de riz bouillie dans une tasse de lait de vache. Point de selles.

« Du 19 au 20 : le vieillard se plaint beaucoup de la faim et déclare qu'il ne peut l'endurer plus longtemps ; on lui promet de la calmer avec de la gomme adragant ; du reste, même régime. Point de selles.

« Du 21 au 22 : même solution de gomme ; bouillie avec 90 gr. de farine de riz. Pas de selles.

« Du 23 au 24 : mêmes prescriptions. Deux selles moulées, pesant ensemble 95 gr.

« Du 25 au 26 : même solution ; bouillie avec 120 gr. de farine de riz. Pas de selles.

« Le 27, le sujet, bien que n'ayant pas éprouvé de changement sérieux, s'ennuya de son régime et refusa de le continuer.

« En résumé, du 3 au 11 octobre, tant qu'on ne fit que diminuer le régime ordinaire, on eut des selles moins copieuses, mais à peu près aussi nombreuses. Du 12 au 15, en quatre jours, avec la bouillie de riz et la gomme adragant, il n'y a pas eu de selles, les matières ramenées par les lavements équivalaient au septième environ des aliments solides pris dans ces trois jours. Il est à regretter que le poids des premières selles n'ait pas été noté, pour établir une comparaison analogue ; il semble seulement que chez ce sujet le pain ait donné un résidu beaucoup plus considérable et environ un quart de son poids. Peut-être aussi eût-il mieux valu attendre les selles naturelles sans les provoquer par des lavements.

« Quoi qu'il en soit, du 16 au 24, avec la gomme adragant et un peu de bouillie, on tint le ventre fermé pendant près de huit jours, et l'on eut ensuite en deux selles un résidu d'un peu moins du sixième des aliments solides pris durant tout ce temps.

« II. La deuxième expérience fut faite sur un individu de trente-deux ans, manchot, mangeant près d'un quart de plus que le vieillard. Le résultat ne fut pas grandement différent, si ce n'est que la faim arriva plus vite et plus insupportable.

« Du 10 au 11, pour 840 gr. de pain, il eut une selle de 155 gr. ; plus du sixième.

« Du 12 au 13, pour 500 gr. de farine de riz et deux œufs à la mouillette, il eut une selle de 90 gr. La proportion, à cause des deux œufs, est difficile à établir. Mais, à partir du 15, où il eut deux lavements, il resta jusqu'au 22 sans avoir de selles ; et alors, pour 420 gr. de farine de riz, plus une quantité indéterminée de gomme adragante, il eut une une selle de 67 gr. ; moins du sixième.

« III. La troisième expérience avait pour sujet un aveugle de vingt et un ans, mangeant moitié moins que le vieillard, ayant deux selles par vingt-quatre heures ; il supporta parfaitement la faim.

« Chez lui, du 10 au 11 octobre, 300 gr. de pain, plus un œuf à la mouillette, donnèrent une selle d'environ 36 gr. ; moins d'un huitième en poids.

« Du 12 au 15 octobre, 390 gr. de farine de riz donnèrent, à l'aide de lavements, environ 43 gr. de matières ; encore moins du huitième.

« Plus tard, du 17 au 22, par exemple, pour 420 gr. de de farine de riz, il eut trois petites selles, mais composées de matières muqueuses et à peu près dans la même proportion avec les aliments solides.

« Il est assez curieux de noter que, chez ce jeune homme, la digestion était habituellement laborieuse, et que c'est cependant lui qui absorbait le plus de matières solides ingérées. »

Ces quelques faits montrent assez, je crois, tout ce que l'on peut attendre d'un régime sagement dirigé ; et si, moins crédule que Gerdy, nous ne pensons pas que les laxatifs seuls puissent guérir, dans la majorité des cas, la fissure à l'anus, il n'en est pas moins vrai qu'ils doivent être l'adjuvant forcé de toute thérapeutique sérieuse. Je n'ai pas cru devoir reproduire ici toutes les formules laxatives publiées çà et là dans les journaux. Les plus simples sont les meilleures. Ainsi Dupuytren, employait l'huile de ricin en lavement lorsqu'il ne donnait pas le calomel à l'intérieur. On a aussi mis en usage les pilules de belladone, à la dose de 1 à 5 centigrammes d'extrait ou de poudre. C'est à cette dernière substance que Trousseau donnait la préférence pour relâcher l'intestin, en même temps qu'à l'aide des astringents il cherchait à agir localement sur les fibres musculaires du rectum.

Avant de parler de la dilatation et des différents procédés qui s'y rattachent, je dois, pour terminer la liste des méthodes à rejeter, citer ici celle de M. Chassaignac. Disons tout d'abord que M. Chassaignac n'emploie pas ordinairement ce moyen, et nous l'en félicitons. Il a reconnu que le moyen le plus sûr, c'est la dilatation forcée; mais il a inventé une méthode, c'est l'incision du sphincter avec l'écraseur linéaire.

La section à l'aide de l'écraseur est une excellente modification de la méthode de Boyer, c'est incontestable. On ne peut nier non plus que le traumatisme qui en résulte ne puisse être un peu moins dangereux dans cette région qu'une division des tissus à l'aide de l'instrument tranchant. Il est tout naturel que M. Chassaignac, comme tous les inventeurs, ait voulu appliquer son invention à un très-grand nombre de cas, et c'est ici, je le répète, une très-heureuse application de l'écrasement linéaire.

Mais là où je ne comprends plus du tout M. Chassaignac, c'est lorsqu'il veut appliquer aussi *le drainage au traitement de la fissure!* C'est pousser par trop loin l'égalité dans l'amour paternel ! Plusieurs jours avant de passer autour du sphincter la chaîne de son écraseur, M. Chassaignac passe un drain de la marge de l'anus à l'ampoule rectale, pour créer un trajet fistuleux ! Je le répète, je n'ai jamais pu comprendre quelle indication il prétend remplir en exécutant cette manœuvre préliminaire. « C'est, nous dit-il, pour diminuer, pour annuler le traumatisme. » Pour moi, je vois deux traumatismes au lieu d'un, et le premier doit être d'autant plus douloureux qu'en attendant le second le malade n'est pas le moins du monde soulagé des douleurs de sa fissure, de son spasme : c'est donc une méthode à repousser, et, à cet égard, on ne saurait mieux faire que de suivre l'exemple de son inventeur,

Dilatation. — Il est, en pathologie chirurgicale, un fait parfaitement démontré, c'est qu'il suffit de rendre brusquement à un muscle contracturé sa longueur normale à l'aide de manœuvres énergiques, mais méthodiques, pour voir disparaître immédiatement tous les phénomènes auxquels donnait lieu cette contracture. Presque tous les muscles circulaires sont, comme le sphincter anal, susceptibles de se contracturer, et toutes ces contractures sont guéries par la dilatation. L'œsophagisme résiste-t-il à l'emploi méthodique des boules dilatatrices? Ne triomphe-t-on pas à coup sûr des douleurs atroces du vaginisme en dilatant énergiquement le *constrictor cunni?* Enfin, dans ces dernières années, j'ai pu voir à l'Hôtel-Dieu, M. Gayet, traiter avec succès le spasme des paupières en dilatant avec force le muscle orbiculaire.

Aux spasmes de l'anus on a opposé deux méthodes de dilatation qui sont essentiellement différentes : 1° la dilatation graduelle à l'aide des bougies et des mèches; 2° la dilatation forcée. La dilatation graduelle est de date fort ancienne; elle était déjà condamnée par Boyer. « Plusieurs malades que j'ai traités, nous dit-il, avaient fait usage de mèches pour dilater l'orifice du rectum ; mais, loin de diminuer la douleur, elles ont souvent un effet contraire. L'irritation causée par leur présence a augmenté quelquefois la constriction du sphincter. Dans aucun cas je n'ai observé de bons effets de ce moyen. Il a toujours été inutile ou nuisible. »

Béclard cependant a eu des succès à l'aide des mèches, et Velpeau également. Mais, pour le premier, ce n'était qu'un adjuvant de la cautérisation, et le second ne cherche même pas à dissimuler les atroces douleurs que provoque l'introduction des premières mèches. Copeland les a aussi préconisées ; nous pourrions citer encore Marjolin, Dubois et Richerand ; mais ce dernier, comme Béclard, cautérisait avant d'introduire les tentes. On a aussi appelé méthode de compression la dilatation graduelle à l'aide des mèches ; mais il faut rejeter cette dénomination, car si les procédés dont il vient d'être question ont donné quelques succès, c'est qu'ils agissent en dilatant l'anus. En résumé, nous répéterons simplement avec Chassaignac : « Ce procédé de dilatation doit être rejeté. »

Reste la *dilatation brusque*. Il est assez difficile d'exprimer d'une manière exacte ce que l'on doit entendre par dilatation brusque. Chaque auteur, en effet, attache à cette dénomination un sens particulier.

Pour moi, avant d'entrer dans de plus amples détails, je dirai que je préférerais le mot de dilatation extemporanée, ou de dilatation forcée, car il me semble que l'on doit exclure absolument toute brusquerie dans les manœuvres de la chirurgie.

Récamier a eu, le premier, l'idée de triompher d'emblée, en une seule séance, des spasmes du sphincter. Sa méthode est connue sous le nom de massage cadencé. Je ne comprend pas parfaitement ce que l'auteur a voulu exprimer par le mot *cadencé*, mais enfin passons sur cette expression quelque peu... musicale pour une pareille région, et voyons de quelle manière opérait Récamier. Il ne se bornait pas à dilater à l'aide des doigts introduits dans l'anus, mais il faisait un véritable massage. Nous avons vu plus haut que le sphincter contracturé donne une sensation toute particulière de dureté, que l'on sent un cordon dense et résistant tout autour de l'orifice anal. Récamier saisissait entre le pouce et l'index ce cordon induré et l'écrasait en quelque sorte en le serrant avec force. Il introduisait petit à petit ses doigts dans l'anus de façon à obtenir une large dilatation du sphincter. Une ou deux séances suffisaient en général pour amener une guérison complète. Au massage cadencé succéda bientôt la dilatation forcée, que préconisa le premier M. Maisonneuve. Ce chirurgien hardi ne craignit pas d'introduire successivement tous ses doigts réunis en cône dans l'ampoule rectale ; puis poussant encore plus fortement, il arriva à faire pénétrer la main toute entière ; alors, serrant le poing, il le retirait brusquement, dilatant aussi fortement que possible le muscle sphincter.

On sent en pratiquant cette manœuvre un craquement particulier qui est produit par la rupture des fibres musculaires du sphincter.

On n'a pas à tenir compte de la fissure, elle se déchire ou reste intacte, peu importe, quelquefois il s'écoule quelques gouttes de sang, mais en tous cas les puissances musculaires sont annihilées, paralysées d'une manière complète pour un temps plus ou moins long ; l'élément principal de la maladie, ce que l'on peut appeler en pathologie générale la protopathie, est vaincu, la guérison est certaine : les douleurs cessent presque immédiatement et quelques jours de repos suffisent pour que tout rentre définitivement dans l'ordre.

Il n'est peut-être pas indispensable de pousser toujours aussi loin les manœuvres de dilatation, aussi les chirurgiens ont-ils modifié, on peut le dire, à l'infini, les manœuvres de la dilatation forcée.

Ainsi Robert a exprimé en centimètres le degré qu'il croit nécessaire pour prévenir une récidive. Nélaton veut que les deux pouces, introduits sur les côtés de l'anus et se touchant par leur face dorsale, s'écartent jusqu'à la rencontre des ischions ; Chassaignac fait la même recommandation, mais il veut qu'après avoir dilaté transversalement, on répète la manœuvre dans le sens antéro-postérieur, mais avec quelques ménagements, car il n'y a plus alors de plans osseux résistants pour « mettre ordre aux emportement intempestifs de la dilatation. » M. Chassaignac a obtenu par la dilatation brusque d'excellents résultats, et dans son article du *Dictionnaire encyclopédique* il rapporte l'histoire d'une dame qui, arrivée à Paris le matin, fut opérée à onze heures, repartit à quatre, guérie, et dont la guérison ne s'est pas démentie,

« La dilatation soudaine, pratiquée avec intelligence, constitue une méthode très-bonne, qui ne comporte que de rares contre-indications... et dont l'emploi doit devancer tout autre procédé. »

Chose singulière, M. Gosselin est du même avis ! M. Gosselin qui ne croit pas au spasme. Il dilate cependant, et même avec une très-grande énergie. — Il ne dilate pas seulement les fissures intolérantes, mais il dilate même dans les cas où son diagnostic n'est pas parfaitement établi. Le fait suivant que l'on trouve dans son article est là pour le prouver : c'était à Lourcine, une femme entra dans le service de M. Gosselin avec un ulcère anal très-douloureux. Elle déclara formellement au chef de service que jamais elle ne s'était soumise aux manœuvres de la sodomie. On la crut, et son anus fut dilaté. Mais le chancre qu'elle portait, et dont une inoculation aurait si facilement permis de reconnaître la nature, sous l'influence de cette irritation devint phagédénique ; et le phagédénisme fut tel que, lorsque survint la guérison après de longs jours de souffrance, il resta *un rétrécissement cicatriciel* du rectum. La malheureuse avoua, mais un peu tard, les actes honteux auxquels avait succédé son chancre.

M. Gosselin ne pratique pas la dilatation avec les pouces, il préfère les index, « car de cette manière, nous dit-il, on est plus sûr de dilater la partie profonde du sphincter. » Il fait aussi quelquefois précéder d'une incision superficielle les manœuvres dilatatrices. Nous ignorons complétement dans quel but, en tout cas la méthode a réussi cinq fois.

Aujourd'hui l'on peut donc dire qu'en France la méthode de la dilatation est universellement acceptée, mais il n'en est pas de même partout. En Angleterre elle est peu connue, et dans les meilleurs traités, quelques lignes à peine sont accordées à sa description ou plutôt à sa condamnation. M. Esmarch, en Allemagne, se prononce contre la dilatation, dont il paraît, au reste, ignorer complétement l'action. Il croit qu'elle consiste en une manœuvre brutale susceptible d'entraîner une paresse permanente des sphincters. Mais je suis convaincu que si la dilatation était pratiquée avec le soin, la force et la lenteur convenables, tous les chirurgiens auraient recours à cette méthode, à cause de son efficacité presque constante et de son *absolue* innocuité.

Sans doute, si l'on introduit la main dans l'anus pour en retirer bientôt le poing fermé, on peut, on doit produire des déchirures considérables, on dilacère le sphincter anal. Il doit y avoir des épanchements sanguins susceptibles de s'enflammer, de suppurer, de devenir le point de départ de fusées purulentes. On a observé ces accidents, ils ont occasionné la mort, et l'Académie de médecine, dans une célèbre discussion, a été saisie de ces faits malheureux.

On les a observés et on les observera souvent encore, si l'on pratique toujours l'opération avec violence, *avec emportement*, pour employer l'expression de M. Chassaignac qui flétrit avec raison cette « brusquerie dont certains chirurgiens se font honneur. »

Il n'est point question de déchirer le sphincter, il s'agit

de l'étendre, de le dilater. Or, avec les doigts on ne peut pas arriver à modérer suffisamment la force qu'il est nécessaire de déployer, on ne peut faire qu'une déchirure dangereuse ou une opération incomplète. Il faut absolument avoir recours aux instruments.

MM. Valette et Desgranges emploient depuis près de vingt années le *speculum uteri* d'Ambroise Paré. C'est un instrument en acier, qui a trois longues et solides branches. Lorsque l'instrument est fermé, les trois branches réunies ont un volume à peine supérieur à celui du pouce. Elles sont longues de 15 centimètres environ et susceptibles de s'écarter les unes des autres de 10 centimètres au moins.

Longtemps avant que l'on eût exhumé des anciens arsenaux ce spéculum, Gensoul, qui avait reconnu l'excellence de la dilatation forcée et l'insuffisance de la dilatation digitale, avait mis en usage l'instrument dont on se sert pour élargir les gants. C'est un excellent dilatateur qui a l'immense avantage de se trouver toujours facilement sous la main. Le malade étant endormi par l'éther, l'instrument est introduit dans le rectum jusqu'à la garde, on fait alors à l'aide de la vis, écarter lentement les branches, puis on les referme; on recommence une deuxième fois la dilatation que l'on pousse un peu plus loin pour reculer encore et dépasser les nouvelles limites : et ainsi de suite jusqu'au moment où l'on peut introduire la main entière dans l'anus. On ne doit arriver à ce résultat qu'au bout d'une demi-heure environ, c'est donc une opération extrêmement *lente*, essentiellement *lente;* c'est une dilatation puissante, énorme, mais graduelle, mesurée. C'est à peine si la muqueuse est éraillée, c'est à peine s'il s'écoule quelques gouttes de sang.

En général, une séance d'une demi-heure ou trois quarts

d'heure peut suffire. Le soir, les malades éprouvent encore quelques légères douleurs, mais tout spasme a cessé, et en général, on peut même dire jamais on ne voit survenir d'accidents inflammatoires, jamais non plus on a eu à regretter la paresse du sphincter. Le lendemain le malade peut, sans difficulté garder un lavement, quelquefois le soir même de l'opération. Et les faits sur lesquels je prétends appuyer mon dire sont je crois de nature à défier toute contestation, Je passe un instant sous silence les vingt observations de M. Desgranges et celles que je pourrais fournir moi-même ; qu'il me suffise de rappeler ici un fait dont je dois les détails à l'obligeance de M. Valette. C'en est un, et je me ferais fort d'en trouver un grand nombre ; *sed ab uno disce omnes.*

Observation. — M. X., mon confrère et ami, fait le sujet de cette observation. C'était un homme âgé alors de quarante-cinq ans environ, très-névropathique et qui depuis longtemps souffrait d'une fissure à l'anus. Il se soulageait comme il pouvait, sans réussir toutefois. Je lui parlai de la dilatation qui m'avait *toujours réussi.* « La dilatation, me répondit-il, a été inefficace. J'étais si désespéré, si souffrant, que l'année dernière je me suis décidé à aller à Paris, et Nélaton a eu l'obligeance de pratiquer lui-même la dilatation. Le résultat a été nul. » — Je lui demandai quelques détails sur l'opération et alors il me raconta que Nélaton, très-bienveillant mais très-pressé, avait exécuté cette dilatation sans anesthésie, avec les deux indicateurs introduits dans le rectum. Je m'efforçai de lui faire comprendre que la méthode avait été mal appliquée. J'avais précisément à opérer le lendemain un malade. Je proposai à mon confrère de me servir d'aide.

Lorsque l'opération fut terminée, il me dit : « Je suis à vous, voulez vous m'opérer immédiatement. » Nous nous rendîmes à son hôtel et je pratiquai l'opération comme j'ai l'habitude de le faire : anesthésie, dilatation lente et progressive avec le spéculum d'A. Paré. La guérison a été complète et ne s'est pas démentie depuis huit ou dix ans.

Le fait suivant mérite également d'être signalé. Non-seulement, en effet, la dilatation a guéri des accidents anciens, et d'une manière définitive, mais elle a réussi là où toutes les autres méthodes avaient échoué. Voici dans quels termes M. Valette me l'a communiqué.

Observation. — Il s'agit de la femme d'un médecin qui était affectée depuis trois ans d'une fissure à l'anus. Son mari avait mis en usage toutes les formules, toutes les pommades, cautérisations, etc. sans le moindre succès. Il apprit que j'avais guéri une dame qu'il connaissait, et il m'écrivit (il y a seize ou dix-sept ans de cela) pour me demander mon secret. Je m'empressai de lui répondre que j'avais fait la dilatation forcée du sphincter. (Notre confrère ne connaissait pas à cette époque cette méthode de traitement. Il ne fit pas de réponse à ma lettre, mais j'ai su par ma cliente que le moyen lui parut si étrange qu'il crut pouvoir se dispenser de me répondre.) Deux ans plus tard, il m'adressait sa femme avec une lettre qui commençait ainsi : « Je vous adresse une pauvre martyre, je suis désespéré, faites ce que vous jugerez convenable. » Une seule dilatation faite *secundum artem* avec l'instrument d'A. Paré a procuré une guérison radicale et qui depuis s'est maintenue. La dilatation a été faite lentement, l'opération a duré une demi-heure. Il va sans dire que la malade a été anesthésiée.

Telle est l'énumération des méthodes qui ont été jusqu'ici proposées contre la fissure à l'anus. On voit qu'elles peuvent être divisées en deux groupes : 1° celui des méthodes palliatives, 2° celui des méthodes curatives ; et dans ce dernier nous inscrirons seulement l'incision et la dilatation forcée.

Nous avons cherché à faire ressortir l'inefficacité des méthodes palliatives examinées chacune isolément. On pourrait donc nous objecter qu'en les combinant entre elles et les employant simultanément sur un même sujet, il serait peut-être possible d'arriver à des résultats aussi favorables que par l'incision ou la dilatation. Mais, d'abord, parmi ces modes de traitement, il en est certains qui sont incompatibles. Ainsi, tandis que par la médication astringente, l'une des plus efficaces, on rendrait aux fibres musculaires de l'ampoule rectale la tonicité qu'elles ont perdue, il serait impossible de s'attaquer aux symptômes constipation à l'aide des purgatifs, car leur action serait neutralisée par celle de l'extrait de rhatania ou du sulfate du cuivre. Voulez-vous au contraire avoir recours exclusivement au régime pour ramollir les matières fécales, tout en agissant directement sur la fissure à l'aide de la cautérisation et des isolants : songez alors que vous avez affaire en général à des malades nervosiques, débilités, qui ne peuvent supporter aucune privation et que vous compromettez à tel point leur santé générale que vous vous verrez bientôt obligés de négliger le traitement local et d'avoir recours provisoirement à quelque médication reconstituante. Serons-nous plus heureux si nous cherchons à combiner entre eux les moyens locaux. Sans doute, et c'est dans cette voie que l'on est tout naturellement engagé, quand on est obligé de s'en tenir aux palliatifs. Ainsi, la méthode astringente est beaucoup plus efficace lorsqu'en même temps la surface de la fissure est protégée par la petite eschare que produit une cautérisation légère. Quand cette cautérisation est plus énergique, plus profonde, il est incontestable que la belladone appliquée localement fait diminuer les douleurs et même les phénomènes spasmodiques pendant un temps plus ou moins long ; mais dès que ces moyens sont suspendus, la contracture reparaît immédiatement, et avec elle tout le cortége symptomatique qui vient d'être décrit. En résumé, il est impossible, en combinant des méthodes palliatives, d'arriver à guérir. Au reste, presque toutes sont douloureuses par elles-mêmes ou assujettissantes. Le patient devient l'esclave de sa lésion, tandis que la méthode curative par excellence, la dilatation forcée offre aux malades le triple avantage d'être à la fois rapide, inoffensive et d'une certitude presque absolue.

CHAPITRE IV

DE LA CHUTE DU RECTUM

On décrit, en général, dans deux chapitres séparés la chute du rectum et le prolapsus de la muqueuse rectale. Cependant, durant des siècles, les deux lésions ont été confondues, si bien que, si l'on cherche dans les antiques quelques notions à ce sujet, on se voit immédiatement arrêté à cause de cette confusion. Il n'y a donc rien à emprunter aux temps passés pour l'histoire pathologique du prolapsus, mais nous verrons qu'il n'en est pas tout à fait de même au point de vue thérapeutique.

Bref, ce n'est que depuis Levret que la distinction est établie entre les diverses variétés de la chute du rectum. Ce n'est pas que le célèbre accoucheur ait tenté de créer une classification ; au contraire, il amène la lumière en affirmant une erreur, en déclarant que le rectum, avec toutes ses tuniques, ne franchit *jamais* l'anus ; que, dans la maladie décrite sous le nom de chute du rectum, il n'y a jamais qu'un prolapsus de la muqueuse. Sa prétendue démonstration est trop connue pour qu'il y ait lieu de la reproduire ici, et je renverrai le lecteur au mémoire original, qui se trouve dans son *Traité des polypes*. On y remarque un parallèle des plus ingénieux entre la chute du rectum et celle du vagin. Les deux lésions, pour Levret, sont de tout point assimilables ; aussi, puisque la membrane muqueuse du vagin constitue à elle seule le prolapsus vaginal, il doit, se dit-il, en être de même pour le prolapsus du rectum. A l'appui de cette manière de voir, il rapporte l'observation d'une malade chez laquelle, malgré un prolapsus anal considérable, on trouvait l'utérus à sa place, « ce qui, dit-il, eût été impossible si les tuniques musculaires du rectum eussent perdu leurs connexions normales. »

Je n'ai pas l'intention de justifier une pareille conclusion ; mais cette simple remarque de Levret fut le signal de nombreuses recherches, la question fut mise à l'ordre du jour, et si Morgagni, dans ses lettres, avait droit de se plaindre de l'obscurité qui régnait alors sur l'histoire anatomique du prolapsus, de nos jours, au contraire, on peut affirmer qu'il n'est peut-être pas de lésion mieux connue.

Nous suivrons ici la classification de Cruveilher ; il décrit successivement :

1° L'invagination de la muqueuse rectale ;

2° L'invagination de la partie la plus inférieure du rectum à travers l'anus ;

3° L'invagination de la partie supérieure du rectum dans l'inférieure ;

4° La précipitation, à travers l'anus, d'une invagination de la continuité de l'intestin.

Quelques grandes que puissent être, au point de vue de l'anatomie pathologique, les différences qui séparent ces diverses lésions, elles ont cependant entre elles de trop nombreuses analogies pour qu'on les décrive dans des chapitres séparés. En effet, ne sont-ce pas toujours les mêmes causes qui les déterminent ? N'est-ce pas toujours le même mécanisme ? Au reste, que l'on relise les descriptions des auteurs contemporains se rapportant soit au premier, soit au dernier degré de la lésion. Ces descriptions sont presque toujours complémentaires, c'est-à-dire qu'il y a un certain nombre de faits pathologiques communs, se rattachant à ces diverses lésions, que les auteurs partagent en quelque sorte entre le prolapsus de la muqueuse et l'invagination rectale, seulement le partage n'est pas fait par tous de la même manière. Et ce que nous disons là des symptômes et de l'étiologie est encore bien plus vrai quand on examine la question de thérapeutique. En effet, il ne faut pas oublier, en étudiant les quatre degrés ou variétés d'invagination rectale, que ce ne sont pas des maladies absolument distinctes, mais les différentes périodes d'une même lésion, dont le prolapsus de la muqueuse peut être considéré comme le début, la quatrième variété comme la période alterne.

Néanmoins, dans le cadre que nous nous sommes tracé, il ne peut être question que des deux premières variétés, l'histoire des deux dernières se rapportant d'une manière plus spéciale à l'étude des invaginations.

§ 1. — De l'invagination de la muqueuse du rectum.

Boyer est peut-être, de tous les auteurs du commencement de ce siècle, celui qui donne la meilleure description de la chute du rectum ; mais il ne décrit absolument que le prolapsus de la muqueuse. Pour lui, quand l'intestin sort avec toutes ses tuniques, ce n'est pas le rectum, mais le colon dont il s'agit. En présence d'une semblable affirmation, on n'est pas étonné de voir Cruveilher l'attaquer avec une certaine violence et lui reprocher d'avoir jeté l'obscurité sur cette question. Nous suivrons néanmoins Boyer dans sa description. « Dans le prolapsus de la muqueuse, nous dit-il, le rectum renversé comme un doigt de gant sort à travers l'anus et forme une tumeur plus ou moins considérable ; » mais ce n'est pas la totalité de l'intestin qui se renverse ainsi ; la tumeur, au contraire, n'est formée que par la membrane muqueuse, qui, perdant ses attaches avec les couches sous-jacentes, est entraînée au dehors, plus ou moins relâchée, plus ou moins allongée, presque toujours infiltrée de sérosité. C'est ce que représente la figure ci-jointe. En la comparant à celle qui se trouve dans

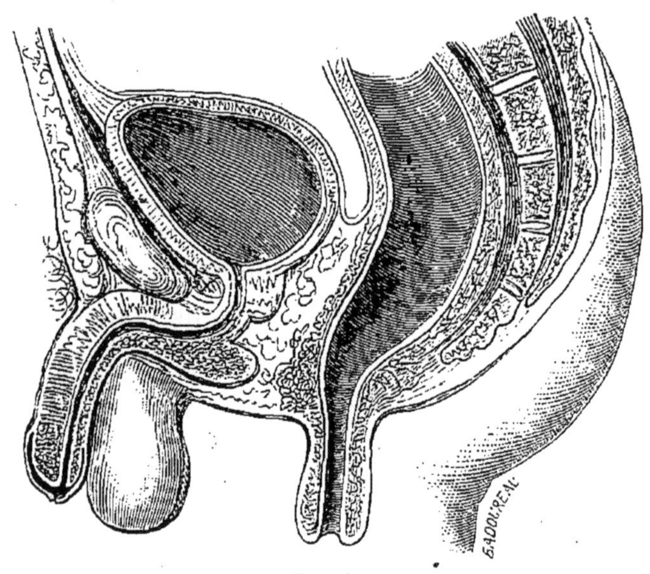

Fig. 8.

le deuxième paragraphe de ce chapitre, on saisira d'emblée les différences qui séparent les deux premiers degrés de la chute du rectum. Nous n'avons pas ici, comme dans la figure du paragraphe deuxième, un cul-de-sac péritonéal.

Le mécanisme suivant lequel s'opère cette descente est assez facile à comprendre. Ce n'est que l'exagération d'un acte physiologique à peine appréciable sur l'homme sain, mais qui s'observe d'une manière constante chez certains animaux. Chez le cheval, par exemple, on voit, au moment de la défécation, saillir la muqueuse rectale sous forme d'une couronne de plis rayonnés, qui se dilate et disparaît aussitôt que le bol fécal a été expulsé. Quelque chose d'analogue se passe chez les sujets débiles dont le muscle sphincter n'a qu'une médiocre tonicité. Au moment où le muscle se relâche, la muqueuse descend au dehors pour remonter aussitôt après la défécation. Il ne faudrait pas croire cependant que la faiblesse du sphincter soit bien souvent la cause des prolapsus de la muqueuse rectale. Je sais bien que certains auteurs l'ont affirmé, mais, d'autre part, Cruveilher professe que jamais la paresse du sphincter n'est primitive (à moins de paralysie, bien entendu). Le relâchement serait donc toujours consécutif ; il reconnaîtrait toujours pour cause le passage répété de la muqueuse tuméfiée à travers son orifice. Ce qui semble le démontrer, c'est que les phénomènes d'étranglement par le sphincter ne s'observent qu'avec des prolapsus peu anciens, et ces étranglements ont tous le caractère des étranglements par contraction, c'est-à-dire qu'ils sont essentiellement temporaires et cessent spontanément au bout d'un certain temps, ce qui n'aurait pas lieu évidemment si la paralysie était primitive.

Quant au mécanisme intime de la descente de la muqueuse, c'est celui de toutes les invaginations. « Le déplacement commence par la partie la plus inférieure du rectum, c'est-à-dire par la partie la plus voisine de l'anus ; puis, si les causes de déplacement continuent, la zone supérieure attire celle qui est au-dessus, et successivement. » Pendant cette première période, les symptômes sont, en général, peu marqués, parce que le prolapsus n'est que de peu de durée, et quelques légers efforts suffisent le plus souvent au malade pour en obtenir la réduction.

Les hémorrhagies sont rares, plus rares encore sont les phénomènes inflammatoires. Mais il ne se feront pas attendre longtemps, et, en même temps qu'eux, on aura à combattre l'étranglement, et plus tard la paralysie, deux nouveaux éléments dont nous aurons bientôt à apprécier l'importance.

Étiologie. — On comprendra facilement, je pense, après les quelques lignes qui ont servi de préambule à ce chapitre, que rien n'est plus difficile que de bien établir l'histoire étiologique du prolapsus de la muqueuse rectale, de dégager du groupe de causes auxquelles on rapporte toutes les invaginations celles qui ont trait à l'invagination de la muqueuse. Ces causes sont de trois ordres nous dit Lepelletier, de la Sarthe [1] :

1° Celles qui, déterminant le gonflement et le relâchement de la muqueuse, affaiblissent ainsi le sphincter ; 2° celles qui provoquent de grands efforts de défécation ; 3° celles qui produisent l'entraînement mécanique de la muqueuse. Est-il besoin de réfléchir longtemps pour voir tout ce qu'il y a d'artificiel dans une pareille classification ? Et c'est pourtant celle qui est adoptée dans la pathologie externe de Nélaton !

Ainsi dans le premier groupe nous trouvons le scorbut, la diarrhée, la dysenterie, la constipation. Que ces diverses maladies puissent amener le prolapsus de la muqueuse rectale, je veux bien y croire, mais que l'on range dans une même catégorie la diarrhée et la constipation : voilà ce qui parait tout à fait inadmissible ! Et la dysenterie qui se trouve classée à côté du scorbut ! Sur nombre d'autres points la classification de Lepelletier, de la Sarthe, n'est pas moins attaquable. On voit bien, on voit trop que ce n'était là que le jet forcément improvisé d'une thèse de concours. Aussi me bornerai-je à décrire tout simplement des causes déterminantes et des causes prédisposantes.

[1] *Répertoire médico-chirurgical et obstétrical*, t. IV. Bruxelles, 1837.

Dans la première catégorie nous pourrons inscrire les traumatismes, les ulcérations qui détruisent les fibres musculaires sphinctériennes, la constipation, l'accumulation des matières fécales dans l'ampoule rectale, l'introduction de corps étrangers, le développement de certaines tumeurs dans le petit bassin, l'œdème du tissus cellulaire sous-péritonéal et pelvien, la grossesse, les efforts de la parturition, enfin l'équitation qui, au dire des auteurs anglais, aurait une incontestable influence. (Cependant, dans notre pays, on n'a jamais signalé la fréquence du prolapsus anal dans la cavalerie.)

L'action de toutes ces causes se comprend trop facilement pour qu'il y ait lieu d'insister sur chacune d'elles en particulier; au reste, il est une manœuvre bien connue qui rend parfaitement compte de ces diverses actions. Elle consiste à provoquer artificiellement le prolapsus pour éclairer certaines questions de diagnostic. On gonfle dans l'ampoule rectale un petit ballon de caoutchouc et en exerçant quelques tractions sur ce corps ainsi dilaté, on amène au dehors la membrane muqueuse qui s'étale à sa surface. Les matières fécales accumulées dans le rectum, les tumeurs, etc., jouent absolument le même rôle que cette ampoule. L'observation suivante en est la preuve. Elle appartient à M. Desgranges :

Observation.— *Prolapsus de la muqueuse rectale ayant pour cause la constipation.* — Le nommé M. B..., âgé de vingt-sept ans, entra à l'Hôtel-Dieu le 9 juillet 1865. Il est d'ordinaire constipé. La maladie qui l'amène remonte à trois ans. A cette époque, *après douze jours de constipation opiniâtre*, le patient allant à la selle avait vu sortir en même temps que ses matières une tumeur qui depuis cette époque reparut à chaque défécation. Cette tumeur du volume du poing, est rouge, molle et percée à son centre d'un orifice et limitée à son pourtour par une rainure circulaire peu profonde. Elle présente tous les caractères de la muqueuse rectale saine, y compris les plis transversaux. Quand elle est réduite au toucher, on ne sent absolument plus rien d'anomal.

M. Desgranges pratiqua l'excision de quatre plis de muqueuse de 3 centimètres de longueur sur 1 de largeur. Les suites furent très-simples et le prolapsus ne reparut plus.

Pour ce qui est des tumeurs abdominales et des efforts de parturition, leur action est plus complexe. Ce n'est pas seulement en augmentant la pression intra-abdominale que ces causes agissent. Cette simple augmentation de pression produirait non le prolapsus de la muqueuse mais la chute du rectum avec toutes ses tuniques ; mais ces tumeurs ou la tête fœtale comprimant les veines du bassin arrêtent la circulation et font naître l'œdème, et pour se rendre compte de la manière dont l'œdème sous-muqueux détermine le prolapsus, il suffit de répéter l'expérience suivante.

Expérience. — Sur le cadavre d'une jeune fille j'introduisis sous la muqueuse du pourtour de l'anus une petite canule qui y fut fixée par une ligature. On pratiqua l'insufflation; l'air se répandit aussitôt dans les tissus sous-muqueux du rectum, et la muqueuse vint faire saillie à travers l'anus. Je répétai la même manœuvre sur un autre point du pourtour de l'anus. Même résultat. En disséquant les parties je pus m'assurer que seule la muqueuse avait été soulevée. Il a donc suffi dans ce cas de déterminer la tuméfaction du tissu sous-muqueux pour produire le prolapsus. Sur ce sujet d'ailleurs l'anus était encore resserré.

Il faut donc admettre que la grossesse, la parturition, les lésions hépatiques, etc., etc , ne déterminent que secondairement le prolapsus rectal en faisant naître de l'œdème. C'est ce qui nous explique pourquoi, comme l'a très-bien vu Cruveilher, le prolapsus de la muqueuse ne se produit presque jamais subitement contrairement, à ce que l'on observe pour la chute du rectum.

Les cause prédisposantes sont beaucoup plus nombreuses et d'une bien autre importance. Ce sont celles sur lesquelles les auteurs ont le plus insisté. Les unes, avons-nous dit, sont locales. Parmi ces dernières, il faut noter toutes les tumeurs de l'extrémité inférieure du rectum, même celles qui déterminent parfois des rétrécissements : les hémorrhoïdes, les polypes, les condylomes, les végétations qui sont si fréquentes dans cette région. Toutes ces lésions agissent non-seulement en entraînant la muqueuse hors de l'anus lors de la défécation, mais encore et surtout en déterminant des spasmes continuels. On peut donc assimiler leur action à celle des fissures, des calculs vésicaux, des hypertrophies prostatiques, sur lesquelles Ashton a appelé l'attention. La cystite, les maladies de l'utérus et du vagin ont une action analogue. Holmes attribue la même influence aux vers intestinaux et au phimosis [1]. Mais c'est surtout dans le cas de dysenterie et de calculs vésicaux que l'on peut bien observer cette action. Il est rare que dans les épidémies de dysenterie on ne voie pas de nombreux cas de prolapsus, et dans certaines circonstances, grâce à cet accident, on a pu porter directement sur la muqueuse les agents astringents que l'on est d'ordinaire obligé de lui envoyer sous forme de lavement. Nous verrons, en étudiant les hémorrhoïdes, à quels accidents elles donnent lieu et quels sont leurs rapports avec le prolapsus.

Je dois cependant faire remarquer ici, et Curling est un de ceux qui ont le mieux indiqué cette particularité, que le prolapsus consécutif aux polypes et aux tumeurs hémorroïdales n'a pas du tout le même aspect et la même disposition que celui qu'on observe dans d'autres circonstances. C'est un prolapsus partiel. On ne voit pas sortir un bourrelet régulièrement annulaire, mais bien une ou plusieurs petites tumeurs rouges, arrondies, simulant à s'y méprendre des polypes muqueux.

[1] *Surgical treatment of children's Diseases.*

C'est ce que j'ai eu l'occasion de voir, d'une façon très-nette, chez un malade que j'avais opéré deux mois auparavant d'une hernie étranglée. Tourmenté depuis plusieurs années par des hémorrhoïdes externes, il vint me prier de l'en débarrasser. En examinant la région, je trouvais une petite tumeur rouge, molle, sécrétant un liquide onctueux qui était pour ainsi dire enchâtonné au milieu d'une couronne d'hémorrhoïdes externes. Je crus d'abord avoir affaire à un polype. Mais j'acquis bientôt la conviction qu'il ne s'agissait là que d'un repli de la muqueuse, ce que, du reste, me démontra bientôt l'opération que je pratiquais avec les pinces hémorrhoïdales de Guersant. La guérison fut rapide et ne s'est pas démentie depuis.

J'en arrive maintenant à l'étude des causes dynamiques, de celles qui agissent directement sur le muscle sphincter. Nous avons vu plus haut que Cruveilher considère la dilatation du sphincter comme un symptôme consécutif, *toujours consécutif*. Si son observation est vraie dans la grande majorité des cas, nous ne pouvons cependant l'admettre d'une manière absolue. On ne saurait, en effet, nier l'exactitude des faits publiés par Duchaussoy sous les auspices de Guersant[1]. Ils semblent établir que la paresse du sphincter est la principale cause du prolapsus chez les enfants, et si l'adage *Naturam morborum curationes ostendunt* est vrai, l'interprétation proposée par M. Duchaussoy est inattaquable.

D'un autre côté, la dilatation permanente du muscle sphincter par traumatime ou paralysie chez l'adulte est très-souvent suivie de prolapsus de la muqueuse rectale. On l'observe fréquemment chez les paraplégiques. Je pourrais pour le démontrer rapporter ici en détail une observation

[1] *Archives générales de médecine*, t. II, 1853.

qui me semble des plus concluantes et dont voici en deux mots le résumé :

Une femme de cinquante-deux ans, ayant traversé depuis sept années la période de la ménopause, et qui n'avait pas la moindre lésion utérine, fit une chute en arrière et reçut en tombant un choc violent vers la région inférieure du dos. Il y eut, à la suite de cet accident, un peu d'œdème du côté des membres inférieurs. Sa santé se rétablit assez rapidement. Mais lorsqu'elle se tenait debout, elle sentait parfois des besoins subits d'aller du ventre et il lui était presque impossible de retenir des matières dont l'aspect et la consistance ne présentaient cependant aucun caractère anomal. Trois mois s'étaient écoulés depuis l'accident quand elle se présenta à l'hôpital. Son sphincter était assez largement dilaté, la pointe du coccyx se portait en arrière et de petites tumeurs rouges constituées par les replis de la muqueuse rectale faisaient saillie au dehors. On diagnostiqua une paralysie du rectum consécutive à une commotion médullaire et, au bout de peu de jours, tous les symptômes (incontinence et prolapsus) avaient disparu sous l'influence de la noix vomique.

Citerai-je encore le cas d'une nommée Nicolas Rivel, âgée de vingt-deux ans, dont la lésion avait trois ans de date quand elle vint demander sa guérison à M. Desgranges. Son prolapsus, formé exclusivement par la muqueuse, avait 3 cent. 1/2 de longueur. Elle l'avait vu apparaître à la suite d'une chute d'un lieu élevé sur les ischions.

Les causes qui dilatent le rectum et détruisent mécaniquement la tonicité du sphincter agissent de la même façon. Ricord a rapporté l'histoire d'un cas de prolapsus consécutif à un ulcère vénérien qui avait détruit le sphincter. L'habitude de la sodomie peut produire le même effet ; je l'ai observé chez une malheureuse femme qui venait se faire opérer d'une fistule vésico-vaginale. Son mari, paysan sauvage et stupide, n'osant pratiquer le coït dans le vagin ulcéré de sa femme et cédant aux instincts d'une inqualifiable bestialité, l'avait, quotidiennement et pendant plus d'une année, contrainte à subir ses approches a *præpostera venere*. Il avait ainsi détruit la contractilité du sphincter. Il y avait incontinence des matières fécales et, sous l'influence des moindres efforts, on voyait sortir au fond de l'infundibulum creusé par ces honteuses manœuvres, un énorme bourrelet de muqueuse rectale.

Il me resterait maintenant à examiner les causes générales du prolapsus : l'influence de l'âge, du sexe, des professions. Mais ce sont là des points que nous aurons à discuter plus loin à propos des autres degrés d'invagination.

SYMPTOMATOLOGIE. — Malgré la grande diversité des causes qui peuvent amener la chute de la muqueuse rectale, les symptômes qui déterminent cet accident sont presque toujours les mêmes. Ils ont, avec ceux qui accompagnent les hémorrhoïdes internes, les plus grandes analogies; aussi, pour éviter les redites, serons-nous bref dans notre description.

Nous diviserons cette histoire pathologique en deux périodes, auxquelles Cruveilher, dans son *Anatomie pathologique*, a donné les noms de période de *réductibilité* et période d'*irréductibilité*.

Pendant la première, l'intestin déplacé rentre immédiatement ou peu après la défécation. La réduction est ou spontanée ou si facile, que le malade l'opère lui-même. Ainsi, on peut lire dans le mémoire de Duchaussoy dont il a été question plus haut l'histoire d'une petite fille de onze ans qui faisait elle-même rentrer son rectum toutes les fois qu'elle était allée à la selle. Dans d'autres circonstances, il a suffi aux patients d'affecter certaines positions pour voir aussitôt disparaître la tumeur. A cette période, comme le sphincter a presque toujours conservé sa tonicité normale, la réduction se maintient jusqu'au moment où a lieu une nouvelle défécation.

Si tout devait ainsi se borner à l'apparition intermittente d'une tumeur facilement réductible, le prolapsus mériterait à peine une description; malheureusement même, à cette période, ou plutôt surtout à cette période, peut survenir une complication qui va faire perdre à la muqueuse *son droit de domicile* dans l'abdomen, pour employer l'expression de Cruveilher. Cet accident, c'est l'étranglement de la tumeur par les contractions du sphincter, qui n'a rien encore perdu de sa contractilité. Il suffit que, sous une influence quelconque, cette contractilité s'exagère pendant que la tumeur est sortie pour qu'il y ait étranglement.

Comme tous les étranglements par contracture, celui de la muqueuse rectale ne peut avoir qu'une durée limitée, en général insuffisante pour amener le sphacèle, mais qui détermine l'œdème et l'infiltration des tissus. On peut voir survenir alors des phénomènes inflammatoires, des érosions ; puis les régions superficielles peuvent se mortifier, et, à la chute des eschares, il y a des hémorrhagies quelquefois très-sérieuses, puisque Binninger les a vues, dans un certain cas, entraîner la mort.

Quand le prolapsus est au début, l'étranglement dure peu. La position horizontale, les émollients, les bains en triomphent facilement, et certains malades sujets à cet accident savent très-bien qu'ils sont sûrs d'obtenir la réduction après quelques heures de repos au lit. Ils s'arrangent de façon à n'exonérer leur intestin que le soir, avant de se coucher. Leur prolapsus se réduit pendant la nuit, et, le lendemain, ils peuvent vaquer à leurs occupations. Mais, à chacune de ces sorties, l'intestin s'infiltre davantage, et, au bout de peu de temps, la réduction devient absolument impossible. La tumeur augmente de volume, la douleur est de plus en plus vive, la contracture de plus en plus forcée. C'est alors que, si l'art n'intervient pas, la portion prolabée peut tomber en gangrène.

Malgré tous les dangers qu'un pareil accident fait courir au malade et les vives douleurs qui l'accompagnent, il ne faut cependant pas considérer toujours l'étranglement comme un phénomène malheureux. Car, si l'on n'a pas affaire à un bourrelet circulaire, comprenant toute la circonférence de l'intestin, mais bien à ce que nous avons appelé un prolapsus partiel, latéral, l'ulcération consécutive à la chute de l'eschare se cicatrise assez rapidement, et la rétraction de cette cicatrice suffit, dans bien des cas, pour amener la guérison spontanée. Mais, au contraire, dans le cas où un bourrelet circulaire comprenant toute la circonférence du rectum viendrait à être éliminé, on serait certain de voir survenir, au bout de peu de temps, un rétrécissement cicatriciel.

D'ailleurs, ces accidents de gangrène sont beaucoup moins fréquents dans le prolapsus de la muqueuse que dans les autres degrés d'invagination.

Reste à examiner maintenant quelle est la forme de la tumeur. Quels sont ses caractères? Elle est, en général, rouge, molle, d'aspect velouté, plus ou moins villeuse, presque toujours couverte de mucosités, tantôt filantes, tantôt liquides et onctueuses. Et l'abondance de ces produits de sécrétion n'est pas le phénomène le moins pénible chez certains malades. Dans quelques circonstances même, il survient un véritable catarrhe de la muqueuse rectale, dont les produits, s'écoulant sur les fesses et les cuisses, donnent naissance à des éruptions érythémateuses tenaces et à des excoriations extrêmement douloureuses. La forme de la tumeur est aussi sujette à de nombreuses variations. Elle est souvent annulaire, semblable à un bourrelet, percée à son centre d'un orifice. C'est en pareil cas qu'elle est lisse et sans bosselures. Au contraire, quand il s'agit d'un prolapsus partiel, on observe une tumeur irrégulière, petite, sphérique, siégeant au centre même de l'orifice anal, à travers lequel elle semble en quelque sorte s'échapper.

La muqueuse qui constitue la tumeur est continue avec la muqueuse du pourtour de l'orifice anal, *il n'y a pas entre elles de rigole circulaire*.

Ce caractère a été considéré comme pathognomonique par Vidal de Cassis. Dans son *Traité de pathologie externe*, on le trouve inscrit en lettres italiques : « Lorsqu'on n'observe pas de rigole circulaire, c'est que la muqueuse seule fait saillie, les autres tuniques intestinales sont restées à leur place. — En pareil cas, ajoute-t-il, la tumeur est plus aplatie ; elle n'a pas la forme conique qu'on lui trouve dans les véritables invaginations. » Examinons ce point.

Et d'abord, le signe dont parle là Vidal de Cassis est loin d'être facile à apprécier. Sur les sujets un peu gros, la rainure des fesses est profonde, et toujours il existe une rigole, même quand il n'y a qu'un prolapsus de la muqueuse. M. Giraldès a fait justice de ce prétendu caractère diagnostique, et voici comment à ce sujet s'exprime Cruveilher[1]. Ce passage n'est que le résumé d'un cas d'invagination représenté à la page 6 de la vingt et unième livraison de son atlas : « De l'étude de ce cas, il résulte : 1° que la maladie connue sous le nom de chute, de prolapsus du rectum, dont

[1] *Traité d'anatomie pathologique*, p. 551.

la muqueuse se continue sans rigole ou rainure circulaire avec la peau du périnée et du pourtour de l'anus, n'est pas toujours constituée par un simple renversement de la membrane muqueuse ; que, lorsque le déplacement du rectum a une certaine longueur, il est constitué par une invagination à deux cylindres. Il n'est donc pas vrai de dire que l'on distingue le renversement de la membrane muqueuse du renversement de toute l'épaisseur du rectum, en ce que, dans le premier cas, il est impossible de faire pénétrer un stylet entre l'anus et la tumeur. »

Dans les invaginations partielles, les caractères sont beaucoup plus faciles à saisir. On peut bien, pendant quelques instants, croire à l'existence d'un polype, mais la méprise ne saurait être de longue durée. En somme, pendant la période de réductibilité, le diagnostic est toujours extrêmement simple ; mais il n'en est pas de même lorsque la tumeur ne peut plus rentrer. Quelles que soient cependant les lésions dont la muqueuse puisse alors devenir le siége, il n'en est pas moins vrai qu'elle conserve toujours ses caractères de muqueuse, que jamais elle ne se transforme en épiderme comme la muqueuse vaginale dans les prolapsus anciens. Elle reste toujours muqueuse, même pendant des années. L'observation suivante, que m'a communiquée M. Desgranges, est là pour le démontrer.

Le nommé D..., âgé de soixante-trois ans, entra dans son service en 1858 avec un prolapsus constitué par la seule muqueuse qui, depuis une *quinzaine d'années*, faisait saillie à l'anus toutes les fois que le malade se livrait à la défécation. Il avait l'habitude de réduire sa tumeur en s'asseyant sur un bâton. La muqueuse rectale avait conservé son aspect normal. M. Desgranges appliqua un spéculum bivalve et fit quatre raies de feu au quatre points cardinaux. Cette opération suffit pour amener la guérison et ne fut compliquée que d'un peu de dysurie pendant les premiers jours.

C'est donc tout à fait à tort que MM. Trélat et Delens ont affirmé qu'à la longue la muqueuse se cutanise.

Mais les choses ne se passent pas toujours aussi simplement. Perpétuellement en contact avec des vêtements plus ou moins rugueux, irritée par les mouvements des membres inférieurs, la muqueuse change complétement d'aspect ; ses villosités œdématiées, ses ulcérations, ses eschares en voie d'élimination simulent parfois à s'y méprendre une dégénérescence cancéreuse [1].

A ces symptômes anatomiques correspondent les symptômes physiologiques les plus fâcheux. Les douleurs sont extrêmement vives, la défécation devient *an acute agony* (Ashton).

Puis viennent la constipation ou l'incontinence des matières ; car, quelle que soit l'origine du prolapsus, la tonicité du rectum ne peut résister à cette longue et persistante dilatation.

Abandonné à lui-même, le prolapsus rectal ne peut donc guérir que s'il survient de la gangrène ; mais, en général, le mal ne fait que s'aggraver ; la muqueuse entraîne bientôt après elle l'intestin lui-même, et le malade, profondément débilité, finit par succomber à ces hémorrhagies, aux phlébites aux inflammations diffuses dont il sera de nouveau question à propos des autres degrés de l'invagination.

Traitement. — La thérapeutique du prolapsus de la muqueuse rectale a exercé de tout temps le génie inventif des chirurgiens. Aussi les méthodes, les procédés, les petits moyens sont-il en nombre tellement considérable que j'ai dû renoncer à les tous exposer dans cet ouvrage.

[1] Voy. Cerulli, *Il raccoglialore medico di Fano* et *Gazette médicale de Paris*. 1858.

Mais, me dira-t-on, le prolapsus est donc une affection bien difficile à guérir ? on a donc dû bien souvent renoncer à la cure, puisqu'il y a tant de procédés et tant de moyens palliatifs ? Qu'on se rassure. Ici, du moins, l'apparente richesse ne cache pas la pauvreté : si les méthodes abondent, c'est que les indications à remplir sont nombreuses et variées. Ainsi, tel traitement est dirigé contre la paralysie du sphincter, tandis que, dans d'autres circonstances, on a sectionné ce muscle pour en obtenir le relâchement. Tantôt on cherche à provoquer des cicatrices larges et profondes ; tantôt, au contraire, il faut dilater le rétrécissement cicatriciel qui a amené la lésion ou qui lui succède parfois : ici c'est contracture et là relâchement. Et parfois chacun de ces éléments emprunte à une même méthode ses procédés opératoires.

Aussi ai-je cru devoir m'écarter, dans ma description, de l'ordre suivi par la plupart des auteurs classiques ; au lieu de décrire une à une chaque méthode, je vais examiner les moyens que l'on doit employer : 1° pendant la période de *réductibilité;* 2° pendant la période d'*irréductibilité.*

1° *Traitement du prolapsus pendant la période de réductibilité.* — Lorsque l'on observe pour la première fois sur un malade l'issue d'une notable portion de muqueuse rectale à travers l'anus, la première idée qui se présente tout naturellement à l'esprit du chirurgien, c'est d'en faire la *réduction.* Elle est alors presque toujours facile, et ce sont en général les malades eux-mêmes qui l'opèrent en comprimant la tumeur entre leurs doigts. Mais ils ne faut pas oublier que c'est surtout pendant cette période que le sphincter encore intact, se contractant sur la tumeur, en peut produire l'étranglement. « Et comme cet accident s'accompagne de douleurs extrêmement vives, on peut se trouver aux prises avec de très-sérieuses difficultés. Aussi avant d'entreprendre les manœuvres du taxis, le père de la médecine cherchait à ramollir les tissus, à les lubréfier. « D'abondant veut Hippocrate, nous dit Ambroise Paré, que l'on oigne le siége de l'écume des limaçons rouges à raison que leur onctuosité et siccité résoult fort sans nulle mordification. » Et les formules proposées par le chirurgien français sont bien autrement compliquées.

Après l'application des limaces, on saisissait le patient par les pieds, on le soulevait de terre, puis on le secouait jusqu'à disparition de la tumeur. (C'est par des manœuvres analogue que les femmes du peuple font *rentrer le boyau* à leurs enfants.) Fabrice de Hilden n'a pas craint de mettre en pratique ces préceptes sur un quinquagénaire et il a réussi [1]. Il est probable que la violence des manœuvres amenait le relâchement du sphincter. Moins barbare, mais non moins ridicule, Barbette frappait à coups redoublés sur les fesses de ses malades [2]. Il espérait, en agissant de la sorte, provoquer les contractions des muscles releveurs. Il est probable que s'il réussissait c'était en obtenant l'effet inverse.

A côté de ces moyens mécaniques que nous ont légués les anciens, à côté de leurs formules complexes, qui presque toutes renferment à la fois et des principes astringents et des substances propres à favoriser le glissement au moment de la réduction, se place tout naturellement la méthode antiphlogistique. C'est que souvent les phénomènes inflammatoires ont eu le temps d'éclater avant l'intervention du chirurgien.

Quand la tumeur est turgide, gorgée de sang, certains auteurs proposent d'appliquer sur elle des sangsues, de la

[1] *Observations chirurgicales*, centur. 3.
[2] *Chirurgie*, part. I, ch. IX.

scarifier. Mais c'est une pratique déplorable, dangereuse. Ashton, qui l'a quelquefois suivie, a toujours eu à s'en repentir. Elle était du reste déjà proscrite par Dupuytren; aussi n'est-ce pas sans surprise qu'on la voit conseillée par MM. Trélat et Delens.

Ce n'est pas impunément, en effet, qu'on provoque une hémorrhagie sur des parties emflammées, sillonnées de veines volumineuses presque toujours variqueuses et qui vont bientôt échapper aux yeux du chirurgien. On ne doit pas oublier tous les dangers de la perte rectale interne. Si l'on croit une émission sanguine indispensable, il vaut mieux, à l'exemple du chirurgien anglais que je viens de citer, appliquer les sangsues au pourtour de l'anus, à une certaine distance de la tumeur. Mais il est infiniment préférable et en général suffisant d'avoir recours aux émollients, de prescrire des applications froides (je dis froides et non glacées), des grands bains, des cataplasmes ! On obtiendra d'excellents résultats en recouvrant les parties avec de larges cataplasmes de farine de lin, cataplasmes mous, presque liquides, arrosés avec une solution aqueuse d'extrait de belladone : 10 grammes pour 1 litre, par exemple. On pourra donner à l'intérieur quelques antispasmodiques. Mais, hâtons-nous de le dire, pour peu qu'il se présente de sérieuses difficultés, il faut avoir recours à l'anesthésie. Avec l'anesthésie il n'est plus question aujourd'hui d'opérer la section du sphincter comme l'a jadis pratiquée Delpech à Montpellier[1] et comme certains chirurgiens le proposent encore (Ashton, par exemple). On a aussi renoncé au débridement multiple que conseillait Vidal.

Pour qui veut se souvenir de ce que nous disent les au-

[1] *Mémorial des hôpitaux du Midi.* 1830.

teurs classiques au sujet des hernies abdominales, il sera facile de comprendre que la position à donner aux malades, avant de commencer les manœuvres du taxis, doit avoir une très-grande importance. Brun, Théodore et un grand nombre d'autres ont recommandé de placer le malade sur un plan incliné, de telle sorte que les pieds soient plus élevés que la tête. Gerdy conseille une situation analogue. Et bien, tous ces préceptes peuvent s'appliquer à la réduction du prolapsus de la muqueuse. Le problème est le même ; il s'agit de faire rentrer une tumeur dans la cavité abdominale. Il faut donc chercher la position dans laquelle la tension sera dans cette cavité aussi faible que possible.

On fera placer le malade dans une attitude analogue à celle que l'on adopte en général pour la taille périnéale, seulement on aura soin d'élever le bassin. Une position au moins aussi favorable, mais qu'on ne peut adopter quand on soumet le malade au sommeil anesthésique, c'est la position dite *à la vache* par certains gynécologues. Le malade à genoux s'appuie sur ses coudes en faisant saillir le siége tandis qu'il abaisse la tête et le thorax. Dans cette posture, ses parois abdominales sont relâchées, les viscères pendent en avant pour ainsi dire, et la tension intra-abdominale est à peu près nulle. C'est la position que Frerichs faisait prendre quand il voulait pratiquer la palpation de la région hépatique; c'est celle que préconise Ashton. Boyer voulait que le malade fût placé *debout et penché en avant* ou le ventre appuyé sur le bord d'un lit.

Quant aux manœuvres du taxis, elles échappent à toute description, car, suivant les cas, elles peuvent varier à l'infini.

Ainsi, les uns veulent comme Vidal, que l'on agisse *lentement, doucement et longtemps*, les autres proposent d'employer la force. En Angleterre, on demande que l'intestin soit réduit *gently*. Boyer décrit des mouvements de circumduction à droite et à gauche ; dans les cas simples il conseille de placer sur la tumeur un morceau de linge fin enduit de cérat. On enfonce ensuite le doigt indicateur et le linge dans l'orifice anal, et lorsque la tumeur est rentrée on retire le doigt tandis que de l'autre main on soutient l'anus. C'est le *modus faciendi* le plus généralement adopté. On peut aussi comme Charles Bell substituer au linge cératé un morceau de papier huilé ! Le moyen le plus simple est celui qu'employait Copeland. Il se bornait à engager son malade à s'asseoir sur sa tumeur. Nous avons rapporté l'histoire d'un individu qui arrivait au même résultat en se mettant à cheval sur un bâton.

Lorsque l'on a obtenu la réduction, il faut songer, comme pour les hernies, à la contention. Pendant la période de réductibilité, c'est-à-dire au début de la maladie, le problème est facile à résoudre, car le sphincter a conservé son action, aussi a-t-on recours, depuis la plus haute antiquité, depuis les temps hippocratiques, *à la méthode astringente.* Ambroise Paré nous a transmis nombre de formules plus ou moins complexes, entre autres celle d'une poudre composée d'écorce de grenade, de grains de cyprès, d'alun, etc. qu'il employait aussi dans le traitement de la précipitation de matrice. Cette poudre était introduite dans le rectum après la réduction.

Pour Dionis, l'important est d'avoir du vin chaud au moment où l'on va réduire. Il veut qu'on en bassine le prolapsus toutes les fois qu'il se reproduit. Dans le même but, il conseille une décoction vineuse d'écorce de grenade, de noix de galle, d'alun, de gaïac, etc. C'était sous forme de fumigation que Heister administrait les astringents. Les médicaments (encens, poivre, etc.) étaient brûlés dans une chaise percée, sur laquelle on faisait asseoir le malade.

Aujourd'hui, les formules sont simplifiées, mais le principe est toujours resté le même ; on emploie surtout l'alun, l'extrait de rathania, le cachou, etc., en fomentations ou en lavements.

Au lieu d'introduire les astringents après réduction, Pigné conseillait de profiter, pour les appliquer, du moment où la tumeur est sortie. Il saupoudrait alors la surface prolapsée d'un mélange pulvérulent de sucre candi, d'alun et de calomel, procédé qui a souvent, affirmait-il, produit la cure radicale.

Ce serait un tort, cependant, d'en arriver d'emblée à l'usage de ces médicaments, surtout chez les enfants. En administrant de petits lavements froids et en soutenant l'anus au moment de la défécation, on obtiendra le plus souvent une guérison prompte et facile. Chez les adultes, l'eau froide peut aussi réussir, mais mieux vaudrait se servir d'un petit morceau de glace introduit dans le fondement. Il faut avoir soin d'envelopper le fragment de glace dans un petit sac de baudruche préalablement huilé. Grâce à cette petite précaution, qui a été imaginée par M. Diday, on ne risque pas de blesser le rectum. On peut aussi prescrire les bains froids de rivière et les bains de mer. Dans le but de tonifier la muqueuse intestinale, on a proposé la noix vomique ; mais elle ne peut agir que sur le sphincter. Son influence sur les fibres musculaires de l'intestin est tout à fait problématique ; elle ne peut en avoir aucune sur la muqueuse rectale.

Enfin, si cette muqueuse semble tellement lâche, tellement agrandie qu'on ne puisse plus espérer son retrait sous l'influence des remèdes dont je viens de parler, il faut en venir à l'excision. J'en décrirai les procédés dans un instant.

Appareils. — On a songé à retenir mécaniquement la

hernie rectale. Pour ce, Ambroise Paré conseillait à ses malades de ne se livrer à la défécation que debout, « car par telle situation l'intestin ne tombe point. » Dionis veut que l'on fasse asseoir le patient « entre deux ais fort étroits qui, serrant les fesses, empêcheront le boyau de sortir. — On peut aussi, ajoute-t-il, faire à un ais un trou de la grandeur d'une pièce de 30 sols, et mettre autour de ce trou un petit bourrelet qui, comprenant la circonférence de l'anus, l'empêchera de tomber pendant que le malade va à la selle. »

Boyer décrit un appareil à bretelles élastiques prenant leur point d'appui sur les épaules et supportant une pièce en ivoire d'une forme spéciale percée de plusieurs trous *pour la sortie des vents*. Citerai-je aussi ce coussin en forme de croissant qu'un architecte avait imaginé pour lui-même, au dire de Nélaton. Mais il faudrait alors donner la drescription du fil de fer que Paul Sarpi appliqua jadis dans son propre rectum[1] et des appareils de Gooch, de Desault, etc.

La figure ci-jointe représente un des plus commodes. C'est le *bandage hémorrhoïdal* construit par Mathieu. On en comprend sans peine le mode d'application.

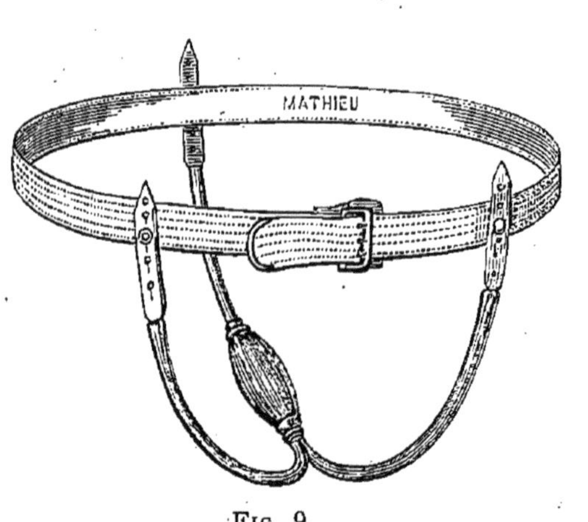

Fig. 9.

Je crois comme Copeland qu'un simple bandage en T remplit beaucoup mieux les indications. Enfin viennent les pessaires. Je renonce à tous les énumérer.

[1] Voy. *Rhodius*, cent. 2, obs. XCIV.

Ainsi, l'on s'est servi du jabot insufflé d'un coq d'Inde (de Blégny), d'une boule de liége (Gervais, de Lyon)[1], etc. On donne aujourd'hui la préférence aux appareils en caoutchouc vulcanisé. Mais ce ne sont là que des moyens palliatifs, qu'il faut réserver pour les cas, heureusement rares, où il existe des contre-indications absolues aux opérations curatives, que nous allons maintenant examiner.

Parmi ces méthodes, les unes s'adressent à la muqueuse, les autres au sphincter.

A. Cautérisation. — Au nombre des premières, citons tout d'abord la cautérisation, méthode innocente et sûre, dont les siècles ont démontré la supériorité. C'était celle de Marc-Aurèle Séverin. Kluyskens et Burggraeve, qui l'ont surtout préconisée de nos jours, introduisaient le cautère actuel dans le centre même de la tumeur; mais c'était, le plus souvent, pour obtenir une cautérisation destructive. Bégin, au contraire, se proposait d'agir seulement sur la muqueuse et d'y provoquer un rétrécissement. Son exemple a été suivi par Sédillot. Il réduisait d'abord la tumeur, puis portait rapidement dans l'anus un cautère conique. Le cautère éteint, il le remplaçait par un autre; l'anus, se contractant alors énergiquement, appliquait la muqueuse sur le fer rouge. Un mois après une cautérisation de ce genre, Bégin trouva l'anus de son malade *étroit, solide, n'admettant le doigt qu'avec peine!* Ce résultat, qu'il rapporte comme un succès, n'est certes pas de nature à nous faire adopter son procédé. Vaut-il donc mieux, à l'exemple de Malgaigne, faire sortir la tumeur et plonger un cautère en roseau dans son centre? Mais alors, au lieu d'avoir un rétrécissement dans la région de l'anus,

[1] *Journal des connaissances médico-chirurgicales*, t. VI, p. 67.

on le fait naître dans un point beaucoup plus élevé, ce qui est loin de réaliser un avantage, même comparatif.

En 1858, M. le professeur Desgranges fit la cautérisation en raies, protégeant les parties avec un spéculum bivalve. Il y eut bien un peu de dysurie le premier jour, mais son malade, le onzième, était guéri et quittait l'hôpital.

Je crois cependant qu'il est préférable, si l'on veut avoir recours à la cautérisation par le feu, de suivre l'exemple de Henry Smith. Voici, du reste, comment s'exprime ce chirurgien : « L'opération, soit pour les hémorrhoïdes, soit pour le prolapsus, est extrêmement simple. Les parties malades, dont une injection préalable a déterminé l'issue au dehors, sont saisies séparément avec une pince *(vulsellum)* et confiées à un aide. Les parties sont alors pincées entre les cuillers d'un clamp, dont la vis est rapidement et fortement serrée (et dont on trouvera la figure au chapitre des hémorrhoïdes). Tout ce qui dépasse, hémorrhoïdes ou prolapsus, est excisé avec des ciseaux. On sèche la partie avec une éponge et on applique sur elle soit l'acide nitrique fumant, soit le cautère actuel, mais de telle façon que l'agent modificateur soit mis en contact avec toute la surface sectionnée. Lorsque ceci est terminé, on desserre légèrement les cuillers, et, s'il n'y a pas d'hémorrhagie, on laisse les parties rentrer dans l'anus après les avoir soigneusement huilées. Si, au contraire, un point donne encore un peu de sang, on resserre la vis et on applique de nouveau la cautérisation jusqu'à ce que le sang soit parfaitement arrêté. Puis on introduit le doigt dans le rectum dans le triple but de rendre la réduction aussi parfaite que possible, de comprimer les points qui pourraient encore donner un peu de sang, enfin, d'exciter les contractions du sphincter. En général, j'introduis en même temps un suppositoire opiacé[1]. »

Le procédé de Smith mériterait sans doute la préférence et serait le seul employé si l'appareil instrumental qu'il demande était entre les mains de tous. Mais, heureusement, on peut le remplacer soit par les pinces hémorrhoïdales de Richet ou de Guersant, soit par n'importe quelles pinces assez longuement emmanchées pour que l'on puisse les faire rougir avant de s'en servir. Ainsi, on peut très-bien avoir recours à ces longues pinces de fer doux avec lesquelles les repasseuses apprêtent les goderons des bonnets de femme ; c'est un excellent instrument, et qui se trouve partout. Mais, quelle que soit la pince employée, il importe de bien se rappeler : 1° qu'il faut protéger, soit avec des planchettes, soit avec des compresses mouillées, les parties environnantes ; 2° qu'il ne faut jamais faire rougir *à blanc* le cautère. Il faut opérer avec le rouge sombre, je dirai même avec le fer chaud ; quand il est rouge au grand jour, il est à une température trop élevée ; si l'on néglige ce précepte, on s'expose presque à coup sûr aux hémorrhagies primitives ou secondaires. Et comme, immédiatement après la section, les parties disparaissent dans l'anus, on pourrait voir le malade succomber le soir même à une perte rectale interne.

La cautérisation peut aussi se pratiquer à l'aide des caustiques, et celui qui a été le plus généralement usité est l'acide nitrique. B. Brodie lui donne la préférence. Ashton, qui l'a employé à son instigation, en a toujours obtenu d'excellents résultats. C'était aussi le caustique de Jœsche, de Munich[2].

[1] Henry Smith, *the Surgery of the rectum*, 3e édit. Londres, 1871.

[2] *Journal des connaissances médico-chirurgicales*, t. XIV, p. 253. 1846.

Ces auteurs l'appliquaient tantôt avec un pinceau, tantôt avec le spéculum et une baguette de verre ou de bois. Aickin, après avoir fait pénétrer un spéculum bivalve, en écartait légèrement les valves et introduisait dans son intérieur un linge imbibé d'acide nitrique. Au bout de dix secondes, on le remplaçait par un morceau de glace enveloppé dans un linge[1]. De cette façon, l'on obtenait deux eschares linéaires. Les plaies qu'elles laissaient à leur chute devaient, en se cicatrisant, amener un certain degré de rétrécissement de l'intestin.

La cautérisation par l'acide nitrique a donc, comme on peut le voir, l'avantage de se limiter aussi exactement que possible en surface. On n'a pas à redouter avec elle, comme avec le feu, les effets du calorique rayonnant. Mais se limite-t-elle aussi bien en profondeur? C'est ce qui n'est pas du tout démontré. Et, d'autre part, les eschares que l'on produit par cette méthode sont beaucoup plus adhérentes et beaucoup plus longues à se détacher que celles que l'on obtient par le cautère actuel. Je crois donc que c'est à ce dernier qu'il faut donner la préférence. N'a-t-il pas, en outre, l'avantage d'être plus prompt dans ses effets et beaucoup moins douloureux?

Enfin, citons pour mémoire les *injections caustiques* ou irritantes que l'on conseillait autrefois. On doit, à l'exemple de Copeland, les proscrire d'une manière absolue. Le chirurgien anglais fait avec raison remarquer que, si l'injection est assez concentrée pour agir profondément, elle est des plus dangereuses. Si, au contraire, la solution est faible, elle enflamme sans nécessité la muqueuse du rectum, et cette inflammation superficielle peut se propager à la partie supérieure et même remonter assez haut dans

[1] Dublin, *Medical Press*, p. 225, 11 avril 1855.

le gros intestin. Cette méthode n'a, du reste, plus aujourd'hui un seul partisan.

B. Excision. — Ce n'est pas seulement à l'aide des caustiques que l'on a cherché à rétrécir la muqueuse du rectum et à prévenir son issue au dehors, on a aussi eu recours à l'instrument tranchant. Ainsi Malgaigne, au lieu de sectionner les plis radiés qui entourent l'orifice anal, se bornait à exciser des replis de muqueuse qu'il saisissait avec des pinces. A Lyon, M. Desgranges a maintes fois pratiqué une opération analogue. Il excise quatre bandelettes de muqueuse d'environ 1 centimètre de largeur sur 3 de longueur. Une fois l'excision pratiquée, il fait la réduction. C'est une opération très-efficace, en général innocente, et qui a aussi l'avantage d'être très-expéditive. L'hémorrhagie est ordinairement insignifiante : une seule fois M. Desgranges dut lier une artériole qui donnait un peu de sang ; une seule fois aussi il a vu survenir des accidents graves (phlébite et pyohémie à forme chronique). Il est inutile d'insister sur la manière dont la guérison est obtenue par cette méthode ; c'est toujours par la création d'un rétrécissement, mais d'un rétrécissement dont on peut calculer d'avance le calibre d'une façon tout à fait mathématique. Je crois que c'est aussi par rétrécissement qu'ont réussi parfois les procédés de Hey et de Copeland. Ces chirurgiens cherchaient cependant à remplir une tout autre indication ; ils voulaient provoquer la formation d'adhérences intimes entre la membrane musculaire et la muqueuse, et suspendre, pour ainsi dire, cette dernière à ces cicatrices profondes. Pour arriver à ce résultat, Hey faisait l'excision des plis de muqueuse herniée *pendulous flaps* dans l'espoir de voir éclater des phénomènes inflammatoires [1]

[1] Hey, *Surgery*, p. 424. — Voilà l'opération que les érudits du jour décrivent comme identique à celle de Dupuytren.

Les imitateurs de Hey se sont plus tard bornés à de petites incisions.

C. Pincement. — C'est par la ligature, ou plutôt par le pincement, que Copeland opérait. Il saisissait avec des pinces un replis de muqueuse et l'étreignait dans une anse de fil très-serrée. Dans un cas, même après avoir très-fortement serré sa ligature, il la coupa, espérant que cette constriction momentanée pourrait suffire. Il recommande de faire ce pincement aussi haut que possible en dedans de l'anus ; plus on s'en éloigne, moins vive est la douleur ; il ne faudrait pas cependant arriver jusqu'aux culs-de-sac péritonéaux !

Pour prévenir les mouvements qui, pendant l'acte de la défécation, pourraient empêcher la formation des adhérences profondes, Copeland administrait à ses malades de larges doses d'opium.

Ashton qui, par le pincement, ne cherche pas à amener des adhérences, mais bien un rétrécissement, passe à travers le pli de la muqueuse, qu'il a saisi avec des pinces mousses, une aiguille armée d'un fil double, ce qui lui permet de faire deux ligatures pour un seul pli. On pourrait avec avantage appliquer sur les prolapsus volumineux les pinces caustiques dont se sert Valette pour la chute de matrice.

D. Moyens s'adressant au sphincter. — De toutes les opérations à l'aide desquelles on a eu la prétention de rétrécir l'orifice anal, la plus anciennement connue est la cautérisation au fer rouge.

Tous les auteurs en parlent depuis le commencement de la chirurgie, avec ou sans citation de leurs devanciers, et elle a été pratiquée presque toujours de la même façon. Ainsi la méthode que, de nos jours, propose M. Guersant était celle de Léonide et d'Ætius. C'est contre cette méthode que s'élevait avec violence Dionis.

« Il y a eu des auteurs *assez cruels*, dit-il, pour conseiller d'appliquer tout autour de l'anus plusieurs cautères actuels à pointe d'olive rougis au feu, pour cautériser la circonférence de cette partie... Je n'ai jamais vu pratiquer cette opération et je crois que, si un chirurgien la voulait mettre en usage, il ne trouverait personne qui ne s'y opposât, et avec justice, puisque l'on peut guérir ces maladies sans le secours du fer ardent, qui fait horreur à ceux mêmes qui en entendent parler. » Et cependant, nous lisons dans le traité de Nélaton, tome V, page 49, ligne 8 : « Tantôt, *à l'exemple de Dionis*, on aportait au pourtour de l'anus plusieurs cautères olivaires pour obtenir des cicatrices, etc. » Fiez-vous donc aux citations !

Bref, aujourd'hui, le procédé que Guersant met en usage consiste à appliquer aux quatre points cardinaux de l'anus un bouton de feu. On réussit toujours de la sorte chez les enfants et souvent chez les adultes. Reste à savoir comment agit le fer rouge ! Les uns pensent que c'est en réveillant la contractilité et la tonicité des fibres musculaires ; d'autres soutiennent qu'il y a alors production de quatre petites cicatrices rétractiles, et cette dernière interprétation me semble parfaitement exacte, car les moindres brides suffisent parfois pour empêcher la sortie de la tumeur. J'ai pu m'en convaincre directement par l'expérience suivante :

EXPÉRIENCE. — Sur le cadavre d'une femme adulte de quarante ans environ il existait quelques-uns de ces petits plis mucoso-cutanés que l'on observe si souvent vers l'orifice anal et que l'on peut à la rigueur considérer comme le premier degré du prolapsus.

J'introduisis dans un de ces replis la pointe d'une canule et je cherchai, en insufflant, à produire un prolapsus. Malgré des efforts assez puissants, aucune tumeur ne parut. En disséquant la pièce on trouva cependant une assez grande quantité de gaz infiltrés dans le tissu sous-muqueux, mais dans l'orifice anal existaient de très-petites brides cicatricielles, *tout à fait superficielles*, qui avaient empêché la formation de la tumeur et sa sortie.

Nous avons vu plus haut avec quelle facilité on peut artificiellement produire le prolapsus sur le cadavre ; au reste, sur les animaux jetés à la voirie, la putréfaction amène souvent le phénomène. J'ai fréquemment vu, sur des chiens crevés, échoués au bord des rivières, des hernies rectales amenées par le dégagement de gaz putrides dans le tissu cellulaire sous-muqueux. Eh bien ! la présence de quelques brides a suffi, dans l'expérience dont je viens de parler, pour empêcher le phénomène, malgré une pression considérable.

La cautérisation superficielle de l'anus agit certainement en produisant ces petites brides ; c'est pour cela que cette méthode donne des guérisons durables qu'une simple excitation du sphincter ne pouvait permettre d'espérer. On obtiendra par les caustiques des résultats analogues. Quelques attouchements avec l'acide nitrique peuvent, dans les cas bénins, amener une guérison radicale [1].

Lorsque Hey excisait quelques replis de muqueuse, il est probable qu'il amenait un rétrécissement léger ou plutôt la formation de quelques brides superficielles. Peut-être en pourrait-on dire autant du procédé dit de Dupuytren. Les disciples enthousiastes qui rédigèrent les cliniques de ce grand chirurgien voulurent faire de son petit procédé une grande découverte chirurgicale ; tous les moyens employés avant lui étaient, d'après eux, inefficaces ou palliatifs !

Ils vont même jusqu'à prétendre que Hey n'a jamais voulu traiter que des hémorrhoïdes, que, s'il a guéri le prolapsus, ce fut *par hasard*. Et pourtant, quoi de plus

[1] Dowell, de Dublin. Voy. *Journal de chirurgie*, t. XXIII. 1855.

simple et de moins nouveau que l'excision de quelques plis cutanés de l'anus ?

Dupuytren les soulevait avec des pinces à mors plats et les sectionnait avec des ciseaux. Il faut exciser jusque dans l'orifice même et ne pas craindre d'enlever une petite portion de muqueuse.

Le nombre des plis qui doivent être enlevés varie suivant le volume de la tumeur ou le degré de dilatation du rectum; presque toujours ce sont quatre plis seulement. C'est un des procédés les plus connus, plus encore à cause de son auteur qu'à raison de son efficacité. On lui doit cependant bon nombre de succès, et comme il est très-expéditif, peu douloureux et n'exige aucuns soins consécutifs, c'est peut-être bien celui qui a été le plus généralement mis en usage. La méthode de Dupuytren a été combinée avec la cautérisation à l'acide nitrique par Smith, vers 1855.

On a, plus tard, porté plus loin ces excisions. Ainsi, Roux a pratiqué dans ce but l'autoplastie et Robert a proposé de reséquer une portion du muscle sphincter. Ces déplorables opérations, non moins inefficaces que dangereuses, sont complétement oubliées aujourd'hui. Voici cependant la description du manuel opératoire que j'emprunte à une thèse de l'époque :

« Après avoir fait à l'aide du bistouri convexe sur chaque côté de l'anus, une incision transversale de 3 centimètres de longueur à peu près, M. Roux traça deux autres incisions longitudinales qui, de l'extrémité externe de ces incisions, venaient converger à la partie postérieure de l'anus. Les deux lambeaux comprenaient donc dans leur partie supérieure l'anus et le rectum, dans la partie inférieure ou postérieure, un peu de l'anus et la partie la plus postérieure de la peau qui complète et termine le plancher périnéal. M. Roux place les fils au nombre de deux au moyen d'aiguilles courbes et il réunit à l'aide de chevilles les deux surfaces avivées. Comme la plaie avait été très-profonde, que, par conséquent les fils ayant été également placés profondément, la surface de la plaie était un peu béante, par un surcroît de précaution et pour rendre l'opération aussi satisfaisante que possible, M. Roux passa par-dessus les lèvres de la plaie quelques points de suture entortillée : nous verrons tout à l'heure que cet excès de soin et de précautions fit presque tout le succès de l'opération.

« La malade, six heures après l'opération, enleva les chevilles et les fils, il ne resta que la suture entortillée; elle suffit à tout maintenir, et au bout de dix jours la suture paraissait solide. »

Enfin citons en dernière ligne deux moyens que l'on a souvent mis en usage pour guérir le prolapsus : l'électricite et la strichnine. Le premier, préconisé d'abord par Boyer et Duchêne, n'a pas donné entre leurs mains de bien beaux résultats et les observations qu'ils nous ont laissées ne sont pas des plus concluantes, mais on n'en saurait dire autant de celles que renferme le mémoire de Demarquay [1].

M. Demarquay a employé la galvano-puncture et grâce à ce puissant moyen il est arrivé à rendre chez plusieurs malades la contractilité au muscle sphincter.

Quelque concluantes que paraissent ses observations, ce n'est pourtant pas un moyen sur lequel on puisse compter dans tous les cas ; M. Demarquay ne l'employait, du reste, que dans certaines circonstances particulières, nous verrons plus loin quels sont les autres procédés qu'il a recommandés.

Nous avons donné plus haut l'observation d'une malade guérie par la strichnine, mais comme ce médicament est

[1] *Journal des connaissances médico-chirurgicales.* 1854.

plus souvent employé chez les jeunes enfants, dans les cas où le rectum tout entier est prolabé, nous reviendrons sur son usage à propos des autres degrés de l'invagination.

2° *Traitement du prolapsus pendant la période d'irréductibilité.* — Nous n'aurons que peu de chose à dire dans ce chapitre, car il est bien rare que la muqueuse rectale soit absolument irréductible et les procédés que nous aurions à décrire se rapportent plutôt aux autres degrés d'invagination.

Cruveilher l'a dit, du reste : « Avec de la patience il n'est peut-être pas de prolapsus qui ne se puisse réduire. » Je crois que lorqu'il s'agit de la muqueuse le fait est incontestable, mais la réduction est-elle bien ce qu'il y a de plus avantageux à tenter? c'est ce dont il est permis de douter et pour de nombreuses raisons. D'abord, quand elle est très-difficile, on ne l'obtient qu'au prix de manœuvres longues et dangereuses, et elles le sont par le seul fait qu'elles sont longues. Le malade doit pendant un temps considérable rester continuellement dans la position horizontale. Or, nul n'ignore qu'on ne saurait, sans exposer leur vie, confiner au lit les individus vieux ou cachectiques. D'autres parts, on conseille l'introduction quotidienne d'une bougie qui doit, par compression, rendre à la muqueuse son aspect normal. Il faut alors supposer que le sphincter est dilaté, que la muqueuse ne présente pas d'altération, que ses veines ne sont pas variqueuses ; autrement ces attouchements quotidiens ne sauraient être inoffensifs ; et cependant le prolapsus de la muqueuse sans hémorrhoïdes est rare, les ulcérations, les eschares, l'hypertrophie inflammatoire (œdème, sclérose, etc.) sont la règle quand le prolapsus en est à la période d'irréductibilité. La tumeur peut même prendre un aspect tel qu'on a pu croire dans certaines circonstances à une dégénérescence maligne.

Mais ce ne sont pas là les seules raisons que nous ayons à faire valoir contre la réduction en cas de prolapsus permanent ; il faut tenir compte de l'état du sphincter. Est-il contractile, normal ? On est sûr alors que la réduction sera temporaire, que la tumeur reparaîtra, qu'elle s'étranglera de nouveau. La réduction n'est en pareil cas qu'une manœuvre palliative. Le sphincter est-il au contraire paralysé, la réduction ne saurait être maintenue, elle ne peut amener qu'un soulagement passager. Pour des cas analogues, Laugier a conseillé de réduire, puis d'exécuter immédiatement l'un des procédés qui amènent une cicatrisation coarctatrice de l'orifice anal ; comme dans le paraphimosis, rien n'est meilleur pour résoudre l'inflammation, pour remédier aux ulcérations des parties longtemps exposées à l'air, aux frottements irritants, à une série d'étranglements, que de les maintenir réduites dans une cavité ou de les tenir à l'abri de ces divers agents d'irritation.

Mais il vaut beaucoup mieux avoir recours à des procédés opératoires susceptibles de procurer une guérison durable, et ces procédés consistent dans la destruction de la tumeur.

A. *Par la cautérisation.* — Je serai bref dans cette description. Qu'il me suffise de rappeler combien les douleurs sont vives et prolongées quand on emploie la cautérisation potentielle ; mieux vaut ce me semble avoir recours au fer ardent comme le faisaient les anciens. Rappellerai-je les succès obtenus par Kluyskens qui, en Belgique, a préconisé l'usage du feu. Mais pour être efficace, la cautérisation doit être *partielle*, autrement on ne guérirait le prolapsus qu'en faisant naître un rétrécissement. Il va sans dire que, si le sphincter est largement dilaté, on pourra, en appliquant à son pourtour quelques boutons de feu, rétrécir son orice dans une certaine mesure. Pour pratiquer l'ablation partielle du prolapsus on se servira du clamp de Henry Smith, ou des pinces de Guersant.

B. Par l'excision avec l'instrument tranchant. — Ricord a, en 1833, préconisé cette méthode[1]. Il l'avait à cette époque, pratiquée avec succès sur une femme âgée de quarante-neuf ans. J'ignore si le célèbre spécialiste est toujours du même avis. C'est probable, car il n'aime guére, on le sait, à modifier ses opinions primitives ; mais j'oserai engager mes lecteurs à ne pas suivre son exemple. L'instrument tranchant expose à l'hémorrhagie immédiate mais surtout à la perte rectale interne secondaire, et la plaie que l'on abandonne dans le rectum, béante, largement ouverte, peut devenir le point de départ des accidents inflammatoires les plus graves (abcès, phlegmons, phlébite, pyohémie, etc...).

C. Par la ligature. — Marchal, de Calvi, la pratiquait circulairement sur une canule préalablement introduite dans le rectum. C'est un procédé long et douloureux qui a pour conséquence certaine un rétrécissement rectal. Je ne comprendrais que la ligature partielle, telle qu'elle a été décrite plus haut. Mais elle ne soulagerait que très-imparfaitement les accidents de la période d'irréductibilité.

Parlerai-je des ligatures multiples, des cautérisations destructives, de l'écrasement, etc. Tous ces moyens sont rarement mis en usage quand la muqueuse seule est prolabée. C'est dans le prochain chapitre que j'aurai à les examiner. Aussi, s'il fallait donner une règle générale de conduite, je n'hésiterais pas à proposer la suivante :

1° Quand le prolapsus survient chez un hémorrhoïdaire, employez la cautérisation au fer rouge ; 2° s'il s'agit d'un vieillard, combinez la ligature élastique partielle avec la

[1] *Gazette hebdomadaire*, p. 182. 1833.

cautérisation superficielle au fer rouge, et plus tard l'électrisation du sphincter.

§ 2. — Invagination de l'extrémité inférieure du rectum.

Comme nous l'avons vu au commencement de ce chapitre, le deuxième degré de la chute du rectum est constitué par une invagination à deux cylindres. Le cylindre enveloppant est formé par la partie la plus inférieure du rectum, le cylindre enveloppé par les régions situées immédiatement au-dessus.

On a dit avec raison que cette lésion est la conséquence du prolapsus de la muqueuse rectale ; cependant, la chute du rectum peut se produire d'emblée, et c'est surtout quand elle se produit d'emblée qu'il importe d'en bien étudier les caractères, car alors la question d'intervention est de la plus haute importance, et les indications opératoires sont très-difficiles à poser.

On peut décrire ici, comme pour le prolapsus de la muqueuse, deux périodes dans la symptomatologie : la période de réductibilité et la période d'irréductibilité ; je dois dire cependant qu'elles ne sont pas aussi nettement distinctes dans le cas actuel, et qu'en général on se trouve en présence d'un intestin qui, s'il peut se réduire sans trop de difficultés, n'en est pas moins presque toujours au dehors. C'est assez dire que l'aspect de la tumeur sera des plus variables : épaississements, ulcérations, indurations, en un mot toutes les lésions que peut déterminer une irritation continuellement renouvelée, viendront compliquer la maladie et modifier l'aspect des parties ; mais, ce qu'il importe surtout d'examiner, ce sont la forme et le volume de la portion d'intestin prolabée.

Lorsque l'on est en présence d'une invagination du rectum à deux cylindres, la tumeur qui apparaît à l'anus est, en général, cylindrique, mais elle présente *en arrière une échancrure* qui donne à la région la forme d'un fer à cheval, de telle sorte qu'au lieu d'un orifice arrondi, on a sous les yeux une fente longitudinale allant directement d'arrière en avant, et l'orifice central oblong par lequel s'échappent les matières fécales est dirigé obliquement en arrière au lieu de regarder directement en bas.

Les auteurs n'ont pas, à mon avis, suffisamment insisté sur la raison de cette disposition. Cruveilher la signale assez vaguement sans chercher à l'expliquer. Curling attribue cette échancrure à la traction exercée par le méso-rectum sur la partie postérieure de la tumeur. On conçoit d'emblée toute l'importance de cette remarque anatomique, puisqu'elle permet d'apprécier au premier coup d'œil quel degré d'invagination l'on a à combattre. En effet, dans l'invagination à trois cylindres ou dans l'invagination du colon, l'orifice de la tumeur anale est circulaire, central et regarde en bas. La présence de l'échancrure est donc un signe excellent qui permet de dire d'emblée si l'on se trouve en présence d'une invagination du deuxième ou du troisième degré.

Le volume de la tumeur est aussi très-important à examiner ; c'est que la chute du rectum avec toutes ses tuniques, quand elle est au début, ne contient pas de prolongement péritonéal ; tandis que lorsqu'elle dépasse 5 à 6 centimètres de longueur, elle est toujours tapissée dans son intérieur par la séreuse abdominale ; elle constitue alors un sac en communication large et directe avec le péritoine. Les parois de l'invagination sont donc alors constituées par deux feuillets de péritoine adossés et par deux couches de muqueuse. C'est ce que représente la figure 10 :

Ce que nous avons dit dans le précédent chapitre au

point de vue de l'étiologie nous permettra d'être bref maintenant. Les causes qui déterminent la chute du rectum sont en général les mêmes que celles qui provoquent le prolapsus de la muqueuse ; je dois y ajouter cependant les traumatismes. On possède en effet un grand nombre d'observations tendant à démontrer qu'une pression brusque et énergique exercée sur le ventre peut déterminer l'apparition immédiate d'un prolapsus rectal. C'est là un

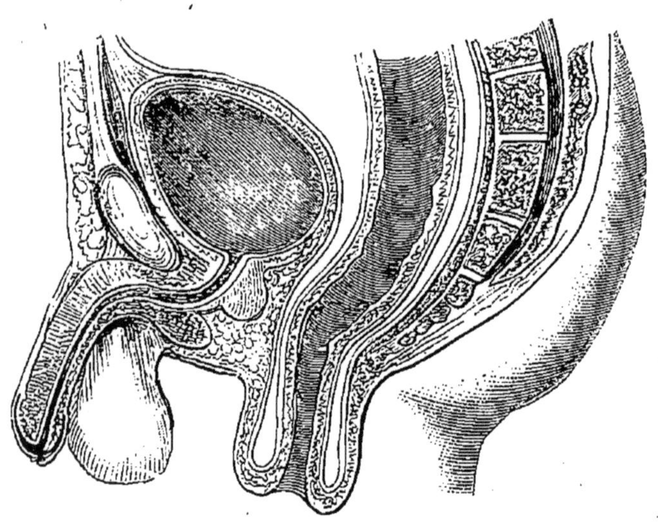

Fig. 10.

caractère qui, au point de vue clinique, sépare complétement les deux premiers degrés de l'invagination. Jamais, ou à peu près, le prolapsus de la muqueuse n'apparaît subitement. On peut encore ajouter que la paralysie du sphincter a, dans l'espèce, beaucoup plus d'influence. C'est ce que l'on observe si bien chez les enfants, et c'est ce qu'a mis en lumière d'une façon très-nette le mémoire de M. Duchaussoy, auquel nous avons déjà fait allusion. Il y rapporte que, dans quelques circonstances, on a pu, sans faire souffrir les petits malades, introduire simultanément quatre doigts dans leur anus.

C'est qu'en effet les symptômes sont extrêment variables, suivant que l'on observe chez l'adulte ou chez l'enfant.

Chez l'enfant, le sacrum encore rectiligne ne donne, dit-on, qu'un point d'appui peu solide au rectum; mais cette cause anatomique prédisposante n'aurait pas, ce me semble, une bien grande valeur et mieux vaudrait invoquer le volume du rectum, qui, relativement au bassin, est beaucoup plus considérable que chez l'adulte. Toujours est-il que le sphincter a souvent une tonicité très-faible, de sorte que, sous l'influence des efforts, le prolapsus se produit avec une extrême facilité. Alors, comme les ténesmes ont une grande intensité et que, à cet âge, les petits malades, sous l'influence de la douleur, *poussent* sans cesse des cris plaintifs, le déplacement du rectum augmente très-rapidement. Aussi la chute du fondement se présente-t-elle sous la forme d'une tumeur relativement beaucoup plus longue que chez l'adulte.

Chez les sujets un peu plus âgés (deux ou trois ans), il est une cause prédisposante des plus efficaces et sur laquelle il faut beaucoup insister lorsqu'on est appelé à donner des conseils sur l'hygiène de l'enfance. Certaines mères ou nourrices, lorsque leurs enfants manifestent le besoin d'aller du ventre, ont l'habitude de les asseoir sur un vase de nuit et de vaquer à leurs occupations, laissant le pauvre bébé sur le pot pendant un temps sept à huit fois plus long que ne l'exige l'expulsion des fèces. L'enfant, ne pouvant s'imaginer qu'il siége ainsi sans nécessité, continue ses efforts, et c'est alors sur le rectum lui-même qu'ils ont leur point d'application ; on a vu très-souvent la chute du rectum se produire dans ces circonstances.

La tumeur est très-longue chez l'enfant, avons-nous dit, et quelquefois elle devient le siége d'une tuméfaction considérable ; alors la réduction ne se maintient pas, car l'intestin ainsi augmenté de volume, occupant dans le petit bassin un espace trop considérable, détermine des ténesmes et des efforts de défécation qui ne tardent pas à le ramener au dehors. Les hémorrhagies sérieuses sont rares à cet âge, et si la réduction est pratiquée assez tôt et avec prudence, la lésion disparaît assez facilement.

Avant d'en arriver à décrire la chute du rectum chez les adultes, il est bon de faire remarquer que presque jamais on ne voit cette fâcheuse disposition chez les enfants robustes et bien portants. Presque toujours, au contraire, on se trouve en présence d'êtres chétifs ou épuisés par de longues souffrances (constipation opiniâtre ou diarrhée habituelle).

La chute du rectum coïncide aussi très-souvent avec les vices de conformation des organes génito-urinaires (exstrophie vésicale, etc.).

Chez l'adulte, les symptômes ne sont plus les mêmes, et ici encore nous devons distinguer les cas où l'on a affaire à des adultes robustes de ceux où il s'agit de vieillards débilités et cachectiques.

Chez les premiers, la tumeur est difficile à réduire ; chez les autres, c'est la réduction qu'il est difficile de maintenir. Ici ce sont des phénomènes d'étranglement ; là, au contraire, des phénomènes d'œdème, de congestion passive, d'inflammation chronique.

Aussi, tandis que, chez l'adulte, la tumeur a la forme d'un cylindre régulier avec les plis et échancrures dont il a été question plus haut, chez le vieillard, la tumeur présente un aspect tout différent. De nombreuses ulcérations, superficielles ou profondes, lui donnent une singulière ressemblance avec les productions malignes. On voit à sa surface ramper des veines variqueuses qui, à de certains moments, déterminent un écoulement sanguin considérable et d'autant plus à redouter que le malade est plus cachectique, et le contact des matières fécales a ici des conséquences d'autant plus fâcheuses que les vieillards ont beaucoup de peine à obtenir d'une main mercenaire ou charitable les soins de propreté que l'on ne marchande jamais à l'enfant et que l'adulte n'a besoin de demander à personne.

Enfin l'incontinence des matières fécales est la règle chez les sujets âgés et même chez tous les malades qui souffrent depuis un certain temps de cette infirmité, et cette fâcheuse complication reconnaît pour cause non-seulement la paresse du sphincter, que la tumeur dilate continuellement, mais encore *l'insensibilité de la muqueuse rectale.* Les malades n'ont plus la sensation de la présence des matières fécales, qui s'écoulent au dehors sans qu'ils en aient conscience.

Je n'ai pas cru devoir insister bien longuement sur les divers accidents inflammatoires, dont des soins de propreté minutieux et des émollients ont facilement raison. Inutile aussi de parler de la phlébite, de l'infection purulente, conséquences possibles et même fréquentes de toutes les lésions graves de la région anale. Qu'il me suffise d'insister ici sur les deux complications les plus sérieuses de la chute du rectum, l'étranglement et les hernies.

Étranglement. — On l'observe rarement chez les enfants, rarement aussi chez les vieillards ; c'est surtout chez les adultes qu'il est à redouter.

Il a pour cause la contraction spasmodique du sphincter anal. La tumeur, étranglée par cette ligature naturelle et progressive, devient d'abord turgescente. Sous la muqueuse s'épanche une quantité considérable de sérosité, les veines se gonflent, et si le sujet est hémorrhoïdaire, il peut se produire à cette période des hémorrhagies sérieuses. Mais ce qui est surtout à craindre, c'est la gangrène. Il est vrai que, si la tumeur ne contient pas de prolongement péritonéal, la gangrène peut amener la guérison spontanée. Mais, comme pour le cancer, cet heureux résultat est excessivement rare.

Le plus souvent, c'est un rétrécissement cicatriciel qui prend naissance. Comme dans les hernies étranglées, ce n'est pas seulement au niveau de l'étranglement que le sphacèle se produit sous l'influence directe de la pression exercée par l'agent constricteur ; mais on observe encore des phénomènes de mortification à une distance considérable de l'anus, à l'extrémité de la tumeur, et il n'est pas rare d'avoir alors sous les yeux une eschare circulaire couronnant en quelque sorte le cône intestinal prolabé. Si l'eschare est peu profonde et ne comprend que la muqueuse, après la réduction on aura inévitablement un rétrécissement du rectum, qui sera d'autant plus élevé que la tumeur prolabée aura été plus longue. Il y a donc lieu de se demander si, en pareil cas, il faut réduire. C'est un point que nous aurons à discuter de nouveau à propos du traitement.

Quoique, en général, les phénomènes spasmodiques n'aient qu'une durée limitée, il n'en est pas moins constant que le prolapsus du rectum chez l'adulte reste rarement exempt de phénomènes gangréneux. Et cependant, l'arrêt des matières fécales ne complique que très-exceptionnellement l'irréductibilité du rectum. Il faut donc admettre, pour expliquer cette apparente contradiction dans les symptômes, qu'il se passe dans les vaisseaux de la tumeur quelque chose d'analogue à ce que l'on décrit dans le traitement des anévrismes par la compression indirecte ; l'étranglement intermittent auquel donne lieu la contracture intermittente du sphincter amène, comme la compression chirurgicale intermittente, la formation de caillots dans les vaisseaux. C'est peut-être aussi pour cela que jamais on n'observe la gangrène totale de l'intestin prolabé : c'est toujours la muqueuse seule qui se détache. L'irréductibilité peut être aussi une conséquence secondaire de l'étranglement, en raison même des phénomènes inflammatoires qui font augmenter le volume de la tumeur.

Ce sont ces mêmes phénomènes inflammatoires qui, à de certains moments, se propageant à la séreuse abdominale, amènent la mort par péritonite généralisée.

Hernies. — J'ai dit plus haut que le prolapsus rectal peut se compliquer de hernies intestinales.

Voici ce qu'on lit à ce sujet dans Cruveilher : « Il est même des cas où l'augmentation en circonférence de l'intestin déplacé était si considérable qu'on a été fondé à croire que l'intestin renversé avait pu recevoir quelques anses intestinales. Je ne sache pas cependant que l'anatomie pathologique ait confirmé cette assertion. »

Et bien, ce que l'illustre anatomopathologiste considérait comme possible a été observé depuis ; voici du reste ce que l'on trouve à ce sujet dans Allingham :

« J'ai eu dans ma pratique six cas de chute du rectum dans lesquels l'intestin prolabé renfermait un sac herniaire. Dans tous les cas, la hernie se trouvait du côté du périnée comme, du reste, les dispositions anatomiques devaient le faire prévoir. On pouvait réduire l'intestin et on l'entendait retomber avec un gargouillement. — Quatre de mes observations se rapportent à des femmes, les trois autres ont été recueillies chez l'homme. La seule direction du rectum prolabé permet de dire s'il contient une anse intestinale. On peut l'affirmer lorsque l'orifice de l'anus regarde directement du côté du sacrum, tandis qu'il reprend sa situation ordinaire dès que l'on a opéré la réduction. J'ai observé plusieurs cas analogues sur les malades de mes collègues de l'hôpital Saint-Marc. Les faits ne sont pas aussi rares que l'on pourrait se l'imaginer. Je n'en ai pourtant jamais trouvé chez les enfants [1]. »

Il paraît aussi que Uhde, en 1867, aurait décrit quelque chose d'analogue sous le nom d'hédrocèle et qu'il serait également question de ces hernies dans les œuvres de Portal et dans les écrits de Dieffenbach. En tous cas, si leur existence est désormais démontrée, leur histoire reste encore complétement à faire.

Traitement. — Abordons maintenant la question du traitement. Elle est beaucoup plus compliquée qu'on ne le croirait tout d'abord, car non-seulement la médication peut échouer et laisser au malade son infirmité, mais encore l'intervention n'est pas sans danger.

Toutes les méthodes que nous avons passées en revue dans le précédent paragraphe ont été proposées pour la chute du rectum, et ce que j'ai dit sur la cautérisation, l'excision partielle de la muqueuse ou de ses plis rayonnés, les astringents, la ligature de la muqueuse, s'y applique parfaitement, mais les manœuvres de réduction ont ici une bien autre importance et sont extrêmement dangereuses [2].

[1] *Ibid.*, *loc. cit.*, p. 208.

[2] Nous rappellerons à ceux qui seraient tentés d'avoir recours au taxis forcé, l'observation suivante :

« *Chute totale du rectum; rupture de cet intestin pendant la réduction.* — Le 25 janvier 1835, on m'amena sur une mauvaise charrette, par un froid piquant, d'un hameau distant de 6 kilomètres, la veuve Duru, qui depuis la veille au soir avait senti sortir par l'anus une tumeur qu'elle ni ses voisines n'avaient pu faire rentrer. Cette femme, âgée de quarante-six ans, avait depuis douze ans, à la suite d'un accouchement laborieux terminé par le forceps, une fistule vésico-vaginale, occupant *tout le bas-fond* de la vessie. Consulté pour cette repoussante infirmité, que je regardais comme incurable, je m'étais borné à prescrire des soins de propreté. Peu de temps après cet accident, la femme D... avait vu paraître une chute du rectum, qui sortait presque journellement, au moment de la défécation et qu'elle

Quand il y a étranglement, inflammation de la tumeur, faut-il réduire ? Quand la tumeur présentant une longueur

faisait elle-même rentrer avec la plus grande facilité. N'étant pas parvenue cette fois à réduire la tumeur, elle avait passé debout sans se coucher une nuit très-agitée, et elle se trouvait très-fatiguée des secousses de la mauvaise voiture dans laquelle on me l'avait amenée ; *elle n'avait du reste éprouvé aucun accident* du côté de l'estomac, ni des intestins. Je trouvai hors de l'anus une tumeur beaucoup plus volumineuse que le poing, arrondie, d'un rouge foncé, recouverte de mucosités sanguinolentes, *continue avec le cercle anal, de manière à rendre impossible l'introduction d'un stylet entre elle et ce dernier ;* au sommet se trouvait une ouverture arrondie pouvant recevoir le doigt sans présenter d'obstacle. Pour réduire cette tumeur, qui occasionnait des épreintes continuelles, je fis placer la femme sur le bord d'un lit, les fesses rapprochées ; alors embrassant la tumeur avec la paume des deux mains et l'extrémité des doigts, j'exerçai une douce pression circulaire pour en diminuer le volume et pour faire rentrer l'intestin par une opération semblable au taxis. Ayant rencontré beaucoup de résistance, je donnai quelques instants de répit, et au bout d'un quart d'heure je renouvelai les mêmes manœuvres, après avoir enveloppé la tumeur d'un linge trempé dans l'eau froide. Au bout de quelques minutes, je sentis, pendant un violent effort de la malade, la tumeur se distendre sous mes doigts ; en même temps j'entendis un bruit semblable à celui que produit du parchemin qui se déchire. Dans ce moment la tumeur rentra brusquement d'elle-même, et en même temps survinrent des syncopes, des nausées et une altération profonde des traits de la face. Quant la patiente fut revenue à elle-même, elle se plaignit de violentes coliques. Je trouvai alors, au dehors de l'anus, une anse intestinale que je fis rentrer facilement ; et en introduisant les doigts dans le rectum, je reconnut très-haut une déchirure longitudinale irrégulière dont je ne pus apprécier l'étendue. Je plaçai à l'entrée du rectum un tampon en charpie, maintenu par des compresses et un bandage en T. Je fis reconduire chez elle la malade en recommandant bien de ne rien déranger. Comme le cas était très-grave, je priai un confrère voisin de venir m'aider de ses conseils. A notre arrivée, six heures après ma première visite, je trouvai cette malheureuse sans appareil, accroupie au coin du feu. Entre les cuisses écartées étaient étalés, au milieu des cendres, le gros intestin et une portion considérable de l'intestin grêle, distendus par des gaz, froids, livides dans plusieurs régions ; la face était hippocratique, le pouls filiforme, très-accéléré, la voix éteinte ; à cela se joignaient des coliques et des vomissements continuels. Après avoir reporté la femme sur son lit et avoir soutenu les intestins, je fis soutenir cet énorme paquet, que je mis plus d'un quart d'heure à faire rentrer, bien que l'anus se laissât dilater avec la plus grande facilité. Nous nous contentâmes de réappliquer le premier appareil, regardant la mort comme imminente ; et, en effet, elle eut lieu quelques heures après. »

(Dr Roché, de Strasbourg, *Revue médico-chirurgicale*, p. 600. 1853.)

considérable est sphacélée dans toute sa circonférence vers son extrémité, faut-il la faire rentrer?

C'est dans la solution de ces deux questions que se résument toutes les difficultés que peut présenter la thérapeutique de la chute du rectum.

Et d'abord faut-il réduire la tumeur lorsqu'elle est enflammée? Je pourrais reproduire ici tout ce que l'on a écrit à propos de la réduction des hernies enflammées. Il y a lieu, en effet, de distinguer entre l'étranglement du rectum et son inflammation. C'est une distinction capitale et qui a d'autant plus d'importance que, ici, l'on n'a pas la main forcée par l'arrêt de matières fécales comme dans les hernies.

C'est alors que les antécédents du malade auront, au point de vue du diagnostic, une grande importance; car, dans les deux cas, on se trouve en face d'une tumeur volumineuse, turgide, violacée, et rien n'est plus difficile que de reconnaître si elle est étranglée ou enflammée; c'est probablement à l'inflammation qu'il faudra rattacher les accidents s'il s'agit d'un malade âgé présentant une tumeur volumineuse ancienne et restant ordinairement hors de la cavité abdominale, car dans cette circonstance le sphincter a disparu ou à peu près, la presque totalité de ses fibres ont subi la dégénérescence graisseuse, il ne peut donc plus être question de son action comme agent constricteur. Alors que l'on se garde de réduire, le taxis aurait les plus grands dangers.

Ce que vous réduiriez serait, en effet, un foyer inflammatoire ainsi jeté dans la cavité péritonéale. Ce *cul-de-sac*, séparé de la séreuse et par la contraction du sphincter et par le gonflement, contient des liquides essentiellement flogogènes; en les versant dans le péritoine, vous produisez presque à coup sûr une péritonite. Cruveilher a déjà insisté sur ces dangers et il proscrit le taxis forcé dans le traitement de la hernie du rectum (comme il devrait l'être d'une façon absolue de la thérapeutique chirurgicale).

Que faire alors ? Il faut, comme nous le conseille Cruveilher, avoir recours aux moyens de douceur, à un traitement antiphlogistique. Il faut faire sur la tumeur des applications émollientes tièdes ; la glace a, en pareil cas, les plus graves inconvénients ; elle amène rapidement la gangrène, il faut donc renoncer à son emploi. Mais c'est du repos, surtout du repos dans la position horizontale, le siége élevé à l'aide de coussins, qu'il faut attendre la sédation, et c'est alors seulement, quand tous les phénomènes inflammatoires se seront amendés, qu'il y aura lieu de songer à réduire. Quand, au contraire, on a affaire à un véritable étranglement, on peut se demander s'il ne convient pas mieux de pratiquer la section du sphincter, c'est-à-dire d'opérer un véritable débridement. Je crois que ce moyen peut être rejeté aujourd'hui, grâce à l'anesthésie. Comme, en somme, il ne s'agit que d'une contraction musculaire, on doit toujours en triompher à l'aide de l'agent *résolutif* par excellence. Mais c'est en pareil cas que l'on peut se poser la question dont nous avons parlé plus haut : *En présence d'une eschare circulaire*, *faut-il réduire ?*

Je crois, pour mon compte, et les observations sont là pour appuyer cette manière de voir, que la chute de ces eschares circulaires est fatalement suivie de rétrécissement de l'intestin, rétrécissement cicatriciel, progressif, et par conséquent incurable. Et ce rétrécissement, si la tumeur avait une longueur considérable, sera très-élevé, c'est-à-dire très-difficile à dilater, à atteindre, en un mot tout à fait au-dessus des ressources de l'art.

Il est donc préférable, quelque radical que paraisse au

premier abord ce choix, d'en venir immédiatement à l'extirpation de la tumeur, à l'excision de la portion prolabée du rectum.

Certains auteurs ont proposé d'avoir recours à l'instrument tranchant. On comprend facilement toute la gravité d'une pareille opération. Il faudrait en même temps pratiquer la suture, et avec un soin tout particulier, car on a affaire à une plaie péritonéale. Il y aurait donc à agir comme après une opération d'ovariotomie. D'un autre côté, il ne faut pas oublier que l'on a à compter avec des hémorrhagies sérieuses, on divise des artères très-volumineuses et les parties peuvent s'échapper et rentrer dans l'abdomen immédiatement après leur section. On doit, par conséquent, les fixer avec soin avant de les diviser, soit à l'aide de grandes aiguilles traversant la tumeur de part en part, soit par la suture. On lie alors avec soin les vaisseaux à mesure qu'ils sont sectionnés. On peut obtenir ainsi une réunion immédiate et se mettre à l'abri de la péritonite. Mais, en somme, en présence des vaisseaux considérables que l'on est dans la nécessité de lier, des culs-de-sacs péritonéaux que renferme la tumeur, de la difficulté extrême avec laquelle la réunion immédiate peut s'obtenir en pareille région, je crois qu'il serait préférable d'avoir recours à un moyen beaucoup plus sûr, la ligature caustique. Elle n'a pas encore été appliquée méthodiquement au traitement du prolapsus total du rectum, mais les succès qu'elle a donnés dans l'amputation de l'utérus renversé et le traitement de l'anus contre nature sont un gage de son innocuité. Il faudrait avoir recours à des pinces caustiques, à des clamps (l'entérotome de Dupuytren garni de pâte de Canquoin ou bien l'instrument imaginé par Valette pour le traitement du varicocèle). Dans un cas, je me suis servi du fer rouge, mais il s'agissait d'une opération palliative. Le malade, avait une cirrhose du foie avec ascite et anasarque, et je ne l'ai opéré que pour le délivrer des atroces souffrances que lui infligeait sa tumeur. Elle lui rendait impossible le décubitus horizontal. Malheureusement cet homme a été emporté brusquement par des phénomènes cholériformes huit jours environ après son opération, de sorte que je n'ai pu en juger la valeur. La figure suivante représente la tumeur que j'ai dû enlever à cet infortuné.

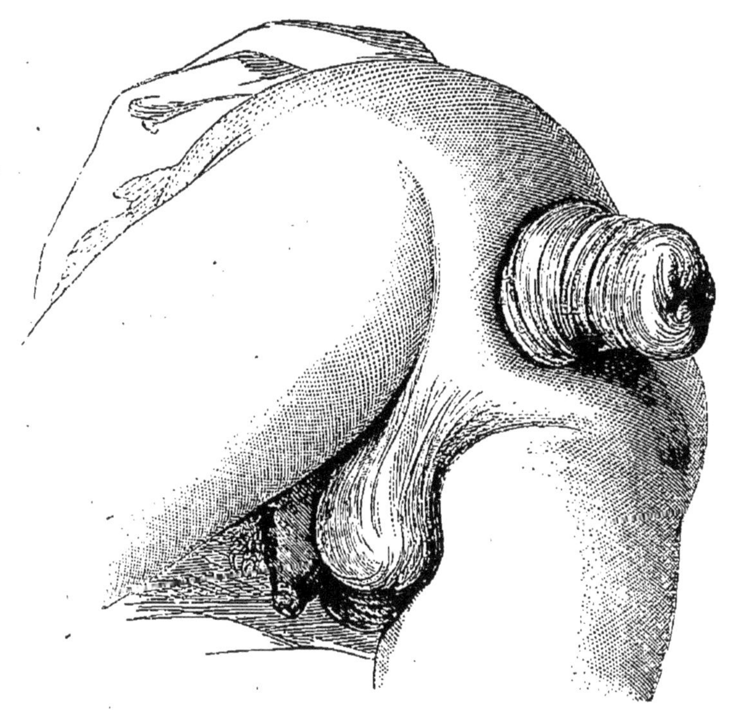

FIG. 11.

Chez les enfants, le traitement de la chute du rectum est tout autre et son pronostic des plus bénins, surtout si l'affection est combattue de bonne heure.

Je ne décrirai pas ici les moyens empiriques que mettent en usage les femmes du peuple quand elles veulent *faire rentrer le boyau* de leur enfant. C'est un taxis aveugle qui réussit en raison de l'acharnement avec lequel il est exécuté, mais qui a souvent les suites les plus fâcheuses. Il est, du reste, ordinairement inutile, et la réduction s'opère avec la plus grande facilité, quelquefois même spontanément sous l'influence du repos.

Ce qu'il importe chez les petits enfants, c'est de prévenir l'issue ultérieure de l'intestin. On y arrive en général en surveillant avec soin le moment de la défécation. Alors, au lieu de laisser prendre au malade la position naturelle dans laquelle s'accomplit cet acte physiologique, on le fait coucher sur le côté, dans la position horizontale (dans la position adoptée pour l'opération de la fistule à l'anus) et la mère, soulevant d'une main la fesse supérieure, surveille l'intestin et, s'il fait saillie, par une compression rapide, elle évite son issue. Toutefois, quand l'intestin de l'enfant a été réduit et que, par des manœuvres méthodiques, on a, pendant un certain temps, prévenu sa sortie au dehors, on n'est pas encore à l'abri de toute récidive.

Mais les moyens de douceur n'en doivent pas moins être conseillés, car ils serviront à consolider la guérison. C'est alors qu'il faut avoir recours aux astringents et aux médicaments susceptibles d'agir sur la contractilité sphinctérienne. Parmi les astringents nous citerons en première ligne l'eau froide. Les lavements d'eau froide fréquemment répétés ont amené la guérison dans un grand nombre de cas, et c'est à ce moyen qu'il faut d'abord s'adresser. Viennent ensuite les infusions de ratanhia, la décoction d'écorce de chêne, les solutions de tannin, de sulfate de cuivre, etc.

En général, on doit donner la préférence aux substances qui ne sont pas absorbables et dont l'action est exclusivement locale. Pour ce qui est des moyens qui s'adressent au sphincter, ils sont au nombre de trois, la strichnine, la cautérisation, l'électricité. On ne peut avoir que bien peu de confiance en cette dernière, et chez les petits enfants elle n'est vraiment pas applicable. C'est que, pour obtenir des résultats sérieux de l'électrisation du sphincter, il faut avoir recours à des applications répétées de galvano-puncture. On ne peut infliger à un pauvre petit enfant un pareil supplice aussi fréquemment renouvelé, ses cris auraient bientôt neutralisé, en produisant des effets expulsifs, tout ce que les courants auraient pu produire. Quant à la strichnine, c'est bien certainement le moyen le plus efficace. On sait qu'en général les jeunes enfants supportent beaucoup mieux que les adultes l'action de ce redoutable alcaloïde. On peut donc leur en administrer des doses assez fortes. C'est ce qu'a fait Guersant, et le mémoire de Duchaussoy, dans lequel sont consignées les observations de cette époque, est des plus concluants.

La strichnine a été administrée tantôt sous la forme de teinture de noix vomique, tantôt en granules, tantôt enfin en injections hypodermiques pratiquées au pourtour de l'anus. Comme en réalité elle ne peut agir qu'après avoir été absorbée par le torrent circulatoire, comme son action locale est plus que douteuse, je ne vois pas pourquoi l'on donnerait la préférence à ce dernier mode d'administration.

Les abcès qui peuvent survenir à la suite de ces injections viennent encore en contre-indiquer l'usage, néanmoins comme M. Duchaussoy a réussi dans certaines circonstances à guérir à l'aide de ces injections, c'est une méthode que l'on peut conserver à titre de ressource exceptionnelle.

Mais quelle que soit la confiance que puisse inspirer la noix vomique, il ne faut pourtant pas se faire illusion. Le moyen réussit souvent, mais il est loin de réussir toujours. Il faut alors avoir recours à une opération plus radicale, et Guersant lui-même, qui a inspiré le mémoire de Duchaussoy, l'a souvent pratiquée. Dans le but de provoquer la contraction du sphincter, d'exciter ce muscle, Guersant opérait suivant la méthode de Léonide (application de quatre boutons de feu au pourtour de l'orifice anal, après réduction de l'intestin prolabé). Nous avons vu plus haut quel est en pareil cas le mécanisme de la guérison. Les suites de l'opération sont en général des plus simples, et la cicatrisation se produit avec une extrême facilité. Ce n'est que dans des cas tout à fait exceptionnels que chez les petits enfants on a pu songer à l'ablation de la tumeur. Il faudrait pour cela se trouver en présence de phénomènes inflammatoires ou gangréneux extrêmement intenses, et à cet âge ces complications ne se rencontrent presque jamais.

CHAPITRE V

DE LA RECTOCÈLE VAGINALE

On donne le nom de rectocèle vaginale à la hernie du rectum dans le vagin à travers l'orifice vulvaire. Le gros intestin dilaté surtout au niveau de sa partie antérieure vient faire saillie en avant, et le vagin qui, en pareil cas, a presque toujours perdu sa tonicité normale, sert de sac à l'organe hernié. La paroi recto-vaginale, au moment de la défécation, se laisse donc pousser en avant et en bas en écartant les grandes lèvres.

Cette disposition est extrêmement commune, mais il est rare qu'au début elle devienne le point de départ de troubles bien sérieux, et en général plusieurs années s'écoulent avant que les malades viennent réclamer les secours de l'art. Aussi la rectocèle vaginale n'a-t-elle pas été étudiée d'une manière bien complète avant ces dernières années. Il est même à remarquer que, jusqu'au commencement de ce siècle, les auteurs qui se sont occupés de cette lésion se sont bornés à la signaler et à la définir, sans en écrire l'histoire pathologique; c'est ainsi que Gunz cité par Richter dit seulement : « que, dans le cas de chute du vagin, les tuniques de ce dernier forment toujours un sac dans lequel la vessie doit pénétrer en avant et le rectum en arrière [1].

On a coutume de citer aussi les lignes suivantes que je trouve à la fin d'un travail de Sabatier ayant pour titre : *Mémoire sur les déplacements de la matrice et du vagin* : « On confond souvent, nous dit-il, avec le renversement du vagin des tumeurs d'une figure irrégulière qui se présentent entre les grandes lèvres, et qui paraissent venir de la partie antérieure ou de la partie postérieure de ce conduit. Elles en diffèrent cependant beaucoup, soit par leur cause, soit par leur nature. Ces tumeurs n'ont pas toujours le même volume et la même consistance... Celles qui viennent de la partie postérieure du vagin n'augmentent de volume que lorsque les malades ont été longtemps sans aller à la selle. Elles causent dans le bassin un tiraillement continuel qui est d'autant plus incommode que le rectum est plus plein. On conçoit aisément que ces tumeurs ne sont formées que par la vessie ou l'intestin rectum qui poussent en avant ou en arrière les parois du vagin sur lesquelles ils posent et avec lequel ils ont des connexions. En effet, ces parties ne peuvent être distendues sans faire bosse dans le vagin, et s'il se trouve d'une contexture lâche et délicate, il cède et se relâche peu à peu et produit les tumeurs dont il s'agit ici [2]. » Cette description n'est pas très-claire, il faut l'avouer, et comme nous le verrons plus loin, il n'est pas absolument certain que Sabatier ait eu en vue la rectocèle vaginale, telle qu'on la comprend aujourd'hui, puisqu'il parle de tumeurs dont la saillie n'est appréciable qu'au moment où il y a accumulation de matières fécales.

[1] *Traité des hernies* de M. A. G. Richter, traduit de l'allemand par J. C. Rougemont, p 271. In-4. 1788.

[2] *Mémoires de l'académie royale de chirurgie*, t. III, p. 393. Paris, Didot, 1788.

Or, il n'est pas rare de voir le rectum gorgé de fèces faire saillie du côté du vagin chez des femmes très-bien constituées et chez lesquelles on ne peut absolument rien découvrir d'anomal quand l'organe a été débarrassé de son contenu, et ces tumeurs molles au toucher sont mates à la percussion, tandis que les rectocèles descendent à travers la vulve avec leur volume ordinaire, alors même qu'il n'y a absolument rien dans l'ampoule rectale, et sont, par conséquent, presque toujours *sonores*.

Monteggia[1] signale aussi la rectocèle vaginale dans l'article où il étudie la chute du vagin. Mais les quelques mots qu'il y consacre ne peuvent pas être considérés comme une description. Dans tous les écrits du siècle dernier que j'ai pu consulter, je n'ai trouvé qu'un seul auteur ayant nettement défini et décrit l'affection, c'est Van Swieten, voici dans quels termes il s'exprime : *Interim cautela adhibenda est, ne alii tumores genitalium habeantur pro vaginæ prolapsu. Post partus enim frequentes, aut laboriosos, sic distrahitur vagina, ut postea, amisso robore, minus resistat tumenti a fæcibus collectis intestino recto, vel vesicæ urina plenæ; et tunc sæpe tumor in vagina apparet, qui extra vulvæ labia proeminet. Sic vidi mulierem, cui post duodecim felices partus, dum alvum deponere vellet, fæces delabebantur antrorsum, distendentes laxam nimis vaginam, nec poterant ano exprimi. Unde simul ac duriores fæces excludendæ erant, digito in vulvam immisso illas retrorsum pellere debebat, et retinere donec anus aperiretur* [2]. »

Il est difficile d'être plus clair et plus précis. Aussi com-

[1] *Loc. cit.*, t. IV, p. 482.
[2] Van Swieten, *Comment. in J. Boerhaave aphorismos*, t. IV, p. 470. In-4, P. G. Cavalier. Paris, 1765.

prenons-nous difficilement comment Malgaigne, avec sa profonde connaissance de tous les auteurs anciens, a pu garder quelque temps « la prétention d'une découverte » pour employer ses propres expressions. Ce qui nous surprend le plus c'est que, dans son mémoire, il ne cite même pas le nom de cet auteur dont il aurait pu laisser la description dans l'ombre comme il l'a fait pour Clarke. Ce dernier qui, à son dire, n'aurait pas bien connu cette affection et ses conséquences fâcheuses, a pourtant consacré à la description de la rectocèle vaginale un chapitre entier de son ouvrage [1]. Il ne s'agit donc pas de quelques lignes à interprétation douteuse. Ce chapitre a pour titre : *Procidentia vaginæ*. Sa définition ne laisse aucun doute. « Le terme de *procidentia vaginæ* est ici employé, nous dit-il, pour exprimer le relâchement de la partie postérieure du vagin de telle façon que cette paroi est plus basse que le niveau normal du périnée. » Au reste, je puis reproduire ici sa description, car elle est d'une remarquable clarté.

« La partie antérieure du sacrum est concave, et c'est dans cette concavité qu'est couché le rectum. Dans l'état ordinaire de flaccidité ou de vacuité de cet intestin, ou même lorsqu'il ne contient pas une grande quantité de matières, la partie postérieure du petit bassin est suffisamment spacieuse pour le contenir sans difficulté, mais soit à cause de la constipation à laquelle la plupart des femmes sont sujettes, soit à cause d'une pudeur exagérée ou des habitudes trop sédentaires dans lesquelles elles vivent presque toutes, l'extrémité inférieure du tube intestinal est tellement distendue que la paroi postérieure du vagin est poussée vers la partie antérieure du bassin. La

[1] *Observations on those diseases of females which are attended by discharges*, by Charles Mansfield Clarke, p. 134. London, 1814.

cavité vaginale se trouve, de la sorte, en partie effacée. Cette distension excessive de l'intestin finit, à la longue, par diminuer singulièrement et même détruire sa contractilité, tandis que la puissance du sphincter, qui lutte sans cesse contre les contractions abdominales, est augmentée, et lorsque enfin l'action des purgatifs, les efforts de la nature ou des manœuvres manuelles (souvent indispensables en pareil cas) sont arrivées à vider le rectum, la *poche formée par lui et la partie postérieure du vagin persiste et constitue la procidence vaginale. Si l'index du chirurgien est alors introduit dans l'anus et dirigé en avant, il viendra tomber dans cette poche.* »

Il ne restait donc plus qu'à donner un nom à cette lésion, pour la distinguer nettement de la chute véritable du vagin, c'est ce qu'a fait Malgaigne[1] qui, en créant la dénomination hybride de *rectocèle*, a doté l'art d'un mot « court, net et facile à comprendre. » Nous trouvons encore dans son mémoire des observations intéressantes et détaillées, des statistiques, d'importantes remarques sur l'étiologie de la lésion et sa coïncidence avec d'autres déplacements. C'est une étude très-complète, mais elle ne renferme absolument rien de nouveau. Il n'y a dans ce travail qu'une idée originale, et le lecteur en appréciera la valeur : c'est l'assimilation de la rectocèle vaginale à une hernie.

Tel est l'historique, très-incomplet, je le crains, de la lésion dont Malgaigne disait en 1836 n'avoir vu ni description ni la moindre mention nulle part.

ÉTIOLOGIE. — Je n'ai pas à définir de nouveau la rectocèle vaginale, le fragment de Clarke que je viens de citer m'en dispense, je crois, et d'autre part on ne saurait assi-

[1] Mémoire sur un prolapsus particulier du rectum dans le vagin et à travers la vulve ou rectocèle vaginale (*Mémoires de l'Académie royale de médecine*, t. VII, p. 486. Paris, 1838).

miler entre elles toutes les tumeurs auxquelles peut se rapporter cette définition, malgré la similitude de leurs symptômes et leur apparente identité. Ce qu'il importe le plus de connaître au chirurgien, c'est la cause de la lésion, car c'est le diagnostic de la cause qui doit diriger la thérapeutique.

La rectocèle vaginale peut en effet être produite : 1° par des causes qui agissent sur le rectum en le dilatant ; 2° par des causes qui agissent sur le vagin en le dilatant ; 3° soit par des causes qui agissent sur la paroi recto-vaginale en détruisant ses moyens de fixité.

1° *Causes qui agissent sur le rectum en le dilatant.* En première ligne nous devons citer la constipation. Rien n'est plus facile à comprendre que l'influence qu'exerce sur les fibres musculaires de l'ampoule rectale l'action directe et permanente des matières accumulées. C'est du reste à la constipation que la plupart des auteurs qui ont écrit sur cette lésion l'ont rapportée. Malgaigne cependant a remarqué que, dans presque tous les cas par lui cités, la constipation paraissait être la conséquence de la rétrocèle, et non sa cause. Mais ce point est assez difficile à préciser, car la constipation, chez nombre de femmes, existe à l'état d'habitude physiologique, ce qui ne diminue en rien l'influence qu'elle peut exercer sur la lésion qui nous occupe, et d'autre part, ce dont les malades atteintes de rectocèle se plaignent le plus souvent n'est pas en réalité la constipation, mais bien la difficulté d'expulsion des excréments. Cette difficulté vous la rencontrerez parfois chez des personnes dont l'ampoule rectale ne contiendra que des matières molles, semi-liquides même, et qui par conséquent ne pourront être considérées comme *constipées*.

Toutes les causes qui sont susceptibles de produire la constipation doivent donc être inscrites au chapitre de l'étiologie de la rectocèle. Nous n'avons pas à les énumérer ici, mais nous rappellerons que, chez les sujets constipés, ce ne sont pas seulement les matières accumulées qui dilatent le rectum, mais encore les lavements ou douches ascendantes que presque tous sont dans la nécessité de s'administrer chaque jour. Les chutes, les efforts violents, les accouchements agissent de la même manière, aussi dans quelques circonstances la rectocèle vaginale s'est-elle produite *brusquement* comme certaines hernies. En pareil cas, il faut admettre qu'il y a déchirure partielles des fibres musculaires rectales ou écartement brusque des fibres longitudinales entre lesquelles s'échappe la muqueuse du rectum.

D'après Clarke, les hémorrhoïdes auraient une incontestable influence. Elles agissent non-seulement en dilatant le rectum, en atrophiant ses muscles, mais encore en provoquant la constipation.

2° *Causes qui agissent sur le vagin en le dilatant.* Ce sont celles dont le chirurgien aura le plus souvent à constater les conséquences. La plus active de toutes est l'accouchement. Cependant Sédillot a noté la fréquence de la rectocèle chez les filles publiques. Faut-il donc inscrire dans ce chapitre le coït au nombre des causes prédisposantes ? Je ne le crois pas, mais ce serait par trop m'éloigner de mon sujet que discuter ici ce qui peut amener telle ou telle déformation dans les organes génitaux des prostituées.

Un polype volumineux franchissant lentement le canal vaginal pourra jouer le même rôle que la tête du fœtus. Mais je le répète ce sont les accouchements fréquents qui amènent le plus souvent la lésion. Parmi les malades observées par Malgaigne, trois avaient 1 enfant ; deux avaient eu 2 enfants ; deux, 3 enfants ; deux, 4 enfants ; une, 6 enfants ; une, 7 enfants ; une 10 enfants.

Dans une observation de Van Swieten il s'agit d'une

femme ayant accouché douze fois. La plupart des cas que j'ai pu voir ou dont j'ai lu la relation se rapportent à des femmes multipares, cependant nous trouvons dans la thèse de M. Coze[1], à la page 36, l'histoire d'une femme portant une volumineuse rectocèle et qui n'avait jamais été mère. On a aussi cité un cas de rectocèle survenue immédiatement après un avortement.

Les maladies inflammatoires du vagin peuvent, en diminuant la contractilité de l'organe, favoriser dans une certaine mesure son relâchement. Elles dilatent donc en quelque sorte la muqueuse et lui font perdre ses connexions avec le tissu cellulaire sous-muqueux : c'est de la même manière qu'agissent certaines tumeurs abdominales qui entravent la circulation veineuse et amènent de l'œdème. L'épanchement de sérosité sépare les parois rectale et vaginale, et comme cette dernière n'est pas soutenue en bas et en avant par un sphincter, elle fait saillie en forme de prolapsus dans lequel viendra plus tard tomber le rectum gorgé de fèces.

3° *Causes agissant sur la paroi recto-vaginale en détruisant ses moyens de fixité.* Citons en première ligne la dilatation de l'orifice vulvaire, dilatation qui reconnaît en général pour cause des accouchements nombreux, des grossesses, etc. Des lésions inflammatoires ou virulentes (phlegmons, chancres, ulcérations, etc.) viennent aussi parfois compromettre la contractilité du muscle *constrictor cunni*. Enfin la déchirure du périnée, lorsqu'elle n'est pas complète, est une cause efficiente de rectocèle, c'est même une des principales, aussi n'est-ce pas sans étonnement que nous ne la voyons même pas citée par Malgaigne.

[1] *Du Rectocèle vaginal et des opérations proposées pour sa cure radicale.*

Dans toutes ces circonstances, le plancher périnéal affaibli laisse tomber pour ainsi dire la paroi recto-vaginale, qui doit alors à elle seule supporter tous les efforts des agents extrinsèques de la défécation auxquels elle ne saurait longtemps résister.

Quand l'utérus est abaissé, les extrémités supérieure et inférieure de la paroi recto-vaginale se rapprochent et par conséquent la paroi elle-même se relâche. Alors, si l'orifice vulvaire est quelque peu élargi, si des matières ou des gaz s'accumulent dans le rectum, une tumeur, qui présentera tous les caractères de la rectocèle, se produira pour disparaître à de certains moments ; en pareille occurence, si l'art n'intervient pas, la paroi relâchée se laissera peu à peu dilater, et le chirurgien aura plus tard à combattre une véritable rectocèle.

Avant de terminer ce qui a trait à l'étiologie, il nous resterait à examiner quelle est l'influence de l'âge, sur le développement de la rectocèle vaginale. Malgaigne a dressé le tableau suivant : sur 13 malades observées, il y en avait de vingt-deux à trente ans, 4 ; de trente-un à quarante ans, 4 ; de quarante-un à cinquante ans, 4 ; la plus âgée avait cinquante-trois ans.

Les malades citées par Coze dans sa thèse avaient vu débuter leur maladie, l'une à trente-un ans, l'autre à trente-sept, la troisième à quarante-neuf ans. On peut donc dire d'une manière générale que la rectocèle vaginale se rencontre surtout à la période moyenne de la vie.

Quant aux professions ; il est difficile de déterminer quelle peut être leur influence au point de vue de l'étiologie ; nous ferons seulement remarquer que les femmes qui se livrent à des travaux pénibles, exigeant des efforts considérables, ne peuvent pas longtemps tolérer leur infirmité, tandis que celles qui exercent des professions sédentaires ne viennent réclamer les ressources de l'art que lorsqu'elles y sont forcées par la difformité et la gêne qui résulte du volume de la tumeur ou par l'impossibilité d'expulser leurs matières.

SYMPTOMES. — Les symptômes de la rectocèle vaginale, quelle que soit d'ailleurs la cause sous l'influence de laquelle la tumeur s'est développée, sont presque toujours les mêmes. Les uns, généraux ou pour mieux dire *à distance*, sont assez obscurs, mais suffisent cependant pour mettre sur la voie du diagnostic, les autres, *locaux*, sont d'une appréciation beaucoup moins facile qu'on ne le croirait tout d'abord, car, dans l'espèce, à l'identité dans les symptômes ne correspond pas toujours l'identité anatomique.

Nous serons brefs dans l'exposé des *symptômes généraux*. Ce sont les mêmes que l'on observe dans presque toutes les maladies des organes génitaux de la femme. Il y a donc à citer les douleurs lombaires, les douleurs sympathiques dans les cuisses, les jambes, les espaces intercostaux et la constipation avec toutes ses conséquences (céphalalgie, dyspepsie, affaiblissement, etc.). Notons en outre que, lorsqu'une femme atteinte de rectocèle vaginale veut *faire un effort*, soulever un fardeau par exemple, la chose lui est aussi difficile, je serais tenté d'écrire aussi impossible qu'à un sujet porteur d'une hernie abdominale non contenue. Aussi voit-on ces malheureuses renoncer à leurs premières occupations pour se livrer à l'exercice d'une profession sédentaire.

Symptômes locaux. — La rectocèle se présente sous la forme d'une tumeur arrondie, lisse, molle, facilement réductible et en général sonore. Le volume en est assez variable ; ainsi, au début, ce n'est qu'un bourrelet rose, très-peu volumineux, qui fait à peine saillie entre les petites lèvres. Quand, au contraire, la maladie est ancienne, la poche morbide peut acquérir le volume d'un œuf de poule

(Clarke) ou d'une orange. La coloration se rapproche alors singulièrement de celle de la peau, à moins qu'à la suite de son contact prolongé avec les vêtements des ulcérations ne se produisent à sa surface.

Pour bien apprécier le volume et les caractères de ces tumeurs, il convient d'examiner la malade dans diverses positions : quand elle est debout, les cuisses rapprochées, on n'aperçoit le prolapsus que lorsqu'il est extrêmement volumineux, et, dans ces conditions, il ne devient appréciable que lorsque le sujet exécute des efforts, mais il suffit de faire légèrement écarter les cuisses de la patiente pour voir immédiatement la portion la plus saillante de la hernie tomber entre les lèvres de la vulve ; 2° quand la femme est accroupie (dans la position qu'elles prennent en général pour accomplir la miction), la tumeur descend plus bas ; 3° enfin, quand on veut apprécier exactement le volume de la poche morbide et le degré d'incommodité qu'elle doit entraîner avec elle, il faut examiner la région vulvaire *pendant la miction*. C'est qu'en effet, lorsqu'elle doit accomplir cette fonction intime sous les yeux et sur les ordres d'un observateur, la femme est en général obligée de se livrer à des efforts considérables qui très-souvent, le plus souvent même, n'aboutissent pas à l'émission des urines, mais amènent toujours la rectocèle au dehors, avec son maximum de volume et de tension ; 4° enfin, lorsque la malade est étendue, la tumeur se réduit spontanément et disparaît dans le vagin, à moins que l'on ne provoque des efforts.

C'est le toucher rectal qui nous fournira les données les plus exactes, mais il y a ici des causes d'erreurs qu'il importe de signaler : en général, comme l'a indiqué Clarke, le doigt introduit dans l'anus tombe en avant dans la poche morbide, et on le sent au dehors à travers la paroi antérieure de la hernie. Signalons en passant une disposition très-rare, mais qui a été notée par Malgaigne ; elle consiste dans l'existence d'un collet, ou, pour mieux dire, un orifice rétréci par lequel la tumeur communique avec l'ampoule rectale.

La rectocèle pourrait donc alors être assimilée à un anévrisme sacciforme, tandis que, dans la grande majorité des cas, cette dilatation pathologique ressemble plutôt à un anévrisme fusiforme.

Lorsque ce collet existe, le diagnostic est certain, le symptôme est pathognomonique. Mais n'oublions pas que le doigt introduit dans le rectum et recourbé en avant peut sans difficulté amener au dehors la paroi postérieure du vagin, de même que l'on peut, en introduisant ce doigt recourbé dans la cavité vaginale, amener au dehors, à travers l'anus, la muqueuse rectale et cela sur des sujets ne présentant aucune altération pathologique. Quand il y a prolapsus vaginal sans rectocèle, ou entérocèle recto-vaginale, cette manœuvre est extrêmement facile. Il ne faut donc pas se hâter de conclure à l'existence d'une dilatation rectale. Pour éviter l'erreur, il est indispensable de porter la main gauche sur la paroi antérieure de la tumeur et de chercher à la saisir sous forme de pli entre le pouce et l'index, tandis que l'index de la main droite, préalablement introduit dans le rectum, perçoit les déplacements de cet organe pendant les divers mouvements que l'on imprime à la paroi vaginale.

Si ces deux explorations ne sont pas faites simultanément, il n'y a aucune certitude dans le diagnostic. J'ai pu m'en rendre compte d'une manière très-précise à l'examen des organes génitaux d'une femme qui succomba dans mon service avec un énorme cancer de l'ovaire. Elle présentait à son entrée à l'hôpital tous les signes de la rectocèle vaginale, et cependant, à l'autopsie, on trouva le rectum sain et dans sa situation normale.

Si la rectocèle est consécutive à une déchirure périnéale, il est en général facile de le reconnaître en examinant la région malade, mais il est d'ordinaire impossible de savoir si la lésion est cause ou effet, lorsque, en même temps qu'elle, on observe d'autres déplacements (cystocèle, abaissement ou chute de l'utérus).

En tout cas, l'abaissement utérin, la cystocèle et la rectocèle se rencontrent souvent à la fois chez la même femme, et voici les chiffres que Malgaigne donne à ce sujet :

Sur treize cas, il a noté : rectocèles simples, 5 cas ; rectocèles compliqués de cystocèle, 7 cas ; rectocèle compliqué de chute de l'utérus, 1 cas ; rectocèles avec cystocèle et chute de l'utérus, 3 cas.

Dans certaines circonstances cependant, il est évident que la hernie rectale amène la chute des autres organes pelviens. En effet les matières, au moment de la défécation, ne sont plus expulsées au dehors, mais bien dans la poche morbide ; alors tous les efforts abdominaux auxquels elles offrent un point d'appui solide n'aboutissent qu'à abaisser cette poche, à la chasser hors du bassin. Or, comme dans sa partie supérieure, elle est en rapport de continuité avec l'utérus, elle l'attire au dehors et les attaches de cet organe ne tardent pas à se laisser distendre. Plus tard, à l'abaissement utérin succède la cystocèle, mais il ne rentre pas dans le cadre que je me suis tracé d'étudier plus longuement l'étiologie de ces déplacements ; qu'il me suffise de dire ici que non-seulement la rectocèle vaginale rend la défécation difficile ou quelquefois même impossible, les rapports conjugaux pénibles et stériles, amène la constipation et tous les symptômes décrits sous le nom de coprostase, mais qu'elle a presque fatalement pour conséquence le prolapsus des autres organes pelviens. C'en est assez, je crois, pour légitimer une thérapeutique énergique, et cependant il y aurait encore bien des pages à écrire sur toutes les souffrances qu'éprouvent à chaque instant les patientes pendant les premières périodes de la maladie. Tantôt ce sont les rapports sexuels qui sont entravés, tantôt c'est l'ingestion de tel ou tel aliment qui est interdite (ainsi, sous l'influence de certaine alimentation légumineuse bien connue, une accumulation gazeuse énorme distend l'ampoule rectale ; le volume de la tumeur est alors doublé et les malades sont obligées de se mettre au lit pour la faire rentrer). N'oublions pas non plus ce qui a été dit au chapitre de la fissure. La contracture spasmodique du sphincter est souvent la conséquence du manque d'équilibre entre la puissance de ce muscle et celle des fibres de l'ampoule rectale. Enfin la rectocèle devient, du côté du vagin, le siége d'érosions superficielles très-douloureuses ; du côté du rectum, il se produit aussi des ulcérations dont il est facile de prévoir les funestes conséquences.

Traitement. — Pour remédier à cette déplorable infirmité, les anciens auteurs, Sabatier, Monteggia et Clarke avaient proposé des pessaires spéciaux. Je n'en reproduirai point ici la description. Il est probable cependant qu'ils valaient tout autant que ceux qui ont été imaginés plus tard, et même de nos jours, car aucun de ces derniers ne remplit les indications d'une manière bien complète (pas même celui qu'a proposé Malgaigne et auquel il avait donné la forme d'un sablier irrégulier). Quant aux diverses modifications du pessaire de Hodge et du pessaire à cupule, ce sont des instruments surtout utiles dans les déplacements utérins, mais qui, même après une application prolongée, sont impuissants à guérir la rectocèle. Au reste, à la période où cette lésion nécessite l'intervention de l'art, les pessaires sont inapplicables, ou, pour les maintenir, il faut avoir recours à divers bandages ou ceintures élastiques dont le lecteur trouvera la description dans le *Traité clinique des maladies des femmes*, de Robert Barnes. Le traitement palliatif par les pessaires n'est d'ailleurs indiqué que dans les circonstances suivantes : 1° quand l'âge de la malade et la coexistence d'autres maladies générales ou locales rend l'intervention opératoire dangereuse ou impossible ; 2° dans certains cas de rectocèles que l'on pourrait avec Malgaigne appeler *aiguës*. Il arrive parfois, en effet, qu'à la suite de chutes ou d'efforts violents pendant l'accouchement, une rectocèle se produit *avec tous les caractères* dont nous venons de parler. L'apparition de la tumeur est brusque, subite en quelque sorte, mais en maintenant l'ampoule rectale à l'état de vacuité, à l'aide de lavements fréquents, on guérit radicalement et en peu de jours la hernie.

Si ces moyens ne suffisent pas, si la tumeur persiste et semble devoir passer à l'état chronique, avant d'en venir aux moyens radicaux que nous allons exposer, il convient d'avoir recours aux pessaires, au moins pendant quelque temps.

Lorsque Malgaigne publia son mémoire sur la rectocèle pour annoncer au monde savant ce qu'il croyait être une découverte, un chirurgien florentin, Bellini, venait de pratiquer une opération sanglante pour guérir un prolapsus du vagin qui, au dire du professeur parisien, ne devait être certainement qu'une rectocèle vaginale. On donna à cette opération le nom de colpodesmorrhaphie. Voici en quels termes elle est décrite dans l'observation que Malgaigne lui-même reproduisit avec commentaires dans la *Gazette médicale de Paris* [1] :

[1] T. IV, p. 200. 1836.

« La femme située sur le bord du lit, le chirurgien saisit avec une double érigne le segment supérieur de la tumeur saillante au dehors et l'attira en bas le plus possible. Alors donnant l'érigne à tenir à un aide, avec une aiguille plate et recourbée, munie d'un double fil, il commença par le bord externe de la fosse naviculaire ou de la commissure vaginale inférieure au côté gauche de la tumeur, à circonscrire cette tumeur même, en formant autour d'elle avec le fil un demi-cercle en fer à cheval ou en ∩ renversé, en pratiquant à la suite l'un de l'autre des points de suture à intervalles d'à peine deux lignes ; et pour ne pas intéresser le rectum l'indicateur gauche, placé dans cet intestin servait de régulateur à l'aiguille, que l'on n'enfonçait jamais au delà de la paroi vaginale ; et l'on comprenait ainsi dans chaque point de suture une ligne au plus de ces membranes. Arrivé à la partie supérieure, il la contourna en quatre points de suture, puis revint de haut en bas pour compléter le fer à cheval. Alors il n'y eut plus qu'à tirer en bas avec une main les chefs de l'un des deux fils, à soulever et comme replier et froncer sur elle-même la partie herniée et à serrer avec réserve le nœud sur sa base ; la tumeur est tombée sans accident au bout de dix jours. »

Tel est le récit de la première opération pratiquée dans le but de guérir une rectocèle vaginale. Comme on en peut juger, le résultat fut assez encourageant, même en admettant avec Malgaigne que la guérison n'ait dû être que temporaire. Et cependant Bellini n'a fait, en réalité, qu'une ligature de la tumeur, c'est-à-dire une opération sans règle, sans régularité, et qui ne saurait être comparée aux autoplasties dont il sera question plus loin ! Et, non-seulement l'opération a été efficace, mais elle a été bénigne et ses résultats ont été obtenus avec une remarquable rapidité.

Cependant Malgaigne semble assez opposé à toute tentative opératoire.

« S'il y avait quelque opération à tenter en pareil cas, nous dit-il, on devrait commencer, ce me semble, par enlever une portion des tuniques élargies du rectum, de manière à rendre à l'intestin à peu près son calibre; alors l'ablation partielle de la muqueuse vaginale et les deux cicatrices adossées l'une à l'autre seraient probablement des moyens efficaces de prévenir la récidive. »

Stoltz à Strasbourg fut un des premiers à entrer dans cette voie. Nous trouvons dans la très-remarquable thèse de Coze le récit de deux opérations pratiquées par l'illustre professeur de clinique; ce sont des opérations autoplastiques et qui lui ont donné d'excellents résultats [1].

Voici dans quels termes il décrit la première :

« La malade, ayant le siége élevé, les genoux fortement écartés, on l'engagea à faire un léger effort et la tumeur vint proéminer dans la partie inférieure de la vulve. Le doigt d'un aide, introduit dans l'anus, fut porté dans le godet formé par le rectum et maintint la tumeur au dehors. Alors l'opérateur circonscrivit un lambeau de la paroi vaginale postérieure, selon la circonférence de la tumeur et l'enleva avec le bistouri, en rasant la paroi correspondante du rectum. Ce lambeau avait 3 centimètres de longueur sur 2 1/2 de largeur. Puis une aiguille munie d'un fil traversa, successivement et par portions, tout le contour de la plaie et, sortant près du point où elle était entrée, cerna ainsi toute la perte de substance. Les deux chefs du fil étant attirés, la plaie se rétrécit et se ferma comme l'ouverture d'une bourse dont on tire les cordons. Les chefs furent ensuite liés sur un morceau de sparadrap roulé.

[1] Thèse de Coze, déjà citée, p. 39.

Pendant que l'on étreignait ainsi la plaie, le doigt de l'aide engagé dans le rectum fut repoussé et la hernie disparut. »

Dans le deuxième cas, Stoltz pratiqua une périnéorrhaphie quelques jours après la première opération, qui fut faite en suivant le même manuel opératoire que dans le cas précédent.

Je dois citer aussi l'opération pratiquée en 1865 par Brown, qui réussit à guérir sa malade en excisant un lambeau ovoïde de muqueuse vaginale ; la plaie fut réunie à l'aide d'une suture enchevillée [1].

Lorsqu'il tenta, pour la première fois, la cure radicale du prolapsus utérin par les moyens chirurgicaux, Sims fit une opération tout à fait analogue à celles dont il vient d'être question, seulement il eut recours à la suture à points passés.

De nos jours ces opérations autoplastiques se sont singulièrement multipliées ; il est assez difficile cependant de se prononcer sur les résultats que l'on a droit d'en attendre, car elles ont presque toujours été pratiquées pour des lésions complexes, rarement au contraire pour de simples rectocèles. Aussi les chirurgiens ont-ils eu recours tantôt à la périnéorrhaphie ou à l'élytrorrhaphie, tantôt à l'épisiorrhaphie, tantôt enfin à la combinaison de ces diverses méthodes opératoires ; il a été aussi question de cautérisation et même d'écrasement linéaire !

A chacune de ces méthodes se rapportent un certain nombre de succès, cependant aucune d'elles n'a prévalu et ne saurait être recommandée d'une manière absolue pour tous les cas. Nous l'avons dit en commençant : dans l'espèce, c'est le diagnostic causal qui doit servir de guide pour la thérapeutique, nous passerons donc en revue les

[1] *Journal des connaissances médico-chirurgicales*, t. XXIII, p. 378.

divers moyens, selon qu'ils paraissent convenir plus spécialement aux diverses espèces de rectocèles que nous avons cru devoir distinguer.

A. Si la tumeur a pour cause une dilatation primitive du rectum, c'est du côté de cet organe qu'il y aura lieu d'intervenir. On suivra, en pareil cas, le précepte formulé par Malgaigne en deux mots : « Commencer par enlever une portion des tuniques élargies du rectum de manière à rendre à l'intestin à peu près son calibre. » Cette indication sera remplie à l'aide des divers procédés opératoires qui ont été exposés dans le précédent chapitre. Mais, avant d'en venir à l'emploi des caustiques ou de l'instrument tranchant, le chirurgien fera suivre à sa malade un traitement préparatoire qui, dans bien des circonstances, suffira pour obtenir la guérison. Ce traitement consiste, en laxatifs quotidiens (l'eau de Pullna à la dose d'une ou deux verrées chaque matin en se levant est le plus inoffensif et l'un des plus efficaces) et en injections astringentes. On prescrira d'abord des injections d'eau froide ; puis plus tard des lavements avec l'extrait de ratanhia, le cachou ou le tannin. La décoction de feuilles de noyer dans laquelle on ajoute quelques grammes d'alun par litre peut être conseillée aux patients qui n'ont que de modestes ressources. Il importe que ces injections soient *peu abondantes*, qu'elles ne remontent qu'à une faible hauteur dans l'intestin, qu'elle ne soient conservées que quelques minutes. Si vous laissiez la patiente injecter dans son ampoule de grandes masses liquides, elle augmenterait la dilatation et ne ferait qu'aggraver sa maladie.

Ce sont ces mêmes moyens qui conviendront plus tard si les résultats de l'intervention opératoire paraissent insuffisants.

B. Quand la cause première du mal semble résider dans

des accouchements plus ou moins nombreux, c'est sur le vagin qu'il conviendra d'intervenir, et l'opération à laquelle je donnerais la préférence serait une colporrhaphie. Il faut alors, à l'exemple de Stoltz, de Sims, de Brown, exciser un lambeau ovalaire sur la portion saillante de la tumeur, puis réunir les bords de la plaie à l'aide d'une suture.

Voici le manuel opératoire, que je conseillerai en pareil cas et que j'ai suivi, dans une opération dont les détails ont été publiés dans le *Lyon médical*[1].

1° La malade étant anesthésiée par l'éther et couchée sur le dos, le siége est amené vers le bord du lit et les cuisses écartées et fléchies sont fixées aux mains à l'aide de bandes (comme pour l'opération de la taille chez l'homme).

2° Le chirurgien introduit et insuffle dans l'ampoule rectale un pessaire Gariel dont le volume doit être supérieur à celui de la tumeur.

(A l'aide de ce pessaire gonflé à son maximum, la paroi de la tumeur sur laquelle on doit opérer est étalée et peut être maintenue immobile par une traction exercée sur le tube qui sert à gonfler l'appareil ; en outre, le sang est chassé de la paroi recto-vaginale, de sorte que l'hémorrhagie est presque nulle pendant l'opération. En appliquant un anneau rigide autour de la tumeur ainsi distendue, il serait possible peut être d'intercepter absolument le cours du sang et de réaliser pour la région recto-vaginale un appareil analogue au pinces de Desmarres.)

3° Armé d'un bistouri, l'opérateur trace deux incisions latérales demi-circulaires, qui, se rejoignant par leurs extrémités supérieure et inférieure, circonscrivent un large lambeau elliptique qui est disséqué et enlevé. (La

[1] Note sur un cas de rectocèle vaginale, par le Dr Mollière. Paris, G. Masson 1875, (extrait du *Lyon médical*).

première incision se fait sans difficulté, mais elle rend la seconde beaucoup moins facile, car la muqueuse incisée se retire, et si l'opérateur n'a pas tracé avec la pointe du bistouri la ligne que doit suivre cette seconde incision, il n'enlèvera qu'un lambeau très-irrégulier. Ce lambeau ne doit comprendre que l'épaisseur du vagin, et il faut apporter tous ses soins à éviter la lésion du rectum, car, s'il se produisait ainsi une fistule recto-vaginale, le mode de réunion dont nous allons parler ne serait pas suffisant.)

4° Les bords de la plaie qui résulte de l'ablation de ce lambeau sont réunis par la suture. (Il importe d'examiner à quel mode de réunion il convient d'avoir recours. Je conseillerai le suivant. On pratiquera une suture enchevillée en se servant de préférence de fils métalliques, ou mieux de fils absorbables *(Cat gut ligatures as used by profissor Lister.)* Ces fils seront fixés sur de petites sondes en gomme très-flexibles[1] : les bougies n° 3, 4 ou 5 de la filière Charrière. Il faut aussi avoir soin de ne pas disséquer la muqueuse au delà des limites de l'excision. Ce sont des *bords* et non des *surfaces cruentées* qui doivent être réunis. Dans le premier cas, vous obtiendriez un plan cicatriciel, et c'est une cicatrice linéaire que nous recherchons. Lorsqu'on s'est servi de fils absorbables, il n'y a pas lieu de se préoccuper d'enlever les sutures ; lorsque les segments de sonde qui les soutiennent sont devenus inutiles, ils tombent d'eux-mêmes.)

L'opération que je viens de décrire ne nécessite donc pas de pansements. La malade est replacée dans son lit les deux jambes réunies à l'aide de quelques tours de bande afin de rendre impossible l'écartement des cuisses. Ayez

[1] Ce sont des fils de divers calibres, fabriqués avec des intestins de chat, et qui ont macéré pendant plusieurs mois dans de l'huile phéniquée.

soin d'interposer du coton entre les deux genoux, autrement vous seriez exposé à voir se produire des eschares.

Pour se livrer à la miction, la malade se couche sur le côté. Quant à la défécation, elle est en général retardée par le seul fait du repos au lit que vous imposez à votre patiente et point n'est besoin d'avoir recours aux opiacés. Il ne faut pas examiner la région opérée avant dix jours, au minimum. Si, pendant ce laps de temps, du pus s'écoule par le vagin, on doit se borner à prescrire des soins de propreté exclusivement extérieurs, extra-vaginaux.

C. Lorsqu'il s'agit d'une rectocèle consécutive à une déchirure périnéale, deux cas peuvent se présenter. Dans le premier, la déchirure périnéale paraît être la cause unique de la rectocèle, et la dilatation de la cloison recto-vaginale est presque nulle. Il suffit alors de pratiquer une périnéorrhaphie. (Les procédés de Demarquay et de Kuchler sont ceux qui, ce me semble, méritent la préférence. La périnéorrhaphie simple a donné un beau succès à M. Felizet qui, en 1869, opéra sous les yeux de M. Dolbeau, son chef de service, une femme de vingt-neuf ans qui portait une volumineuse rectocèle vaginale. Quand la périnéorrhaphie est pratiquée dans le but de guérir une rectocèle, l'avivement doit être très-large et doit remonter très-haut dans le vagin. Aussi a-t-on cru devoir donner à l'opération ainsi modifiée le nom de périnéo-colporrhaphie.

Cette opération a été pratiquée en Allemagne, surtout par Heppner, qui emploie un mode de suture spécial, dit en 8 de chiffre ; il a presque toujours eu à combattre des déplacements multiples des viscères pelviens. Cependant les résultats qu'il a obtenus ont été, sous le rapport de l'innocuité, des plus satisfaisants, car la seule malade qu'il ait perdue a succombé à un érysipèle, et il ne s'agissait pas seulement d'une chute du vagin, mais d'un renversement total de cet organe dans lequel des anses intestinales étaient venues se précipiter comme dans un sac herniaire.

Dans le deuxième cas, la poche recto-vaginale a pris des dimensions telles que son retrait est impossible. Il faut alors pratiquer deux opérations ; en premier lieu, celle que nous avons décrite plus haut, en second lieu la périnéorrhaphie.

Il est alors absolument indispensable d'avoir recours à la suture absorbable ; autrement, pour enlever les fils (métalliques ou autres), ou surveiller leur action, il faudrait compromettre la suture périnéale. Les procédés dits *à lambeau vaginal* pour la périnéorrhaphie ne sont pas applicables. Il faut se borner à un avivement complet des lèvres du périnée déchiré et pratiquer deux plans de suture seulement.

Quand la rectocèle reconnaît pour cause un déplacement utérin, il est bien difficile d'en obtenir la cure radicale. En tout cas, la rectocèle n'est alors qu'un épiphénomène et, comme il ne rentre pas dans le cadre de cet ouvrage d'exposer les moyens qui conviennent alors, nous renverrons le lecteur aux traités sur les maladies des femmes.

Contre l'intervention dans ces cas de la main armée l'on a formulé de nombreuses objections ; voici les deux principales : 1° Ces opérations sont dangereuses ; 2° leurs résultats ne sont pas durables. — A la première objection, je répondrai que la gravité de ces opérations a été singulièrement exagérée. Depuis quelques années, les autoplasties pratiquées sur les organes génitaux externes de la femme ont été très-nombreuses, et leur innocuité est telle que l'on n'a même pas songé à établir leur coefficient de mortalité. Nous ignorons encore celui des autoplasties recto-vaginales et vésico-vaginales, de la périnéorrhaphie dans les cas de déchirure ancienne, etc... Il est vrai que les chirurgiens n'ont peut-être pas toujours eu le courage de publier leurs revers, mais j'avoue qu'en relisant le récit du petit nombre de faits connus qui se sont terminés par la mort, il m'a semblé que presque toujours elle devait être attribuée, non à la méthode opératoire suivie, mais, à quelque accident susceptible de se produire pendant ou après n'importe quelle opération ou aux conditions déplorables dans lesquelles se trouvaient les malades.

Ainsi rappellerai-je qu'il y a quelques années un chirurgien de Paris perdit une malade en l'opérant d'une fistule vésico-vaginale, une hémorrhagie foudroyante ayant suivi l'ouverture d'une énorme artère anomale ; que tel autre vit sa patiente succomber à un érysipèle, etc.?. ces faits ne prouvent rien.

On n'en peut dire tout autant d'une observation de M. U. Trélat, que je trouve à la page 119 de la thèse de M. Bourdon [1]. Il s'agit d'une patiente âgée de trente-trois ans, que l'on opéra :

1° Quoiqu'elle fût scrofuleuse et portât dans la région thoracique plusieurs fistules consécutives à des abcès provenant de côtes cariées ou nécrosées ; 2° malgré une « santé générale très-mauvaise ; » 3° un foie gros et peut-être amyloïde ; 4° quoique ni la miction, ni la défécation ne fussent troublées.

Cette malade mourut d'*un érysipèle de la face* et à l'autopsie, dit l'élève qui l'a rédigée : « J'ai ouvert un vaste foyer purulent dont le point de départ était une altération *de toute la face antérieure du sacrum*.

Il est certain que sur un pareil sujet on n'était guère en droit d'espérer un succès, et nous devons ajouter que

[1] *Des Anaplasties vaginales dans le traitement du prolapsus de l'érutus, des cystocèles et des rectocèles*. Paris, 1875.

« l'opération a été *laborieuse*, quoique habilement faite. » Enfin, je lis plus loin, toujours dans la même thèse : « Or, M. Trélat a noté que quand il serrait les points de suture, chacune des bandes se fronçait sur elle-même, et il a craint de ne pas avoir bien mis en contact les surfaces saignantes. »

En présence d'un insuccès dont les causes étaient si nombreuses, et il faut bien l'avouer, si faciles à prévoir, peut-on raisonnablement l'inscrire au passif de la méthode opératoire qui a été suivie ?

Il est beaucoup plus difficile de répondre à la seconde objection. Évidemment les autoplasties, quelque parfaites qu'elles puissent être, ne rendront que rarement aux parties leur structure normale. Ce périnée, qui semble si parfait aux yeux du chirurgien qui vient de le restaurer, contient-il des muscles, des tissus contractiles, comme le périnée normal ? Évidemment non, dans la plupart des cas. Cependant chez des femmes jeunes encore, et dont la lésion est récente, cet heureux résultat n'est pas absolument impossible. En opérant sur de jeunes sujets on a donc des chances sérieuses d'obtenir une cure radicale. Quant aux femmes plus âgées, nous ne devons pas les abandonner car les causes dilatatrices qui ont amené chez elles la lésion (grossesse, accouchement, etc.), ces causes n'agiront plus.

D'un autre côté, n'oublions pas que, dans les opérations que je viens de décrire, il s'agit de véritables *autoplasties* et que par conséquent il n'y a pas production de tissu cicatriciel, de ce tissu qui, s'il est éminemment rétractile quand il se présente sous forme de *brides*, est essentiellement dilatable quand il se présente sous forme de *plan*.

Bref, les opérations *bénignes* que je viens de proposer assurent toujours à la malade une amélioration durable et une guérison tout au moins partielle qui peut se maintenir plusieurs années.

Que d'opérations sont pratiquées journellement et sans hésitation par tous, qui compromettent la vie des patients sans leur assurer cependant un résultat aussi avantageux !

CHAPITRE VI

DES RÉTRÉCISSEMENTS DU RECTUM

On donne le nom de rétrécissement du rectum à la diminution du calibre de cet intestin, que cette diminution reconnaisse pour cause une lésion organique ou une lésion fonctionnelle. Ne seront donc pas comprises dans ce chapitre les maladies organiques qui, agissant par compression sur l'extrémité inférieure du tube digestif, opposent au cours des matières un obstacle plus ou moins considérable. Ainsi, par exemple, quand une tumeur de la prostate ou du sacrum pèse sur l'ampoule rectale, on ne peut pas dire qu'il y ait rétrécissement. Nous devons aussi distraire de cette étude les rétrécissements cancéreux. C'est à propos des dégénérescences du rectum que nous aurons à écrire leur histoire. Restent donc les rétrécissements *spasmodiques* et les rétrécissements *cicatriciels*. Mais serait-il raisonnable de décrire à part ces deux espèces morbides. Le nom de rétrécissement spasmodique du rectum doit-il même être conservé? Sans doute, dans certains cas très-rares, le spasme est le principal élément de la maladie; faites-le disparaître et tout va rentrer dans l'ordre, mais quel a été son point de départ? là est toute la question. Et bien, nous répondrons hardiment, ce point de départ a été une lésion organique et, pour mieux préciser, un rétrécissement (cicatriciel ou inflammatoire, peu importe). En dehors de la maladie décrite sous le nom de fissure à l'anus, il n'y a pas de spasme essentiel de l'extrémité inférieure du tube digestif.

Mais, je le répète, le spasme peut jouer le rôle principal. Ainsi, Allingham a vu des rétrécissements, presque infranchissables chez des sujets à l'état physiologique, admettre sans difficulté deux doigts ensemble pendant le sommeil anesthésique. Le même auteur affirme aussi n'avoir jamais rencontré un seul cas de rétrécissement spasmodique sans lésion.

Pathogénie. — Le rétrécissement rectal est donc, comme celui de l'uréthre, un rétrécissement le plus souvent cicatriciel. Malheureusement, comme le canal sur lequel siége cette lésion présente à l'état normal un calibre ordinairement considérable, quand les malades viennent réclamer les secours de l'art, la lésion est en général très-ancienne, très-avancée et presque toujours incurable. C'est assez dire que l'on connaît très-mal l'étiologie des rétrécissements du rectum.

Ces rétrécissements sont presque toujours consécutifs, dit-on, à un processus inflammatoire ou ulcératif. Pour ce qui est du processus inflammatoire, la question n'est pas aussi simple qu'elle le paraît tout d'abord. A moins qu'il ne s'agisse de ces vastes phlegmons de la région ischio-rectale qui transforment en tissus lardacés tous les pelotons adipeux périrectaux, on n'a aucun renseignement sur ces phénomènes inflammatoires, exorde obligé, selon certains auteurs, de tous les rétrécissements. Il faut, comme le dit Allingham, supposer cette inflammation, mais on ne peut pas la démontrer dans la plupart des cas.

Quand le rétrécissement a pour origine une ulcération,

l'étude pathogénique est infiniment plus simple. Il y a destruction de la muqueuse dans une étendue plus ou moins considérable, cette perte de consistance est comblée par du tissu cicatriciel et la cicatrice en se rétractant diminue le calibre de l'intestin. Il se produit là spontanément ce que l'on cherche à obtenir à l'aide de manœuvres chirurgicales dans la cure de la chute du rectum. Mais il reste encore à déterminer quelle est la cause primordiale de ces ulcérations. Ici vient donc tout naturellement la question de la syphilis.

Les rétrécissements du rectum reconnaissent-ils pour cause ordinaire la syphilis, ou bien sont-ils le résultat de maladies vénériennes non syphilitiques? Doit-on au contraire les considérer comme reconnaissant pour cause unique l'inflammation? Tels sont les problèmes dont nous avons tout d'abord à rechercher la solution. Chose singulière, cette question des rapports de la syphilis, ou pour mieux dire de la vérole, avec les rétrécissements rectaux a été une des premières à attirer l'attention des auteurs qui ont abordé l'étude de cette lésion, et à une époque où, au point de vue de l'anatomie pathologique, leur ignorance était presque absolue, puisque l'on ne savait pas encore distinguer les rétrécissements cicatriciels des cancers rectaux.

Ainsi, l'on peut lire dans J. L. Petit *(Œuvres posthumes)* que quand le rectum est variqueux jusque vers le colon, il n'est permis d'espérer la guérison que dans le cas où le malade a eu la *vérole*. Cette assertion est assez vague, je l'avoue, et les écrits qui sont venus plus tard ne le sont pas moins; comment distinguer ce qui doit être attribué à la syphilis des accidents qui reconnaissent pour cause des lésions vénériennes, mais non syphilitiques. Sans doute si les doctrines qu'admettent aujourd'hui la plupart des syphiligraphes avaient été démontrées plus tôt, la discussion serait facile, malheureusement on est obligé de faire table rase de toutes les observations anciennes en abordant cette question. C'est ainsi qu'il faut faire bon marché de l'assertion de Richerand qui considérait le rétrécissement rectal comme le plus grave de tous les accidents de l'affection syphilitique, mais les affirmations contraires de Tanchou ne méritent pas plus de considération. Dois-je citer à ce propos Desault, Bérard, Laugier ? Ce sont des noms avec lesquels il faut compter, des maîtres dont on a pu souvent accepter d'emblée les affirmations; mais jamais il ne sera possible de démontrer l'influence de la syphilis à l'aide de leurs observations. Et celles qui sont consignées dans les mémoires de Després et de Gosselin ne seront guère d'un plus grand secours.

C'est que dans ces deux mémoires sont formulées des propositions qui, au point de vue de l'école syphiligraphique lyonnaise, sont d'énormes hérésies, qu'on me passe l'expression. Ainsi, il est écrit quelque part dans le mémoire de Després : « Les rétrécissements du rectum non traumatiques sont le plus souvent le résultat de chancres phagédéniques de l'anus ou du rectum non soignés. Les chancres phagédéniques du rectum ont pour origine, soit un chancre mou, *soit une plaque muqueuse ulcérée de l'anus !* »

Certes on ne saurait nier le rôle possible des chancres phagédéniques du rectum dans la pathogénie des rétrécissements, mais il est évident que l'auteur qui admet la transformation en chancre phagédénique d'une plaque muqueuse, et ceci à propos de syphilis, ne comprend pas la description de cette diathèse comme elle est comprise par l'école à laquelle j'appartiens ; à ce point de vue, la syphilis est une dans toutes les régions. Et en est-il une seule de celles explorables à l'œil nu, et elles sont nombreuses, où l'on ait vu une plaque muqueuse subir une pareille conversion ?

Quant aux assertions de M. Gosselin, elles sont plus claires, et son opinion est assez nettement formulée :

« Le rétrécissement dit syphilitique du rectum n'est point un accident constitutionnel, mais une lésion de voisinage développée au-dessus du chancre de l'anus ; c'est-à-dire qu'une inflammation s'est développée autour du chancre et s'est propagée au-dessus de lui à une certaine hauteur, et que cette inflammation, suppurative dans la portion sphinctérienne, est devenue hypertrophiante à la jonction des portions sphinctériennes et ampullaires, et exulcéreuse dans celle-ci. »

Il faut avouer qu'il est bien difficile de savoir à quelle diathèse, à quelle lésion locale, vénérienne ou non, on peut rapporter une inflammation qui est simultanément *suppurative*, *hypertrophiante* et *exulcéreuse*. Un chancre syphilitique peut-il présenter ce triple caractère ? Il peut être exulcératif et hypertrophiant, mais nous savons que l'exulcération est en général peu considérable, que la suppuration est presque nulle, que l'hypertrophie est passagère, éminemment *résolutible*, par le traitement spécifique, à quelque période du chancre ou de l'induration consécutive que ce traitement soit institué. Faut-il admettre alors que M. Gosselin veut parler du chancre simple, de la chancrelle ? Mais jamais la chancrelle ne se présente avec complication d'une inflammation hypertrophiante.

Donc, première objection, nous ignorons absolument à laquelle des catégories bien connues de chancres doivent être rapportés ceux observés par M. Gosselin. Deuxième objection : les rétrécissements rectaux ne surviennent presque jamais immédiatement après le chancre ; et l'on sait que les cicatrices des chancres syphilitiques dont les malades ont un souvenir précis, peuvent, même sans aucun traitement, disparaître d'une manière si complète qu'on ne saurait en retrouver les traces. Il est donc probable que M. Gosselin a voulu faire allusion à une opération qu'il pratiqua à Lourcine pour une ulcération qu'il supposait être une fissure. Cette fissure était une chancrelle que l'opération rendit phagédénique, et il s'en suivit un rétrécissement. Dans ce cas, l'étiologie de la lésion fut des plus claires. Mais comment expliquer la production des rétrécissements qui surviennent tardivement chez certains syphilitiques, en dehors de toute lésion apparente, si, comme M. Gosselin, on ne veut pas admettre l'influence de la diathèse, si l'on ne veut considérer les accidents syphilitiques que comme des lésions bénignes en elles-mêmes, mais susceptibles de se compliquer d'inflammation ?

Non, au point de vue de la syphilis, en analysant les faits publiés jusqu'ici, on peut affirmer que jamais le chancre induré n'a été la cause d'un rétrécissement du rectum. Une seule observation semble venir à l'encontre de cette assertion, et je vais la citer textuellement. Le lecteur jugera de son importance.

« Il s'agit d'une femme nommée R..., âgée de quarante-cinq ans ; il y a vingt-trois ans, elle jouissait d'une parfaite santé, lorsque son mari lui communiqua la vérole par le rectum, et quelque temps après elle s'aperçut qu'en allant à la garde-robe elle éprouvait de très-grandes douleurs avec un écoulement de pus. Chez elle l'affection syphilitique est passée à l'état constitutionnel, pour laquelle elle a subi un traitement antisyphilitique ; et aujourd'hui elle a un double rétrécissement du rectum avec plusieurs fistules. »

Cette observation est rapportée par Lauri Ricardo. Mérite-t-elle d'être sérieusement discutée ? Ne suffit-il pas, pour l'écarter d'emblée, de ces deux mots : *Elle éprou-*

vait de grandes douleurs avec un écoulement de pus, alors que tout le monde sait que les chancres syphilitiques sont absolument indolents et ne suppurent presque pas? L'acte sodomique répété qui serait ici l'origine de l'infection est plus que suffisant pour expliquer la production du rétrécissement. Quant aux symptômes secondaires, ils ont pour origine une autre infection qui n'a rien de bien surprenant chez la femme d'un sodomiste syphilitique.

Donc, premier point établi : les rétrécissements du rectum chez les sujets syphilitiques ne reconnaissent pas pour cause le chancre syphilitique.

Quand on compulse les faits de rétrécissements du rectum observés chez les sujets syphilitiques, on voit qu'ils se produisent tantôt pendant la période secondaire, c'est-à-dire à une époque assez rapprochée de celle de l'infection, tantôt tardivement, à l'époque à laquelle apparaissent en général les accidents tertiaires. M. Trélat a bien voulu créer une troisième catégorie de rétrécissements qu'il nommerait *quaternaires*, mais c'est une distinction qui me paraît être sans utilité.

Il est assez difficile de préciser l'époque à laquelle surviennent les rétrécissements secondaires. Il y a trop d'inconnues dont il faudrait tenir compte (influence du tempérament, du traitement, etc.). Mais, sommes-nous en droit d'affirmer que ces rétrécissements sont des accidents *franchement secondaires ?*

Voici, en quelques mots, la théorie le plus généralement adoptée par la plupart des chirurgiens, je ne dis pas des syphiligraphes. Le rétrécissement a pour origine, ou plutôt *est* une plaque muqueuse. Cette plaque muqueuse qui tantôt s'observe isolément, tantôt, au contraire, coïncide avec d'autres manifestations, ne tarde pas à prendre le caractère ulcéreux sous l'influence du contact des matières fécales, et c'est cette ulcération qui, tantôt circulaire, tantôt isolée en un point des parois rectales, produit en se cicatrisant le rétrécissement. Quand les choses se passent de la sorte, le rétrécissement syphilitique secondaire est un retrécissement cicatriciel. Heureusement, il n'en est pas toujours ainsi, et la syphilis, même à la période secondaire, est susceptible d'engendrer des produits plastiques. Il y a, dans le rectum comme à la vulve, des plaques papulo-hypertrophiques.

L'augmentation d'épaisseur dans les parois de l'organe qui en résulte détermine tous les symptômes des rétrécissements. Mais alors ils ne sont pas cicatriciels, et, sous l'influence d'un traitement approprié, le néoplasme spécifique se résorbera.

A cette théorie nous opposerons les objections suivantes :

Et d'abord, les *ulcérations* qui précèdent le rétrécissement secondaire *cicatriciel* n'ont pas les caractères ordinaires des plaques muqueuses, de celles du gosier, de la vulve, par exemple. Il est question, dans les observations d'ulcères fongueux, saignant facilement, d'ulcères douloureux, serpigineux, etc..., d'ulcères donnant un pus abondant. Ce ne sont pas là les caractères ordinaires des lésions syphilitiques secondaires.

Mais, me sera-t-il répondu, le siége des lésions secondaire détermine *leur forme* (cette assertion, dont M. Fournier a si bien fait ressortir l'importance dans la thèse qu'il a inspirée à un de ses élèves, M. Spillmann, trouve ici son application) ; de même que ce qui est papule cuivrée sur la peau du dos et de la nuque devient plaque muqueuse à la vulve, de même dans le rectum la plaque muqueuse devient rétrécissement. Oh ! je ne veux pas nier l'influence de la région sur *la forme* des lésions, mais admettre une telle différence dans leur gravité suivant leur siége, c'est irrationnel. Les sécrétions sudorales et autres des organes génitaux suffisent pour transformer à la vulve la papule en plaque muqueuse, je le veux bien, mais que les matières fécales suffisent à transformer les plaques muqueuses en *ulcérations*, voilà ce qui n'est pas démontré. Quoi de plus fétide, de plus sordide que les sécrétions préputiales accumulées au-dessous d'un phimosis qui recèle des plaques muqueuses? et cependant le rétrécissement syphilitique permanent du prépuce n'existe pas ; et si l'on invoque l'influence des frottements, de la distension produits par le passage des excréments, je répondrai par la question suivante : Ces frottements, cette distension sont-ils moindres dans les cas de phimosis avec plaques muqueuses?

Enfin, avant d'admettre que, sous l'influence de l'action irritante des matières fécales, les plaques muqueuses du rectum puissent prendre tel ou tel aspect, il faudrait que l'existence même de ces plaques fût hors de doute ; or, si nous laissons de côté les observations de rétrécissement, nous ne pouvons pas citer un seul fait de plaque muqueuse du rectum siégeant à la hauteur où se voient en général les rétrécissements. Dans l'état actuel de la science, il faut donc se borner à dire : Pendant la période secondaire de la syphilis, il se produit des rétrécissements du rectum, ou des lésions susceptibles d'être suivies de rétrécissement. Mais ces rétrécissements sont en général peu étendus, peu élevés et susceptibles de disparaître par l'action des spécifiques.

A la période tertiaire, le rétrécissement rectal se produit soit par ulcération, soit par néoplasie. Les gommes rectales s'observent assez fréquemment, leur siége est variable, ainsi que leur volume. Constituées d'abord par des tumeurs molles et indolentes que rien ne permet de soupçonner, elles ne tardent pas à se ramollir, à fondre, pour ainsi dire, et c'est à cette fonte graisseuse (car il n'y a pas là une véritable suppuration) c'est à cette fonte que succèdent les vastes ulcérations tertiaires du rectum. Ce n'est pas ici le lieu de les décrire, et leur histoire doit trouver place en un autre chapitre. Mais on comprend facilement que ces ulcérations, véritables lupus des muqueuses, ne peuvent guérir que s'il y a production de quantité considérable de tissu de cicatrice, et, en se rétractant, ce tissu rétrécit le calibre du rectum.

En dehors de ces ulcérations on observe encore, à la période tertiaire, le syphilome rectal, tumeur qui, au point de vue de la structure, diffère peu de la gomme, mais qui cliniquement n'a pas rigoureusement la même évolution, et c'est cette évolution tardive qui, malheureusement, est ce que nous connaissons le mieux.

M. Fournier a plus particulièrement appelé l'attention sur ce point dans ces dernières années et voici dans quels termes il s'exprime dans la *France médicale*[1] : « Non traité, le syphilome ano-rectal persiste d'abord et non-seulement il persiste, mais il dégénère et il s'aggrave. Il devient fibreux et de plus, *il se rétracte.* Il se rétracte, voilà le phénomène essentiel, redoutable, d'où va dépendre toute l'évolution ultérieure de ce curieux processus pathologique. Il se rétracte, et pourquoi ? En vertu de cette tendance du tissu fibreux, comparable en cela à celle du tissu inodulaire, à revenir sans cesse sur lui-même. La conséquence toute naturelle de cette rétraction progressive, c'est de diminuer le calibre de l'intestin. »

Quelquefois le syphilome rectal agit d'une manière un peu plus hâtive, et par lui-même il rétrécit le calibre de l'intestin, mais à la manière des tumeurs malignes, des can-

[1] Numéro du 31 octobre 1874.

cers, si bien qu'il est à peu près impossible, dans certaines circonstances, de faire le diagnostic avec certitude. Je rapporterai plus loin, à propos du traitement, une observation de Zapula, qui démontre combien ce diagnostic peut être obscur dans certains cas.

Enfin, j'en arrive à l'inflammation syphilitique des tuniques rectales, à ces rétrécissements que M. Trélat veut appeler quaternaires et qui sont les plus redoutables de tous, à cause de leur immense étendue, qui les met absolument au-dessus des ressources de l'art. En pareil cas, le tissu interstitiel du muscle est remplacé par un tissu conjonctif qui se sclérose et détruit, en les atrophiant, les fibres musculaires. — Ce n'est donc pas dans la muqueuse, mais bien dans le muscle que la lésion a son siége primitif, contrairement à ce que l'on observe dans les formes dont il vient d'être question et dans lesquelles la lésion débute soit dans la muqueuse, soit dans le tissu sous-muqueux.

Telles sont les trois formes sous lesquelles la syphilis peut se manifester du côté de la région ano-rectale et y déterminer des lésions susceptibles de devenir le point de départ d'un rétrécissement, mais avant de continuer cette étude étiologique, il est une objection dont il faut faire justice et sur laquelle on s'est appuyé pour nier absolument la nature syphilitique de la plupart des rétrécissements. Les spécifiques, a-t-on dit, n'ont aucune influence sur eux, donc les rétrécissements ne sont pas syphilitiques. Et d'abord ainsi formulée, la proposition n'est pas exacte, car nombre de rétrécissements sont améliorés par l'emploi des mercuriaux et surtout par l'iodure de potassium. Quand les gommes rectales sont en voie de formation, quand la sclérose syphilitique est tout à fait à son début, on peut enrayer la marche des accidents par l'emploi des spécifiques. Mais si, dans un très-grand nombre de circonstances, la médication est impuissante, c'est qu'alors elle ne s'adresse plus à la syphilis, mais bien aux désordres qu'elle a causés. Ira-t-on nier l'origine spécifique des perforations de la voûte palatine, parce que l'iodure de potassium est impuissant à les combler? celle des rétrécissements de la trachée, parce que l'iodure les aggrave?

A côté de la syphilis, on doit rechercher dans l'étiologie des rétrécissements du rectum l'influence des autres maladies vénériennes. La chancrelle ou chancre simple, qui se présente sous la forme d'une ulcération profonde, à bords taillés à pic, pourrait, à la rigueur, être le point de départ d'une cicatrice rétractile. Mais le phagédénisme complique rarement cette lésion. Le chancre simple, du reste, siége presque toujours vers la marge de l'anus, celui du rectum, c'est-à-dire celui qui est situé au-dessus du sphincter, est excessivement rare. Rollet affirme ne l'avoir jamais observé, et l'on n'en connaît encore qu'un très-petit nombre d'observations. Les chancrelles, qui occupent parfois tous les plis de l'anus, y produisent consécutivement un rétrécissement très-près de l'extérieur. M. Diday m'a dit en avoir observé des exemples.

J'allais parler de la blennorrhagie anale, mais avant d'étudier le rôle qu'elle peut jouer dans le développement des rétrécissements rectaux, il faudrait établir, d'une manière irréfutable, son existence. Ce n'est pas ici le lieu de discuter cette question de doctrine, mais ce que, dès à présent il est permis de dire, c'est qu'à la suite des rapports contre nature, il a été observé, dans quelques circonstances excessivement rares, des rectites tout à fait analogues à celles qui prennent naissance au contact du pus qui s'écoule des organes génitaux atteints d'inflammation blennorrhagique et qu'il n'est pas absolument irrationnel de supposer que ces rectites (blennorrhagiques ou inflammatoires, peu importe) amènent parfois la formation de cicatrices rétractiles et partant de rétrécissements. Ce n'est donc pas en favorisant l'inoculation de certains virus, mais bien encore mécaniquement et par traumatisme que les rapports contre nature prédisposent aux rétrécissements.

On a vu dans le chapitre qui est consacré au prolapsus rectal quel rôle cette maladie peut jouer parfois dans l'étiologie de la lésion qui nous occupe. A la chute des eschares qui se détachent après les périodes d'étranglement, il reste des ulcérations parfois très-étendues et les pertes de substances qui les suivent sont comblées par du tissu cicatriciel rétractile.

Malheureusement à côté des lésions spontanées, il faut citer, parmi les causes de rétrécissement, les opérations chirurgicales. Autrefois, quand on pratiquait l'excision pour guérir la fistule à l'anus, il se produisait presque toujours un rétrécissement. Le fait était déjà signalé par Wiseman en 1676[1].

C'est une lésion analogue que l'on amène quand on cherche à guérir le prolapsus rectal en suivant les errements de Malgaigne, Sédillot, Bégin, etc... Et à côté de ces brûlures chirurgicales on pourrait citer celles qui sont produites par des substances irritantes injectées par erreur, ou par des lavements trop chauds. Les cas ne sont malheureusement pas rares dans lesquels on a administré par le rectum soit l'acide nitrique, soit l'acide sulfurique. Mais de toutes les opérations, celles qui amènent le plus souvent et le plus certainement le rétrécissement rectal, c'est l'ablation des hémorrhoïdes à l'aide de l'écrasement linéaire[2].

[1] Voy. p. 273 de ses *Œuvres chirurgicales*.

[2] Voy. à ce propos un mémoire publié par Verneuil en 1853, dans le *Journal des connaissances médico-chirurgicales*, mémoire ayant pour

Nous verrons au chapitre des hémorrhoïdes, à l'aide de quelles précautions l'on prévient ce danger. Mais la meilleure, disons-le par anticipation, est de ne pas employer l'écrasement linéaire.

Il survient quelquefois à la suite des fièvres graves des phénomènes de gangrène au pourtour de l'anus, quelque chose d'analogue à ce que l'on rencontre à la vulve et à la bouche chez les petits enfants qui ont eu la rougeole. C'est encore une cause de rétrécissement. Enfin l'on a cité la dysenterie chronique : quoique les observations ne soient ni nombreuses, ni concluantes, il n'y a pas de raison pour nier *a priori* son influence, car, en somme, c'est là une lésion inflammatoire et ulcéreuse.

Quand un corps étranger séjourne longtemps dans l'ampoule rectale, il détermine ordinairement des ulcérations de la paroi intestinale. Il en résultera parfois des cicatrices rétractiles. Enfin, les plaies du rectum, qu'elles reconnaissent pour cause les projectiles des armes de guerre ou l'action de corps contondants plus ou moins pointus, sont une cause très-active de rétrécissement.

Pour terminer cette énumération, il resterait à examiner les causes qui, sans intéresser directement l'intestin, agissent cependant sur lui indirectement ; ainsi, à la suite d'un phlegmon de la fosse ischio-rectale, on voit quelquefois se produire, tout autour de l'intestin, un tissu dur, lardacé, qui, petit à petit, se rétracte, étreignant de plus en plus le rectum. Quant à l'action de la tête du fœtus, elle est assez problématique, cependant il est probable que, par le léger degré de compression ou même de contusion qu'elle inflige au rectum, elle crée, en quelque sorte, un *punctum mino-*

titre : Physiologie, pathologie et étiologie des rétrécissements qui suivent l'ablation annulaire des hémorrhoïdes, et un travail sur le même sujet inséré la même année par Follin, dans la *Gazette des hôpitaux*.

vis resistentiæ. C'est-à-dire que les manifestations d'une diathèse latente éclôront plus facilement sur ce point. Je ne vois pas d'autre moyen d'expliquer la plus grande fréquence chez la femme des rétrécissements qui sont certainement syphilitiques.

Presque tous les auteurs sont d'accord pour affirmer cette plus grande fréquence. M. Després donne la proportion de 1 homme sur 3 femmes; Lauri Ricardo, 7 femmes pour 1 homme; M. Godebert, sur 45 individus atteints de rétrécissements syphilitiques, trouve 40 femmes et 5 hommes. Cette dernière statistique démontre, d'une manière très-évidente, que la syphilis amène beaucoup plus souvent le rétrécissement chez la femme que chez l'homme. Mais, comme à côté de cette série il y a celle de Bérard et Malieurat Lagemard, qui est très-différente, 20 hommes pour 23 femmes, faut-il admettre qu'en dehors de la syphilis les deux sexes soient également prédisposés à la maladie qui nous occupe? Non, sans doute; mais n'oublions pas que Ricord observe beaucoup plus d'hommes que de femmes et que Malieurat Lagemard ne fut que son secrétaire.

Quant à l'influence que l'âge pourrait exercer, elle est absolument nulle. On a trouvé des rétrécissements rectaux à peu près à toutes les époques de la vie, et ce n'est pas faire avancer beaucoup la question que de dire que les rétrécissements du rectum ont été observés surtout entre vingt et quarante ans.

Anatomie pathologique. — Les rétrécissements du rectum se présentent sous les formes les plus variées, ce qui n'a rien d'étonnant en présence des nombreuses causes qui leur donnent naissance. Quand il s'agit de la syphilis, on rencontre pendant la période secondaire une induration formée en général par une substance en quelque sorte calleuse, dont la hauteur est variable, mais ne dépasse guère 6 à 8 centimètres, de sorte qu'il est toujours facile d'arriver jusqu'à la lésion avec le doigt. Ces rétrécissements n'ont que peu d'étendue et se présentent sous la forme de bourrelets annulaires ; cependant ils ne comprennent pas toujours toute la circonférence de l'intestin.

Il y a quelquefois plusieurs saillies tout à fait comparables aux valvules conniventes, mais alors elles peuvent être constituées par des fibres musculaires contracturées, ainsi que M. Verneuil l'a constaté dans un cas. En général, les rétrécissements valvulaires reconnaissent pour cause la cicatrisation des ulcères qui ne comprennent pas toute la circonférence de l'intestin.

Je ne parlerai pas ici du calibre que peut présenter le point rétréci. Ce calibre est trop variable pour être évalué *a priori*, en tout cas, ce n'est pas pendant la période secondaire que se rencontrent les rétrécissements les plus serrés. Le tissu qui les constitue a en effet une structure telle que la rétraction cicatricielle ne se produit qu'au bout d'un temps assez long. Ce tissu est tout à fait identique au point de vue histologique à celui qui constitue les gommes syphilitiques à leur début ; c'est un tissu extrêmement riche en éléments cellulaires jeunes : ce n'est que plus tard, quand ce tissu s'est transformé en tissu cicatriciel, que commencent les phénomènes de rétraction. Mais tout ce que l'on écrit à ce sujet, *on le suppose* plutôt qu'on ne le sait, car on n'a la relation que d'un très-petit nombre d'autopsies pratiquées à cette période ; citerons-nous une observation recueillie par un interne de M. Panas, dans laquelle le rétrécissement est attribué à une hypertrophie des tuniques musculaires, mais ce fait unique a soulevé trop d'objections à la société de chirurgie de Paris pour que l'on puisse en tirer parti dans la description. Peut-être, comme l'a dit

M. Desprès, ces prétendues fibres musculaires n'étaient-elles que des éléments fibro-plastiques analogues à ceux que l'on retrouve dans toutes les cicatrices jeunes. Au reste il n'y aurait rien d'étonnant à ce qu'un certain nombre de fibres musculaires aient été englobées dans le tissu de néo-formation. Autour de la lésion principale on voit naître quelquefois dès le début des lésions de voisinage ; les papilles s'hypertrophient et se transforment en végétations analogues à celles qu'engendre quelquefois la blennorrhagie. Puis les plis cutanés de l'anus se tuméfient, car les veines superficielles deviennent turgides ; il peut même se former des hémorrhoïdes, mais alors elles ont un aspect œdémateux qui n'est pas sans valeur au point de vue du diagnostic. Quant aux lésions qui se produisent au-dessus du rétrécissement, elles sont à cette période assez peu accentuées. Nous aurons à les étudier dans un instant.

Les rétrécissements appartenant à la période tertiaire ont une structure quelque peu différente ; pendant les premiers temps, c'est-à-dire à l'époque où les syphilomes existent encore, où les gommes commencent à s'ulcérer, il y a déjà une très-notable diminution du calibre intestinal. Mais ce qu'il faut surtout signaler, c'est l'étendue de la lésion. Le rétrécissement tertiaire est toujours beaucoup plus étendu que celui de la période secondaire, qu'il survienne à la suite de l'ulcération ou de l'infiltration plastique de la muqueuse. Au point de vue histologique, on peut dire qu'aux périodes ultimes il est constitué exclusivement par du tissu de cicatrice, mais pendant la période de développement les transformations que subissent les tissus sont caractérisées par une prolifération conjonctive extrêmement active, et qui en raison même de son activité, arrive assez rapidement à la nécrobiose graisseuse. C'est du moins le processus que l'on observe en cas de gomme ; mais dans d'autres circonstances, les choses ne se passent pas tout à fait de la même façon, et comme je le répète, les occasions d'examen sont rares, j'ai cru devoir reproduire ici une note que MM. Trélat et Delens ont insérée dans leur article du *Dictionnaire encyclopédique* (p. 728) et qui leur a été donnée par M. Malassez.

« Les rétrécissements offraient tous les caractères des rétrécissements dits syphilitiques de la partie inférieure du rectum. Les lésions qu'ils présentaient doivent être distinguées en lésions au-dessus du rétrécissement, lésions au niveau de la portion rétrécie et lésions au-dessous du rétrécissement.

« Au-dessus du rétrécissement, on voyait une portion ulcérée ayant une hauteur variable et ne présentant aucune trace de la muqueuse, mais à la place de celle-ci du tissu embryonnaire. A la limite supérieure de l'ulcération, au point de réunion de la partie saine et de la partie ulcérée, la muqueuse était légèrement décollée et dans son épaisseur, entre les conduits glandulaires, existait une certaine quantité de cellules jeunes, embryonnaires. Le tissu sous-muqueux, à ce niveau, présentait aussi un grand nombre de ces cellules et on les retrouvait même plus haut en des points où la muqueuse était encore saine.

« Au niveau de la portion rétrécie, dans le point le plus élevé et le moins dilatable, qui offre à l'introduction du doigt et au passage des matières une si grande résistance, on trouvait, non pas comme on le dit ordinairement, un tissu analogue au tissu cicatriciel, mais un tissu *complètement analogue à celui des bourgeons charnus*. Ce tissu, formé d'éléments jeunes, est très-vasculaire et n'offre que peu de résistance aux instruments lorsqu'on cherche à le dilacérer. Ce n'est que plus bas, dans les parties les moins étroites du rétrécissement, mais les plus anciennes, que l'on voit apparaître des faisceaux de substance conjonctive rigides, entourés de tissu embryonnaire et présentant les caractères d'un tissu cicatriciel. Entre les faisceaux de la tunique musculaire on trouve aussi un assez grand nombre d'éléments embryonnaires infiltrés, qui se réunissent en certains points. On voit encore entre ces fibres de petits abcès, au début, qui sont sans doute l'origine de ces fistules qui accompagnent les rétrécissements et qui s'ouvrent plus souvent au niveau ou au-dessous du rétrécissement qu'au-dessus de lui.

« Enfin, dans la partie qui est au-dessous du rétrécissement et qui répond à la région sphinctérienne, on voit presque toujours les cicatrices d'une ancienne ulcération. »

Il n'y a pas lieu d'insister beaucoup sur l'anatomie pathologique des rétrécissements tardifs qui se produisent par sclérose des muscles du rectum. C'est malheureusement une étude très-simple, car on ne trouve qu'une masse cicatricielle homogène, allongée, dure et occupant une longueur considérable. Le calibre de l'intestin peut alors être tellement réduit qu'il est absolument impossible d'y introduire même un très-petit stylet.

A côté des rétrécissements syphilitiques, nous devons décrire ceux qui reconnaissent pour origine l'inflammation chronique et ceux qui sont produits par un processus ulcératif ou gangréneux. Dans le premier cas, il y a destruction graduelle de la muqueuse, son épithélium tombe, le derme sous-muqueux se hérisse de papilles qui s'atrophient ; il y a là un travail sclérosique des plus actifs, c'est exactement le même processus que dans le canal de l'urèthre.

Les lésions ulcéreuses simples agissent plutôt de la même manière que la syphilis, et l'on trouve alors à côté d'une muqueuse saine des valvules cicatricielles. Il m'a été donné de voir sur des pièces déposées dans les musées de Londres des rétrécissements du rectum ayant la forme de brides, de cordages, tendus d'un point à l'autre du rectum. Est-ce quelque chose d'analogue qu'a voulu décrire Tulpius dans une observation où il assigne pour origine au rétrécissement la présence de deux énormes calculs dans la vessie, et où il est question de fibres et de cordages. C'est bien probable, en tout cas nous devons ajouter que ces brides qui vont d'un point à l'autre du rectum ont une épaisseur assez considérable et une base d'implantation très-large, de sorte qu'au point de vue thérapeutique, il n'est peut-être pas aussi facile d'en triompher qu'on pourrait le supposer *a priori*. Le rétrécissement qui survient à la suite de la gangrène du prolapsus a parfois une forme annulaire très-nette, très-bien définie ; c'est ce qui s'observe quand le sphacèle a détruit l'extrémité du cône formé par le rectum prolabé.

On a aussi observé au niveau du point où le rectum sort du bassin, c'est-à-dire immédiatement vers le promontoire, des rétrécissements tellement serrés et tellement limités que l'intestin vu en dehors semblait avoir été étreint dans une ligature. Tel est le cas dont l'histoire est rapportée par Hevin, d'après La Faye, dans les *Mémoires de l'Académie royale de chirurgie*[1]. Ce même mémoire d'Hevin sur la gastrotomie contient plusieurs autres faits analogues.

Il y a quelquefois, vers la région inférieure du rectum, des replis muqueux constitués par des valvules conniventes anormales, ces replis, qui n'occupent pas toute la circonférence du rectum, s'ils se trouvent situés en face l'un de l'autre, peuvent oblitérer le calibre rectal, en s'abaissant

[1] P. 226, t. IV.

comme les valvules des veines, et mettre obstacle au cours régulier des matières fécales. C'est dans un cas de ce genre que Roser obtint le retour à l'état normal en excisant simplement une de ces valvules. Mais ces replis muqueux contiennent quelquefois des fibres musculaires, surtout lorsqu'ils siégent en ce point qui a reçu de Hyrlt le nom de troisième sphincter. (Mais ce sphincter n'existe pas, et quand on trouve des fibres musculaires à ce niveau, c'est qu'elles s'y sont anormalement développées ; tel est le cas rapporté par Kollrohnf.)

Cet auteur, en pratiquant l'autopsie d'un supplicié, trouva un rétrécissement tellement dur qu'il crut tout d'abord avoir affaire à du tissu scléreux, et cependant l'examen anatomique lui démontra qu'il s'agissait d'une hypertrophie musculaire siégeant exclusivement sur les fibres circulaires. Les fibres longitudinales qui avaient leur aspect normal passaient en dehors du point rétréci, et la muqueuse était parfaitement saine.

On a beaucoup discuté sur le siége précis qu'occupent les rétrécissements, et c'est à l'aide de statistiques que l'on a cherché à le préciser, mais malheureusement sans tenir compte de l'étiologie. On a l'habitude de citer à ce sujet la thèse de Perret qui remonte à 1855, monographie qui avait pour but de démontrer que presque toujours la syphilis est étrangère au développement du rétrécissement du rectum.

Bref, voici les chiffres qui sont consignés dans ce travail : sur 58 observations, il nota que dans 4 cas la coarctation commençait à l'anus, 32 cas au-dessous de 6 centimètres, dans 3 cas à 6 centimètres, 7 entre 6 et 9, 5 au-dessus de 9, 5, à la jonction du rectum avec le colon. Si maintenant nous comparons ces chiffres à ceux donnés dans sa thèse par M. Eugène Godebert, qui a eu le mérite de réunir trente-quatre observations dans lesquelles la syphilis n'est pas douteuse, on voit qu'en général l'obstacle siége au-dessous de 7 centimètres. Gosselin, du reste, était arrivé à un résultat analogue.

Il nous reste maintenant à étudier les lésions qui se développent soit au-dessus, soit au-dessous du rétrécissement et qui sont toujours les mêmes ou à peu près, quelle que soit l'origine de ce dernier. Au début, lorsque le cours des matières est entravé, le premier symptôme, c'est la dilatation de l'ampoule rectale au-dessus de l'obstacle, et pour que cette dilatation se produise, il n'est pas nécessaire que l'obstacle soit absolu. Mais en même temps qu'il se laisse graduellement distendre, l'organe réagit et ses muscles se contractent et s'hypertrophient et la muqueuse s'épaissit. Cette hypertrophie, sur laquelle M. Lancereaux [1] a appelé l'attention d'une façon toute particulière, est à peu près constante ; elle est signalée chez presque tous les sujets dont on a fait l'autopsie. Il se produit là quelque chose de tout à fait analogue à ce que l'on trouve dans les cas de cystite chronique, lorsque l'on a dit qu'il y a vessie à colonnes. On pourrait dire avec non moins de justesse, *rectum à colonnes*.

La muqueuse, avons-nous dit, est rarement saine au-dessus du rétrécissement, le plus souvent elle s'ulcère, mais par un processus tout particulier, dont la citation, que j'ai empruntée plus haut à M. Malassez, donne une idée très-exacte. Dans d'autres cas, les causes de l'ulcération nous échappent. Est-ce par simple irritation, est-ce en quelque sorte traumatiquement ? c'est ce que l'on ignore. Toujours est-il qu'on a observé toutes les phases de cette ulcération inflammatoire, depuis la simple conges-

[1] *Bulletin de la Société anatomique.* 1859

tion jusqu'aux pertes de substances profondes dont M. Gosselin, l'un des premiers, a donné la description. Ces ulcérations remontent quelquefois à une hauteur très-considérable (8 et même 10 centimètres), et vers leur extrémité supérieure, elles présentent un bord taillé à pic, et comme festonné au-dessus duquel la muqueuse est saine. Leur profondeur est très-variable ; ainsi Lancereaux aurait trouvé les fibres musculaires dénudées au fond de la plaie. C'est qu'alors la muqueuse était sphacellée dans toute son épaisseur. C'est ce que démontrent les détritus gangréneux noirâtres qui recouvrent ces pertes de substance et que l'on a quelquefois retrouvés dans les fèces. On a signalé l'atrophie des glandules de la muqueuse rectale. C'est une altération que l'on pouvait facilement prévoir *a priori*. Mais on a noté aussi leur hypertrophie, l'hypertrophie générale des glandules tubuleuses. Cette hypertrophie, dit Esmarch, se présente sous la forme d'un anneau boursouflé, fongueux, dont la surface est grisâtre et veloutée. Cet anneau est constitué par un tissu mou, blanchâtre à la coupe et dont on peut faire sourdre par pression un suc laiteux. Au premier coup d'œil, sa structure ressemble singulièrement à celle des bourgeons charnus, et c'est une confusion qui a dû être faite bien des fois, mais les examens histologiques de Reinhardt démontrent qu'il n'y a là que des glandes tubuleuses en très-grand nombre, entourées par le tissu cellulaire intestinal hypertrophié. Esmarch est d'avis que la transformation de cette lésion en cancer épithélial n'a rien d'impossible.

A ces périodes avancées de la maladie, les lésions dépassent souvent les limites de l'organe primitivement malade, et c'est alors que l'on voit se produire et les fistules et les abcès gangréneux, et les ouvertures anomales. Le rectum distendu au-dessus du rétrécissement arrive parfois à des dimensions énormes, sans que pour cela ses parois se soient amincies.

Cette volumineuse tumeur qui remplit le petit bassin ne conserve pas toujours l'aspect fusiforme qu'elle avait au début, mais il se forme, sous l'influence des contractions abdominales, des culs-de-sac plus ou moins profonds qui se creusent sur les côtés et en bas, si bien qu'ils viennent parfois faire saillie *au-dessous du rétrécissement.* On peut alors, par le toucher rectal, les sentir sous la forme d'une tumeur pseudo-fluctuante, mobile, que l'on peut sans peine refouler en haut. M. Laugier a cru voir dans cette singulière disposition une tendance de la nature à créer une voie collatérale, et il s'est demandé s'il ne serait pas possible quelquefois de favoriser ce travail naturel par une opération chirurgicale. Personne n'a encore songé à réaliser cet audacieux projet que l'on trouve formulé dans l'article Rectum du *Dictionnaire en trente volumes.*

Ces voies collatérales s'ouvrent parfois spontanément tantôt dans l'intérieur même du rectum, au-dessus du sphincter, tantôt chez la femme, du côté des organes génitaux.

Les exemples de fistules recto-vaginales consécutives à des rétrécissements ne sont malheureusement pas très-rares. Mais il ne faut pas confondre les destructions de la paroi vaginale, qui ont pour origine l'ouverture d'abcès formés dans son épaisseur (abcès très-fréquents autour des rétrécissements) avec la rupture des *culs-de-sacs dégorgeoirs*, qu'on me passe l'expression. Dans d'autres cas, au dire de Copeland, c'est la paroi postérieure de la vessie qui est détruite, et l'on aurait vu les matières fécales et même les gaz intestinaux s'échapper par l'urèthre ! Mais le plus souvent, c'est par les fosses ischio-rectales que les matières s'échappent et alors l'inflammation à laquelle elles donnent naissance a pour résultat la formation d'une fistule à l'anus toute spéciale et spécialement grave.

Au-dessous du rétrécissement, le rectum reste quelquefois intact et conserve son aspect normal, si bien que l'attention du malade n'étant éveillée par aucune lésion apparente, la véritable cause des symptômes alarmants qu'il éprouve reste longtemps inconnue ; mais dans bon nombre de cas aussi, on trouve des ulcérations analogues à celles que nous venons de décrire au-dessus du point malade. Il se développe le plus souvent des hémorrhoïdes, et lorsqu'il y a de la suppuration rectale, il se produit des excoriations, des érosions plus ou moins superficielles auxquelles succèdent des végétations et des condylomes que M. Després croit n'être que les plis de l'anus hypertrophiés et œdémateux, tandis que M. Gosselin les a considérés comme le signe pathognomonique des chancres du rectum. Je crois que leur origine inflammatoire n'est plus contestée par personne aujourd'hui.

L'état des tissus qui environnent le rectum doit aussi nous arrêter quelques instants. Dans la fosse ischio-rectale, on trouve presque toujours des abcès et des trajets fistuleux, et il est bien rare que le tissu cellulaire lâche qui les remplit conserve son aspect normal. Presque toujours il se transforme en tissu lardacé d'inflammation chronique, et ce tissu dur, rigide, n'est pas un des moindres obstacles à la cicatrisation. Ce ne sont pas seulement les tissus de la fosse ischio-rectale qui prennent part à l'inflammation, il faut s'attendre à la voir se propager au tissu cellulaire sous-péritonéal, à toute la fosse iliaque interne ; quelquefois même les fusées remontent le long du sacrum jusqu'au niveau du promontoire.

SYMPTOMATOLOGIE. — Si les symptômes que déterminent à leur début des rétrécissements du rectum n'étaient pas aussi obscurs, il est probable que cette redoutable lésion eût éveillé plus tôt l'attention des chirurgiens, car il ne faut pas remonter bien loin dans l'histoire de notre art pour trouver les premiers écrits dans lesquels la question a été envisagée à un point de vue pratique. Longtemps les rétrécissements du rectum n'occupèrent qu'une place très-restreinte dans le chapitre des faits rares et curieux, mais tout à fait au-dessus des ressources de la thérapeutique. Je n'en veux pour preuve que le passage suivant qu'on lit à la page 269 du *Sepulchutum anatomicum* de Bonet [1] : *Rectum fibris quasi tot filis decussatim erat constrictum, ut neque sursum neque deorsum quicquam transire potuit.. Quis vero mali istius potuit esse presagus? Lynceus hic taceat vis clandestina peremit.* L'observation XCV de Ruysh est écrite en des termes qui expriment bien mieux encore le découragement : *Quid grandia molimur tenues et miseri mortales qui tot lethalibus morbis sumus obnoxii, ut nemo facile illos recinsere posset.* Et le récit qui suit ces cris de désespoir est celui d'une observation dans laquelle il s'agit d'un rétrécissement ligneux du rectum, qui fut disséqué par Ruysh et conservé à cause de sa rareté : *Hæc omnia balsamo nostro præparata a nobis reservantur in dicti ægri memoriam et historiæ raritatem.*

Morgagni, l'un des premiers, tira de l'étude étiologique de la lésion qui nous occupe quelques considérations pratiques, mais Sherwin, dont le mémoire est cependant très-remarquable au point de vue de l'observation, se borna à décrire, sans rien conclure de sa description [2].

Ce n'est, en somme, qu'à l'époque de l'Académie royale

[1] Genève, fol. 1500.

[2] *Memoirs of the London medical Society*, vol. II, p. 9.

de chirurgie que l'étude des rétrécissements rectaux fut réellement faite au point de vue clinique. Au reste, nous n'avons pas beaucoup à regretter le silence des auteurs qui ont précédé cette période, car il est certain que, dans bien des cas, les rétrécissements fibreux du rectum ont été confondus avec le cancer ligneux, le squirrhe, qui est infiniment plus fréquent et donne lieu à des symptômes tout à fait analogues.

Les symptômes du début sont encore très-mal connus aujourd'hui, c'est qu'ils sont assez peu caractérisés et n'amènent que rarement les malades auprès des hommes de l'art. C'est surtout quand le rétrécissement a pour cause la vérole que l'on observe cette obscurité dans le début. Comment discerner à la période secondaire les troubles digestifs qu'il détermine de ceux qui peuvent être attribués à la syphilis ou à son traitement. Il faudrait, pour cela, en arriver à un examen direct. Mais l'attention n'est pas alors dirigée du côté du rectum et les malades qui ne souffrent pas dans cette région refuseraient certainement toute investigation. Aussi quand on interroge les individus porteurs d'un rétrécissement rectal arrivé à une période avancée, n'obtient-on presque jamais de détails utiles. Cependant, lorsque, à la période secondaire, il se produit à la surface de la muqueuse ces condylomes, ou plutôt ces plaques muqueuses que nous avons caractérisées par l'épithète de papulo-hypertrophiques, les patients éprouvent de vives douleurs qui sont dues à la pression des matières fécales qui, en s'échappant, tendent à entraîner avec elles les portions indurées. Ces douleurs, qui se produisent surtout au moment de la défécation, s'accompagnent d'une suppuration tout à fait caractéristique.

C'est un pus ichoreux, extrêmement irritant, rarement très-abondant, qui s'écoule petit à petit et suinte en quelque sorte à travers le sphincter, déterminant au pourtour de l'anus des érosions souvent très-douloureuses. Mais ce que cette suppuration a de plus caractéristique, c'est son *odeur*. On ne peut pas malheureusement définir les odeurs, mais il suffit d'avoir quelquefois senti celle qui s'exhale des accidents syphilitiques de la région ano-génitale, pour soupconner d'emblée, même avant tout examen, leur nature spécifique. Si l'on peut à cette période faire l'examen direct de la région malade, on y rencontre les lésions hypertrophiques et ulcéreuses que nous avons décrites à propos de l'anatomie pathologique. Mais il faut bien que l'on soit prévenu qu'une pareille exploration ne se peut faire sans infliger aux malades d'assez vives douleurs et qu'il sera souvent indispensable d'avoir recours à l'anesthésie.

En même temps que ces douleurs, en même temps que cette suppuration fétide, surviennent des symptômes *à distance* qui augmentent encore les difficultés du diagnostic. Ainsi, le malade accusera des douleurs vagues dans le ventre et la région des reins, des douleurs dans le scrotum et jusqu'à l'extrémité de la verge ; chez la femme, la lésion semblera parfois avoir pour siége les organes génitaux et les souffrances seront rapportées à ces métrites catarrhales légères qui le plus souvent viennent compliquer les affections inflammatoires du rectum. On a encore signalé une sensation particulière de froid aux pieds ??? L'appétit, qui quelquefois reste normal, même avec des lésions très-avancées, se perd, les digestions deviennent pénibles, et comme la véritable cause de ces désordres reste ignorée, les patients soumis à des médicaments plus ou moins contre-indiqués s'affaiblissent ; leur figure pâlit, leurs traits s'étirent en même temps, ils tombent dans l'hypochondrie. Avec l'anémie viennent les douleurs de tête, les névralgies ; on peut observer des sciatiques. Et toutes ces souffrances sont vaguement imputées à la syphilis ou à quelque autre diathèse!

Il est encore un symptôme très-effrayant qui peut venir obscurcir le diagnostic, c'est *l'anurie*. On comprend bien par quel mécanisme le cours naturel des urines peut être arrêté. Les matières accumulées au-dessus du rétrécissement pèsent sur le bas-fond de la vessie et empêchent l'organe de se vider ; mais ce qu'il est beaucoup plus difficile d'expliquer c'est pourquoi, sous l'influence de phénomènes inflammatoires, il y a quelquefois suppression brusque et absolue de la sécrétion urinaire.

Les malades pendant vingt-quatre et même trente-six heures ne rendent pas une seule goutte d'urine, et cependant si l'on explore la vessie, on la trouve complétement vide. La sécrétion se rétablit ensuite normalement et tout rentre dans l'ordre, néanmoins en pareil cas il y a lieu de soupçonner l'existence d'une altération chronique des reins ou une dyscrasie uropathique.

Mais lorsque la coarctation devient plus serrée, lorsqu'à la place de la plaque ulcéreuse une cicatrice dure et rétractile prend naissance, alors les symptômes sont infiniment plus faciles à apprécier. C'est à tort cependant que l'on a voulu préciser la limite à laquelle le rétrécissement devient incompatible avec l'existence, qu'on l'a exprimée par des chiffres. Ainsi M. Godebert dans sa thèse parle d'un minimum de 5 millimètres ; lorsque le calibre du rectum a un diamètre inférieur à ce chiffre, le malade succombe fatalement si l'art n'intervient pas. On ne peut en aucune façon accepter une pareille assertion. Chaque jour au contraire on est à même d'observer des accidents extrêmement graves déterminés par des rétrécissements peu serrés, tandis que l'on est surpris de voir des individus vivre dans un état de santé relativement satisfaisante, alors que le calibre de leur intestin est tellement rétréci que le cathétérisme présente de sérieuses difficultés. C'est qu'au rétrécissement organique peut se joindre un rétrécissement fonctionnel, c'est-à-dire le spasme. Avec le spasme il peut y avoir rétention des matières fécales alors que les lésions sont peu avancées, tandis que si ce redoutable symptôme ne se manifeste pas, la tolérance de l'organisme n'a pour ainsi dire pas de bornes.

Lorsque la rétention des matières fécales commence, les signes à l'aide desquels on peut la reconnaître sont extrêmement variables. Chez certains sujets, c'est brusquement que les symptômes débutent. Le patient, qui jusque-là s'était à peine douté de la maladie, est pris tout à coup de douleurs abdominales intenses, si bien que la défécation devient à peu près impossible. Ces douleurs se manifesteraient surtout lorsqu'il se produit des ulcérations au-dessus de l'obstacle, et lorsque le rétrécissement est ulcéreux d'emblée, on peut les observer dès le début. C'est aussi à cette période que l'on a les *épreintes* ou faux besoins qu'il ne faut pas confondre avec celles qui caractérisent la dysenterie. Puis il s'écoule du sang par le rectum ; les matières sont peu abondantes et mélangées à du pus ; le ventre devient volumineux, en un mot, l'on observe cet état particulier d'angoisse et de souffrance qui caractérise l'étranglement herniaire, mais avec une moindre intensité et sans réaction inflammatoire aiguë.

Ce début brusque, aigu en quelque sorte, a été noté chez une malade observée par Desault et dont l'observation fut rapportée par Bichat. Mais en général la marche est chronique. Les sujets atteints de rétrécissements du rectum passent d'abord par une phase de diarrhée et de constipation alternatives qui peut durer très-longtemps. On comprend facilement sous quelle influence se développe cette série d'accidents. Les matières s'accumulent pendant un certain temps au-dessus du point rétréci qu'elles ne peuvent franchir, puis, à la longue, elles cessent d'être tolérées; il se développe alors une rectite par corps étranger, rectite dont les produits dissolvent les matières qui bouchent l'orifice du rétrécissement; alors elles s'écoulent au dehors en abondance; c'est à ce phénomène que l'on a donné le nom de *débâcle*. C'est presque toujours après une débâcle que la diarrhée survient, car elle reconnaît la même cause, c'est-à-dire cette inflammation catarrhale qui a liquéfié les fèces accumulées.

Si l'on examine alors les déjections alvines avec soin, on peut y retrouver du pus, du sang et quelquefois des lambeaux de muqueuse sphacellée.

Pendant les périodes qui précèdent les débâcles, les matières fécales ne s'accumulent pas seulement dans l'ampoule rectale, mais l'os iliaque et tout le colon en sont en quelque sorte gorgés; aussi est-il facile de les sentir à travers les parois abdominales en pratiquant la palpation. Alors vous aurez la sensation d'une tumeur dure, pâteuse, mal limitée, surtout vers la partie inférieure, légèrement mobile vers la région gastrique, et presque toujours douloureuse. Les matières qui s'accumulent ainsi dans le tube intestinal n'ont pas dans toute sa longueur la même consistance, et vers la partie inférieure, c'est-à-dire dans l'ampoule rectale, les couches périphériques se durcissent et se stratifient en quelque sorte; le rectum *s'encroûte*. Et ces matières durcies adhèrent à ses parois, tandis qu'au centre elles conservent encore un certain degré de mollesse. On peut au moment des débâcles retrouver dans les excréments ces croûtes fécales qui arrivent à être tellement dures qu'on a pu les considérer comme de vrais calculs intestinaux. Quand, à la suite d'une opération chirurgicale ou de certains phénomènes de ramollissement que l'on voit quelquefois survenir au niveau du point rétréci, l'orifice s'est élargi, les croûtes fécales peuvent être éliminées par la suppuration comme des eschares.

Mais il arrive un moment où tout le calibre intestinal est presque absolument oblitéré. Il ne passe plus trace de matière fécale. Le ventre se gonfle, il devient tendu, douloureux, les anses intestinales, gorgées de gaz et de matières, se dessinent sous les téguments, le facies est grippé et les vomissements commencent ; en général, ce cortége symptomatique effrayant, qui présage presque toujours une mort prochaine si l'art n'intervient pas, est précédé par un symptôme qui, d'après Copeland, serait tout à fait pathognomonique : le malade est en proie à *d'incessantes éructations*. Les gaz qui sont ainsi rendus sont excessivement fétides. Ce sont en effet des gaz intestinaux, fécaux pourrait-on dire, qui s'échappent par *regorgement ;* c'est aussi à ce moment-là que, sous l'influence d'un dernier effort de la nature, il se développe des phénomènes inflammatoires dont le résultat est la formation de fistules par lesquelles les matières peuvent s'échapper pendant un certain temps, soit du côté des fesses, soit du côté des organes génitaux chez les femmes, soit même du côté de la vessie. Ces fistules ont déjà été décrites à propos de l'anatomie pathologique et au chapitre de la fistule à l'anus, je n'ai donc pas à y revenir.

On a voulu donner une très-grande importance aux caractères que peuvent présenter les matières fécales et en particulier à leur forme. On est même allé jusqu'à dire que cette forme était *pathognomonique*. Les matières répète-t-on à l'envi, sont passées à la filière ; elles présentent un calibre excessivement mince, on a parlé de 2 ou 3 millimètres, on les a comparées au canon d'une plume. Je m'étonne que les faiseurs de descriptions *a priori* n'aient pas emprunté aux arts ou métiers un plus grand nombre de comparaisons, et cependant on peut l'affirmer après Curling, la forme des matières ne signifie absolument rien. Si le rétrécissement est élevé, les fèces s'accumulent d'abord au-dessous de lui avant de franchir l'orifice du sphincter, et alors elles ont leur aspect normal. Si au contraire le rétrécissement est très-bas, les phénomènes qui viennent compliquer la lésion amènent des modifications considérables dans la consistance et la forme des excréments qui arrivent à l'extérieur soit à l'état liquide, soit mélangés à du sang et du pus. Enfin, ajoutons que, dans les hypertrophies prostatiques, ou lorsqu'il y a des spasmes violents déterminés par des lésions qui n'ont rien de commun avec les rétrécissements, on peut voir les matières présenter la forme et le calibre que l'on a donnés comme pathognomoniques. Ainsi donc, il est très-rare que le rétrécissement rectal influe sur le calibre des matières, et les caractères que celles-ci peuvent avoir dans certains cas se rencontrent aussi dans d'autres maladies.

Tels sont d'une manière générale les symptômes que présentent les malades atteints de rétrécissements du rectum. Leur évolution est plus ou moins rapide ; elle peut durer très-longtemps, et pendant des années la maladie est tolérée comme une infirmité, mais, abandonné à lui-même, le rétrécissement rectal mène fatalement les malades au tombeau. La plupart des malades succombent à la phthisie, à une péritonite, souvent aussi aux suites immédiates des opérations tentées pour les guérir. On comprend facilement comment l'insuffisance de l'alimentation et le trouble perpétuel des digestions peut amener la phthisie ; quant à la péritonite, elle se développe tantôt à la suite d'une perforation intestinale spontanée, ce qui est excessivement rare, tantôt par propagation à la séreuse abdominale de l'inflammation dont l'intestin est le siége. Elle peut être aussi déterminée par des manœuvres chirurgicales intempestives, enfin, par l'arrêt d'un corps étranger venant des régions supérieures du tube digestif (arête de poisson, os, noyaux, etc.).

Abandonné à lui-même, le rétrécissement rectal est donc une maladie mortelle et peut-être plus promptement mortelle encore que le cancer du rectum, car, dans ce dernier cas, les phénomènes d'ulcération et de gangrène du néoplasme font en quelque sorte le champ libre à l'écoulement des matières, tandis que, avec le rétrécissement simple, la rétention est absolue, la terminaison fatale.

Lorsqu'à l'aide des commémoratifs on est arrivé à soupçonner un rétrécissement rectal, le diagnostic présente encore certaines difficultés, car il faut préciser le siége, l'étendue, la nature de la lésion. La nature spécifique est en général facile à reconnaître, grâce aux antécédents, ou bien l'on arrive à la vérité en faisant un diagnostic par élimination ; mais en général ce point importe peu. Si l'on n'est pas en présence de condylomes, de tumeurs syphilitiques, en un mot, quand le rétrécissement est fibreux, il ne peut plus guère être influencé par les spécifiques. Toute la préoccupation du chirurgien doit être de faire le diagnostic anatomique d'une manière aussi complète que possible. Si je fais aussi bon marché du diagnostic de nature, c'est qu'en général on se trouve en présence de rétrécissements fibreux, mais on ne saurait à la légère considérer comme cancéreux un rétrécissement, par ce seul fait qu'il présente des bosselures, qu'il saigne facilement ; les rétrécissements syphilitiques du rectum, à une période ou les spécifiques peuvent faire disparaître *tous les accidents* et amener une guérison complète, peuvent présenter *tous* les signes du cancer du rectum. On ne saurait trop répéter cette affirmation, puisqu'elle conduit le chirurgien à tenter un dernier effort thérapeutique dans les cas dont on désespère d'emblée et que l'on abandonne, et que cet effort thérapeutique, s'il trompe des espérances, ne peut avoir aucun danger. Le docteur Vito Zappula a publié à ce sujet une observation si concluante que j'ai cru devoir la reproduire ici *in extenso*[1] :

« Le malade qui est le sujet de cette observation est un de mes collègues et un ami intime. C'est un homme de trente-six ans et d'un tempérament nerveux. Il appartient à une famille dans laquelle il n'y a aucune maladie diathésique. Il a toujours joui d'une très-bonne santé, et il ne se souvient d'avoir eu que quelques atteintes de malaria et une blennorrhagie qu'il contracta en 1851, et quelques mois après un ulcère dans le sillon balano-préputial, ulcère qui fut suivi d'une adénite inguinale droite douloureuse, mais qui ne passa pas à la suppuration. Cette ulcération était assez étendue, elle dura quarante jours environ et finit par se cicatriser sous l'influence de cautérisations répétées. On ne sait rien de plus sur les caractères que présenta cette ulcération... de sorte qu'il est impossible d'admettre ou d'exclure un rapport pathogénique entre cet accident et la maladie qui nous occupe. Mais ce qu'il y a de certain c'est que le patient consomma alors en frictions plus de 100 grammes de pommade mercurielle et qu'en examinant le siége de l'ulcération on peut constater qu'elle n'a laissé absolument aucune trace. Nous arrivons à l'histoire de la maladie. Le premier symptôme éprouvé par le malade fut une douleur qui, partant du côté droit de l'anus, s'étendait jusqu'à la tubérosité ischiatique du côté correspondant, ou suivait un trajet inverse, mais en restant toujours limitée à la région fessière. Cette douleur avait une forme névral-

[1] *Annali universali di medicina*, vol. CCXVII, p. 137.

gique franchement intermittente, revenant par accès plus ou moins rapprochés, plus ou moins longs, mais toujours très-aigus et accompagnés de phénomènes spasmodiques. La défécation, un peu moins fréquente, s'accomplissait sans douleur (si l'on en excepte une seule fois où elle s'accompagna d'une très-vive souffrance vers l'anus). On soupçonna une fissure et quoiqu'il fût impossible de la découvrir, on administra un lavement avec une solution d'extrait de ratanhia et de laudanum de Sydenham. La douleur de la fosse ischio-rectale disparut, mais il survint des symptômes de coprostase que des purgatifs donnés à haute dose ne parvinrent pas à faire céder et qui déterminèrent, au contraire, des accidents encore plus alarmants. Ce fut dans ces conditions que je vis pour la première fois le malade, le 24 septembre. Il y avait un mois qu'il souffrait et son existence paraissait singulièrement compromise. Trois volumineuses tumeurs stercorales occupaient la fosse iliaque gauche, l'épigastre et le flanc droit. D'atroces coliques partant de la fosse iliaque gauche s'étendaient à tout l'abdomen, se propageant jusqu'à l'anus. Le ventre était ballonné et douloureux à la palpation, et l'on déterminait également de la douleur en exerçant des pressions sur la région ano-ischiatique où pourtant on ne pouvait rencontrer aucune trace de lésion organique. L'examen de l'anus permit de constater l'existence d'une contracture tellement serrée que l'on n'y pouvait faire pénétrer la pointe du petit doigt sans infliger au patient de cruelles souffrances. Tel est l'ensemble des symptômes que présentait le malade lorsqu'il se soumit à mes investigations : rétrécissement de l'anus et probablement du rectum, nécessité absolue de faire disparaître au plus tôt l'obstacle qui s'opposait à la sortie des matières fécales et d'exciter la contractilité intestinale. Mais il m'était impossible de savoir si cette contracture reconnaissait pour cause des ragades situées immédiatement au-dessus de l'anus, les accidents névralgiques dont il a été question plus haut, ou bien encore quelque néoplasme de la région inférieure du rectum. Je dus renvoyer la solution de ces diverses questions à un examen ultérieur. Néanmoins, j'attaquai le symptôme contracture en dilatant l'anus par la méthode de Récamier, et l'on peut s'imaginer combien cette opération dut être douloureuse, puisque l'état du malade ne me permit pas d'avoir recours à l'anesthésie. Et cependant durant l'opération je pus constater une dilatation énorme de l'extrémité inférieure du rectum, d'où s'échappa une quantité considérable de matières glaireuses. J'administrai ensuite, en deux fois, de hautes doses de purgatifs. Mais le malade dut presque aussitôt les rendre par vomissement; le météorisme abdominal augmenta. Puis les vomissements devinrent spontanés, la fièvre s'alluma et les symptômes d'étranglement devinrent tellement intenses que la vie du patient me parut tout à fait compromise, lorsque enfin, sous l'influence de deux frictions d'huile de croton sur le ventre, survint une déjection de matières fécales tumultueusement expulsées. Il sortit plus de vingt globes fécaux arrondis, durs, et tout rentra dans l'ordre après cette débâcle. Mais la tranquillité du patient ne dura que peu de jours; bientôt les matières fécales s'accumulèrent de nouveau dans l'intestin, sans cependant arriver à former des tumeurs, les déjections se faisant tant bien que mal, et les purgatifs administrés de loin en loin déterminant l'expulsion de matières durcies mélangées à des mucosités blanchâtres et quelquefois à du sang. Cependant les épreintes et les coliques continuaient, violentes surtout lorsqu'on avait administré les purgatifs même à faible dose; les douleurs abdominales de plus en plus vives, la pneumatose intestinale, la douleur ischio-rectale, avec la forme névralgique qu'elle avait au début recommencèrent, résistant aux stupéfiants locaux les plus énergiques, mais le spasme anal ne se reproduisit pas. Malgré ces symptômes effrayants, il n'y avait pas encore beaucoup d'amaigrissement. Mais l'organisme ne put longtemps résister à de pareilles souffrances, et survinrent alors l'émaciation, la fièvre à des intervalles irréguliers et toujours précédée de frissons, le teint jaune paille de la peau. L'examen du rectum qui, en raison de la répugnance du patient et de l'éloignement considérable de sa demeure, ne put être fait que très-tard, fut extrêmement douloureux. Mais alors, au lieu de trouver, comme la première fois, une dilatation considérable de l'extrémité inférieure du rectum, je trouvai des tissus lisses, inégaux, donnant au doigt la sensation de replis et d'anfractuosités, de sorte que, sans l'examen au spéculum on aurait pu croire à l'existence de condylomes et de destructions très-étendues; mais à l'aide de cet instrument je pus constater qu'il ne s'agissait que d'une hypertrophie de la muqueuse, qui était tomenteuse, mamelonnée.

« Or, cet état se retrouvait sur tout le pourtour de l'organe et remontait aussi haut que pouvait atteindre la vue. La sensation que j'avais perçue avec le doigt ne pouvait donc être due qu'à la duplicature de la muqueuse hypertrophiée. Une sonde introduite dans le rectum pénétra librement jusqu'à une distance de 11 centimètres, mais, arrivée à ce point, elle fut arrêtée par un obstacle absolument insurmontable et provoqua chez le patient une douleur plus vive. Un deuxième examen, pratiqué environ quinze jours après, me permit de constater une petite tumeur sur le côté droit de l'intestin situé à 4 centimètres au-dessus de l'anus. Cette tumeur avait le volume d'une noisette, de forme sphérique, lisse, légèrement élastique, indolente même à la pression. Elle était absolument immobile et paraissait ne point adhérer à la muqueuse sous laquelle elle était située. Mais tous ces détails étaient très-difficiles à bien apprécier en raison de l'hypertrophie de cette muqueuse et des irrégularités de sa surface. Le rétrécissement du rectum était donc un fait évident, révélé non-seulement par les symptômes rationnels, mais encore par l'examen physique et l'épaississement hypertrophique de la muqueuse. Mais le diagnostic de la nature même de cette altération restait encore douteux, car les données fournies par l'examen direct semblaient insuffisantes. Nous en étions donc réduits à faire un diagnostic par élimination, et en rejetant successivement les valvules intestinales, les rétrécissements ulcéreux ou simplement inflammatoires, en excluant encore l'idée d'un rétrécissement spasmodique ou vénérien, la tuberculose, les polypes, les hémorroïdes, nous étions naturellement amenés à conclure qu'il s'agissait d'un cancer. Cependant, pour admettre ce diagnostic nous n'avions aucun signe pathognomonique, pas d'écoulement de pus... Enfin, l'origine de la maladie, son évolution n'étaient pas celle du cancer, dont la marche est lente et ne prend que rarement cette allure exceptionnellement rapide. Aussi, hésitant à admettre le cancer, je songeai à la syphilis. Mais il fallait réellement savoir si notre malade était en puissance de syphilis...

« Il fallait encore pouvoir établir sur des faits bien observés qu'une syphilis ait pu rester latente pendant près de dix-neuf ans sans donner lieu à aucune espèce de manifestation... : l'amaigrissement, la coloration de la peau, la fièvre quotidienne, tout semblait indiquer l'existence du cancer et devoir faire exclure l'idée de syphilis. Et cependant l'impuissance de l'art en présence d'une lésion hétéroplastique me détermina à tenter un traitement antisyphilitique que je commençai en administrant à hautes doses l'iodure de potassium... Au bout de douze jours de ce traitement le malade sentit tous ces symptômes s'amender graduellement. Celui qui céda le premier fut la douleur ischio-anale qui depuis quelque temps était devenue excessivement vive. La tumeur anale diminua petit à petit, la muqueuse se dégorgea, il y eut plusieurs selles normales, les coliques devinrent moins fréquentes et moins vives et disparurent enfin à la suite de violentes douleurs que provoqua l'évacuation d'une quantité considérable de boules de matières fécales durcies. A partir de ce moment-là, les évacuations furent quotidiennes et faciles, les symptômes locaux s'amendèrent définitivement. L'embonpoint revint, la fièvre s'éteignit, avec elle disparut la teinte jaune des téguments et, au bout de trois mois, le malade était complétement guéri. »

Une pareille observation se passe de commentaires, ce me semble ; elle prouve quelle prudence on doit apporter dans le diagnostic des lésions organiques ; rien, en effet, n'était *a priori* plus invraisemblable que la nature syphilitique des lésions dont était porteur le malade de M. Zappula, et cependant les spécifiques l'ont sauvé d'une mort certaine. N'est-on pas autorisé, en présence d'un fait aussi extraordinaire, de donner comme règle absolue l'emploi de l'iodure de potassium dans *toutes* les lésions néoplasiques du rectum ? Mais c'est un point sur lequel nous aurons à revenir à propos de ces maladies. Revenons maintenant à la description des manœuvres que nécessite l'exploration directe de la lésion.

La première de toutes ces manœuvres, c'est le toucher rectal. Nous n'avons pas à rappeler les règles qui ont été formulées à ce sujet au commencement de cet ouvrage, mais qu'on n'oublie pas que c'est peut-être dans les cas de rétrécissements que cette manœuvre présente, en même temps que les plus grandes difficultés, les plus grands dangers. M. Lannelongue a vu un de ses patients succomber à la suite de cette simple exploration, et l'on ne saurait trop féliciter ce chirurgien d'avoir su publier ce cas malheureux. Quand on pratique le toucher rectal en pareil cas, il faut introduire le doigt avec une excessive lenteur, de manière à sentir si l'on se trouve en présence de tissus fongueux et friables, avant d'avancer plus profondément. C'est surtout lorsqu'il y aura rétention des matières fécales que les précautions doivent être exagérées, car on pourrait alors amener un épanchement stercoral dans le péritoine.

Esmarch est d'avis de pratiquer le toucher rectal en faisant tenir le malade *debout*, surtout quand la coarctation est très-élevée. On obtient ainsi, nous dit-il, un abaissement de la masse intestinale qui pèse sur les viscères pelviens. La lésion vient pour ainsi dire au devant du doigt qui cherche à l'explorer. Quand on place le malade en pareille position, on doit redoubler de précautions, et il serait imprudent de suivre le conseil d'Esmarch, lorsqu'il engage le chirurgien à appuyer son coude sur son genou afin de pousser son doigt avec plus de force.

Même en faisant abstraction de ces dangers et des précautions qu'il faut prendre lorsqu'on doit le pratiquer, le toucher rectal présente encore de grandes difficultés. Ce n'est pas sans peine qu'on arrive à se bien rendre compte de la nature, de la profondeur des lésions. Le doigt est parfois dévié par les replis hypertrophiés de la muqueuse, d'autres fois par des amas de matières fécales. Enfin, l'orifice n'est pas toujours au centre du calibre rétréci de l'intestin, il peut se trouver sur les côtés, être masqué par un replis de la muqueuse que l'on pousse au-devant de lui en introduisant le doigt ; il peut encore être sinueux, fongueux, etc. Le cercle coarcté peut aussi se mouvoir sur les couches sous-jacentes de la paroi rectale. Et s'il y a du spasme l'exploration est impraticable.

C'est dans ces circonstances que le toucher vaginal peut avoir de grands avantages. On peut à travers la paroi recto-vaginale sentir le rétrécissement, voire même dépasser ses limites. D'autres fois on constate dans le cul-de-sac postérieur la présence d'une tumeur molle, pâteuse ou fluctuante, qui semble fuir au-devant du doigt et qui est formée par l'accumulation des matières au-dessus du rétrécissement. Quelquefois sur cette tumeur on en constate d'autres plus petites, plus franchement fluctuantes, mais douloureuses. Ce sont des abcès qui, développés au voisinage du point rétréci, donnent cette sensation. Il faut les explorer avec beaucoup de ménagement, car on pourrait déterminer leur rupture du côté du vagin, accident qui serait fatalement suivi d'une fistule recto-vaginale.

L'exploration à l'aide du spéculum exige les mêmes précautions. On aura tout avantage à faire placer le patient sur un lit, le siége élevé, les cuisses fortement fléchies sur le bassin, la colonne vertébrale fléchie en avant dans sa région dorso-lombaire. De cette manière, on obtient une diminution de la pression intra-abdominale et le rectum s'étend comme si l'on exerçait une traction à sa partie supérieure et les replis de la muqueuse ne viennent pas tomber dans l'orifice du spéculum et en encombrer la lumière. L'endoscope peut sans doute trouver ici son application, mais c'est un instrument coûteux et peu pratique, qui n'a pas de bien grands avantages. Quand, à l'aide du toucher et du spéculum, on a pu constater l'étendue du rétrécissement et les particularités qu'il faut absolument connaître avant de songer à l'intervention, on peut avoir recours aux sondes.

C'est là un moyen bien plus dangereux encore, car les sondes perforent avec une extrême facilité les parois du rectum, et l'on détermine alors des péritonites ou des épanchements stercoraux dans le tissu cellulaire du bassin.

D'un autre côté les renseignements qui sont fournis par l'emploi des bougies sont loin d'être certains. Il n'est pas d'acte opératoire en chirurgie qui expose à des méprises plus grossières que l'exploration du rectum à l'aide du cathétérisme. Les difficultés sont telles et les causes d'erreurs si nombreuses, que Syme a pu écrire qu'il y aurait lieu de suspecter la bonne foi de tous ceux qui prétendent reconnaître les rétrécissements situés à une grande hauteur, s'il n'était pas si facile de trouver tous les signes de cette lésion chez des individus qui n'en ont pas la moindre trace. Syme cite à ce propos un fait des plus concluants que l'on retrouve du reste signalé par presque tous les auteurs qui ont écrit sur les maladies du rectum. Il s'agit d'une dame qui pendant plusieurs années s'était soumise au cathétérisme rectal, pratiqué par un chirurgien anglais d'une grande valeur; quand la malade succomba, on fit son autopsie. Il n'y avait pas trace de rétrécissement. Les bougies étaient déviées par le sacrum [1].

C'est pour éviter ces erreurs que l'on a eu l'idée de se servir de bougies à boule. Ce sont des instruments analogues à ceux que l'on emploie pour le diagnostic des rétrécissements du canal de l'urèthre, mais leur introduction présente de sérieuses difficultés, et l'on peut en les retirant, déterminer de graves désordres, aussi est-il préférable de se servir de l'instrument imaginé par Laugier. Grâce à cet appareil, on peut presque sans danger reconnaître non-seulement la présence d'un rétrécissement, mais encore son étendue. Laugier se servait d'une sonde creuse recouverte à son extrémité d'une ampoule de baudruche susceptible d'être insufflée par la sonde. Cette ampoule était introduite vide au-dessus du rétrécissement; on l'insufflait alors et

[1] Syme, *loc. cit.*, p. 110.

en la retirant on la sentait arrêtée par la région coarctée. On peut exercer de légères tractions sur cette ampoule molle, peu résistante, élastique, sans s'exposer aux dangers de déchirure qui viennent d'être signalés. On mesure de la sorte la hauteur à laquelle se termine le rétrécissement, et il suffit de dégonfler l'instrument pour pouvoir le retirer sans aucune difficulté. A défaut de cet appareil, on peut se servir de l'ampoule que Tarnier a imaginée pour décoller le placenta ou provoquer l'accouchement prématuré artificiel.

Quant aux bougies de cire, aux bougies de suif, aux bougies molles, destinées à rapporter une empreinte, elles ne peuvent donner que des indications incertaines, erronées, ayant aussi peu de valeur que celles que l'on a recherchées dans la forme des matières fécales.

Traitement. — Avant les observations publiées par Desault, les chirurgiens étaient absolument désarmés en présence d'un rétrécissement du rectum. On connaissait bien une observation rapportée par Morgagni, dans laquelle il est question d'une extirpation du rectum; on pouvait encore suivre l'exemple de Wisemann qui incisa à plusieurs reprises un rétrécissement qui s'était formé après une opération de fistule anale, mais il n'existait pas de règle nettement formulée, pas de thérapeutique rationnelle. Aujourd'hui nous possédons un certain nombre de méthodes auxquelles se rattachent de nombreux procédés dont nous allons chercher à apprécier la valeur comparative. Ces méthodes sont: 1° la dilatation graduelle; 2° la dilatation brusque ou divulsion; 3° la rectotomie interne; 4° la rectotomie externe; 5° l'électrolyse; 6° la cautérisation.

I. *Dilatation.* — Inspiré par le précepte de Morgagni et les remarques de Petit, qui tous deux avaient considéré les rétrécissements comme toujours syphilitiques,

Desault entreprit de les guérir en appliquant les spécifiques directement sur la lésion, au lieu d'avoir recours à un traitement général, et pour remplir cette indication, il oignit avec de l'onguent mercuriel des mèches qui furent introduites dans la lumière du rétrécissement. Il obtint ainsi de remarquables succès; ceux qui vinrent après lui constatèrent que les spécifiques n'étaient pour rien dans ces heureux résultats et que les mèches suffisaient à elles seules pour amener la guérison. C'est ainsi que naquit la méthode de la dilatation. Pendant de longues années on se servit exclusivement des mèches ; le moyen était en effet des plus simples, il suffisait de les introduire en augmentant chaque jour leur volume pour voir le calibre intestinal reprendre en partie ses dimensions premières.

On avait dès cette époque des notions assez précises sur la manière dont la guérison se produit en pareil cas. Les mèches, disait-on, déterminent des phénomènes d'irritation à la suite desquels le tissu cicatriciel se ramollit et peut être résorbé. C'était dans le but de provoquer ce travail de résorption que Dupuytren, fidèle en cela aux préceptes qu'il avait donnés pour le rétrécissement du canal de l'urèthre, conseillait d'engager l'extrémité d'une mèche dans le calibre du rétrécissement alors même qu'on ne le pouvait pas franchir. Cette mèche devait par sa seule présence amener les phénomènes de résorption.

C'est encore ce même procédé des mèches qu'employait naguère encore Demarquay, plus particulièrement cependant quand il se trouvait en présence de rétrécissements syphilitiques, mais il ne l'employait que comme méthode adjuvante et ne recherchait pas dans la mèche sa force dilatatrice, mais bien *l'action de présence* que tout corps étranger exerce sur les muqueuses ; aussi introduisait-il des mèches petites et qu'il laissait en place pendant un temps considérable,

En Angleterre, dès le commencement du siècle, les bougies furent substituées aux mèches, et l'on trouve les règles de la dilatation à l'aide de ces instruments très-nettement formulées dans le *Traité des maladies du rectum* de Copeland. Les bougies doivent être, dit-il, plutôt trop petites que trop grosses ; c'est la fréquence de leur introduction, bien plus que leur force dilatatrice qui amène la dilatation ; elles ne doivent être laissées qu'une demi-heure et il faut ne faire qu'un seul cathétérisme par jour. Pour pratiquer le cathétérisme, Copeland se servait de sondes uréthrales au début et plus tard de sondes œsophagiennes. Aujourd'hui l'on fait usage surtout de sondes en gomme élastique analogues à celles qui servent à dilater l'urèthre, ou bien on a recours à des bougies en caoutchouc vulcanisé (elles ont l'inconvénient d'être rapidement altérées par l'huile dont on se sert pour les graisser, lors de leur introduction). Charrière a encore fabriqué des sondes en ivoire flexible. Les bougies à tête, de Busch, sont tout à fait analogues aux boules que l'on emploie pour le cathétérisme de l'œsophage, elles avaient déjà été proposées par Calvert ; leur avantage est de ne pas dilater l'anus en même temps que le point coarcté, ce qui permet de les laisser à demeure sans fatiguer le malade. Citons pour mémoire la bougie de cire et enfin les bougies de suif, c'est-à-dire les chandelles. Ces dernières, qui se recommanderaient par la modicité de leur prix et la facilité de se les procurer partout et de les façonner à sa guise, ont, dit Esmarch, un inconvénient des plus désagréables, c'est que le suif est absorbé très-rapidement par le rectum, et alors les malades ont la bouche empestée par la saveur détestable

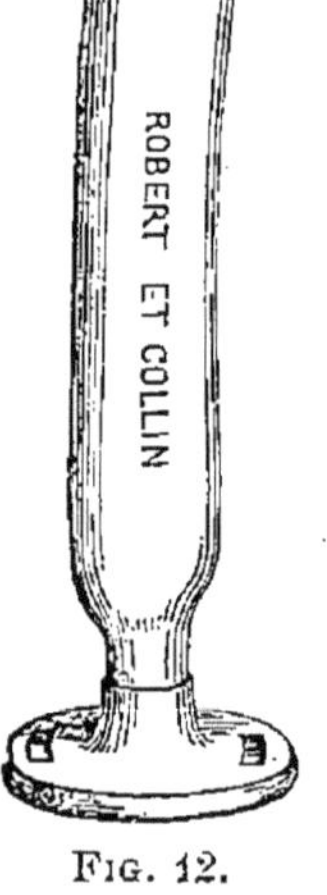

FIG. 12.

de ce corps. (Je laisse à M. Esmarch la responsabilité de cette remarque dont je n'ai pu constater l'exactitude, mais dont la présence de sels de cuivre dans certaines chandelles fait pressentir la justesse.)

Quels que soient les agents dilatateurs mis en l'usage, il faut avoir présent à l'esprit les dangers inhérents à cette méthode. Je ne veux pas parler des mèches. On a presque complétement abandonné leur usage aujourd'hui, parce que leur introduction n'est pas sans difficulté, même lorsqu'on a recours à un des nombreux porte-mèches qui ont été imaginés depuis Desault. Leur efficacité et du reste incontestablement inférieure à celle des bougies. Lorsque l'on veut avoir recours à la dilatation lente à l'aide de ces instruments il faut : 1° n'employer que des bougies lisses légèrement flexibles, les instruments durs ne sont que très-rarement tolérés ; 2° ne jamais employer *la force* pour les faire pénétrer. On connaît nombre d'accidents mortels survenus dans ces conditions. Sur ces deux points il n'y a pas de discussion possible et tous les auteurs sont du même avis. Mais l'accord est loin d'être aussi parfait sur la durée du temps pendant lequel les bougies doivent être laissées en place et de la fréquence des cathétérismes. Pour les uns, le corps dilatant doit être laissé en place aussi longtemps que possible, toute la nuit par exemple, ou une partie de la journée, on est allé jusqu'à introduire des canules destinées à laisser passer les matières et les gaz, tout en maintenant une dilatation permanente. Mais il est démontré que ces appareils ne remplissent jamais leur but, parce que la muqueuse intestinale s'invagine dans leur orifice supérieur et l'oblitère. Pour les autres, et c'est l'opinion la plus accréditée, il ne faut pas sonder trop souvent, et ne jamais laisser les bougies que pendant un temps peu considérable. Ainsi Gross parle du cathétérisme fait tous les deux jours, et pendant cinq minutes seulement. Esmarch, suivant en cela la pratique le plus généralement usitée en Angleterre, veut que l'on sonde le malade tous les deux ou quatre jours et proscrit absolument le séjour prolongé des corps dilatants, car, sous leur influence, dit-il, on peut voir se développer des accidents inflammatoires redoutables. On a observé des péritonites mortelles, n'ayant pas d'autres causes qu'une dilatation trop prolongée. Il y a donc lieu de s'en tenir à ces préceptes de prudence car en s'y conformant on ne s'expose qu'à perdre un peu de temps.

Pour pratiquer le cathétérisme du rectum, on suit les règles que nous avons formulées au sujet de son exploration. Le patient est couché sur le côté et le doigt préalablement introduit dans le rectum doit servir de guide à la bougie que l'on introduit de l'autre main. Celle-ci doit être huilée avec soin et surtout trempée dans de l'eau chaude. En appliquant un instrument froid sur le rectum on pourrait provoquer des spasmes qui rendraient l'opération pénible ou même absolument impossible. Il n'est pas indispensable d'enfoncer la bougie à une grande hauteur, et l'on ne doit pas s'acharner à lui faire franchir le rétrécissement, il suffit de l'engager dans son calibre. Quand on prévoit de sérieuses difficultés, on fait précéder l'opération d'une injection d'huile, et alors on fait placer le patient dans une position telle que l'anus soit l'orifice supérieur du rectum.

On est surpris, nous dit Esmarch, de la rapidité avec laquelle on voit au début céder ces rétrécissements. Aussi la dilatation lente est-elle de tous les moyens le plus universellement employé. Mais peut-on par cette seule dilatation arriver à une guérison complète? Cette question fut pendant très-longtemps résolue par l'affirmative, mais de nos jours on est plus sceptique, et la discussion qui a eu lieu à la Société de chirurgie en 1873 semble démontrer que la dilatation graduelle n'est qu'une méthode palliative. Au reste on connaît, grâce à nos confrères d'outre-Manche, l'origine de l'immense crédit dont elle a joui pendant longtemps. En parcourant leurs traités spéciaux, on voit qu'à une époque qui n'est pas bien éloignée de la nôtre, à côté des Ashton, des Curling, des chirurgiens de l'hôpital Saint-Mark florissaient des *spécialistes* aussi habiles à trouver dans le rectum des rétrécissements que nos laryngoscopistes à découvrir des polypes du larynx. Ces estimables praticiens se livraient à l'exercice quotidien de la dilatation par les bougies, et pour en faciliter la pratique, l'un d'eux avait imaginé de faire porter à ses patients des pantalons d'une forme spéciale, et, vêtus de cette livrée nouvelle, ils venaient chaque jour pour se faire introduire dans l'anus une sonde. Il est encore une anecdote répétée par nombre d'auteurs, mais qui doit néanmoins trouver sa place ici, car elle montre bien jusqu'où peut aller l'art de la persuasion.

Une dame va consulter un *rectologue* pour j'ignore quelle raison, l'histoire ne le dit pas; mais une sonde fut introduite dans son anus. Le mari, apprenant que, sans son autorisation, on était de la sorte entré dans son domaine, entra, lui, dans une violente colère, et, s'armant d'un fouet, se précipita vers la demeure de l'audacieux. Une demi-heure après il en ressortait désolé! C'est qu'il avait appris que, comme son épouse, il avait le rectum rétréci et comme elle il avait subi le cathétérisme!

Il est certain que de très-belles statistiques sont sorties de ces boutiques chirurgicales et sont venues enrichir le bilan des succès dus à la dilatation.

Mais à côté de ces succès déshonnêtes, il faut encore noter ceux auxquels on a sincèrement cru. Ainsi, je puise à la même source que les faits précédents des histoires de malades atteints d'atonie intestinale ou de gastralgie et traités par la *dilatation jusqu'à la mort*. Colles rapporte l'histoire d'un individu qui eut le rectum perforé par une sonde introduite dans le but de dilater un rétrécissement dont on ne trouva pas la moindre trace à l'autopsie.

Il faut donc considérer comme douteuses toutes les observations dans lesquelles il est question de rétrécissement très-élevé guéri par la dilatation.

Il s'agit presque toujours de cas dans lesquels c'est le promontoire qui a arrêté les agents dilatateurs et qui plus tard a été évité (*c'est comme le collet du bulbe pour l'urèthre*). Lorsque, au contraire, on consulte les observations dignes de foi, on ne trouve pas un seul fait de guérison incontestable. Ainsi Bushe nous dit : « Quoique j'aie pu améliorer le sort d'un grand nombre d'individus, je n'ai jamais eu le bonheur d'en voir guérir un seul. »

Et Colles, dans un article publié dans le *Dublin hospital Reports*, a écrit les lignes suivantes : « J'ai particulièrement dirigé mon attention sur l'usage des bougies et je dois avouer franchement que je n'ai pas été assez heureux jusqu'ici pour obtenir une seule guérison durable ; je n'ai pas eu non plus la bonne fortune de rencontrer un seul cas de succès obtenu avec cette méthode par d'autres chirurgiens sur des malades que je susse de source certaine atteints de rétrécissement. »

En résumé, la dilatation appliquée aux rétrécissements du rectum est une méthode palliative excellente, mais les faits que nous possédons ne permettent pas encore de dire si elle peut donner des succès définitifs et permanents.

Avant de terminer ce que nous avions à dire sur la dilatation il nous reste encore à condamner une pratique qui se rattache à cette méthode et qui malheureusement est extrêmement répandue Cette pratique consiste à confier aux malades eux-mêmes le soin de se cathétériser. Rien n'est plus dangereux ; nous pourrions citer un grand nombre de cas de mort survenus dans ces circonstances, les malades ayant perforé leur rectum. On a aussi à redouter la formation de fausses routes, enfin la perte de la sonde dans l'intestin. Ce dernier accident a été plusieurs fois observé et l'on comprend d'avance son excessive gravité.

A côté de cette méthode, que l'on devra toujours employer en premier lieu, ne serait-ce que pour tenter la susceptibilité des malades, nous aurons à inscrire la dilatation lente pratiquée à l'aide de corps susceptibles d'augmenter de volume pendant leur séjour dans le point rétréci. Les substances les plus généralement employées sont l'éponge préparée et les tiges de laminaria. On comprend facilement leur action, mais l'on ne saurait en préconiser l'usage, car l'éponge peut se dilater outre mesure et alors en la retirant on produit des déchirures. L'emploi des tiges de laminaria est passible des mêmes objections ; avouons, toutefois, que l'expérience n'a pas encore parlé. Dans le but d'obtenir une dilatation douce et permanente, on s'est aussi servi d'ampoules susceptibles d'être insufflées, mais il vaudrait mieux donner la préférence à l'appareil que décrivent Trélat et Delens dans leur article du *Dictionnaire encyclopédique*[1] : « Nous avons vu employer, disent-ils, un petit appareil assez simple dont nous ignorons l'auteur et qui remplit bien le but que l'on se propose d'obtenir, à savoir une pression excentrique agissant incessamment sur le rétrécissement. Une poche de baudruche ou de caoutchouc mince est solidement fixée à l'extrémité d'une sonde uréthrale en gomme d'un diamètre moyen. L'extrémité de la sonde doit pénétrer assez avant dans l'intérieur de la poche qu'elle sert à conduire jusque dans le rétrécissement. Par

[1] P. 734.

son autre extrémité, la sonde est adaptée à un tube de caoutchouc d'une longueur de 1ᵐ 50 à 2 mètres, et ce dernier, par son extrémité libre, plonge, faisant syphon, au fond d'un vase rempli d'eau. Une bouteille ordinaire suffit pour cela.

« Lorsque le tube de caoutchouc, la sonde et la poche sont remplis d'eau, on comprend qu'il suffit de faire varier la hauteur à laquelle on place le réservoir pour faire varier la pression intérieure qui s'exerce sur les parois de la poche. Pour appliquer ce petit appareil à la dilatation d'un rétrécissement du rectum, on introduit par l'anus la sonde coiffée de la poche dégonflée, jusqu'à ce que l'extrémité terminale de cette dernière ait dépassé le rétrécissement. Puis on élève le réservoir d'eau à une certaine hauteur. Il est à remarquer qu'il suffit d'une faible colonne d'eau pour produire un effet relativement considérable sur le rétrécissement. »

Comme on peut le voir, c'est quelque chose d'analogue au dilateur d'Arnolt. L'efficacité de ces méthodes est plus douteuse encore que celle de la dilatation lente et graduelle.

II. *Divulsion.* — Les méthodes qui se rattachent à la dilatation brusque ou divulsion ont été inspirées par des principes chirurgicaux très-différents. Pour les uns, le cathétérisme forcé est une des applications de la grande méthode chirurgicale de la compression. Pour les autres, ce n'est qu'un moyen de détruire en une séance une stricture à l'aide d'un procédé moins dangereux que l'incision.

L'arsenal des premiers consiste en sondes dures et rigides d'un volume considérable. Ainsi, l'on cite un cas dans lequel Baudens aurait obtenu la guérison à l'aide d'une sonde d'étain, analogue aux grosses sondes uréthrales de Mayor. On a fait aussi des sondes en ivoire, en bois, en acier. Ces divers instruments ont été introduits avec une certaine violence dans les rétrécissements, laissés en permanence pendant plusieurs heures, de façon à écraser les tissus.

Rien n'est plus dangereux que cette méthode, car 1° elle inflige aux patients des douleurs atroces, qui peuvent être suivies de phénomènes spasmodiques locaux et généralisés; 2° elle expose aux inflammations diffuses, aux fusées purulentes, à la péritonite ; 3° enfin, on a observé dans ces circonstances de très-sérieuses hémorrhagies se faisant jour à l'extérieur immédiatement après l'ablation du corps dilatant, hémorrhagies d'autant plus redoutables qu'elles ont ordinairement leur source au-dessus du point coarcté. Et ces dangers ne sont pas compensés par des chances suffisantes de guérison radicale pour qu'il soit licite d'y exposer les malades. Nous verrons plus loin que la dilatation compressive n'a pas été employée seulement dans les cas de rétrécissements fibreux, mais qu'elle a encore été mise en usage pour guérir le cancer du rectum. Or, cette application est née d'une double méprise. En effet, de succès relatifs obtenus dans les cas de rétrécissements simples considérés par erreur comme des cancers, on a conclu à l'efficacité de la méthode contre le cancer. Rien de plus naturel alors que de l'appliquer au cancer des autres régions, c'est ce que firent Récamier, Tanchou, etc., et c'est après s'être ainsi généralisée que la compression fut de nouveau proposée pour les affections du rectum.

La divulsion, qui en réalité ne diffère pas beaucoup de la dilatation forcée, se pratique à l'aide d'un appareil instrumental beaucoup plus compliqué. Je n'ai pas l'intention de décrire ici tous les instruments qui ont été proposés. On s'est servi de tenettes à lithotomie (Astley Cooper), d'un simple spéculum bivalve (Verneuil). Weiss a construit un dilatateur qui ressemble beaucoup au spéculum de Paré. Citons encore le dilatateur de Demarquay, qui est un des meilleurs, et celui de Nélaton qui aurait l'avantage d'être applicable aux rétrécissements très-élevés, en raison de sa courbure, et de pouvoir écarter très-fortement ses branches au niveau du point malade, sans que la partie qui répond au sphincter subisse d'ampliation. On a encore pratiqué la divulsion à l'aide des doigts introduits dans le rectum.

Il suffit d'avoir lu ce qui précède pour prévoir d'avance la condamnation de cette méthode. Sans doute elle a donné des succès dans de certaines mains habiles, et quand le rétrécissement est peu serré, quand il siége très-bas, on peut y avoir recours; mais en thèse générale la divulsion doit être rejetée. Elle expose aux mêmes accidents que le cathétérisme forcé, et les exemples dans lesquels son emploi a été suivi de mort ne sont pas rares. Ainsi M. Verneuil a rapporté à la Société de chirurgie l'histoire d'une malade qui mourut à Lariboissière après une sixième séance de divulsion. Elle avait très-bien supporté les cinq premières, la sixième fut suivie d'une péritonite mortelle. M. Trélat, après des manœuvres analogues, a vu survenir les complications les plus fâcheuses (abcès immenses à la racine des cuisses). Il est, paraît-il, décidé à ne plus jamais employer la dilatation brusque.

Enfin, on peut encore citer une observation de divulsion suivie de mort, recueillie dans le service de M. Ledentu par son interne M. Thaon. Dans ce cas-là on avait employé le dilatateur de Mathieu.

Si les instruments dilatateurs sont dangereux, les manœuvres digitales ne doivent pas inspirer plus de sécurité[1]. Ainsi, Chassaignac a déterminé des accidents phlegmoneux

[1] A la suite d'une dilatation forcée instantanément faite dans le rectum, sur l'une de nos plus hautes et plus pures célébrités littéraires contemporaines, éclatèrent des spasmes assez prolongés pour causer des demi-syncopes; état effrayant qui se prolongea pendant plus d'une demi-journée.

graves et Verneuil a perdu deux malades chez lesquels la dilatation avait été tentée seulement à l'aide des doigts. Un accident analogue serait arrivé à M. Lannelongue[1].

Mais en faisant courir à son malade tant de chances de mort, le chirurgien est-il au moins certain de réussir s'il échappe à tous ces dangers? Peut-on espérer obtenir par la divulsion une guérison radicale? En décembre 1872, M. Lannelongue communiqua à la Société de chirurgie deux observations d'insuccès. On avait employé dans ces deux cas le dilatateur de Nélaton. Je trouve en outre dans la thèse de M. Pinguet l'histoire d'une nommée Joséphine N... qui fut soumise à des manœuvres de divulsion par M. Verneuil. On obtint avec la divulsion et des incisions complémentaires la guérison d'une fistule recto-vaginale, mais le rétrécissement se reproduisit assez rapidement. Sans doute, si dans ce cas la guérison de la fistule pouvait se rapporter à la divulsion, ce serait une méthode à conserver, mais, à l'aide de la simple dilatation par les mèches, Desault avait jadis obtenu des résultats analogues, et si l'on compare l'observation de Joséphine N... à celle de Louise Grandnez, qui est rapportée à la page 436 des *Œuvres chirurgicales* de Desault, on peut se demander si cette dernière n'a pas été la plus heureuse.

III. *Cautérisation.* — Si pendant de longues années on n'avait pas confondu sous la dénomination de squirrhosités du rectum toutes les lésions cancéreuses ou inflammatoires qui peuvent apporter un obstacle au cours des matières fécales, on comprendrait difficilement que la cautérisation ait pu être proposée pour la cure des rétrécissements rectaux, et pourtant c'est une méthode qui naguère encore comptait de nombreux partisans. Evrard Home, paraît-il,

[1] Voy. thèse de Pinguet, nº 17, p. 27. Paris, 1873.

l'aurait mise en usage dans un cas et aurait obtenu la guérison après une seule application de nitrate d'argent. Il s'agissait probablement dans ce cas d'une altération spécifique, d'une plaque muqueuse hypertrophique qui a spontanément disparu sans laisser de trace comme cela s'observe si souvent. Si l'on en croit Costallat, Janson aurait aussi obtenu des succès de la cautérisation. Amussat, qui portait la potasse caustique dans les rétrécissements à l'aide d'un appareil de son invention, a aussi prôné la méthode. Robert en était grand partisan. Il se servait du caustique de Vienne solidifié, qu'il appliquait tous les quinze jours, et dans l'intervalle, après la chute des eschares, il faisait la dilatation. Enfin nous lisons dans la thèse de M. Pinguet que M. Richet a vu diminuer des rétrécissements sous l'influence des caustiques.

Qu'en présence d'un rétrécissement fongueux, d'une ulcération bourgeonnante couverte de granulations atoniques et saignant au moindre contact, on songe à des applications astringentes ou caustiques, cela se comprend à la rigueur, mais ce que l'on ne pourrait jamais s'imaginer, c'est que, pour guérir une cicatrice, on emploie précisément les méthodes qui sont connues comme le plus sûr moyen de les produire.

Nous avons vu au chapitre de la chute du rectum que, pour guérir cette infirmité, il faut faire naître un rétrécissement et qu'un des meilleurs moyens c'est l'emploi de la cautérisation. Nous avons vu en outre que la cautérisation au fer rouge était la plus efficace de toutes : et bien ! c'est précisément cette cautérisation qu'ont préconisée certains chirurgiens et par les mêmes procédés, puisque l'on a parlé de l'introduction d'un spéculum de bois et de la cautérisation linéaire.

Au reste l'expérience a malheureusement prouvé ce que la théorie permettait de prévoir ; au début, les matières se sont librement écoulées chez plusieurs malades, au moment où la chute des eschares laissait ouvert un immense clapier. Mais, chez tous ceux que l'on a pu suivre, on a constaté la récidive consécutive avec aggravation progressive. Nous renverrons le lecteur aux faits rapportés par Costallat et dans les thèses de MM. Perret et Lauri.

Enfin, alors même que la cautérisation présenterait quelque avantage, il y aurait encore une raison qui s'opposerait absolument à son usage, ce sont les épouvantables douleurs qu'elle fait éprouver au malade.

La cautérisation est donc une méthode qu'il faut rejeter. Comme l'a dit M. Verneuil, elle a fait son temps, et c'est avec raison que Chassaignac l'a passée sous silence dans son traité de médecine opératoire, comme plus propre à produire ou à aggraver la maladie qu'à amener la guérison.

IV. *Électrolyse.* — L'électrolyse a été tentée par M. Léon Lefort en 1873. Voici en quels termes ce chirurgien annonça son succès à la Société de chirurgie :

« Le 14 octobre 1872 est entrée dans mon service à Lariboissière une femme de trente ans qui, d'après son dire, aurait été opérée, il y a cinq ans, d'un rétrécissement du rectum, mais elle ne peut m'indiquer la nature de l'opération. Elle n'a pas cessé depuis d'être sujette à une forte constipation et ne rend que des matières applaties et très-minces. Les garde-robes n'ont lieu qu'à l'aide de lavements. Les matières rendues sont couvertes d'un peu de sang. Je constate un rétrécissement du rectum constitué par un anneau dur mamelonné situé assez haut pour qu'on ne l'attaque qu'avec l'extrémité de l'index, et assez étroit pour qu'on ne puisse qu'y engager l'extrémité du doigt. Je me décidai à employer l'électrolyse. Je fis avec la gutta-percha un long cône plein, au centre duquel cheminaient deux fils de cuivre qui, vers l'extrémité amincie, venaient faire saillie à la surface dans une étendus de 4 centimètres et au niveau du rétrécissement. Les fils saillants, à la base où ils se réunissaient, furent mis en rapport avec un des pôles d'une pile de quatre petits éléments au sulfate de cuivre (Morin), l'autre réophore, constitué par une plaque, étant appliqué sur l'abdomen.

« L'appareil resta en place quatre heures le premier jour, après quoi la femme l'introduisait elle-même chaque soir et le gardait pendant toute la nuit. Après huit jours, il y avait déjà amélioration. Lorsque, le 21 décembre, la malade sortit de l'hôpital, le doigt s'engageait librement et facilement dans le rectum. Il n'y avait plus de constipation; les matières avaient leur volume normal. L'appareil avait été appliqué une vingtaine de fois. Il n'y eut jamais ni douleurs, ni perte de sang. »

Que conclure d'une pareille communication? Avec toutes les méthodes on est arrivé à guérir temporairement les patients et en particulier avec la dilatation. Rien dans le fait de M. Lefort ne démontre l'action de l'électricité, il a réussi *par la dilatation*, par une vingtaine de cathétérismes, à faire cesser momentanément l'obstacle qui s'opposait au cours des matières fécales; mais comme la malade n'a pas été suivie après sa sortie de l'hôpital, rien ne démontre qu'il n'y ait pas eu récidive. Le peu que nous savons sur l'électrolyse n'est donc guère de nature à nous faire tenter cette méthode.

V. *Rectotomie interne.* — L'idée de sectionner les rétrécissements du rectum n'est pas nouvelle, et pendant de longues années la rectotomie interne suivie de manœuvres de dilatation fut la seule opération mise en usage par nombre de praticiens. Ce n'est pas là ce qui semble ressortir des vingt lignes que les auteurs de l'article du *Dictionnaire encyclopédique* consacrent à sa condamnation. Elle a été mise en usage en Angleterre pendant de très-longues années, et dès le commencement de ce siècle. Il en est parlé comme d'une opération usuelle dans le livre de Copeland[1] et l'on peut lire dans les *Institutions chirurgicales de Monteggia*[2] les lignes suivantes, qui prouvent bien qu'au siècle dernier déjà l'on savait diviser les rétrécissements : *Palletta ha trovato talvolta vantaggioso il taglio della parte più ristretta dell'intestino ch'egli dovette fare in occasione di congiunta fistola, ed il propone anche per le sole briglie più strette senza concomitanza di fistola.*

Au reste, Desault avait déjà recours à la rectotomie interne, puisqu'il inventa pour la pratiquer un coupe-bride particulier. Enfin, lorsqu'en 1838 Strafford publia de nouvelles observations, Hawkins déclara que la rectotomie interne était la méthode traditionnelle de l'hôpital Saint-Georges à Londres. A partir de ce moment, nous voyons apparaître un nombre considérable d'instruments destinés à sectionner les rétrécissements rectaux. Les uns se servent du lithotome caché, les autres du bistouri herniaire de Cooper. Signalons encore le rectotome d'Amussat et son scarificateur qui sont figurés dans l'*Arsenal* de Gaujot et Spillmann. Son rectotome consiste en une lame cachée que l'on porte dans le rétrécissement à l'aide d'un dilatateur à trois branches analogue au spéculum *uteri* de Paré. La section se fait en retirant la lame après l'avoir fait saillir. M. Tillaux se sert encore d'un rectotome de son invention, consistant en une olive qui recèle deux petites lames que l'on fait saillir après leur avoir fait traverser le point rétréci. La section se fait en retirant l'instrument. M. Tillaux

1 2e édit. 1814

2 Milan, p. 549. 1805,

fait en général une incision cruciale. Mais les chirurgiens qui ont adopté comme méthode générale la rectotomie interne ont abandonné tous ces appareils compliqués pour le simple bistouri boutonné que l'on guide avec l'index sur lequel on le fait glisser et avec lequel on est sûr de la profondeur et de l'étendue des incisions que l'on pratique.

Rigaud, pour pratiquer plus facilement encore ces incisions, a imaginé un ingénieux instrument dont nous allons donner une description sommaire. C'est un spéculum conique à quatre valves dont l'écartement se fait par le même mécanisme que dans les spéculums analogues du vagin. Le sommet du cône est dirigé en avant et formé par les petites extrémités des valves qui se recourbent en formant un léger onglet extérieur. Cette partie, malgré la présence des onglets, présente un volume très-restreint, comparable à celui d'un dé à coudre. Il y a de plus un petit embout qui est formé d'un bouton demi-sphérique en bois et d'une tige métallique.

Voici comment Rigaud se sert de cet instrument : les valves étant fermées, il introduit le spéculum à travers le rétrécissement, et cela est possible toutes les fois que celui-ci permet le passage de l'index ; puis, lorsque le sommet du cône a dépassé l'obstacle, il écarte légèrement les valves, et grâce aux onglets, accroche ainsi l'anneau fibreux. Il peut alors l'attirer tout près de l'anus, et, après avoir retiré l'embout, il pratique quatre incisions dans les espaces intervalvaires.

Avec un instrument aussi parfait que celui de l'ancien professeur de Strasbourg on peut pratiquer la rectotomie avec une grande sûreté et conjurer immédiatement l'hémorrhagie si elle vient à se produire.

La rectotomie interne peut se faire de plusieurs façons : 1° en sectionnant le rétrécissement dans toute son épaisseur, en dépassant les limites de l'intestin ; 2° en se bornant à inciser seulement les tissus cicatriciels sans diviser complétement les parois de l'intestin ; 3° en faisant l'excision d'une partie du rétrécissement ; 4° en pratiquant le débridement multiple à l'aide de petites incisions superficielles plus ou moins nombreuses suivant les circonstances. Dans tous les cas, l'opération doit être suivie de la dilatation à l'aide des bougies ou des mèches.

L'incision des rétrécissements, en divisant l'intestin, est une méthode très-dangereuse, elle n'est applicable qu'aux cas dans lesquels la coarctation est très-voisine de l'anus, et encore faut-il toujours avoir soin de ne jamais diriger sa section que vers la partie postérieure, autrement on pourrait chez la femme déterminer des lésions du côté des organes génitaux, chez l'homme, compromettre les vésicules séminales ou même la vessie. On a aussi à redouter la lésion du péritoine ; au dire de M. Richet, cet accident serait arrivé à Breschet à l'Hôtel-Dieu de Paris, et Breschet aurait vu succomber son malade en quelques heures à une violente péritonite. Les incisions pratiquées sur les parties latérales ne sont point périlleuses, mais elles exposent beaucoup plus à l'hémorrhagie. Est-ce à dire que l'on soit à l'abri de tout danger quand on pratique en arrière une profonde incision. Non, sans doute, et les accidents que l'on peut provoquer ont été très-bien indiqués à la Société de chirurgie de Paris, en 1873. On peut voir, en effet, se développer des inflammations diffuses qui se propagent avec une extrême rapidité au tissu cellulaire pelvien et qui ont pour origine des inflammations compliquées d'épanchement stercoral. On en comprend facilement la pathogénie. Après la section, le rectum se contracte sous l'influence de la douleur, le sphincter se resserre spasmodiquement, et pour peu qu'il reste des matières dans l'ampoule rectale, elles sont chassées par la plaie dans le tissu cellulaire ambiant. L'infiltration gazeuse s'observe aussi en pareil cas.

Enfin, s'il vient à se produire une hémorrhagie, ce sera une perte rectale interne, à moins que l'épanchement ne se fasse du côté du tissu cellulaire; alors on se trouvera en présence de ces vastes ecchymoses rectales qui suppurent avec tant de facilité et donnent lieu à de si redoutables accidents. Si l'on était obligé d'en venir à la rectotomie interne totale, il serait prudent, je crois, de faire immédiatement après des manœuvres de dilatation et de laisser, pendant quelque temps, une sonde ou une mèche.

L'opération qui consiste à inciser seulement les tissus qui constituent le rétrécissement est peut-être celle qui a été le plus souvent pratiquée ; mais elle demande une grande adresse, car rien n'est plus facile que de dépasser des limites que l'on n'a pas pu bien exactement préciser à l'avance. Aussi a-t-on enregistré nombre d'accidents graves, hémorrhagie, fusées purulentes, péritonites, etc., surtout dans les cas où l'on a à s'attaquer à des rétrécissements très-élevés. Pour échapper à ces dangers, Benoît, de Montpellier, a eu l'idée de faire la rectotomie interne à l'aide d'un instrument particulier qui agit en comprimant les tissus, à la manière de l'entérotome de Dupuytren. Cet instrument, qui doit être laissé en place plusieurs jours, a la forme d'un lithotriteur. Une branche est introduite au-dessus du rétrécissement, l'autre branche au-dessous, puis elles sont rapprochées à l'aide d'une vis, de manière à étreindre fortement les tissus morbides. Ce serait un excellent procédé s'il n'était pas absolument inapplicable dans la plupart des cas ; mieux vaudrait se servir du rectotome emporte-pièce de Richet, dont on trouve la description dans la thèse de M. Lauri.

Cet instrument se compose de deux tiges dont l'une se

termine par un anneau qui lui est perpendiculaire, la deuxième tige se termine par une plaque également perpendiculaire et garnie de dents. Un pas de vis faisant jouer les deux tiges l'une sur l'autre détermine leur rapprochement, et la plaque et l'anneau enlèvent en se rejoignant une portion circulaire du rétrécissement. C'est surtout dans les cas de rétrécissement valvulaire que les instruments de Richet et de Benoît trouvent leur application, et ce ne sont malheureusement pas les plus fréquents.

Il ne nous reste donc plus à examiner que le procédé des incisions multiples pour avoir terminé l'histoire de la rectotomie interne. Pour pratiquer ce débridement multiple, il suffit d'introduire un petit bistouri boutonné dans la lumière du rétrécissement en ayant soin de le guider sur l'index, et de retourner sa lame de façon à inciser dans une très-petite étendue, en avant, en arrière et sur les parties latérales. Rien n'est plus facile lorsque, le rétrécissement étant peu étendu, on peut se servir du spéculum de Rigaud. La méthode des incisions multiples est sans contredit celle qui est le plus souvent indiquée, et en général elle donne les résultats les plus satisfaisants ; elle donne même des résultats durables quand on prolonge pendant un temps suffisant les manœuvres de dilatation. Pour le prouver, je citerai une observation très-intéressante que l'on trouve à la page 135 du livre de Curling.

Il s'agit d'une femme de vingt-quatre ans, qui fut opérée en mai 1860. Lorsque Curling eut l'occasion de la revoir, on était en avril 1862. Depuis un an et demi on n'avait pas passé de bougie et la guérison ne s'était pas démentie. Et cette observation n'est pas unique dans la science. M. Desgranges, à Lyon, a eu très-souvent recours à la méthode des incisions multiples, et avec des résultats excellents. Esmarch lui parait aussi très-favorable. Les rectotomies pratiquées par Tillaux peuvent, je crois, être également rapportées à ce procédé. On peut y rattacher aussi la description donnée par M. Malgaigne à la page 640 de son *Traité de médecine opératoire*. Quant aux observations dont on a voulu tirer des conclusions défavorables à la méthode, elles ne démontrent rien, si ce n'est l'excessive gravité des rétrécissements du rectum arrivés à leur période ultime et les dangers inhérents à leur traitement. C'est ainsi que M. Pinguet, dans sa thèse inaugurale, rapporte l'histoire d'un malade de M. Gosselin qui succomba à la suite d'une incision pratiquée par ce chirurgien ; mais dans ce cas, on eût le tort de pratiquer immédiatement après l'opération une exploration complète du rectum au-dessus du rétrécissement, alors que l'on avait affaire à un sujet *cachectique*, *syphilitique*, ayant déjà subi une opération vingt années auparavant, présentant cinq fistules donnant issue aux matières fécales et souffrant déjà de ces phénomènes diarrhéiques précurseurs ordinaires de la mort.

On n'a donc pas d'objections sérieuses à opposer à la méthode des incisions multiples suivies de la dilatation et comme, tout en donnant autant de chances de guérison radicale que les autres, elle est plus expéditive et moins dangereuse, c'est à elle que l'on doit avoir recours dans la grande majorité des cas, à moins qu'il n'y ait lieu de pratiquer une opération plus radicale dont nous allons maintenant nous occuper : la rectotomie externe.

VI. *Rectotomie externe.* — C'est une opération qui consiste à diviser en même temps et le rétrécissement et le sphincter de l'anus dans toute son épaisseur, de façon à produire une vaste plaie triangulaire, dont on peut diriger la cicatrisation qui se fait à ciel ouvert. Il est difficile de dire à quelle époque remonte cette méthode, car nombre de chirurgiens l'ont sans doute employée sans la connaître en opérant des fistules à l'anus, compliquant des rétrécissements. On attribue en général sa première application à Stafford, mais en réalité on ne peut rien affirmer de bien précis à ce sujet, et la rectotomie externe n'avait pas encore de place définie dans la chirurgie opératoire, quand, vers 1865, Nélaton la pratiqua en présence de M. Panas. Mais il n'y a pas lieu de revendiquer la priorité pour le célèbre professeur de cliniqué, car dans le *Traité de pathologie externe* qui a été publié sous ses auspices, il n'est pas question de rectotomie externe. C'est donc bien à M. Panas que revient l'honneur d'avoir fait renaître de nos jours la rectotomie à ciel ouvert. Il décrit ainsi qu'il suit cette opération :

« La malade étant chloroformée et couchée sur le dos, on ramène le bassin sur le bord de la table d'opération et l'on confie les cuisses préalablement fléchies sur le bassin, à deux aides ; l'index de la main gauche est alors introduit dans le rectum jusqu'au rétrécissement et sert de guide à un bistouri boutonné qu'on introduit à plat et qui est ensuite tourné avec le tranchant en arrière, à l'effet de diviser, aussi exactement que possible, sur la ligne médiane, toutes les parties molles. L'incision ainsi faite est d'autant plus profonde qu'on s'approche d'avantage de la peau, de façon à représenter un large canal infundibuliforme, dont le sommet correspond au rétrécissement désormais rendu visible, surtout en faisant tirer par les aides les lèvres de la plaie en bas et en dehors. Rien de plus facile alors que d'introduire le bistouri dans le rétrécissement qu'on incise également en arrière de la quantité exactement voulue pour y passer librement le doigt d'abord, et une canule de 2 centimètres de diamètre ensuite, qu'on laisse en place le plus longtemps possible. »

On ne possède encore qu'un petit nombre d'observations

se rapportant à la rectotomie externe par l'instrument tranchant. Je ne veux pas parler des deux faits de Stafford, au sujet desquels il peut subsister quelques doutes. Quant aux observations de Nélaton et de Panas, elles ne sont pas très-encourageantes. Il est vrai que les cas n'étaient pas non plus très favorables; et d'autre part je sais pertinemment que l'opération a été pratiquée avec succès et dans plusieurs circonstances en Angleterre, à l'hôpital Saint-Mark. Il y aurait donc lieu d'attendre de nouveaux faits avant de se prononcer, mais il est probable qu'il ne se produiront pas, car la plupart des chirurgiens semblent disposés à abandonner aujourd'hui dans cette opération l'usage du bistouri pour l'écrasement linéaire ou la ligature élastique.

VII. *Rectotomie linéaire.* — La rectotomie linéaire a été préconisée par Verneuil. Chassaignac a bien mis en avant à la Société de chirurgie que la méthode lui appartenait. On comprend que M. Chassaignac soit disposé à considérer comme sien tout ce qui se rattache à l'écrasement linéaire, mais la rectotomie linéaire n'en est pas moins la méthode de M. Verneuil. Pour ce qui est de la pratique de cette opération, deux cas peuvent se présenter. Ou bien il existe des fistules mucoso-cutanées s'ouvrant au-dessus de l'obstacle, ou il n'y en a pas. Dans le premier cas on se sert d'une des fistules pour conduire une sonde qui doit ressortir par l'anus et entraîner la chaîne de l'écraseur.

Dans le cas contraire il faut se servir d'un trocart pour circonscrire et diviser le rétrécissement. Mais comme on peut alors choisir le lieu où doit passer la section, on opère ainsi qu'il suit : « Le malade étant endormi, dans le décubitus latéral, on introduit dans le rectum l'indicateur gauche, dont la première phalange, fléchie à angle droit, dépasse et accroche le rétrécissement. Alors on plonge un trocart à travers la peau à 2 centimètres environ de la pointe du coccyx, sur la ligne médiane, et l'on vient perforer le rectum sur la pulpe de l'index, à quelques centimètres au-dessus du rétrécissement. Le premier retiré, on glisse dans la canule une bougie fine remontant assez haut dans le rectum, et que l'on fait ressortir par l'anus. La canule enlevée, cette bougie est remplacée par une chaîne d'écraseur, et l'on se comporte absolument comme s'il s'agissait d'une fistule à l'anus ordinaire. » (Verneuil.) Chassaignac décrit à propos de cette opération son procédé de l'emboîtement des trocarts. Peut-être sera-t-il dans certains cas de quelque utilité, mais on s'en est bien exagéré l'importance. C'est ce me semble compliquer bien inutilement les manœuvres opératoires. Quand on pratique la rectotomie externe, on doit, suivant le conseil de Verneuil, faire une opération aussi radicale que possible. Il est donc indiqué de débrider dans la même séance tous les trajets fistuleux qui se viennent ouvrir au-dessous du rétrécissement. Si ces incisions nécessitaient de trop grands délabrements, on pourrait remettre à un autre jour pour l'incision du rétrécissement lui-même. Ce premier temps aurait l'avantage d'amener le dégorgement des tissus et de faciliter l'accès de la lésion principale. Au reste, il ne faut pas s'imaginer que la rectotomie linéaire quoique étant une opération réglée soit toujours une opération facile. On peut au contraire se trouver en présence d'obstacles presque insurmontables, et dans tous les cas ce n'est qu'avec une extrême difficulté que l'on arrive à traverser avec un trocart ces tissus à la fois durs et mobiles qui constituent le rétrécissement.

Néanmoins, la rectotomie linéaire compte déjà un certain nombre de succès ; mais c'est une méthode encore trop récente pour que l'on puisse porter sur elle un jugement définitif. C'est du moins ce qui semble ressortir de l'examen des faits qui ont été publiés jusqu'ici. Ainsi, sur les sept observations consignées dans la thèse de M. Pinguet, il n'y en a que deux se rapportant à des malades suivis pendant plusieurs années : chez l'une, il y eut récidive au bout de six ans, chez l'autre, le rectum, au bout de quatre ans, admettait encore sans difficulté deux doigts réunis.

Malgré ces quelques objections, la méthode de M. Verneuil est encore celle qui semble promettre les meilleurs résultats ; en tout cas, cet habile chirurgien a rendu un très-grand service à la science, en montrant la bénignité de cette opération et de ses suites immédiates ; ajoutons que, contrairement à ce que l'on aurait pu redouter, on n'a pas observé d'incontinence durable des matières ; c'est un symptôme qui a toujours disparu très-rapidement. C'est donc avec raison que, de nos jours, on considère la rectotomie linéaire comme la meilleure méthode connue jusqu'ici pour guérir les rétrécissements graves du rectum ou du moins pallier les accidents auxquels ils ont donné naissance.

Si ces accidents ne nécessitent pas une intervention immédiate et rapide, on pourra remplacer, dans certaines circonstances, la chaîne de l'écraseur par une ligature élastique. C'est un mode opératoire auquel Allingham a déjà eu recours deux fois et avec succès,

Doit-on citer, même pour mémoire, l'extirpation? Elle a été proposée. Mais, je ne crois pas que cette opération ait été mise en usage pour de simples rétrécissements fibreux. Il ne peut en être question que lorsqu'il y a dégénérescence. Il nous resterait enfin à examiner quelle doit être la conduite du chirurgien quand les rétrécissements, en raison de leur hauteur et de leur dureté, paraissent tout à fait au dessus des ressources de l'art, c'est-à-dire lorsqu'il y a lieu d'ouvrir une nouvelle voie aux matières fécales. Mais c'est une question que nous aurons à envisager à propos des tumeurs malignes. Nous renverrons donc le lecteur au chapitre du cancer.

CHAPITRE VII

DES POLYPES DU RECTUM

S'il est un mot dont on ait abusé en chirurgie, c'est bien celui de polype et cela est surtout vrai dans ce qui concerne ses applications aux tumeurs du rectum. En effet, qu'un néoplasme soit bénin, soit cancéreux, dur ou mou, peu importe, s'il adhère au rectum par un pédicule ou par une base relativement limitée, ce néoplasme est *un polype du rectum*. Aussi, que d'observations disparates publiées sous cette rubrique ! En remontant aux sources qne nous indiquent les index bibliographiques et les monographies, je me suis trouvé en présence de faits si difficiles à grouper et à comparer entre eux qu'un moment j'ai pu sérieusement me demander s'il y avait lieu de rédiger dans cet ouvrage un chapitre spécial sur les polypes du rectum, au lieu de me borner à la description des diverses tumeurs qui peuvent se rencontrer sur cet organe. Cependant, en comprenant exclusivement sous cette dénomination des productions analogues à celles qui dans l'utérus et les fosses nasales sont désignées par elle, on arrive à délimiter deux groupes assez naturels de tumeurs qui, au point de vue des symptômes et de l'anatomie pathologique, méritent une descriptions péciale. Ce sont : 1° les *polypes durs* ou corps fibreux du rectum, comme les appelait Jobert de Lamballe, et 2° les *polypes mous*, que l'on rencontre le plus souvent chez les jeunes sujets et auxquels se rapportent presque tous les travaux qui ont été écrits sur la question. Et ces deux groupes ont pour caractères communs, au point de vue clinique, la bénignité, au point de vue anatomique, la structure. Tous ces polypes en effet sont constitués par la muqueuse rectale hypertrophiée dans l'un de ses éléments ou dans leur totalité. Il ne s'agira donc point ici de polypes bénins, cancéreux, kystiques, graisseux, épithéliaux, hémorrhoïdaux, etc. Admettre une pareille classification serait faire, à propos des polypes, la description de presque toutes les tumeurs du rectum. Et quant à celle qui fut si souvent proposée et qui consistait à diviser les polypes en sus-sphinctériens et sous-sphincériens, malgré l'illustration des noms de ceux qui l'ont prônée, je n'hésite pas à la rejeter. Les polypes sous-sphinctériens n'existent pas, et les tumeurs que l'on a décrites sous ce titre ne sont que de simples végétations ou papillomes, des condylomes ou des hémorrhoïdes sèches.

§ I. — Polypes durs ou fibreux.

Ces tumeurs, assez rares du reste, sont constituées par un tissu d'aspect fibroïde. A l'œil nu elles ressemblent beaucoup aux corps fibreux utérins. En effet, leur consistance est dure, leur coloration rouge sur le vivant est pâle après l'ablation et leur surface recouverte par la muqueuse amincie est ordinairement lisse, mais parfois aussi mamelonnée.

Le mode d'adhésion de cette muqueuse avec le tissu de la tumeur est très-variable. Tantôt la décortication serait absolument impossible, et c'est ce qui s'observe surtout lorsqu'il y a eu des phénomènes inflammatoires, tantôt ces adhérences sont si faibles qu'elles ont été comparées à celles des méninges avec le cerveau.

La surface de cette muqueuse se hérisse quelquefois de papilles hypertrophiées, mais ce n'est là qu'une complication, qui n'a du reste au point de vue nosologique aucune importance. Lorsque cette muqueuse a été enlevée, on se trouve en présence d'un tissu dur qui crie sous le scalpel, dont l'aspect est celui d'un tissu lardacé ou plutôt du derme hypertrophié et œdémateux. D'autres fois, et c'est le cas le plus fréquent, la masse de la tumeur semble constituée par des fibres irrégulièrement distribuées et s'entre-croisant dans tous les sens Il est rare de rencontrer ces couches de fibres en quelque sorte stratifiées, qui se retrouvent dans presque tous les myômes utérins.

Quelle est au point de vue histologique la nature de ces productions? Les documents que nous possédons aujourd'hui sur ce sujet sont si peu nombreux qu'il y a lieu d'être très-réservé dans ses affirmations. S'agit-il de véritables fibromes, ou de fibro-myômes assimilables à ceux de l'utérus? Le musée Hunter à Londres possède une pièce sur laquelle la tumeur polypeuse paraît évidemment développée aux dépens de la couche musculaire du rectum. Il est donc probable que cette tumeur est un myôme, d'autant que déjà des histologistes distingués ont démontré la présence des fibres lisses dans certains polypes [1], et en relisant les examens microscopiques pratiqués à une époque où la nomenclature des micrographes n'était pas tout à fait celle de nos savants actuels, on acquiert la conviction que bon nombre des tumeurs *fibro-plastiques* observées alors devaient être très-probablement des fibro-myômes.

[1] Malassez, *Bullet. de la Société académique*, t. XVII, p. 498, 1872.

Quoi qu'il en soit, ces productions ont une marche assez rapide dans certaines circonstances, ce qui n'est point étonnant en présence des vaisseaux nombreux qui les alimentent. Ces vaisseaux sont même parfois assez volumineux pour qu'il soit possible de sentir leurs battements en saisissant entre deux doigts le pédicule qui les recèle (Jobert).

Ils se distribuent non-seulement à la surface du néoplasme, sous la muqueuse qui le recouvre, mais dans l'épaisseur même de son parenchyme. C'est ce qui rend si variable la consistance. Un polype mou au toucher peut donc être un fibrome qui, dur et résistant pendant les périodes de turgescence, devient flasque lorsque le sang cesse d'y affluer. C'est également cette variabilité de l'état vasculaire des polypes qui nous explique pourquoi ils paraissent toujours beaucoup plus petits lorsqu'ils viennent d'être enlevés que lors de l'exploration par le toucher rectal. Cette erreur *sur le volume* est celle qui se commet le plus souvent, et je ne vois pas comment elle pourrait s'expliquer autrement. C'est encore cette grande richesse vasculaire qui permet de se rendre compte jusqu'à un certain point de la formation des cavités kystiques dans quelques polypes. Il est possible cependant que ces kystes se produisent par dégénérescence muqueuse comme dans certaines tumeurs utérines. Toujours est-il que, dans une observation ancienne citée par Gerdy, il est question d'un polype volumineux, mais creux et contenant des matières fécales durcies.

En général, avons-nous dit, le pédicule est mince et ténu. C'est qu'il se forme comme celui des polypes utérins, c'est-à-dire par traction. Le corps fibreux, d'abord libre sous la muqueuse, glisse sous elle comme un ganglion lymphatique engorgé, glisse sous la peau à laquelle il n'adhère point encore ; puis, petit à petit poussée en bas par les efforts de la défécation, la masse morbide se forme un sac de cette muqueuse, sac retenu par un repli large au début, sorte de mésentère qui peu à peu s'allonge et finit par devenir un cordon grêle et d'autant plus long que le polype est plus ancien, cordon constitué exclusivement par une gaîne de muqueuse plus ou moins épaissie, qui renferme les vaisseaux nourriciers de la tumeur. Le pédicule des polypes rectaux ne contient donc pas de tissu comparable à celui qui forme leur masse.

Pareille disposition s'observe parfois dans les polypes utérins. Mais alors l'organe dont la muqueuse se transforme en pédicule est solide et épais. Le polype rectal, au contraire s'implante sur des parois minces et essentiellement mobiles, aussi devient-il souvent la cause du prolapsus de la muqueuse ou même de la chute totale du rectum avec toutes ses tuniques. Mais si ce prolapsus est *total* au point de vue du nombre des tuniques, il peut, au point de vue de l'étendue, se borner à la région du pédicule et alors, si la lésion est un peu élevée dans le rectum, le péritoine est entraîné. Il y a donc *un cul-de-sac péritonéal* dans le pédicule de certains polypes du rectum. L'importance de ce détail anatomique se comprend d'elle-même, et malheureusement si nous sommes aujourd'hui en mesure de le signaler, c'est que certains chirurgiens ayant opéré à une époque où rien ne permettait de le supposer, leurs malades ont succombé rapidement à des péritonites foudroyantes. Ces faits malheureux doivent nous dicter une extrême prudence, surtout dans cette manœuvre opératoire qui consiste à tirer sur le polype pour l'amener au dehors et atteindre plus aisément avec les instruments le point d'insertion de son pédicule.

Plusieurs auteurs ont noté l'hypertrophie de la muqueuse rectale au niveau du point d'implantation des polypes; d'autres fois la vascularisation y est tellement exagérée qu'on a pu croire à l'existence d'une tumeur érectile servant pour ainsi dire de base au polype.

Au point de vue du volume, du nombre, de la durée, du point précis où s'insère le pédicule, au point de vue de l'étiologie surtout, nul ne peut avoir aujourd'hui la prétention de tracer des indications générales. C'est que les corps fibreux du rectum sont extrêmement rares, et les observations qui pourraient servir de base à une description manquent presque toujours des détails les plus importants. De 1730 à 1840, c'est-à-dire pendant une période de cent ans, nous ne trouvons dans la littérature médicale qu'une dizaine de cas de polypes du rectum. Et toutes ces observations ne se rapportent pas à des polypes fibreux. La plus ancienne de toutes, qu'on peut lire dans Ledran [1], se rapporte très-probablement à la forme qui nous occupe, mais comme il est question d'hémorrhoïdes, de forme en grappe de raisin, d'excroissance de chair spongieuse, etc..., et que d'autre part le porteur était plus que sexagénaire, nous ne pouvons tirer de ce fait aucune indication utile. L'observation souvent citée de Cornélius de Triœn se rapporte à une fille de trente-six ans, qui portait une tumeur rectale volumineuse; cette fille devint enceinte, fut opérée et succomba. Ceci se passait vers l'an 1743. Ce n'est pas en analysant des observations de cette nature qu'il est possible de faire une description. En effet s'agissait-il bien d'un polype du rectum, et si la réponse est affirmative, ce polype était-il de nature fibreuse? Je laisse à d'autres le soin de faire ce diagnostic dont on n'aura jamais la démonstration, pour en arriver immédiatement à l'analyse de l'observation si célèbre d'Énaux qui donne une idée très-juste de la marche naturelle des polypes fibreux du rectum.

[1] *Observations de chirurgie*, t. II, p. 228. Paris, 1731.

Il s'agit d'un patient qui fut suivi pendant plusieurs années. Six ans avant de se mettre entre les mains d'Énaux, il avait été examiné par Mallerat de Souhen qui en publia l'observation. Quand Énaux entreprit sa cure, il était porteur d'un polype volumineux qui fut spontanément expulsé à la suite de l'administration d'un purgatif. Plus tard, une deuxième tumeur fut de même éliminée sans intervention chirurgicale. Mais ces sortes d'accouchements avaient infligé au malade des hémorrhagies sérieuses, de sorte que l'on jugea prudent de lier le pédicule d'un troisième polype qui vint se présenter à l'anus. Le malade succomba et, à l'autopsie, il ne fut plus trouvé que la cicatrice des points d'insertion des tumeurs.

Telle est, je crois, l'histoire de tous les corps fibreux du rectum. Abandonnés à leur marche naturelle, ils grossissent assez rapidement, leur pédicule s'allonge et, sans cesse tiraillé par les efforts de la défécation, il finit par se rompre. C'est une opération par arrachement qui se produit ainsi spontanément. L'évolution pathologique de cette tumeur est donc absolument assimilable à celle de certains myômes utérins. La promptitude du développement et de la récidive, l'intégrité de la muqueuse, quand la tumeur a été expulsée ou enlevée, sont autant de circonstances qui viennent encore rendre l'analogie plus frappante.

L'observation suivante, qui est due au docteur Cambrai, chirurgien de l'hôpital de Cambrai, est tout à fait identique à celle d'Énaux.

« *Tumeurs fibreuses du rectum*. En octobre 1845, une femme nommée Eugénie Blot, âgée de trente-quatre ans, journalière, mariée, fut reçue à l'hôpital civil de Cambrai avec une diarrhée datant d'un mois et contre laquelle avaient échoué diverses médications. Dans le service de médecine où elle fut placée, un traitement interne sagement dirigé n'ayant amené aucune amélioration, je fus appelé par mon collègue à examiner avec lui cette malade, et, sur son invitation je la fis passer dans mes salles...

« Au 15 août 1845 se manifestèrent les premières attaques de l'affection qui va nous occuper.

« Pesanteurs au fondement, douleurs s'irradiant vers les reins et le haut des cuisses, faibles d'abord, intermittentes, sourdes, bientôt compliquées de coliques, de ténesme, elles se prolongent de manière à devenir presque continues. Enfin vers la mi-septembre éclate une diarrhée qui n'a pas cessé depuis et dont les retours fréquents, joints aux ténesmes rectaux, lui laissaient peu d'heures de relâche. Ce qui frappe tout d'abord en elle est un état de faiblesse, une pâleur qui explique les troubles fonctionnels des dernières voies auxquels elle est en proie depuis plus de deux mois. L'amaigrissement n'est pas extrême; toutes les autres fonctions s'exécutent bien, et l'appétit même s'est maintenu, bien que momentanément diminué dans les paroxysmes de douleur; rien qui accuse le vice scrofuleux ou l'infection syphilitique; point d'antécédents vénériens, nulle trace de cachexie.

« La marche de la maladie, l'inefficacité des traitements internes me suggérèrent l'exploration attentive du rectum, dans lequel le toucher me fit découvrir, à 6 ou 7 centimètres au-dessus de l'anus, une tumeur de la forme et du volume d'une noix, lisse, assez dure et rénitente, complétement irréductible, insensible à la pression, mais non aux tiraillements, et attachée à la paroi gauche de l'intestin par un pédicule court et épais. Je vis là la cause des troubles fonctionnels si graves qui épuisaient cette malade, et, la trouvant résignée à une opération qui me semblait suffisamment indiquée, je me préparai à exciser la tumeur après en avoir préalablement lié le pédicule. Je procédais à l'opération et j'explorais une dernière fois les attaches de la tumeur, lorsqu'un léger déchirement se fit sentir, quelques gouttes de sang parurent à l'orifice anal, et je sentis la tumeur complétement mobile obéir à tous les mouvements que lui imprimait mon doigt : quelques efforts expulsifs auxquels se livra la femme l'amenèrent bientôt au dehors. Elle était oblongue, faiblement mamelonnée, d'un blanc rosé et recouverte d'une membrane fine et transparente sous laquelle on voyait se dessiner un réseau très-fin et que je crois vasculaire : ce qui me la fit comparer pour l'extérieur au cerveau recouvert encore de l'arachnoïde ; vers le milieu de la base, portion du pédicule assez nettement déchiré ou cassé, la texture de cette tumeur est fibreuse, et, pour la consistance, je la compare au thymus.

« Comme je l'ai déjà dit, quelques gouttes de sang seulement suivirent cette extraction, la santé et les forces revinrent rapidement, et le toucher rectal pratiqué quelques jours après ne laissait reconnaître qu'une légère rugosité au lieu d'insertion du pédicule. Au bout d'un mois environ, les fonctions s'accomplissant régulièrement et l'état général étant très-satisfaisant, cette femme reçut son *exeat* (11 janvier 1846).

« Le 27 du même mois, nouvelles souffrances de même nature que les premières et retour à l'hôpital où le toucher me fait reconnaître une nouvelle tumeur au même lieu que la première et caractérisée comme elle, mais plus grosse ; elle est extirpée sans plus de peine, mais, cette fois, j'ai à combattre, après l'opération, une hémorrhagie assez considérable pour pratiquer le tamponnement du rectum, que je pratique avec une forte tente de charpie enduite de cérat et saupoudré d'alun pulvérisé, moyennant quoi l'hémorrhagie est bientôt suspendue.

« Cette tumeur, deux fois plus volumineuse que la première, lui est identique à cela près.

« Bien que la malade ait repris toutes les apparences de la santé, je l'ai gardée sous mes yeux de crainte de quelque recrudescence et je recommençais à la croire guérie, lorsqu'une nouvelle exploration, pratiquée le 21 mars, me fit découvrir, toujours au même lieu, une tumeur du volume d'un grain de raisin, longue de 1 cent 1/2 environ, arrondie, lisse, perpendiculairement implantée sur la paroi rectale qui semble faire corps avec elle. Aucun trouble fonctionnel n'a encore signalé sa présence !

« Je livre ces faits aux réflexions de mes confrères, que je compte tenir au courant de la fin de l'observation : les tumeurs extraites sont positivement de texture fibreuse ; mais, en dehors de leurs caractères qui les éloignent des productions pathologiques ordinaires à cette région, leur reproduction si prompte n'est pas sans intérêt, non plus que la facilité avec laquelle elles se détachent et l'intégrité apparente de la muqueuse quand elles sont enlevées [1]. »

Je pourrais encore reproduire ici l'histoire d'un homme de quarante et un ans qui fut opéré par Macfarlane, chirurgien de Glascow, vers 1835.

Cet homme, comme les malades précédents, élimina, dans un laps de temps relativement restreint, deux tumeurs volumineuses. Leur expulsion fut presque spontanée. Une troisième survint, qui fut enlevée par excision après ligature. Elle avait le volume d'une grosse orange. Ici encore nous voyons des tumeurs volumineuses, se reproduisant rapidement, et toutes tendant à s'éliminer spontanément, la muqueuse restant parfaitement normale au niveau de

[1] *Journal des connaissances médico-chirurgicales*, t. XV, p. 90. 1847.

leur point d'insertion, C'est là, très-probablement, je le répète, l'histoire naturelle de presque tous les corps fibreux du rectum.

A en croire les auteurs qui se sont occupés de l'histoire des polypes du rectum, la forme dure, la forme fibreuse s'observeraient exclusivement chez l'adulte, et, en effet, presque toutes les observations que nous avons pu consulter sur ce point se rapportent à des sujets déjà d'un certain âge. Toutefois cette règle est loin d'être absolue. Je pourrais citer une observation recueillie par Verneuil sur une jeune fille anémique âgée de vingt-trois ans. L'observation a pour titre : *Fibrome de la muqueuse rectale*[1]. Vidal a observé un polype fibreux sur une malade de vingt ans. Enfin Dotzauer de Bamberg a vu des polypes fibreux du rectum gros comme de petites amandes sur des enfants de trois, cinq et sept ans. Deux de ces petits malades étaient nés des mêmes parents[2], c'est le seul fait qui, à notre connaissance, pourrait faire soupçonner l'influence possible d'une prédisposition héréditaire[3]. Il est probable aussi que le petit malade âgé de quatre ans, auquel Macfarlane enleva une tumeur grosse comme un œuf de poule et dure, avait un polype fibreux du rectum. Diday a aussi vu, il y a dix ans, un polype de ce genre, du volume d'un gros noyau de cerise, implanté par un mince pédicule à 1 centimètre environ au-dessus de l'orifice anal, du côté droit, chez une jeune fille de treize ans, lymphatique. Des hémorrhagies peu intenses, mais assez fréquentes, et quelques

[1] *Bulletin de la Soc. anat.*, p. 437. 1872.

[2] Il existe cependant une observation analogue de Kuhlbrand. Il rapporte l'histoire de deux sœurs toutes deux affectées de polype du rectum. Chez l'une d'elles on crut un instant à une menstruation précoce.

[3] Voir *Journal des connaissances médico-chirurgicales*, t. XI, p. 164.

ténesmes firent désirer par les parents l'ablation, qu'il pratiqua à l'aide d'une ligature. La tumeur tomba au bout de deux jours et la guérison eut lieu sans accidents et sans récidive.

Donc si l'affection dont il s'agit est plus fréquente chez les adultes, nous sommes cependant en droit de dire qu'elle peut se rencontrer à tout âge. Au dire même d'un médecin anglais, Bathurst Woodman, les polypes à structure dermoïde *(fibromata)* seraient de tous les plus fréquents, quel que soit l'âge des sujets observés [1].

Les symptômes auxquels donnent lieu ces productions sont extrêmement variables. Tantôt le fibrome rectal est toléré pendant de longues années, et les patients qui, à de certaines périodes, voient s'écouler un peu de sang, restent convaincus qu'ils sont hémorrhoïdaires et que ces hémorrhagies, qui apparaissent de temps en temps, sont *un bénéfice de nature*. Tantôt, au contraire, les malades, rapidement affaiblis par ces pertes réitérées, se présentent au chirurgien, pâles, exsangues, le teint livide ou jaune paille comme celui des cancéreux. Et l'odeur, particulièrement fétide du pus que sécrètent les polypes ulcérés rend leur cortége symptomatique tout à fait assimilable à celui des tumeurs malignes. Mais, en somme, l'hémorrhagie est le symptôme constant de tous les polypes du rectum, et c'est le seul accident qui donne à cette affection une réelle gravité. Quand le polype est fibreux, les hémorrhagies sont parfois d'une abondance extrême et il est très-difficile de les arrêter. C'est dans la structure même de ces tumeurs qu'il faut chercher l'explication de ce fait; les artères qui rampent à leur surface et se distribuent dans leur épaisseur ont parfois un calibre assez fort, mais de plus elles adhèrent de toutes parts aux tissus qu'elles traversent. Les

[1] *Medical Press and circular*. May 5, 1875.

progrès de l'ulcération viennent-ils à intéresser leurs parois, l'artère ouverte ne se peut rétracter et reste béante comme un véritable sinus. De là la gravité exceptionnelle de ces hémorrhagies.

Les douleurs que déterminent les fibromes du rectum sont extrêmement variables au point de vue de l'intensité. Cependant, d'une manière générale, plus haut est le point d'insertion du pédicule, moins vives sont les souffrances. L'obscurité extrême des accidents que déterminent les polypes du colon ne le prouve-t-elle pas? Le degré de gêne et d'incommodité auquel le polype dur du rectum donne lieu est du reste en rapport avec un autre ordre de phénomènes, je veux parler de sa descente au-dessous du sphincter de l'anus ou au contraire de sa rétention.

Les malades dont le polype *ne sort jamais* souffrent peu, on peut même dire ne souffrent pas. Aussi chez eux la masse morbide acquiert-elle parfois un volume énorme avant que sa présence soit seulement soupçonnée. Au contraire, le moindre fibrome *procident* amène immédiatement le patient auprès de l'homme de l'art. C'est qu'à la procidence se rattachent la plupart des accidents, l'étranglement du polype, la gangrène de la muqueuse qui le recouvre et consécutivement les hémorrhagies, l'entraînement des tuniques du rectum, qui vont être elles aussi menacées d'étranglement et de sphacèle. Enfin, il a été question de la dilatation de l'anus, dont le sphincter, sous l'influence du passage réitéré d'une tumeur volumineuse, aurait dans certains cas perdu en partie sa tonicité. Il paraîtrait aussi qu'en remontant dans le rectum, les gros polypes entraînent devant eux l'anneau anal qu'ils ont franchi et font prendre à la région la disposition en *infundibulum* telle qu'elle s'observe sur les sodomistes (observ. de Huguier).

Ce n'est là, du reste, qu'un symptôme sans importance que j'indique en passant parce que plusieurs auteurs l'ont signalé. J'en dirai tout autant de la forme des matières fécales. D'après quelques chirurgiens, elles présenteraient une rainure spéciale dont la concavité correspondrait à la saillie formée par le polype. La même chose a été dite à propos des rétrécissements, des cancers, des hypertrophies prostatiques. Il n'y a pas lieu de s'arrêter à ces puérilités nosographiques. Quand un malade souffre pendant les selles, qu'il accuse la sortie et la rentrée d'une tumeur à ce moment, qu'il perd du sang pendant la défécation, le chirurgien doit soupçonner la présence d'un polype ou d'hémorrhoïdes et pratiquer l'examen du rectum.

Il n'y a guère que le toucher qui puisse en pareil cas permettre d'étudier la lésion dans tous ses détails. Encore faut-il le faire avec certaines précautions. Le doigt peut, en effet, repousser devant lui la tumeur sans en reconnaître la présence, c'est ce qui arrive fatalement si l'examen est pratiqué de bas en haut, c'est-à-dire en commençant par les régions les plus rapprochées de l'anus. Il faut, au contraire, introduire l'index d'emblée aussi haut que possible, puis explorer la paroi rectale en le ramenant de haut en bas. Comme le plus souvent c'est sur la paroi postérieure que le pédicule est implanté, on fera bien d'introduire le doigt en suivant la paroi antérieure du rectum et de le retirer en suivant sa paroi postérieure.

D'après Chassaignac, il y aurait avantage à remplir d'eau l'ampoule rectale avant de l'explorer, car, de la sorte, les parois sont étalées et déplissées et le polype tombe vers les parties déclives.

L'examen sera au besoin complété à l'aide du spéculum si le volume du polype le permet. L'usage des sondes serait inutile et dangereux.

En résumé : les polypes fibreux du rectum sont des tumeurs rares, susceptibles de se manifester à tous les âges de la vie, mais plus fréquentes chez les adultes, tumeurs dont le développement est souvent rapide, tumeurs isolées ou multiples, tumeurs récidivant, non comme les cancers, au point primitivement affecté, mais à côté, la récidive restant toujours absolument locale, tumeurs bénignes quant à leur nature et, par conséquent susceptibles d'une guérison définitive[1].

Ce que nous avons à dire sur leur *traitement* pouvant s'appliquer à celui des polypes muqueux, c'est après la description de ces derniers que nous aurons à l'étudier.

§. II. — Polypes mous

Les polypes mous du rectum sont loin d'être aussi rares que les corps fibreux. Ce sont de petites tumeurs, très-vasculaires et par conséquent très-rouges, dont la surface quelquefois lisse est le plus souvent inégale et mamelonnée. Aussi, au point de vue de la forme, du volume, de la coloration, ont-elles été comparées tantôt à une fraise, tantôt à une cerise, tantôt à une framboise. Ces variations dans l'aspect extérieur ne correspondent cependant pas toujours à des différences de structure, quoique au point de vue histologique il y ait lieu peut-être de distinguer certaines variétés ; elles dépendent le plus souvent de *l'état vasculaire* de la

[1] On lit à la page 498 des *Bulletins de la Société anatomique de Paris*, 1874, les lignes suivantes, que je crois devoir citer, car elles démontrent la curabilité *radicale* des polypes fibreux du rectum :

« M. Houel : Velpeau regardait les fibromes du rectum comme rares ; je l'ai assisté, *il y a quinze ans* environ, dans l'extirpation d'un fibrome du rectum chez une dame de trente-trois ans, *aujourd'hui vivante et bien guérie de sa tumeur*. Celle-ci avait le volume d'une des plus grosses pommes d'api, elle occasionnait d'abondantes hémorrhagies. »

tumeur dont les vaisseaux contiennent une quantité de sang plus ou moins considérable suivant l'état de plénitude ou de vacuité du rectum, suivant le plus ou moins d'énergie de ses contractions.

Le pédicule des polypes mous s'insère le plus souvent à la partie postérieure presque toujours à peu de distance de l'anus. On a pourtant observé des pédicules implantés à sept ou huit pouces au-dessus du sphincter et je puis rappeler en passant qu'il se développe parfois des polypes dans toute la longueur du gros intestin, même jusque dans le cæcum non loin de la valvule iléo-cæcale.

Le pédicule n'est pas non plus toujours en rapport, au point de vue du volume, avec la tumeur ; il est d'ordinaire gros et court, on ne voit pas, comme lorsqu'il s'agit de corps fibreux, une masse très-volumineuse suspendue à un cordon très-long et très-grêle. C'est qu'ici encore le pédicule se forme par traction ; mais comme la tumeur est molle et compressible, cette traction est presque nulle et le polype échappe à ces efforts expulsifs qui trouvent au contraire un point d'appui si solide sur les corps fibreux. Cependant il n'est pas absolument rare de rencontrer des polypes mous appendus à des pédicules longs et grêles dont la rupture spontanée a été notée dans plusieurs observations ; il a même été dit que certaines hémorrhagies rectales, considérées comme essentielles en raison de leur disparition spontanée, ne devaient être que le symptôme de ces polypes qui, après avoir échappé à l'exploration digitale, auraient été éliminés naturellement au moment des selles et à l'insu des malades.

Nous devons, pour être complet, citer la possibilité de l'existence d'un *pédicule double* (Smith est, je crois, le seul à avoir observé cette disposition). Quant aux pédicules ramifiés, ils n'appartiennent pas aux tumeurs dont il s'agit ici, mais bien aux papillomes dont il sera question dans un autre chapitre.

Quels que soient du reste le volume, la forme, la longueur du pédicule, il ne faut pas oublier qu'il contient les vaisseaux nourriciers de la tumeur, c'est-à-dire, en général, une artère et deux veines satellites, quelquefois deux artères et un plexus veineux important, que si le polype est gros, ces vaisseaux ont un calibre considérable, et que par conséquent ils peuvent donner lieu à des hémorrhagies sérieuses.

Nous avons dit au commencement de ce chapitre que les polypes du rectum étaient tous formés par l'hypertrophie des éléments de la muqueuse rectale. Lorsque, il y a quelques années, parurent les premiers travaux sur la question, ces néoplasmes étaient considérés comme de simples replis de cette muqueuse, replis étranglés œdémateux et hypertrophiés ; c'était du reste ce que les recherches cliniques de Stoltz avaient permis de supposer *a priori*, et quelques examens histologiques institués à l'époque démontrèrent que pour certains cas il avait raison. Mais, quand la fréquence des polypes muqueux de l'enfance eut été dénoncée aux hommes de l'art par les travaux de l'éminent professeur strasbourgeois[1], les chirurgiens livrèrent à l'étude microscopique un plus grand nombre de ces tumeurs, et force fut alors d'admettre une tout autre structure.

Presque tous les polypes du rectum se développent en effet aux dépens des glandes de l'intestin. C'est ce qui ressort de la lecture des diverses analyses microscopiques que nous possédons. Malgré l'obscurité extrême de la nomenclature histologique de cette époque, n'est-il pas facile de

[1] Je n'ai pas cru devoir parler ici des discussions de priorité soulevées par Gigon, Bourgeois, etc... Elles n'ont aucun intérêt, ce me semble, et chacun sait à quoi s'en tenir aujourd'hui.

reconnaître dans les descriptions publiées par Robin [1], des adénomes. Il le dit du reste lui-même, la partie principale du polype est formée presque exclusivement par les follicules du rectum qui sont hypertrophiés, et quelques-uns sont un peu dilatés en kystes. Les deux ou trois bosselures que l'on retrouve normalement au fond des follicules de l'intestin sont ici allongées et donnent à la glande l'aspect d'acini à plusieurs culs-de-sac plus ou moins bien développés.

Kœberlé vers 1859 [2] publie l'examen histologique d'une tumeur enlevée par Stoltz. Ici encore, c'est l'hypertrophie des glandes qui est la lésion principale. Leurs orifices dilatés sont visibles même à l'œil nu à la surface du polype. Dans son épaisseur il y a des canaux mucipares dilatés par du mucus transparent. En un mot, cette analyse est absolument identique à celle de Robin, sauf les termes dont s'est servi Kœberlé. Morel, à la même époque, obtint des résultats analogues en examinant un polype qui lui parut formé par *l'hypertrophie des glandes de Lieberkuhn* et l'hypergénèse de leurs culs-de-sac. Paget *(Surgical pathology)* décrit aussi un polype rectal formé par les glandes en tubes hypertrophiées et dont quelques-unes sont remplies de mucus. Verneuil a fait également un bon nombre d'examens histologiques de polypes enlevés par lui ou ses collègues des hôpitaux de Paris. Ses résultats s'accordent assez bien avec ceux dont je viens de parler.

Enfin, je dois citer ici les observations microscopiques de Cornil [3], dans lesquelles il s'agit encore de néoplasmes formés par des glandes en tubes énormément hypertro-

[1] *Gazette des hôpitaux*. 1852.

[2] *Gazette médicale de Strasbourg.*

[3] *Gazette médicale de Paris*, décembre 1865, et thèse de Levesque; numéro 160, p. 18. Paris, 1866.

phiées, variqueuses, à culs-de-sac multiples et venant presque toutes s'ouvrir à la surface du polype, soit isolément, soit par des ouvertures communes. Ces glandes, conservant cependant leur forme de glandes en tubes, mesuraient dans un cas 5 à 8 millimètres, en longueur, de 15 à 25 millimètres, en largeur, et l'hypertrophie ne portait pas seulement sur l'ensemble de la glande, mais sur tous ses éléments. Ainsi, les cellules épithéliales cylindriques, du reste très-régulièrement disposées dans la cavité glandulaire, toutes identiques, et dans le fond des culs-de-sac et vers leurs orifices, n'avaient pas moins de 27 à 32 millimètres.

En 1871 et 1872, parurent dans les *Bulletins de la Société anatomique de Paris* deux nouvelles observations de polypes du rectum avec examen histologique. Je vais en citer ici textuellement les détails. La première a trait à un jeune garçon de douze ans. La tumeur avait la forme et le volume d'une cerise. (Ce polype fut extirpé à l'aide d'un fil noué autour de son pédicule et examiné de suite.) « Des coupes pratiquées dans toute son épaisseur montrent, au milieu d'une trame grisâtre et molle, des îlots jaunâtres et de petits kystes remplis d'une matière muqueuse et demi-transparente. Par la pression et surtout par le râclage, on obtient un suc analogue au précédent. L'examen microscopique y décèle la présence de cellules caliciformes et de globules arrondis et finement granulés. Sur des coupes fraîches, on trouve, au milieu d'un stroma embryonnaire, des débris de culs-de-sac tapissés d'épythélium analogue à celui que donne le râclage.

« La tumeur plongée dans l'alcool se durcit en quelques jours, et des coupes fines peuvent être pratiquées dans toute sa largeur. Ces préparations, éclaircies par la glycérine, montrent, de la façon la plus évidente, même à un faible grossissement (100 diamètres), la structure de l'adénome à cellules cylindriques. Sur chaque coupe, en effet, on observe un grand nombre de tubes tapissés d'épithélium caliciforme...

« Pour ce qui est du stroma de la tumeur, en quelque endroit qu'on l'examine, il se présente sous l'aspect d'un pointillé très-uniforme, dans lequel on peut, avec de l'attention, distinguer des éléments figurés. Avec un grossissement plus fort (280 diamètres), on voit très-clairement qu'il est constitué exclusivement par des cellules sphériques, petites et finement granulées, en un mot, par des éléments embryoplastiques. Vues à ce même grossissement, les cellules caliciformes apparaissent avec des dimensions énormes et des contours très-nets.

« Après les quelques détails dans lesquels je suis entré sur la structure de ce polype, il est inutile, je crois, d'insister sur sa nature; seul, l'épithélioma tubulé à cellules cylindriques pourrait rappeler l'adénome qui nous occupe, et encore n'a-t-il que des analogies lointaines. En effet, la disposition régulière des tubes glandulaires, l'uniformité de leur calibre, la présence de petits kystes bien limités, la forme pédiculée de la tumeur, sa délimitation aux parties superficielles, enfin l'absence complète d'adénite inguinale suffisent à faire rejeter l'idée d'une tumeur maligne.

« Que si, d'autre part, on se rappelle la structure des culs-de-sac glandulaire de l'intestin, on verra qu'il s'agit ici d'une hypertrophie des glandes tubulées du rectum, qui, après avoir séjourné dans l'intestin, a fini par se faire jour au dehors sous forme de tumeur pédiculée. »

Le deuxième fait a été recueilli sur un patient opéré par Verneuil à Lariboissière ; et les détails qui vont suivre ont d'autant plus de valeur qu'il s'agit d'une tumeur volumineuse observée chez un sujet âgé déjà de quarante-quatre ans.

Voici dans quels termes M. Thaon, interne du service, rendit compte à la Société anatomique de l'examen histologique de la tumeur :

« Des fragments de la tumeur sont placés successivement dans le liquide de Müller, la gomme, l'alcool. Des coupes, pratiquées sur les pièces convenablement durcies, sont colorées par le picro-carminate et placées dans la glycérine ; elles montrent les détails suivants :

« La préparation représente un tout petit lobe : à un grossissement de 20 diamètres, on aperçoit une série de bourgeons très-déliés, se détachant d'un centre commun. Les bourgeons contiennent dans toute leur longueur une ou deux cavités, et dans le centre on remarque également un grand nombre d'orifices de diamètres différents. A un plus fort grossissement, 80 diamètres, cavités et orifices sont tapissés d'une rangée de cellules épithéliales caliciformes. Le stroma paraît composé de cellules embryonnaires. A un grossissement de 250 diamètres, on peut saisir tous les détails et le développement de la tumeur. Ainsi l'on voit les cellules embryonnaires se disposer en groupes arrondis pour constituer un cylindre plein ; celui-ci se creuse en se dilatant, les cellules embryonnaires deviennent cylindriques, et enfin on saisit très-nettement la transformation de ces cellules en cellules caliciformes. Le groupement de jeunes cellules donne lieu également à la formation de vaisseaux embryonnaires très-nombreux qui sillonnent la tumeur et se portent jusqu'à l'extrémité des bourgeons.

« En somme, la définition anatomique du produit est facile à donner. Les cavités représentent des acini ; ceux-ci se dilatent quelquefois au point de représenter de petits kystes. La tumeur est un adénome. Elle s'est développée aux dépens de la muqueuse normale par bourgeonnement ;

elle conserve quelques caractères de cette muqueuse, tel est l'épithélium caliciforme des acini[1]. »

Presque tous les polypes mous du rectum sont donc des adénomes développés aux dépens des glandules de l'intestin, qu'ils soient formés par l'hypertrophie des glandes de Lieberkuhn et l'hypergénèse de leurs culs-de-sac *(polypes glandulaires)* ou par hypertrophie simple des follicules intestinaux *(polypes folliculaires)*.

Les premiers sont le plus souvent isolés, les derniers le plus souvent multiples. Mon collègue A. Fochier en a enlevé *plusieurs centaines*[2] chez une malade âgée de dix-

[1] *Bulletins de la Société anatomique de Paris*, 1872.

[2] « Antoinette Ch., âgée de dix-huit ans, entre dans mon service à l'hôpital de la Croix-Rousse en septembre 1873. A l'âge de douze ans, quelques mois après la première menstruation, cette jeune fille, qui souffrait déjà depuis quelque temps, en allant à la selle, remarqua une masse volumineuse qui sortait pendant les efforts de la défécation. Depuis, à chaque nouvelle selle, les excréments étaient plus ou moins ensanglantés, la tumeur faisait hernie, mais rentrait spontanément. Plus tard elle devint plus volumineuse et il fallut la réduire avec la main. La douleur et la quantité de sang perdu ont augmenté progressivement... Sous cette influence, la menstruation devint très-irrégulière, la malade restait de deux à dix mois sans règles.

« A son entrée, elle présente les attributs d'une bonne constitution, mais les symptômes de l'anémie profonde des hémorrhoïdaires. La tumeur, qui fait saillie à travers l'anus par les efforts de défécation, présente le volume du poing. Ce n'est qu'en essuyant les mucosités et les caillots qui la recouvrent qu'on la voit constituée par la muqueuse rectale en prolapsus sur les quatre cinquièmes postérieurs de la circonférence de l'intestin. Cette muqueuse est couverte de tumeurs variant du volume d'une petite noix à celui d'une lentille. Les plus grosses sont pyriformes, pédiculées, molles, recouvertes d'une couche muqueuse continue, mais saignant facilement; leur pédicule est très-mince et il se sectionne facilement par un fil à ligature. Les plus petites sont d'autant plus sessiles qu'elles sont moins développées, et il est impossible de découvrir un point de la muqueuse qui ne présente des mamelons correspondant au premier stade de développement. Les tumeurs pédiculées sont au nombre de vingt au moins, les autres sont bien plus nombreuses. Deux doigts introduits dans le rectum sentent que la muqueuse de l'intestin a subi la même dégénérescence et n'atteignent pas la limite supérieure de cette dégénérescence. Les tumeurs sont plus nombreuses à la paroi postérieure qu'à la paroi antérieure.

« Dans une première séance opératoire, voulant avant tout éviter une

huit ans, et ayant dû dans le cours de ses opérations exciser un lambeau de muqueuse, il eut ainsi l'occasion d'étudier le développement initial de ces néoplasmes. « En faisant une coupe, dit-il, sur les plus fins bourgeonnements de la muqueuse, on s'assurait que l'élément glandulaire (la glande en tube) était bien le premier atteint par l'irritation formative, que secondairement le tissu conjonctif ou adénoïde

hémorrhagie qui aurait pu être grave dans l'état d'anémie de la malade, je fis, après anesthésie, la ligature de la totalité du prolapsus en en divisant la base en cinq pédicules par autant d'anses de fil. J'excisai la plus grande partie de la tumeur et je laissai se réduire les ligatures. Les douleurs ne furent pas très-vives et ne durèrent que jusqu'au soir. On fit des lavages détersifs et désinfectants dans le rectum les jours suivants, et la malade, avec l'aide du fer et d'un bon régime, revint rapidement à un état général tel que, six semaines après la première opération, ayant remarqué que l'arrachement ne donnait pas lieu à une hémorrhagie tenace, je l'endormis de nouveau et j'arrachai avec les doigts ou des pinces à polypes tous ceux que je pus atteindre au-dessus de la bride saillante que laissait, à la face postérieure du rectum, 3 centimètres au-dessus du sphincter, la ligature du prolapsus. L'hémorrhagie fut modérée et s'arrêta rapidement sous l'influence d'un lavement avec de l'eau de Pagliari. Elle quitta l'hôpital trois semaines après, n'ayant plus de douleurs, ne faisant plus de sang, mais présentant au toucher quelques petites tumeurs sessiles et un aspect mamelonné de la muqueuse qui faisait prévoir une prompte récidive.

« En avril 1874, elle rentre dans le service et j'arrache encore tout ce que je puis saisir. Enhardi par l'innocuité des premières opérations, je déchire avec les ongles les tumeurs sessiles que je puis sentir. Suites simples. A cette époque encore on ne pouvait pas atteindre, en introduisant quatre doigts et le métacarpe dans l'anus, la limite supérieure de la dégénérescence. La bride succédant à l'excision faisait une saillie très-sensible, mais nullement gênante pour les fonctions.

« Quelques douleurs et quelques pertes légères de sang ramènent la malade en novembre 1874. Cette fois, on atteint avec deux doigts, dans la partie la plus profonde du rectum, une muqueuse lisse ne présentant ni polypes, ni mamelons. Il faut connaître l'existence de la cicatrice consécutive pour en retrouver les traces. Après anesthésie j'enlève quelques tumeurs pédiculées, je broie et j'amène par râclage avec les ongles toutes les tumeurs sessiles. Suites très-simples. Lorsque la malade part dix jours après, on sent bien quelques petites surfaces mamelonnées, mais l'état de la muqueuse rectale n'est plus la même qu'à ses précédentes sorties. De même à son entrée on pouvait constater que le développement des masses morbides était arrêté et c'est par prudence que j'ai engagé la malade à revenir dans un an. »

péri-glandulaire se mettait à s'hypertrophier, maïs que néanmoins le polype glandulaire du rectum méritait bien, dans une classification histologique rigoureuse, le nom d'*adénome* [1]. »

C'est aussi à cette variété folliculaire qu'appartiennent très-vraisemblablement certains *polypes kystiques* qui sont loin d'être rares. On pourrait même dire que tous les polypes folliculaires contiennent des cavités kystiques infiniment petites, susceptibles de prendre à un moment donné un volume considérable. Ce sont des follicules distendus par un liquide visqueux et transparent. Le phénomène pathologique est du reste tout à fait identique à celui dont résulte la formation des œufs de Naboth dans l'utérus.

Cependant Woodman Bathurst cite un cas de polype kystique dans lequel la cavité morbide était tapissée par une membrane absolument identique au péritoine; toutes les tuniques intestinales se retrouvaient dans ses parois, de sorte qu'il y a lieu de se demander si cette tumeur ne s'était pas formée par l'étranglement d'un prolapsus partiel du rectum. En tout cas, c'est un fait exceptionnel [2].

Cette dernière observation et les faits observés jadis, que j'ai mentionnés plus haut, sont-ils de nature à nous faire admettre la théorie proposée par M. Stoltz pour expliquer la formation de ces polypes ?

On sait que cet illustre professeur, dans le premier mémoire qu'il publia sur la question en 1841, avança que les polypes du rectum, constitués exclusivement par la muqueuse, étaient peut-être *la conséquence du prolapsus* de

[1] *Lyon médical*, t. XVIII, p. 366.

[2] Citons en passant et pour mémoire une observation du même auteur qui aurait vu dans le rectum un polype muqueux, analogue à ceux qui se développent dans les fosses nasale *(soft gelatinous)*. D'après lui, tout porterait à croire que cette espèce anatomique n'est pas très-rare et peut aussi contenir des kystes.

cette muqueuse. Les polypes ne seraient donc d'après cette théorie que des prolapsus partiels étranglés.

Dans son article *rectum* du *Dictionnaire en trente volumes*, Laugier fit justice de cette hypothèse, mais en des termes qui paraissent bien sévères en présence des sages réserves de M. Stoltz[1].

Il n'en est pas moins vrai que le polype muqueux se rencontre très-souvent chez les enfants qui n'ont jamais eu de chute du rectum et que si les deux affections existent parfois sur un même sujet, la première est *cause* et non effet. Les conséquences ordinaires de l'étranglement des tumeurs formées par le prolapsus du rectum sont l'inflammation, la gangrène, les malades éprouvent toujours de la douleur, de la fièvre souvent, mais il n'y a aucun phénomène *néoplasique.*

Au reste, il n'est plus nécessaire aujourd'hui de démontrer l'inexactitude de cette interprétation que les recherches histologiques ont rendue insoutenable dans la plupart des cas. Malheureusement, elles ne nous ont rien appris sur l'étiologie de l'affection qui nous occupe. Force est donc de suivre la méthode inductive avec toutes ses incertitudes et d'examiner l'influence des causes dites prédisposantes.

Et d'abord existe-t-il une maladie générale, une dia-

[1] Voici comment M. Stoltz a dû répondre aux auteurs qui, s'emparant de ses idées, les avaient exagérées pour les combattre plus facilement.

« Nulle part je n'ai avancé que la chute du rectum est la cause principale des polypes chez les enfants, comme on me le fait dire. Après avoir déclaré que les circonstances qui peuvent prédisposer les enfants aux excroissances polypeuses du rectum sont peu appréciables, j'ai ajouté plus bas : « Les causes déterminantes ne sont pas faciles à saisir. » A propos des causes déterminantes, je dis que la formation du polype rectal me paraît encore probable par les chutes réitérées du rectum ou de la muqueuse rectale, auxquelles peu de personnes ont échappé dans leur enfance. J'ajoute aussi. « Il n'est guère possible de saisir la nature sur le fait. » (*Gazette médicale de Strasbourg*, p. 7. 1860.)

thèse en un mot qui puisse être considérée comme une cause de polype. Meissner a dit que la scrofule jouait un certain rôle. Les enfants scrofuleux seraient, d'après lui, prédisposés aux polypes du rectum. Les faits sont venus donner un démenti formel à cette assertion, les écrouelleux ne figurent que pour une faible proportion dans les statistiques.

Bathurst Woodman a aussi affirmé dernièrement que l'affection polypeuse se rencontre plus fréquemment chez les enfants des arthritiques, des syphilitiques des tuberculeux et des cancéreux. Si pour ces derniers la chose était bien démontrée, ce serait une preuve de plus en faveur de la loi de Paget sur la dégénérescence des tumeurs dans l'hérédité. Mais nous n'avons sur ce point que des données tellement incertaines que nous devons passer outre en attendant les faits. Ce que nous savons seulement, c'est que les polypes du rectum en général et les polypes mous en particulier sont beaucoup plus fréquents chez les jeunes sujets [1]. Certains auteurs sont même allés jusqu'à dire que c'est presque exclusivement une affection de l'enfance. C'est qu'en effet les premières recherches de Stoltz, de Gigon, de Bourgeois, avaient été faites presque toutes sur de petits enfants, et, d'après la plupart des statistiques, c'est surtout entre trois et quinze ans (Forget), entre dix et douze ans (Stoltz), que l'affection s'observe. Il n'y a pourtant rien là d'absolu, puisqu'un malade de Schlegel n'avait que trois mois, celui de Denonvillers six, et ce ne sont pas les seuls faits que l'on puisse citer ; rappelons néanmoins que Marjolin n'aurait

[1] Giraldès, *Leçons sur les maladies des enfants.*

Chassaignac, *Gazette hebdomadaire.* Les auteurs du *Dictionnaire encyclopédique* citent aussi l'opinion de Bokai de Pesth qui, sur cinquante-six mille neuf cent soixante-dix enfants observés, aurait rencontré vingt-cinq cas de polypes du rectum.

dit-on, jamais vu de polype rectal sur des enfants âgés de moins de deux ans.

« Dans la période de trois à quinze ans que nous indiquons, l'observation montre que c'est à partir de la quatrième année jusqu'à la huitième ou dixième que l'on rencontre le plus de polypes du rectum (M. le professeur Bach). A partir de la quinzième année, ces polypes s'observent un peu à tout âge ; il paraît cependant y avoir une période où ils se présentent en plus grand nombre, c'est de trente-cinq à quarante-deux ans.

Quoi qu'il en soit, il ne faut pas oublier que chez l'adulte il y a des polypes mous du rectum, et cela plus souvent que ne semblent l'indiquer les chiffres que je viens de donner, puisque sur quarante cas de polype du rectum observés par Allingham, on ne compte pas moins de dix-sept sujets âgés de plus de quatorze ans.

L'influence du sexe est douteuse, nulle même, d'après Giraldès. Cependant Forget, Kronemberg de Moscou, Bokai, Bourgeois, Bryant croient à la plus grande fréquence chez l'homme. Il est vrai que ce dernier fait allusion aux adultes. Pour ce qui est des polypes mous des enfants, je crois que l'on peut répéter avec Stoltz : « A un âge aussi tendre, l'organisation ne diffère pas encore assez chez les deux sexes pour qu'elle puisse favoriser le développement de telle maladie plutôt que de telle autre. Seulement les petites filles sont en général délicates, les garçons plus disposés aux maladies irritatives, aux productions accidentelles par conséquent. »

Et encore ne faut-il pas prendre ces paroles à la lettre. Rien, en effet, n'est venu prouver que les polypes soient une maladie irritative. La dysenterie, la diarrhée, même à l'état chronique, sont sans aucune influence.

Il faut donc le confesser, nous ignorons absolument les

causes sous l'influence desquelles les polypes du rectum peuvent se développer.

Les symptômes que déterminent les polypes mous du rectum n'ont rien de bien caractéristique, et l'on pourrait leur attribuer, en grande partie, ce que nous avons énoncé au sujet des polypes durs. Un seul, en effet, est constant, c'est l'hémorrhagie, et tellement constant que l'on a pu dire, non sans quelque raison, que toute perte sanguine rectale observée chez un enfant est un signe certain de polype. C'est donc un symptôme presque pathognomonique, et qui, en clinique, doit, d'autant plus attirer notre attention que c'est le seul qui puisse mettre sur la voie du diagnostic [1].

Au reste, presque tous les symptômes généraux ont ici pour origine l'hémorrhagie. C'est que si les pertes sanguines sont rarement assez abondantes pour mettre immédiatement en danger la vie des malades, elles se reproduisent sans cesse et l'organisme ne les peut longtemps supporter. L'anémie qui en résulte est parfois des plus graves : dyspepsie, vertiges, lypothymie. La faiblesse a été telle dans certain cas que les enfants ne pouvaient plus marcher ni même se tenir debout, et, en présence d'accidents aussi effrayants, l'attention du praticien est souvent détournée de la véritable cause du mal. Il faut donc examiner avec soin dans quelles circonstances se produit l'hémorrhagie.

Aucuns prétendent qu'elle a toujours lieu au moment des selles, que, par conséquent, elle a pour cause les efforts de la défécation. Sans doute, c'est surtout dans ces conditions

[1] Les symptômes de la *fissure à l'anus*, c'est-à-dire la contracture spasmodique du sphincter avec douleurs excessives, compliquent souvent les polypes du rectum, je dis les *véritables polypes*, ceux qui ne peuvent être confondus avec la végétation qui côtoie en général les fissures anciennes. Et ce qu'il importe de noter ici, c'est qu'il suffit en pareil cas d'enlever le polype pour faire disparaître la contracture.

qu'elle s'observe. Les parents signalent des taches à la chemise de leurs enfants ; ils ont vu, disent-ils, du sang mêlé aux fèces. Mais ce sang, à quel moment a-t-il été répandu? c'est ce qu'ils ignorent. Eh bien ! d'après un très-remarquable travail lu par Bryant devant la Société médicale de Londres, en 1859, tantôt l'hémorrhagie est continue, tantôt elle n'a lieu que par intervalles variables et revenant sans cause appréciable, tantôt, enfin, elle est provoquée par l'expulsion des fèces. Il n'y a donc rien d'étonnant à ce que des praticiens inexpérimentés aient pu croire, en pareil cas, à l'apparition prématurée des règles, en voyant souillé de sang le périnée de petites malades présentant d'ailleurs les apparences d'une excellente santé. L'erreur, du reste, n'a jamais été commise qu'après un examen insuffisant (observation de Stoltz et de Schneider).

Il nous resterait à parler de la source de l'hémorrhagie. Est-ce la tumeur elle-même, est-ce la muqueuse sur laquelle elle s'implante qui fournit le sang? La question est encore discutée aujourd'hui, mais ce qu'il importe de savoir, au point de vue pratique, c'est que le polype est la cause de l'hémorrhagie et que, comme pour ceux de l'utérus, en l'extirpant on fait disparaître ce symptôme.

A côté de la perte sanguine, mentionnons aussi une *perte glaireuse*, aqueuse même, et qui pourrait facilement se confondre avec les produits d'une diarrhée simple (épiphénomène fréquent des polypes du rectum). Cette perte exhale une odeur excessivement fétide, comparable à celle des polypes utérins (Bathurst Woodman). Allingham a également insisté sur cette fétidité.

Cette perte est intermittente ou continue et paraît être complétement indépendante de la défécation, mais elle ne peut durer longtemps sans enflammer la muqueuse rectale et déterminer une dysenterie ou tout au moins une diarrhée symptomatique dont le diagnostic est parfois des plus difficiles à établir et qui résiste à tous les efforts de la thérapeutique, tant que sa véritable cause n'a pas été découverte.

Nous n'avons pas à insister sur le diagnostic. Il est, en général, facile, malgré les écueils qui viennent d'être signalés. Il suffit, en effet, au chirurgien, de se souvenir que les polypes du rectum ne sont pas très-rares et que la région doit être examinée toutes les fois qu'il y a des symptômes généraux insolites et qui ne sauraient être rapportés à aucune lésion bien nettement définie.

Quant au diagnostic différentiel, il ne mérite guère de nous arrêter. Les polypes mous ont été confondus chez l'adulte avec des hémorrhoïdes. On comprend difficilement une pareille méprise. Elle serait à peine possible chez les enfants. Le prolapsus de la muqueuse peut aussi, dans une certaine mesure, donner le change au praticien, car alors il y a hémorrhagie comme en cas de polype, mais nous avons suffisamment insisté sur les symptômes de cette affection dans un précédent chapitre, pour qu'il soit inutile d'en parler plus longuement ici ; nous y renverrons donc le lecteur pour tout ce que nous aurions à dire sur cette conséquence fréquente des polypes du rectum. Nous pourrions aussi signaler la dysenterie, le cancer du rectum, les végétations, les tumeurs vasculaires et même la hernie périnéale, qui pourraient être, à la rigueur, confondus avec les polypes du rectum ; ce sont là des erreurs que l'on peut signaler, prévoir, mais que l'on ne commettra jamais après un examen consciencieux [1].

[1] La *Gazette médicale de Paris*, 1837, a rapporté une observation très-curieuse de polype développé dans le colon lombaire gauche, confondu

Traitement. — Le seul traitement rationnel est l'extirpation, car les symptômes que déterminent les polypes du rectum ne sont pas de nature à être palliés ; ils persisteront, s'aggraveront même, tant que leur cause n'aura pas été supprimée ; seule la possibilité d'une guérison spontanée pourrait arrêter le chirurgien ; mais tandis que l'on attendra, et l'attente sera longue parfois, les hémorrhagies épuiseront le malade, ou bien il se produira un prolapsus rectal contre lequel il faudra plus tard diriger une thérapeutique énergique. Il n'y a donc pas lieu de discuter les indications

avec un polype du rectum. Ce cas intéressant a été présenté à la Société de médecine de Gand par M. Meulewater.

Voici l'observation :

« Le nommé Zwartelée, âgé de vingt-huit ans, cultivateur et père de famille, habitant le polder de Kœyvacht, entre à l'hôpital de Gand le 16 novembre 1836, se plaignant de douleurs intolérables au ventre, de ténesmes fréquents et très-douloureux chaque fois qu'il se présente à la garderobe. Une tumeur dure, de la grosseur d'un poing d'adulte, d'une couleur bleuâtre et de la forme d'un rein, franchit l'anus et rentre dans le rectum après l'évacuation. Voilà bientôt six mois que cette tumeur sortit pour la première fois ; mais, deux ans auparavant, Zwartelée avait souffert continuellement dans le ventre : tantôt des constipations opiniâtres, tantôt des diarrhées rebelles le tourmentaient. Il indiquait, depuis cette époque, un symptôme assez singulier, c'était celui d'une boule qu'il sentait rouler vers le bas du dos. Aujourd'hui, il sent ce corps descendre vers l'anus et en sortir par les efforts de la défécation.

« M. le professeur Kluyskens, en examinant cette tumeur, diagnostiqua un polype du rectum et proposa au malade de le lui enlever. Voici le procédé qu'il mit en usage. Comme la base de la tumeur était assez large, il essaya de la détacher de la paroi intestinale au moyen du doigt indicateur : ceci se faisant sans beaucoup de peine, il continua à promener le doigt circulairement, jusqu'à ce qu'il éprouvât de la difficulté par la résistance que présentait le pédicule de la tumeur, qui semblait prendre racine dans la tunique musculaire de l'intestin. Ce fut alors qu'il fit appliquer une ligature sur le pédicule et qu'il le divisa avec des ciseaux. S'étant assuré qu'il n'y avait point d'hémorrhagie, il coupa les extrémités du fil à une distance convenable, et l'intestin rentra. Le malade fut pansé au moyen du tampon et du bandage en T. La tumeur pesait cinq onces et offrait une texture fibreuse.

« Cinq à six heures après l'opération, le malade commença à se plaindre de douleurs abdominales ; le ventre se ballonna et devint douloureux au

ni même l'opportunité de l'opération ; l'emploi des moyens palliatifs est irrationnel ou dangereux, il ne nous reste donc qu'à rechercher le mode d'ablation qui mérite la préférence.

Nombre de procédés ont été proposés et, qui plus est, presque tous ont réussi ; c'est assez dire qu'en général la cure des polypes rectaux ne présente pas de bien sérieuses difficultés, nous allons les passer successivement en revue.

A. *La ligature simple.* — Comme nous l'avons vu plus haut, les premières ablations de polype furent pratiquées

toucher ; on appliqua des fomentations émollientes sur l'abdomen. Le lendemain, l'état du malade est aggravé, la face est grippée, le pouls filiforme, et une sueur froide et abondante recouvre tout le corps ; le ventre est encore plus météorisé et plus sensible, on prescrit un lavement émollient, et, par ce moyen, il rend des matières stercorales mêlées à des caillots de sang exhalant une odeur insupportable. On continue les fomentations et on donne à l'intérieur une potion calmante. L'état de l'opéré empire de plus en plus, et il succombe à six heures du soir, trente-six heures après l'opération.

« A l'autopsie, en ouvrant la cavité abdominale, une odeur de gangrène se dégage, les gros intestins sont très-distendus de matières et on est étonné de voir du sang noir et fétide ainsi que des matières stercorales épanchés dans le flanc et la fosse iliaque gauches. En continuant les investigations, on est surpris de trouver l'issue par laquelle ces matières sont sorties dans le sac péritonéal, à la fin du colon lombaire gauche, au-dessus de l'os iliaque. Ceci constaté, il n'était plus douteux que le polype ne se fût développé en cet endroit ; pour s'en assurer, on enleva une partie du gros intestin, depuis le colon descendant jusqu'à l'extrémité inférieure du rectum, l'anus y compris. En l'incisant longitudinalement, nous trouvâmes cette partie remplie d'un sang noir très-épais, exhalant une odeur semblable à celle des matières épanchées dans la cavité abdominale. Les caillots ayant été enlevés par des ablutions répétées, on put s'assurer du siége précis du polype, qui se trouvait fixé au-dessus de l'S romaine du colon, à une profondeur de vingt pouces, et de l'état de l'intestin, dont la paroi était amincie tout autour du pédicule, ce qui explique la déchirure qu'on y a rencontrée. En deçà de la tumeur, l'intestin était épaissi et particulièrement près de l'anus, dont le sphincter avait l'épaisseur d'un demi-pouce.

« A l'intérieur de l'intestin il n'y avait aucune trace d'autre polype, la partie du pédicule sur laquelle la ligature fut appliquée avait une organisation fibreuse très-prononcée, qui ne permettait pas de supposer que le polype se détachât spontanément, ainsi que Portal dit l'avoir vu deux fois. »

par cette méthode. Elle consiste à étreindre le pédicule du polype à l'aide d'un fil fortement serré. La masse morbide, privée ainsi du sang que lui fournissaient les vaisseaux, doit se sphacéler et tomber au bout d'un temps plus ou moins long suivant son volume.

Quand la tumeur sort de l'anus et se *présente* à l'extérieur, rien de plus facile que d'en faire la ligature. Il faut cependant avoir la précaution de ne pas exercer de traction sur cette masse et surtout d'explorer auparavant le pédicule, afin de s'assurer qu'il ne renferme pas de prolongement péritonéal, de vaisseaux trop volumineux, etc., etc. Mais ce n'est pas là le cas le plus fréquent, au contraire, le chirurgien se trouve presque toujours en présence d'une tumeur cachée dans le rectum et dont il est souvent difficile d'atteindre le point d'implantation. Nous examinerons donc successivement : 1° le manuel opératoire applicable aux polypes *en procidence*, 2° les divers procédés à l'aide desquels le lien constricteur est porté à travers l'anus sur le pédicule des polypes.

Dans le premier cas, si le polype est petit, si le pédicule est long, il suffit de choisir un fil solide et de serrer énergiquement en évitant toutefois de sectionner instantanément. C'est un accident contre lequel il faut savoir se mettre en garde, surtout chez les enfants, car les tissus dont le pédicule est formé sont quelquefois très-friables. Si le fil venait à glisser au moment où la ligature doit être serrée, on le retiendrait à l'aide d'une pince pendant ce temps de l'opération au point où doit s'exercer son action. Quand le pédicule est volumineux, la ligature en masse est contre-indiquée, car elle pourrait être insuffisante ou exposer à des hémorrhagies secondaires, comme lorsqu'il s'agit du cordon dans la castration. Il faut alors, à l'exemple de Roux et d'Hugier, avoir recours à la ligature multiple.

Le pédicule est traversé à l'aide d'une aiguille portant un fil double, soit deux fils avec lesquels on lie ses deux moitiés, à l'aide d'une deuxième aiguille ; le pédicule du polype sera, s'il y a lieu, lié en quatre segments.

Je ne citerai ici que pour mémoire le procédé de Manec, qui, pour segmenter le pédicule des tumeurs, se servait de deux aiguilles, l'une femelle, percée d'un chas en son milieu, l'autre mâle, destinée à faire passer à travers le chas de l'aiguille femelle, préalablement enfoncée dans le pédicule, un double fil. Ce procédé a l'inconvénient d'être assez compliqué et d'exiger une instrumentation spéciale.

Après que la ligature a été serrée, le polype préalablement huilé est réduit dans le rectum.

Lorsque le polype est encore dans le rectum, quelques-uns sont d'avis qu'il faut en provoquer la procidence afin de le lier plus facilement. En général, il suffit pour cela d'administrer un lavement purgatif ou un léger laxatif à l'intérieur lorsque la tumeur est petite. C'est un moyen qui réussira toujours ou à peu près, chez les enfants. Mais quand il échoue, est-il sans danger d'exercer des tractions sur le néoplasme avec des pinces pour l'amener au dehors? Si le pédicule est long et grêle, s'il s'insère à peu de distance du sphincter, sur la paroi postérieure du rectum, rien de plus rationnel. Mais si au contraire vous vous trouvez en présence d'un pédicule volumineux, court, inséré en un point voisin des culs-de-sac péritonéaux, gardez-vous d'exercer la moindre violence, car, en abaissant un pareil polype, vous abaisseriez aussi le péritoine, et le traumatisme infligé par le lien constricteur serait d'autant plus dangereux que vous l'opéreriez sur des tissus déjà lacérés par le traumatisme de la traction. Mieux vaut donc porter ce lien sur la base de la tumeur à travers l'anus. Le malade étant couché sur le côté comme pour l'opération de la fistule à l'anus, le sphincter est dilaté à l'aide d'un spéculum bivalve, ou mieux avec un petit spéculum américain univalve, et une anse de fil est portée à l'aide du doigt au-dessus de la tumeur, puis ses deux chefs sont ensuite engagés dans l'écrou d'un serre-nœuds. Jadis on se servait de celui de Levret (c'est à l'aide de cet instrument que fut opéré le malade de l'observation d'Énaux), mais les instruments de Grœfe, Mayer, ou Roderic, sont d'un maniement plus commode. Au reste, on en a imaginé un grand nombre que je n'ai pas cru devoir décrire ici. Celui de Mayer, qui est constitué par un chapelet de petites boules, a l'avantage d'être parfaitement flexible. Quand les polypes sont presque sessiles, certains auteurs ont proposé de faire la ligature sur une épingle préalablement introduite à travers la base de la tumeur et dont l'extrémité pointue est ensuite sectionnée à l'aide de longs ciseaux courbes, dirigés sur la pulpe de l'index. Ce procédé n'a pas encore été mis bien souvent en usage; il doit être rarement praticable.

B. *La ligature suivie immédiatement d'excision.* — Pour la ligature avec excision, les mêmes procédés opératoires qui viennent d'être exposés sont applicables; il suffit de couper le pédicule après l'avoir lié. Il faut cependant se tenir en garde contre deux accidents. Le premier n'est pas impossible, quoiqu'il ne s'agisse que d'une question de dextérité; mais qu'on en soit bien prévenu, il est facile de couper, en même temps que le pédicule qui vient d'être lié, la ligature elle-même, surtout si l'on n'opère pas à ciel ouvert. En second lieu, il faut savoir que si l'on coupe le pédicule trop près de la ligature, celle-ci peut glisser et tomber quelques minutes après l'opération, et alors il y a une hémorrhagie secondaire d'autant plus grave que ce sera une *perte interne*. Si la ligature est serrée avec trop de force, sa chute prématurée donnera lieu quelques jours après l'opération au même accident.

Lorsque le pédicule est gros et le polype procident, ce qu'il y a de plus sûr, c'est de le sectionner petit à petit en liant les vaisseaux à mesure qu'ils sont divisés, absolument comme lorsqu'il s'agit du cordon en cas de castration. Gensoul se servait du fil de la ligature mise en place, nouée et serrée, pour tenir attiré au dehors le polype dont il coupait ainsi le pédicule sous ses yeux.

C. *L'excision simple.* — Elle se pratique en général avec des ciseaux mousses, courbés sur le plat et dirigés sur la pulpe de l'index, quand le polype n'est pas procident ; parfois le pédicule est si peu résistant qu'on le sectionne avec les ongles. S'il est court, l'opération sera singulièrement facilitée par l'application d'un spéculum.

On a donné quelque part le conseil de couper non-seulement le pédicule, mais un petit lambeau de muqueuse au niveau de son insertion.

En pareil cas on ferait bien de suivre l'exemple de Chassaignac et de suturer immédiatement les lèvres de la plaie [1].

D. *L'écrasement linéaire.* — Il a été proposé par Chas-

[1] Voici dans quels termes l'auteur décrit le procédé qu'il a employé. Il s'agissait d'une petite tumeur formée par des végétations vasculeuses qui lui donnaient l'apparence d'une fraise. Elle était retenue par un pédicule assez volumineux. « M. Chassaignac procède à son ablation..., il porte d'abord une ligature circulaire sur le pédicule et conduit des ciseaux courbes de manière à faire la section de celui-ci, immédiatement au-dessous de la ligature qui vient d'être appliquée ; mais cette ligature, elle-même, qui n'a servi de moyen que pour l'exécution et qui ne doit point rester en place, est enlevée. On la remplace par deux points de suture entrecoupée qui sont destinés non plus à étreindre circulairement, mais à rapprocher l'une de l'autre les deux lèvres de la plaie qu'a laissée l'ablation du polype... Le 14, il y a plusieurs selles dans lesquelles on trouve une grande quantité de sang provenant des hémorrhoïdes. » (*Traité de l'écrasement linéaire*, p. 158.)

saignac. La chaîne de l'écraseur est conduite autour du pédicule et graduellement serrée. Rien n'est plus simple que l'application de cet instrument quand le polype est procident, mais lorsqu'il siége à une certaine hauteur, il doit être auparavant pédiculisé à l'aide d'une ligature simple. Chassaignac insiste beaucoup sur cette ligature préalable, qu'il conseille de pratiquer avec le serre-nœud de Levret, le polype étant maintenu immobile à l'aide de petites pinces de Museux.

Pour écraser le pédicule, Rizzoli s'est servi d'une pince mousse, analogue aux *clamps* des chirurgiens anglais,[1] et a pratiqué avec cet instrument l'écrasement extemporané du pédicule. Gensoul employait des pinces analogues pour enlever les polypes utérins.

E. *L'arrachement et la torsion.* — Dans bien des cas ils sont d'une exécution facile et sûre. Le polype est saisi avec des pinces à arrêt que l'on tourne entre ses doigts jusqu'à ce qu'il tombe; il suffit parfois d'un très-petit nombre de tours, de sorte que l'on cueille le polype comme un fruit, pour employer l'expression de Giraldès. L'arrachement simple n'est applicable que lorsque le pédicule est grêle. On pourrait, à l'exemple de Richet, cautériser au fer rouge la plaie qui résulte de l'opération par arrachement. Le savant professeur de clinique mit en usage ce procédé dans un cas de polypes multiples. Il se servit d'un spéculum de bois qu'il retirait petit à petit à mesure qu'il avait extirpé les tumeurs et desséché par le feu leurs insertions.

F. *La galvanocaustie.* — Elle est appelée à rendre ici de grands services. Que l'on ait recours à la galvanocaustie thermique ou chimique, on fera bien de la combiner toujours avec l'écrasement. Le manuel opératoire sera donc

[1] Voy. *Bulletin de thérapeutique*, t. LX, p. 178.

le même, seulement le fil constricteur servira en même temps à faire la cautérisation électrique.

G. *La cautérisation.* — Cette méthode irrationnelle et douloureuse a été jadis proposée et peut-être essayée (?). On comprendrait à la rigueur la ligature caustique du pédicule, mais ce n'est que dans une intelligence maladive qu'a pu naître l'idée de détruire petit à petit un polype du rectum à l'aide de substances corrosives.

H. *Le clamp.* — On saisit dans le mors d'un clamp analogue à ceux que nous décrirons à propos des hémorrhoïdes le pédicule du polype dont on a au préalable provoqué la procidence. Les mors sont serrés, le pédicule coupé avec des ciseaux, près du clamp, mais de manière à en laisser un tronçon qui est cautérisé avec le fer rouge, jusqu'à arrêt complet de toute hémorrhagie.

I. *La ligature élastique.* — Nous ne possédons encore qu'un nombre trop restreint de faits pour qu'il nous soit possible de parler de l'application de la ligature élastique à la cure du polype du rectum, mais il semble *a priori* que ce doit être un excellent moyen.

Telles sont les méthodes proposées jusqu'ici. En est-il une qui mérite réellement la préférence dans tous les cas? Évidemment non. Ainsi, la ligature simple qui, entre les mains de Gigon, a donné des résultats excellents chez les enfants, la ligature simple a été suivie d'accidents mortels, au dire de Chassaignac, et dans d'autres circonstances a déterminé des douleurs tellement vives que l'on a dû renoncer à son usage et achever la cure par une autre méthode. L'excision simple suffit en général chez l'adulte quand il s'agit de polypes très-petits; cependant, entre les mains de Serres et de Manec, l'excision simple a été suivie d'hémorrhagies très-graves, et le même accident serait, paraît-il, arrivé à Guersant. Aussi, quoique la durée de l'opération soit quelque peu allongée par cette manœuvre, mieux vaudrait faire toujours précéder l'excision d'une ligature. C'est cette méthode du reste qui paraît applicable dans le plus grand nombre des cas. Mais il faut se souvenir que le malade doit-être condamné à un repos à peu près absolu jusqu'à la chute de cette ligature, autrement il s'exposerait aux hémorrhagies secondaires, mais surtout à l'inflammation. Allingham a vu se former des abcès chez des patients qui ne s'étaient pas conformés assez rigoureusement à ses prescriptions sur ce point. Pendant les trois ou quatre premiers jours, l'immobilité de l'intestin sera assurée en prescrivant de larges doses d'opium ou quelque autre substance susceptible d'amener la constipation.

En pratiquant la torsion et l'arrachement, on réussira presque toujours chez les petits enfants à opérer sans hémorrhagie, mais je crois devoir proscrire l'arrachement simple. La muqueuse du rectum jouit en effet d'une trop grande mobilité, et ses adhérences sont trop faibles pour résister à une traction quelque peu énergique. Tirer avec force sur un polype du rectum ce serait s'exposer, comme l'a très-bien fait remarquer M. Alphonse Guérin, à produire des déchirures ou un prolapsus. Quant à l'écrasement linéaire, il convient seulement lorsqu'il s'agit de polype volumineux, avec pédicule gros, dur et difficilement accessible. Mais, comme l'ont dit les auteurs de l'article *Rectum*, du *Dictionnaire encyclopédique*, l'écraseur est en général inutile. Ils ont même vu dans un cas le polype se détacher et rester dans les doigts de l'opérateur, tandis qu'il cherchait à passer la chaîne autour du pédicule.

L'arrachement suivi de cautérisation, tel que l'a pratiqué Richet, n'est indiqué que dans quelques circonstances exceptionnelles. Et cependant, quoi de plus rationnel que d'arrêter par le feu l'hémorrhagie? C'est ce qui s'obtient par l'application du *clamp*. Grâce à cet instrument, le pédicule est isolé de toutes parts, et lorsqu'après sa section il est réduit dans le rectum, il n'y a plus lieu de s'en préoccuper. Cette méthode, du reste, a donné d'excellents résultats et nous semble mériter la préférence toutes les fois que, la simple torsion paraissant insuffisante, le peu de longueur du pédicule ou son volume ne commanderont pas l'usage de l'écraseur.

CHAPITRE VIII

DES HÉMORRHOIDES

Sous la dénomination d'*hémorrhoïdes* les anciens ont décrit les maladies les plus diverses. Pour les uns, le mot hémorrhoïde signifiait hémorrhagie par le rectum [1], pour les autres, toutes les tumeurs de l'extrémité inférieure du tube digestif étaient des hémorrhoïdes, enfin, l'on en vint à créer une maladie hémorrhoïdale, sorte de diathèse dont les manifestations extérieures auraient pour siége la vessie [2], l'estomac, l'utérus (il existe même des descriptions d'hémorrhoïdes nasales et buccales) [3] !

Aujourd'hui le mot hémorrhoïde sert à désigner une lésion nettement définie au point de vue anatomique, et tous les auteurs sont d'accord sur ce point : *les hémorrhoïdes ne sont autre chose que des varices rectales*

[1] On lit dans Hippocrate *(De Alimento liber)* la phrase suivante : *Excretiones per ora venarum quæ sunt in ano hemorrhoides vocant.*

[2] Voy. Cælius et Arétée. Trnka a aussi fait l'histoire des hémorrhoïdes de la vessie.

[3] Aristote, *de Partibus animal.*, l. II. (Voyez aussi le *Traité des hémorrhoïdes*, de Montègre, p. 308; — Valescus de Tarente, *Philonium pharmaceuticum et chirurgicum*, et Marc-Aurèle Severin, *De recundil j abcesuum causâ*, etc.)

ou anales. Je ferai donc grâce au lecteur d'un historique qui, pour être complet, demanderait des développements interminables et sans aucun intérêt. Que me servirait en effet d'analyser ici des observations qui se rapportent tantôt au cancer, tantôt à de simples végétations, de rappeler des préceptes obligeant à respecter ces dernières, parce que la cautérisation des cancers a été suivie de phénomènes de généralisation? Enfin, qui aurait la patience de me lire si j'en venais à exhumer les doctrines de cette fantastique pathologie de la veine porte, *malorum porta*, dont les axiomes sont formulés en termes à peine compréhensibles de nos jours, dans les écrits de Stahl, de Michel Alberti, de Trnka et dans d'innombrables dissertations plus ou moins philosophiques, dont la simple énumération demanderait plusieurs volumes. Mais, me dira-t-on, ces dissertations, ces descriptions minutieuses, que Lepelletier de la Sarthe, a si bien analysées jadis dans sa thèse de concours[1], quel a été leur point de départ? Pourquoi l'histoire des hémorrhoïdes a-t-elle été si longtemps obscure et mystérieuse, s'il ne s'agit en réalité que de simples varices du rectum.

C'est qu'il en est des hémorrhoïdes comme des varices des membres. Elles se présentent les unes et les autres sous les aspects les plus variés, seulement, quand il s'agit de ces dernières, les causes qui amènent ces modifications profondes dans leur structure se développent sous nos yeux, à ciel ouvert, et nous sommes à même d'apprécier leur action dans ses moindres détails. Il n'en est plus de même quand la scène se passe dans les profondeurs du rectum, et lorsqu'un malade se présente à nous avec une tumeur dure, sclérosée, charnue ou d'une dureté ligneuse, nous

[1] Lepelletier (de la Sarthe), *Des Hémorrhoïdes et de la chute du rectum*. Thèse de concours pour la chaire de clinique chirurgicale. In-4, Paris, 1834.

avons peine à croire qu'il ne s'agit que d'une varice modifiée dans sa structure. Ajoutons à cela que les hémorrhoïdes prennent naissance sous l'influence des causes les plus dissemblables, si bien qu'à ce point de vue j'ai cru devoir les diviser en deux grandes catégories : 1° hémorrhoïdes idiopathiques ; 2° hémorrhoïdes symptomatiques. S'agit-il des premières, la varice rectale est, dans l'ensemble des lésions que vous aurez à combattre, la plus importante ; elle est la protopathie, dirait-on en pathologie générale. Dans le second cas, au contraire, elle n'est qu'un symptôme tout à fait secondaire, qui servira à nous faire découvrir la lésion première. S'attaquer alors uniquement à la tumeur variqueuse serait une manœuvre palliative et d'une utilité des plus contestables.

§ 1er. — Des Hémorrhoïdes idiopathiques.

Stahl avait divisé les hémorrhoïdes en deux grandes classes, les hémorrhoïdes externes et les hémorrhoïdes internes. Cette division n'avait pas seulement pour but de faciliter la description des symptômes qui, comme nous allons le voir, varient singulièrement suivant le siége de la lésion, mais encore de séparer nettement deux affections complétement différentes ; pour lui, les hémorrhoïdes externes ont pour siége le système veineux sous-cutané de l'anus qui appartient à la grande circulation, tandis que l'histoire des hémorrhoïdes internes appartient tout entière à la pathologie de la veine porte [1].

Cette théorie devenait inadmissible après la découverte

[1] Cette théorie n'est du reste que la reproduction de celle des commentateurs d'Hippocrate, de Heurnius, par exemple. On la trouve également exposée dans le *Traité de la fistule à l'anus* de Lemonier, p. 175.

des larges et nombreuses anastomoses qui unissent les deux systèmes veineux, considérés encore du temps de Stahl comme absolument indépendants, mais sa classification a survécu aux idées qui l'avaient inspirée, car, au point de vue descriptif, elle correspond à deux groupes symptomatiques très-nettement définis. C'est donc celle que je vais suivre à l'exemple de la plupart des auteurs qui ont écrit sur la question.

HÉMORRHOIDES EXTERNES. — Les hémorrhoïdes externes sont des tumeurs variqueuses situées au-dessous du sphincter de l'anus, et par conséquent sous cette portion du tégument qui limite le contour de l'orifice anal. Elles sont donc recouvertes tantôt par la muqueuse, tantôt par la peau ; leur caractère distinctif est de rester toujours au dehors. Elles ne peuvent pas être réduites au-dessus du sphincter. C'est sans contredit une des affections les plus communes et, nous disent les spécialistes anglais, peu d'individus traversent la période moyenne de la vie sans voir se développer au pourtour de leur anus des hémorrhoïdes externes. Les sujets les plus robustes et les plus vigoureux n'y sont pas moins exposés que les individus débiles et cacheetiques ; le riche et le pauvre en souffrent également, et si certaines professions sédentaires semblent théoriquement y prédisposer dans une certaine mesure, nous verrons pourtant que l'affection n'est pas moins fréquente chez ce que l'on est convenu d'appeler les classes laborieuses. Il n'est donc pas étonnant qu'une maladie aussi fréquente, aussi universelle, pourrais-je dire, ait été rattachée aux causes les plus variées et les plus disparates. Ainsi, au chapitre de l'étiologie, nous aurions sur la foi des auteurs à inscrire successivement : la diarrhée et la constipation, l'abus des plaisirs de la table et les privations, les marches exagérées et les professions sédentaires, etc..., les maladies du foie et la nature plus ou moins irritante des *papiers indispensables*, etc... On a parlé aussi de l'alcoolisme, du nicotisme, etc...

Il m'a semblé tout à fait inutile de discuter ce qu'il peut y avoir de fondé dans toutes ces hypothèses; quant aux causes locales qui agissent mécaniquement en apportant un obstacle à la circulation veineuse, j'aurai à les étudier plus loin à propos des hémorrhoïdes internes. Au reste, quelque évidente que puisse paraître leur action, je ferai remarquer que jamais on n'a pu l'observer directement et prendre pour ainsi dire la nature sur le fait. C'est que les phénomènes qui accompagnent les premiers stades du développement des hémorrhoïdes externes sont peu douloureux et par conséquent nous échappent. Presque toujours, quand l'homme de l'art est appelé, la tumeur est complétement formée, et il a sous les yeux l'une des deux formes suivantes: 1° une tumeur bleuâtre, d'apparence *veineuse*, plus ou moins dure, plus ou moins résistante, mais dont le contenu est rarement réductible; ces tumeurs sont recouvertes par des téguments amincis qui ont toutes les apparences d'une muqueuse [1]; 2° une petite excroissance ou tumeur *sèche* ou un peu œdemateuse, recouverte par la peau, par cette peau fine et délicate qui forme les plis radiés de l'anus. Il semble donc de prime abord que les premières sont situées plus profondément, mais, comme nous allons le voir dans un instant, il n'en est rien.

[1] M. Gosselin a admis des hémorrhoïdes externes *flasques et turgescentes*: les premières peuvent être *cutanées* ou *muqueuses*, ou présenter simultanément ces deux caractères. Au point de vue de la structure, elles seraient *celluleuses* ou *érectiles*. Je n'ai pas voulu suivre cette classification, car elle semble, contrairement au but que s'est proposé son auteur, destinée à distinguer des espèces morbides là où il ne s'agit que des divers aspects sous lesquels se présente une même lésion suivant la période à laquelle elle est observée.

Au début ou plutôt lorsque le patient s'aperçoit pour la première fois de son mal, il éprouve du côté de l'anus une sensation de pesanteur extrêmement pénible, et, lorsqu'il veut se livrer à l'acte de la défécation, cette sensation devient une douleur très-aiguë. Lorsque les fèces ont été expulsées, il constate que cette douleur a pour siége une petite tumeur arrondie, lisse et dont le volume est en général celui d'un pois ou d'un haricot. Les douleurs deviennent de plus en plus intenses, le malade redoute de s'asseoir, de changer de position, et si la plupart du temps ce malaise passager est absolument apyrétique il est bon de noter qu'il s'accompagne parfois d'une fièvre assez forte avec anorexie, frissons, etc...

Or, voici ce qui s'observe alors à l'examen direct de la région : sur les bords de l'anus, entre ses plis rayonnés, se voit une petite tumeur bleue ou plutôt d'une coloration rouge très-foncée, qui ferait croire de prime abord que la tumeur a des parois d'une minceur extrême. Elle est arrondie, globuleuse, mais adhère à l'anus par une base d'implantation large, mal définie, en un mot, on a sous les yeux une ampoule variqueuse turgescente des mieux caractérisées et dont les limites vont se perdre du côté du rectum. Cette tumeur variqueuse est ordinairement unique et siége presque toujours sur un des côtés du rectum, moins fréquemment en avant ou en arrière. Il y a souvent deux hémorrhoïdes, quelquefois même on en observe trois, mais bien plus rarement; plus rarement encore on aura sous les yeux un véritable bourrelet. Les tissus autour de la tumeur sont légèrement gonflés, rouges et sensibles au toucher. Au bout de deux ou trois jours, la tension diminue, les douleurs cessent, les symptômes généraux disparaissent, et le malade se considère et à juste titre comme guéri. Seulement à partir de ce jour, toutes les fois qu'il vient d'exonérer son intestin, il sent en s'essuyant une petite excroissance indolente dans le point où il avait tant souffert ; c'ést une hémorrhoïde sèche qui a pris naissance ; souple et presque imperceptible à l'œil nu, elle a tous les caractères d'un simple repli cutané. La plupart des hémorrhoïdaires n'éprouvent qu'une fois pendant leur vie ce qui vient d'être décrit. Quand cette congestion momentanée a cessé, ils sont guéris et guéris pour toujours. Malheureusement pour un grand nombre encore il n'en est pas ainsi, et chez certains individus on voit se répéter souvent (plusieurs fois même dans l'année chez quelques-uns) ce qui a été décrit sous le nom *d'attaque d'hémorrhoïdes.*

L'attaque d'hémorrhoïdes n'est que l'exagération des symptômes dont il vient d'être question. Elle débute par l'apparition d'une petite tumeur globuleuse, bleuâtre, dure, excessivement douloureuse à la pression, au plus léger frottement. Il est quelquefois possible pendant les premières heures d'en faire rentrer le contenu dans le torrent circulatoire à l'aide de pressions méthodiques entre le pouce et l'index (manœuvre qui, disons-le en passant, est très-démonstrative, mais n'a pour le patient aucune utilité et ne lui procure même pas un soulagement passager). Les douleurs dont ces varices sont le siége ne tardent pas à déterminer des phénomènes spasmodiques, des épreintes, et ces contractions incessantes du sphincter ont pour résultat, non-seulement d'augmenter l'afflux du sang veineux dans la tumeur, mais encore de l'attirer en haut, dans l'anus. C'est surtout à ces spasmes que doivent être attribuées les atroces souffrances qui caractérisent les attaques d'hémorrhoïdes. En effet, le malade commence-t-il à reposer après une longue nuit d'insomnie, ces spasmes, dont la chaleur du lit exagère la fréquence et l'intensité, viennent le réveiller, faisant naître dans la région des élancements douloureux, et quand ils s'apaisent, ce sont des battements qui leur succèdent, battements analogues à ceux que l'on éprouve dans les doigts en cas de panaris. Le malade alors se lève, il croit avoir des matières à expulser, mais son rectum est vide et ses efforts n'aboutissent qu'à le faire souffrir davantage. La réaction générale ne se fait pas longtemps attendre, et elle est d'ordinaire assez forte : fièvre intense avec frissons, langue saburrale, inappétence, nausées, constipation, etc.

S'agit-il là d'une simple hyperhémie ou faut-il au contraire admettre une véritable *fluxion* pour expliquer ces phénomènes? telle est la question que se sont longtemps posée les hommes de l'art. Montègre l'avait tranchée en donnant des hémorrhoïdes la définition suivante : « Nous n'entendons par hémorrhoïdes *qu'une fluxion sanguine établie à l'extrémité du rectum*[1]. »

Comme il est absolument impossible de définir dans la langue scientifique moderne ce que nous devons entendre par *fluxion*, je considérerai jusqu'à nouvel ordre les phénomènes qui viennent d'être décrits comme des phénomènes inflammatoires, et comme tels ils peuvent se terminer par résolution, par induration, c'est-à-dire passage à l'état chronique ou par suppuration.

A. *Par résolution.* — C'est ce qui a lieu le plus souvent quand l'inflammation n'a pas été très-intense, et je le répète, beaucoup de sujets n'éprouvent dans leur vie qu'une seule attaque d'hémorrhoïdes. La résolution peut-être complète, et alors il ne reste bientôt plus le moindre vestige de la tumeur, et les parties reprennent leur aspect normal. Mais le plus souvent l'hémorrhoïde *veineuse* se transforme, par le fait de cette attaque, en hémorrhoïde cutanée ; le méca-

[1] *Traité des hémorrhoïdes*, p. 7.

nisme de cette transformation n'est du reste pas difficile à analyser. Sous l'influence de l'inflammation le sang que renferme l'ampoule variqueuse turgescente se coagule : ce caillot rouge au début ne tarde pas à être en partie résorbé ; il s'organise plus tard, les parois veineuses dans lesquelles il est contenu s'épaississent tandis que les téguments qui les recouvrent s'indurent ; si le caillot se résorbe complétement les parois veineuses enflammées se réunissent, s'accolent, et au bout de quelque temps, en pratiquant une coupe de la tumeur, il serait impossible de retrouver la moindre trace du vaisseau primitivement lésé. Le sang disparaît quelquefois par un autre mécanisme : les parois amincies de l'ampoule veineuse se déchirent pendant la défécation, et le caillot est expulsé en même temps que les fèces.

C'est aux hémorrhoïdes externes ainsi desséchées par l'inflammation que les anciens auteurs donnaient le nom de *marisques*.

Quand l'ampoule enflammée est volumineuse, quand la masse sanguine qu'elle renferme est considérable, la coagulation du sang n'est pas toujours complète, et comme la veine variqueuse ne communique plus en ce point avec la circulation générale, il se forme un kyste sanguin. (Ces kystes quelquefois prennent plus tard un volume considérable, de beaucoup supérieur à celui de l'hémorrhoïde qui leur a donné naissance, de sorte qu'il est assez difficile de démontrer alors leur origine. Cruveilher cite un cas de ce genre observé par Laugier. Le kyste dont ce chirurgien pratiqua l'ablation avait le volume d'une petite pomme[1].)

Témoins de la facilité avec laquelle se forment ces cavités accidentelles, les anatomistes se sont demandé si elles ont *toujours* une origine vasculaire, si toujours leurs pa-

[1] *Anat. Path.*, t. II, p. 817.

rois sont des parois veineuses modifiées. Pour expliquer ce phénomène de séquestration d'une portion du système veineux, nombre d'auteurs ont avancé que l'hémorrhoïde est primitivement *une varice ampullaire*, c'est-à-dire constituée par une sorte de poche communiquant par un orifice rétréci avec la veine au dépens de laquelle elle a pris naissance. (Ce serait quelque chose d'analogue à un sac d'anévrysme sacciforme.)

La forme ampullaire se rencontre en effet très-souvent sur les varices rectales, il y a parfois aussi des diverticules en doigt de gants : c'est ce qui nous explique pourquoi l'hémorrhoïde cutanée a souvent pour base une veine variqueuse, très-apparente, bleuâtre sous la peau, située plus profondément et qui se perd dans l'anus. C'est ce qui a été appelé *hémorrhoïde externe mixte*.

L'évolution pathologique qui vient d'être exposée n'est pas admise par tous les chirurgiens et naguère encore il existait une école nombreuse aux yeux de laquelle l'hémorrhoïde externe n'était pas une simple varice mais bien un *kyste hématique du tissu cellulaire*[1]. Ce kyste se formerait par rupture vasculaire et ne serait en somme qu'un épanchement sanguin incomplétement résorbé[2]. La rapidité avec laquelle surviennent dans certains cas les symptômes de l'attaque d'hémorrhoïde semble venir à l'appui de cette théorie, et nous devons reconnaître avec Allingham que pour nombre de circonstances elle doit être vraie. Ce n'est pas cependant que nous voulions admettre l'argumentation de Ashton : pour lui, les hémorrhoïdes externes ne sont pas

[1] C'était la théorie adoptée par Cullen, mais sans aucune preuve anatomique à l'appui. Au commencement de ce siècle, Delarroque la soutint aussi à l'exclusion de toute autre dans son *Traité des hémorrhoïdes* (1812).

[2] Chaussier déjà comparait aux bosses sanguines les tumeurs qui constituent les hémorrhoïdes externes.

des varices parce qu'elles sont susceptibles de disparaître spontanément, et les veines, dit-il, n'ont pas la propriété de revenir sur elles-mêmes quand elles ont été dilatées, même très-légèrement. Or, il s'agit comme nous l'avons vu, non d'une simple dilatation, mais bien de phénomènes inflammatoires. En ouvrant les hémorrhoïdes externes, ajoute-t-il, on voit bien s'échapper un caillot, mais il ne s'écoule pas du sang comme lorsque l'on ouvre une veine : ici encore l'inflammation explique tout, c'est elle qui amène la coagulation du sang et la séquestration de la tumeur variqueuse. Comme les varices des autres régions, les hémorrhoïdes se compliquent donc parfois de thromboses et de ruptures veineuses ; comme les varices enflammées des autres régions, elles cessent à de certains moments d'être en rapport avec la circulation générale, mais ces phlébites, ces ruptures vasculaires ne se produiront jamais primitivement : la lésion initiale est toujours une dilatation variqueuse.

Les tumeurs hémorrhoïdales, qui se développent suivant le processus qui vient d'être indiqué, ont reçu le nom d'*hémorrhoïdes cellulaires*.

On a donné le nom *d'hémorrhoïdes érectiles* à d'autres tumeurs dans lesquelles Laennec et Béclard avaient cru trouver un tissu analogue à celui des corps caverneux. Ces tumeurs sont constituées en effet par des vacuoles communiquant librement entre elles, et le microscope révèle dans leurs interstices la présence de fibres musculaires. (Ce ne sont que des fibres sphinctériennes qui du reste se retrouvent souvent dans les hémorrhoïdes sèches.) Ces tumeurs doivent-elles être décrites comme une espèce à part et dans un chapitre séparé? diffèrent-elles essentiellement soit au point de vue étiologique, soit au point de vue de la nature, de celles dont il vient d'être question? On peut, je crois répondre hardiment par la négative, car ces tumeurs érectiles veineuses ne sont aussi que des varices : ce sont des varices capillaires, comme les a appelées Cruveilher, varices analogues à celles que l'on retrouve parfois sur les membres, en même temps que des dilatations siégeant sur des vaisseaux plus volumineux. Elles ont peut-être pour siége les capillaires veineux, c'est-à-dire le réseau qui précède immédiatement les capillaires vrais, mais il existe aussi des dilatations variqueuses, des ramifications ultimes des troncs veineux formant des tumeurs qui, suivant Cruveilher, ne sont pas érectiles, et par là l'illustre professeur entendait dire qu'elles ne contiennent pas de vacuoles communiquant entre elles, pour former comme dans le cas précédent un système de lacunes, mais sont constituées par une série de veinules dilatées marchant parallèlement les unes aux autres, entourées d'un tissu cellulaire abondant.

Varices simples, varices ampullaires, varices capillaires simples ou érectiles, varices avec thromboses et kystes, varices desséchées ou marisques, tels sont donc les types anatomiques sous lesquels se présentent les hémorrhoïdes externes; mais ces types peuvent se combiner, de là des variétés dont le nombre est pour ainsi dire infini, dont on pressent aisément la nature complexe et l'aspect variable, mais qu'il est inutile de décrire en détail. Ce qu'il faut savoir c'est que dans ces hémorrhoïdes, sèches ou veineuses, peu importe, il se développe parfois sous l'influence de l'inflammation des artérioles volumineuses qui deviennent à certains moments la source d'hémorrhagies abondantes. Le volume de ces artères est quelquefois si considérable, si peu proportionné avec celui de la tumeur qu'elles alimentent, que l'on a cru devoir décrire cette disposition comme une variété particulière d'hémorrhoïde à laquelle on a donné le nom d'*hémorrhoïdes artérielles*.

B. *Par induration.* — L'hémorrhoïde indurée, c'est-à-dire celle dans laquelle les phénomènes inflammatoires aigus ne se sont amendés que pour passer plus tard à l'état chonique, se présente sous la forme d'une petite tumeur œdémateuse et dans laquelle l'examen anatomique ne permettrait plus, en général, de retrouver la veine primitivement dilatée. Si elle est encore visible, ses parois sont épaisses, sa cavité, en partie effacée, ne communique plus avec la circulation générale, tandis qu'autour d'elle on voit un tissu blanc, dur, dans lequel cheminent des vaisseaux de nouvelle formation plus ou moins nombreux, plus ou moins turgides.

Les téguments qui recouvrent ces tissus sont d'une coloration rosée, mais le symptôme dominant en pareil cas, symptôme que l'on pourrait considérer comme caractéristique, c'est la persistance de la douleur alors que les autres phénomènes inflammatoires ont disparu. C'est une douleur peu intense, continue, sourde, mais qui s'exaspère toutes les fois que la région est soumise à une compression quelconque (par exemple, quand le malade veut s'asseoir ou se livrer à la défécation). C'est non-seulement dans l'inflammation chronique dont ces marisques sont le siége que nous devons rechercher l'explication de ces douleurs, mais encore dans la coexistence d'une autre complication fréquente en pareil cas, mais qui s'observe aussi quelquefois lorsqu'il s'agit d'hémorrhoïdes encore veineuses, je veux parler de l'ulcération, ou, pour me servir de l'expression que l'usage a consacrée, de l'excoriation. M. Gosselin a donné le nom *d'hémorrhoïdes excoriées* à des tumeurs qui présentent à leur surface de petites fentes ou gerçures, plus ou moins nombreuses, plus ou moins larges, mais peu profondes. Ces gerçures sont excessivement douloureuses. Quelquefois elles deviennent le point de départ de spasmes analogues à ceux que nous avons décrits au chapitre de la fissure. Quand les sujets sont en puissance de syphilis, les hémorrhoïdes externes se compliquent quelquefois d'accidents spécifiques et chez la femme le pus des chancrelles génitales s'inocule assez facilement aux hémorrhoïdes sèches excoriées, à cause des contacts accidentels que l'irritation de l'hémorrhoïde amène presque fatalement. Ces ulcérations, quoique moins douloureuses en général, donnent lieu aux mêmes symptômes que les érosions simples.

Nous devons ajouter ici, en terminant ce que nous avons à dire au sujet de l'induration des hémorrhoïdes, que l'inflammation redevient aiguë avec une extrême facilité, et sous l'influence des causes les plus insignifiantes en apparence ; et cette nouvelle inflammation est annoncée par le retour de tous les phénomènes qui caractérisent l'attaque d'hémorrhoïde. Quelquefois aussi l'inflammation est chronique, d'emblée l'hémorrhoïde veineuse se dessèche sans qu'il y ait eu *raptus* inflammatoire aigu. Mais le patient n'est pas par cela mis à l'abri de cet accident, il n'est pas rare au contraire de voir la première attaque d'hémorrhoïde se manifester avec des tumeurs depuis longtemps indurées [1].

C. *Par suppuration.* — Ce que nous avons dit au chapitre des abcès nous permettra d'être bref ici ; nous rappelerons seulement que lorsque les hémorrhoïdes externes suppurent, le pus se réunit assez rapidement en foyer, soit autour de la dilatation veineuse, soit dans son intérieur. Dans le premier cas, la suppuration est annoncée par une

[1] Il ne faudrait pas confondre les hémorrhoïdes indurées avec les tumeurs décrites en 1824 par Howship et auxquelles il avait donné le nom d'*hémorrhoïdes séreuses*. Ces hémorrhoïdes séreuses qui, d'après lui, seraient l'apanage des individus débiles et cachectiques, sont constituées par l'œdème du tissu cellulaire sous-muqueux de la région anale. Ce ne sont donc pas des hémorrhoïdes.

rougeur diffuse qui entoure l'ampoule hémorrhoïdale. Autour d'elle, les tissus sont œdémateux, durs, et nous avons vu déjà avec quelle difficulté et au prix de quelles douleurs on parvient en pareil cas à constater la fluctuation.

Lorsque le pus est renfermé dans la cavité hémorrhoïdale, dans la veine enflammée, la douleur est également très-vive, la réaction générale encore plus intense peut-être que lorsqu'il y a périphlébite, mais localement les lésions sont moins étendues, et quoique en réalité l'on se trouve alors en présence d'une *endophlébite suppurée*, il n'y a pas lieu de tenir compte des menaces d'infection purulente formulées par certains auteurs. Il ne s'agit en somme que de la formation d'un de ces petits abcès auxquels Chassaignac a donné le nom de *phlébitiques circonscrits*, et le seul danger que court alors le malade est celui de voir naître une petite fistule. C'est du reste un danger qu'il est facile de conjurer, comme nous l'avons vu au chapitre des abcès. Il suffit pour cela de donner issue au pus de bonne heure et par une incision suffisamment large.

TRAITEMENT.—Doit-on traiter les hémorrhoïdes externes? Telle est la question que nombre d'auteurs se sont posée, et à laquelle, chose remarquable, tous ont répondu par la négative. On ne doit pas traiter les hémorrhoïdes externes, ont-ils dit, à moins qu'il ne survienne des phénomènes inflammatoires ou quelqu'autre complication douloureuse. Théoriquement ces auteurs ont raison, c'est évident; leurs conseils sont excellents, mais vous n'aurez que bien rarement l'occasion de les suivre, car les hémorrhoïdaires qui ne souffrent pas ne viennent pas réclamer les secours de l'art. Si donc, consultés par quelque sujet inquiet dont le repos intellectuel est troublé par la présence d'une petite tumeur anale, vous reconnaissez une hémorrhoïde indolente, vous n'aurez qu'à suivre les préceptes suivants formulés par Gosselin, en ces termes :

« 1° Pour les hémorrhoïdes flasques, molles et indolentes, il n'y a absolument rien à faire ; 2° pour celles qui sont légèrement turgescentes, sans douleur, avec un peu de tuméfaction, rien à faire encore que quelques applications froides [1]. »

Examinons donc maintenant les remèdes qui conviennent lorsqu'il y a de la douleur, c'est-à-dire en cas d'inflammation et d'ulcération. Pour mettre un terme aux atroces souffrances qui accompagnent l'attaque d'hémorrhoïdes, nombre de chirurgiens sont d'avis qu'il faut se borner à prescrire quelques applications émollientes ou antiphlogistiques et à administrer à l'intérieur des calmants et certains remèdes qui ont la réputation de décongestionner le bassin. D'autres, au contraire, professent qu'il y a lieu d'instituer immédiatement un traitement chirurgical susceptible de procurer une guérison définitive.

Parmi les premiers, nous devons citer M. Gosselin. En cas d'inflammation aiguë, il prescrit l'application de linges mouillés d'eau froide, les cataplasmes de fécule froids, les bains de siége froids ou tièdes, enfin les sangsues. En même temps il fait prendre à l'intérieur des laxatifs, mais s'ils amènent des contractions spasmodiques, « il faut, dit-il, se contenter d'un purgatif tous les quatre ou cinq jours. »

Tous les quatre ou cinq jours ! Ces quelques mots ne semblent-ils pas indiquer que, traitée selon ces préceptes, l'attaque d'hémorrhoïde n'est apsaiée qu'au bout de plusieurs jours, huit ou dix au minimum ? Et c'est là un aveu dont il est bon de prendre note, car le traitement chirurgical nous met à même de promettre un soulagement beau-

[1] *Leçons sur les hémorrhoïdes*, p. 54.

coup plus rapide, et en même temps il nous permet de faire espérer une guérison définitive et complète, tandis qu'à l'aide des émollients on ne fait que favoriser la transformation des hémorrhoïdes veineuses en marisques.

Ce sont pourtant les préceptes de M. Gosselin qui ont été reproduits dans le *Dictionnaire de médecine et de chirurgie pratiques* de Jaccoud [1]. Cependant, M. Lannelongue, auteur de l'article *Hémorrhoïde* dans ce recueil, semble peu partisan des bains. Je suppose qu'il veut parler des bains de siége, et surtout des bains de siége froids qui, s'ils exposent les patients à contracter des rhumatismes ne leur procurent qu'un soulagement passager suivi d'une période de réaction très-douloureuse. S'il s'agit au contraire des grands bains tièdes, il a tort de les proscrire, car nul ne saurait contester leur action sédative en pareil cas.

Dans ce même article sont formulées des objections très-justes contre l'usage des sangsues. Est-ce pour obéir à une tradition transmise sans réflexion d'âge en âge que quelques auteurs les conseillent encore dans leurs traités ou monographies ? Il faut le croire ; en tout cas, ce n'est pas sans raison que d'autres, plus consciencieux observateurs des faits, les ont accusées d'exagérer les phénomènes inflammatoires qu'elles sont destinées à combattre. Si c'est sur la tumeur elle-même qu'elles sont appliquées, elles déterminent des douleurs excessivement vives, si c'est au pourtour de l'anus, à une certaine distance de l'hémorrhoïde, elles ne produisent aucune détente, elles sont inutiles. Au reste, c'est un moyen généralement abandonné aujourd'hui, et qui échouera certainement pendant l'attaque d'hémorrhoïde, comme tous les moyens de douceur (application de glace, pommades, narcotiques, etc.).

[1] T. XVII, p. 424.

Ces moyens de douceur ne réussissent que pendant cette période d'inflammation subaiguë qui précède l'attaque. Ils peuvent donc la prévenir, la faire avorter. Voici à peu près dans quels termes ce traitement abortif est formulé par Allingham :

Le malade sera condamné au repos et à la diète, ou si vous aimez mieux, il fera *maigre chère;* son alimentation consistera surtout en légumes très-cuits. Il ne prendra ni bière, ni liqueurs et se privera même de vin si c'est possible. Dans le cas où il serait indiqué de soutenir ses forces par quelque stimulant, un mélange d'un peu de Madère ou de Sherry avec de l'eau de Seltz ou de Vichy serait, sans contredit, le meilleur breuvage à prescrire. Si vous avez affaire à un fumeur, faites-le renoncer au tabac pour quelque temps. Puis, bains chauds ou bains turcs : faire bassiner l'anus nuit et jour avec de l'eau chaude. Vous ordonnez ensuite des fomentations avec un glycérolé au tannin ou une pommade au calomel. A l'intérieur, pilules de Plummer et, pour la nuit, préparations belladonnées. Prendre le matin à jeun, soit une dose plus ou moins considérable de citrate de magnésie, soit une verrée d'eau de Pullua, ou tout autre purgatif analogue.

Lorsque ces moyens ont échoué, lorsque l'inflammation hémorrhoïdale est déclarée, les émollients, le froid, les narcotiques sont inutiles. C'est donc en vain qu'à l'exemple de Curling, vous appliquerez sur l'anus de la glace ou même des mélanges réfrigérents, que vous emploierez des purgatifs, des antimoniaux à dose controstimulante, que vous appliquerez *larga manu* sur la région anale des pommades narcotiques, vous ne parviendrez pas à enrayer les phénomènes inflammatoires, vous n'obtiendrez même pas un soulagement passager, et malgré tous vos soins vous verrez votre patient souffrir de longues heures, et les hémorrhoïdes se transformeront en marisques, si l'inflammation ne passe pas à l'état chronique ou ne se termine pas par suppuration. Aussi la plupart des auteurs sont-ils d'avis, aujourd'hui, qu'il faut instituer le plutôt possible un traitement chirurgical.

On a proposé l'incision, l'excision et la cautérisation.

1° *La cautérisation.* — Elle a été jadis employée par presque tous les chirurgiens, le plus grand nombre d'entre eux ayant eu recours à la méthode pour toutes les tumeurs hémorrhoïdales internes ou externes. Ils se sont servi, soit des caustiques, soit du feu [1], mais comme ces moyens ne sont indiqués en général que lorsqu'il s'agit d'hémorrhoïdes internes, nous n'insisterons guère ici sur leurs divers modes d'application, nous bornant à rappeler que leur action doit être aussi nettement limitée que possible. Ainsi donc, lorsque vous aurez recours au fer rouge, vous ferez bien d'isoler la tumeur à l'aide d'un clamp, celui de Smith, par exemple, dont nous donnerons plus loin la description et la figure. Les pinces caustiques de Valette, quand on veut avoir recours à la cautérisation potentielle, peuvent être employées. Comme elles contiennent du chlorure de zinc, elles sont préférables, je crois, à celles d'Amussat, qui se servait du caustique Filhos. Mais, en somme, comme méthode générale de traitement pour les hémorrhoïdes externes, la cautérisation doit être rejetée. On la réservera pour certaines circonstances exceptionnelles dans lesquelles le volume de la tumeur et sa vascularisation feraient redouter une hémorrhagie sérieuse au moment même de l'opération.

2° *L'incision.* — C'est la méthode la plus généralement

[1] La cautérisation destructive à l'aide du cautère actuel était déjà la méthode d'Hippocrate et tout porte à croire que c'était celle qu'il réservait pour les hémorrhoïdes externes.

adoptée; c'est qu'en effet, cette manœuvre opératoire simple, facile, expéditive, procure au patient un soulagement presque instantané. Elle consiste à ouvrir, avec la pointe d'un bistouri ou mieux d'une lancette, l'ampoule turgescente et à en faire sortir par expression le caillot qu'elle renferme [1]. C'est, en définitive, un débridement que l'on pratique de la sorte, débridement complet, et d'autant plus efficace au point de vue de la sédation des phénomèmes douloureux, que, dans ces tissus étranglés et turgides, la tension a atteint sont maximum.

Lorsque le caillot a été expulsé, qu'on prescrive ou non des applications émollientes, la cicatrisation se produit en général avec une étonnante rapidité. Contre cette petite opération si simple et si peu douloureuse qu'elle pourrait à la rigueur être pratiquée à l'insu des malades, des objections ont été formulées, qui, de prime-abord, sembleraient de nature à faire hésiter les plus hardis. Je ne veux parler ni de la phlébite ni de l'infection purulente; en présence d'un patient qui souffre cruellement, tout praticien sensé aura bien vite oublié ces craintes chimériques, mais ce qui rendra sa main plus timide, ce qui l'empêchera d'agir en temps opportun, c'est la frayeur de l'hémorrhagie primitive. Vous allez ouvrir une veine, vous est-il dit! une veine dilatée, variqueuse; comment pourrez-vous vous rendre maître de l'hémorrhagie? Est-ce aux styptiques que vous aurez recours, est-ce au cautère actuel? Ne serez-vous pas obligé de faire le tamponement du rectum? de pratiquer une ligature sur la tumeur? Mieux vaut cent fois, se dit-on, laisser souffrir son malade quelques heures ou

[1] Il est bon de faire voir au malade ce caillot s'il est expulsé : tenir en main la cause de son mal est toujours une satisfaction pour le patient et le médecin n'a aucun intérêt à le lui refuser.

quelques jours de plus, que de l'exposer à un pareil accident, à une pareille thérapeutique.

Et cependant jamais l'incision des hémorrhoïdes externes n'a amené d'hémorrhagie sérieuse. Nous avons même vu plus haut que la perte sanguine est alors si minime, qu'Asthon argue de son peu d'abondance pour nier la nature veineuse de ces tumeurs. Du reste, si par exception l'hémorrhagie prenait des proportions inquiétantes, rien ne serait plus simple que de s'en rendre maître, soit par une compression méthodique exercée à l'aide d'un tampon de coton appliqué dans la rainure interfessière, soit à l'aide d'une ligature ou de l'application d'une pince hémostatique. (Ce dernier moyen, disons-le, cependant, ne laisse pas que d'être très-douloureux.)

En tous cas, pour être sûr de ne pas voir cet accident se produire, condamnez votre malade à un repos absolu, pendant les deux ou trois premières heures qui suivront l'opération. C'est, nous dit Curling, le meilleur moyen d'éviter toute complication désagréable, et de prévenir un suintement sanguin qui, sans être dangereux, est assez abondant quelquefois pour souiller les vêtements du malade et le plonger dans la terreur.

Lorsqu'il n'y a qu'une seule hémorrhoïde, lorsqu'elle est franchement veineuse, lorsque c'est pour la première fois qu'elle provoque les symptômes de l'attaque, l'incision donne des resultats immédiats excellents, procure souvent une guérison définitive, et c'est, je crois, l'opération à laquelle il faut donner la préférence. Mais quand vous verrez au pourtour de l'anus une série de tumeurs enflammées, constituées par des tissus que des attaques antérieures auront déja rendus durs et sensibles, n'attendez pas de l'incision un résultat durable, à peine obtiendrez-vous d'elle un soulagement passager, et force vous sera bientôt d'avoir recours à une opération plus radicale, l'excision.

3° *L'Excision.* — L'extirpation des hémorrhoïdes externes en dehors des périodes d'inflammation, a été pratiquée de tout temps, mais ce n'est que depuis quelques années que l'on a songé à enlever ces tumeurs au moment même où elles sont turgescentes, c'est-à-dire pendant l'attaque. C'est que dans ces conditions, l'opération, sans le secours de l'anesthésie, eût été atrocement douloureuse. Il ne suffit pas, en effet, de saisir la tumeur et de l'enlever d'un coup de ciseaux, comme le faisaient jadis la plupart des chirurgiens, mais il faut prendre certaines précautions afin d'éviter la formation d'un rétrécissement de l'anus, et le retard de la cicatrisation.

C'est pour cette raison que J. L. Petit recommandait d'épargner le plus possible les téguments qui avoisinent la tumeur. L'hémorrhoïde doit être saisie avec des pinces [1], attirée en bas et isolée au niveau de son point d'implantation. L'excision ne portera que sur une ou deux tumeurs, alors même qu'il en existerait un plus grand nombre et qu'elles seraient enflammées. C'est encore à l'excision partielle qu'il faut avoir recours lorsqu'il existe un bourrelet hémorrhoïdal externe ; si sur l'un des points de ce bourrelet, ou sur une tumeur, vous observez des ulcérations, c'est à ce niveau qu'il faudra opérer. Au reste, l'excision est presque toujours indiquée lorsqu'il s'agit de ce que Gosselin a appelé hémorrhoïdes externes excoriées.

L'excision est une opération innocente; en général, elle donne un soulagement immédiat et une prompte guérison, et point n'est besoin, pour obtenir une cicatrisation rapide et régulière, de rapprocher les lèvres de la plaie à l'aide

[1] Nous indiquerons plus loin celles auxquelles on doit donner la préférence.

d'une suture, comme l'avait jadis proposé Velpeau. Le pansement doit, au contraire, être aussi simple que possible, et le meilleur consistera dans l'application d'un tampon d'ouate dans la rainure interfessière, tampon qui y sera maintenu à l'aide d'un bandage en T. Les jours suivants on appliquera des cataplasmes. Le pansement au coton suffit presque toujours pour prévenir ou arrêter l'hémorrhagie; cependant on est souvent obligé de faire, au moment de l'opération, une ou deux ligatures, non sur les veines intéressées, qui, en général, saignent peu, mais sur ces artérioles qui, comme nous l'avons dit plus haut, se développent si souvent dans l'épaisseur des tumeurs hémorrhoïdales enflammées.

Comme on vient de le voir, nous avons posé en principe que l'excision doit être faite pendant l'attaque, quand le volume des tumeurs, les ulcérations qu'elles peuvent présenter à leur surface, leur ancienneté enfin, permettent de supposer que l'opération radicale sera plus tard indispensable. La considération des douleurs atroces qu'une pareille opération infligerait au patient, si elle était pratiquée sans le secours de l'anesthésie, a seul retenu jusqu'à nos jours les chirurgiens ; mais, aujourd'hui, la plupart sont d'avis qu'il est inutile d'attendre, qu'il faut intervenir le plus tôt posible, car les phénomènes que l'on a à combattre sont des phénomènes d'étranglement, et l'excision n'est, en réalité, qu'un débridement.

Hémorrhoides internes. — Les hémorrhoïdes internes sont des dilatations variqueuses du réseau terminal des veines hémorrhoïdales supérieures. Anatomiquement, il est assez facile, malgré les nombreuses anastomoses qui unissent toutes les veines de cette région, de délimiter le département veineux sur lequel elles se développent. Il suffit pour cela d'avoir recours aux injections qui sont poussées soit par le tronc de la veine-porte, soit par les veines hémorrhoïdales, soit par les artères. C'est à M. Verneuil que sont dues les premières notions exactes sur ce point, et les auteurs qui sont venus depuis, qui l'ont beaucoup copié et peu cité, n'ont fait que confirmer les résultats auxquels il était arrivé. Voici dans quels termes il les a formulés[1] :

« Une injection poussée par la veine porte, remplit toujours la totalité des bosselures variqueuses, quand celles-ci sont encore perméables ; quand elles ne renferment pas de sang coagulé, quand l'inflammation n'a pas oblitéré les vaisseaux variqueux. »

L'injection poussée par les artères mésentériqnes, les vaisseaux hémorrhoïdaux moyens et inférieurs, ne gonfle pas les hémorrhoïdes.

« Sur la muqueuse saine, et dans les cas d'hémorrhoïdes peu développées, l'injection poussée par la veine porte ne passe jamais dans les veines hémorroïdales moyennes et inférieures[2]. »

D'après ces recherches, les hémorrhoïdes internes sont donc celles qui siégent exclusivement (au début du moins), sur les ramifications des veines hémorrhoïdales supérieures. De cette notion, nous pouvons arriver à une deuxième qui en est la conséquence : les hémorrhoïdes internes auront pour limites supérieures le point où les troncs veineux abandonnent la muqueuse rectale. Or, à ce

[1] Germain, *Nature et traitement chirurgical des tumeurs hémorrhoïdales*. Thèse de Paris, nº 47 ; 1856.

[2] De ce que l'injection poussée par la veine-porte ne remplit pas toutes les veines de la région anale, M. Verneuil a voulu conclure que l'existence des anastomoses admises par les auteurs entre toutes les veines hémorrhoïdales est au moins douteuse, mais il ne faut pas oublier que les injections dont parle Verneuil ont été poussées du centre à la périphérie ; les résultats ne seraient probablement pas les mêmes si l'on avait pu les pousser en sens inverse, c'est-à-dire des capillaires vers le cœur.

niveau nous trouvons une disposition anatomique assez remarquable et qui joue certainement un rôle important dans le développement de cette maladie. « En effet, les veines hémorrhoïdales supérieures, d'abord situées dans le mésorectum, en dehors de l'intestin, perforent la tunique musculeuse pour arriver jusqu'à la muqueuse. Dans ce trajet, elles croisent perpendiculairement les fibres charnues, qui forment sur ce point de véritables boutonnières musculaires sans anneaux fibreux protecteurs et susceptibles par conséquent d'oblitérer momentanément les veines et de gêner la circulation en retour, d'où la congestion, la stase, la dilatation, Cette perforation, ce passage a lieu ordinairement à 10 ou 12 centimètres de l'anus, ce qui explique pourquoi les hémorrhoïdes se propagent rarement à une grande hauteur. » (Verneuil.)

Pendant les premières périodes de leur développement, et chez certains sujets pendant toute la durée de la maladie, les hémorrhoïdes sont donc situées au-dessus du sphincter, et, par conséquent, restent cachées aux yeux de l'observateur. Aussi, malgré l'extrême fréquence de l'affection et les innombrables écrits qui ont été consacrés à son étude, nous ne connaissons encore que d'une manière très-incomplète les phénomènes qui en accompagnent le début.

L'aspect extérieur de ces tumeurs ne présente cependant pas toutes ces variétés qui ont été signalées à propos des hémorrhoïdes externes, et ce n'est en général qu'au moment où elles ne provoquent encore aucune douleur et, par conséquent, passent inaperçues que les hémorrhoïdes internes n'ont pas l'aspect franchement variqueux qui les caractérisera plus tard.

Allingham a donné à ces premières périodes de développement les noms de période *capillaire* et période *artérielle,* réservant l'épithète de *veineuse* pour la tumeur arrivée à l'état de varice.

Nous allons examiner les symptômes propres à chacune de ces périodes.

A. *Période capillaire.* — Les varices rectales commencent par des dilatations capillaires analogues à celles qui se rencontrent parfois sur les membres ; seulement, ici, ces dilatations ont dès le début la forme de tumeurs assez bien limitées, ce que nous explique les dispositions anatomiques spéciales que les veines hémorrhoïdales supérieures présentent vers leur terminaison. Comme celles de la région œsophagienne inférieure, elles se divisent en houppes ou aigrettes isolées, indépendantes les unes des autres. Une seule de ces aigrettes peut donc se dilater, se transformer en tumeur variqueuse, et cela sans influencer immédiatement celles qui l'avoisinent. Cette particularité anatomique nous permet aussi de comprendre pourquoi ces tumeurs on une tendance remarquable à s'isoler et même à se pédiculiser comme de véritables polypes.

A cette période, l'hémorrhoïde se présente sous la forme d'une petite bosselure qui fait saillie sur la muqueuse, en général assez haut dans le rectum, et dont la forme et la coloration rappellent celle d'une framboise. Leur surface est donc granuleuse, spongieuse en quelque sorte ; au moindre contact elles saignent abondamment et, malgré leur exiguité, la perte sanguine dont elles sont la source est parfois assez forte pour mettre la vie des malades en danger. Ils sont, selon l'expression d'Allingham, *quite blanched*.

Au point de vue de la structure, les hémorrhoïdes capillaires rappellent assez bien les tumeurs érectiles. Elles sont, en effet, formées par un tissu spongieux, constitué lui-même par un réseau capillaire très-serré et recouvert d'une enveloppe excessivement mince. Ce dernier caractère, qui nous explique la facilité avec laquelle se produisent les hémorrhagies, différencie nettement les hémorrhoïdes capillaires des tumeurs érectiles proprement dites, qui, au contraire, sont toujours protégées par une enveloppe résistante. Mais, avec le temps ou sous l'influence de médications astringentes convenablement dirigées, ce caractère disparaît, la tumeur perd son aspect primitif ; à sa surface, les téguments muqueux s'épaississent ; elle ne présente plus cette apparence granuleuse et veloutée ; elle cesse de saigner et peut rester ainsi à l'état latent pendant des périodes quelquefois très-longues.

Mais à la suite de ces temps d'arrêt vont survenir de nouvelles poussées ; leur caractère inflammatoire devenant de plus en plus manifeste, et sous leur influence la muqueuse ou plutôt les couches sous-muqueuses vont s'épaissir, si bien que les réseaux capillaires primitivement dilatés seront oblitérés et finiront par disparaître. Mais, au-dessous d'eux et en raison même de cette oblitération, les veines se dilatent et se transforment en véritables varices ; ces varices très-superficielles et très-fines au début sont difficilement appréciables à l'examen direct, mais elles ne tarderont pas à se tuméfier, à grossir et à déterminer à leur tour des symptômes analogues à ceux des tumeurs capillaires qui les ont précédées.

Ces symptômes sont d'autant plus importants à étudier, qu'ils sont plus obscurs et peuvent plus facilement échapper à l'observateur et au patient lui-même.

En effet, les hémorrhoïdes capillaires donnent lieu à des hémorrhagies quotidiennes, quelquefois abondantes, mais qui le plus souvent s'arrêtent spontanément, n'apparaissent qu'au moment de la défécation et par conséquent passent inaperçues. C'est là un accident dont les femmes ne se plaindront presque jamais ; habituées à perdre chaque mois des quantités de sang parfois considérables, elles ne font aucune attention aux quelques gouttes de ce liquide que peuvent fournir des tumeurs dont elles ignorent l'existence[1]. Mais le sang qui est ainsi répandu est du sang artériel, il ne le faut pas oublier ; aussi, tandis qu'à la suite de ces copieuses hémorrhagies veineuses, qui ont leur source dans les grosses varices rectales, les patients se sentent parfois soulagés et se rétablissent d'ordinaire assez rapidement, on observe, au contraire, en cas d'hémorrhoïde capillaire les phénomènes d'anémie les plus graves.

Ainsi, ces malades viendront à vous avec des lèvres pâles, les conjonctives blanches, avec la coloration jaune paille des téguments, et comme l'anémie les surprend en pleine santé, en plein embonpoint, leurs chairs auront un aspect blafard, flasque, parfois œdémateux. Le symptôme qui les amène en général auprès du médecin, c'est la dyspnée avec *irrégularité des battements cardiaques*. Alors, comme ils présenteront encore tous les attributs d'une robuste constitution, comme chez eux l'anémie aura précédé l'amaigrissement, vous pourriez, si l'âge y prête, être amenés à rattacher ces symptômes à quelque cancer interne, dont vous cherchez vainement le siége, ou à une de ces dyscrasies encore mal définies qui doivent trouver leur place dans le cadre nosologique à côté des diabètes et des albumineries[2]. Et n'attendez pas que l'on vous parle de douleur, de gêne dans la défécation, etc... Les hémor-

[1] Syme rappelle, à propos du diagnostic, que, confiants en l'antique théorie qui consiste à considérer les hémorrhoïdes comme salutaires, certains individus cachent volontairement leurs pertes sanguines à leur médecin, de peur que celui-ci cherche à les supprimer.

[2] Dans un cas de ce genre, l'analyse des urines m'a révélé non-seulement la présence d'une quantité énorme de phosphates, mais encore des traces de glycose.

rhoïdaires n'éprouvent aucune douleur dans la région malade pendant la période capillaire.

Aux hémorrhoïdes capillaires se rattachent encore des troubles du côté des organes génitaux. Chez l'homme on a noté des douleurs dans le testicule et le cordon, s'irradiant jusque dans les régions inguinale et lombaire, et une diminution considérable de la puissance génitale. L'impuissance serait même, au dire d'Allingham, une complication fréquente ; elle peut être absolue. Chaussier a aussi fait mention d'un autre accident, c'est l'expression du fluide spermatique ou prostatique, lorsque les malades vont à la selle. Indifférente en elle-même, cette évacuation inquiète les malades qui réclament alors avec insistance une médication spéciale pour leurs fonctions séminales.

Chez la femme, ce sont surtout des troubles menstruels que nous aurons à signaler. La fonction, irrégulière d'abord, finit par être supprimée, et comme, sous l'influence de l'anémie, on voit bientôt apparaître de la leucorrhée, on croit avoir affaire à une lésion utérine, contre laquelle sont dirigés les efforts d'une thérapeutique qui doit fatalement rester sans résultats. Au reste, dans les circonstances malheureusement rares où l'examen direct est possible, on ne rencontre que deux ou trois tumeurs au plus, mais lorsqu'il n'y en a qu'une seule, elle a en général pour siége la région périnéale. Il n'est donc pas étonnant que les douleurs soient rapportées aux organes génitaux.

B. *Période artérielle.*—Quand les hémorrhoïdes, sous l'influence des phénomènes que nous venons de décrire, passent de l'état capillaire à l'état artériel, toute obscurité dans les symptômes disparaît, et les malades savent parfaitement à quelles lésions ils doivent rapporter leurs souffrances. Les phénomèmes locaux sont, en effet, faciles à apprécier.

Plus volumineuses que les précédentes, les hémorrhoïdes artérielles sont constituées anatomiquement par un nombre considérable d'artères et de veines qui semblent s'anastomoser directement entre elles, mais qui, en tout cas, sont entrelacées si étroitement et si intimement unies par du tissu conjonctif, qu'il est à peu près impossible de déterminer avec certitude leurs rapports.

« Lorsque les vaisseaux dilatés sont très-flexueux, très-confluents, a écrit Verneuil, la coupe d'une hémorrhoïde peut ressembler à une tumeur érectile veineuse ou à un tissu érectile normal (bulbe de l'urhètre ou du vagin). »

Déjà à cette période, la dilatation veineuse n'est plus simple, elle ne porte pas d'une manière uniforme sur tout le calibre de la veine ; on voit au contraire, lorsque celle-ci a été isolée à l'aide d'une dissection minutieuse après injection coagulable, qu'elle présente un aspect irrégulièrement moniliforme avec ampoules latérales arrondies ou en doigt de gant analogues à celles dont il a été question à propos des hémorrhoïdes externes.

Ces tumeurs qui s'ulcèrent, qui s'enflamment avec une grande facilité, ne restent pas longtemps cachées dans le rectum. Elles deviennent bientôt procidentes et alors les douleurs qu'elles déterminent sont moins en rapport avec leur volume qu'avec l'état de la contractilité du sphincter. Si elle est normale, les souffrances sont supportables, si au contraire, le muscle est contracturé, la tumeur est étranglée par lui, et à cet étranglement passager, mais toujours très-douloureux, succède une inflammation plus ou moins aiguë, avec sécrétion abondante de mucosités irritantes. De là, des érosions, des excoriations au pourtour de l'anus, avec production de végétations analogues à celles qui se rencontrent si souvent sur les organes génitaux des prostituées. Quand le sphincter a en partie perdu sa contractilité comme cela s'observe chez les sujets avancés en âge, le moindre effort (toux, éternument, émotion) amène le prolapsus des hémorrhoïdes, prolapsus dont les symptômes sont tout à fait identiques à ceux que j'ai énumérés au chapitre de la chute du rectum.

Mais avant l'apparition du prolapsus hémorrhoïdal, il se déclare déjà certaines sensations qu'il est important de signaler. Le patient, nous dit Allingham, *sent qu'il a un rectum*. En effet, à l'état normal, nous ne sentons pas plus un organe qu'un autre, et la présence de notre rate ou de notre foie ne nous préoccupe guère plus que celle de notre glande pinéale. Eh bien, une sensation spéciale, qui n'est pas une douleur et que l'on désigne d'ordinaire par le mot impropre de pesanteur, rappelle sans cesse à l'hémorrhoïdaire qu'il a un rectum.

De là, chez lui, une fixation constante de sa pensée sur l'état dans lequel doit se trouver cet organe, de là des tentatives de défécation qui ne font qu'augmenter la tendance au prolapsus, la congestion des tumeurs, et par conséquent les phénomènes douloureux. De là, enfin, des essais thérapeutiques fantaisistes et le plus souvent dangereux.

Pendant la période artérielle les hémorrhagies sont un peu moins fréquentes que pendant la période capillaire, mais elles sont plus abondantes. Le plus souvent elles sont veineuses, mais les artères donnent parfois aussi du sang que l'on voit alors jaillir par jets saccadés quand les tumeurs sont procidentes.

C. *Période veineuse.* — Que les hémorrhoïdes capillaires ou artérielles se transforment en hémorrhoïdes veineuses, le fait n'est pas douteux, mais ce que l'on ne saurait non plus nier aujourd'hui, c'est que cette dernière forme peut apparaître d'emblée, et nous verrons que c'est précisément le cas qui s'observe le plus souvent lorsqu'il s'agit d'hémorrhoïdes symptomatiques. Ce sont surtout ces tumeurs par dilatation primitive des gros troncs veineux que les auteurs ont étudiés au point de vue anatomique. Au début elles sont indépendantes les unes des autres, les veines facilement isolables par la dissection se laissent pénétrer sans peine par les injections. Elles sont moniliformes, bosselées et ce n'est que beaucoup plus tard et alors seulement que l'inflammatiom est venu en modifier la structure qu'on observe des ampoules, des diverticules, des ruptures veineuses enfin, et des cavités vasculaires séquestrées se transformant en kystes.

Il n'est pas impossible non plus qu'à une période plus avancée et lorsque la dilatation est poussée très-loin, la phlébectasie se propage des veines aux capillaires et aux artérioles, mais c'est un fait dont nous n'avons pas encore la démonstration.

Quoi qu'il en soit, les hémorrhoïdes veineuses se présentent en général sous la forme de tumeurs molles, réductibles, bosselées ; ces bosselures sont lisses et arrondies, de sorte que leur coloration étant tout à fait identique à celle des raisins noirs, la tumeur, lorsqu'elle est procidente et volumineuse, ressemble à une grappe de raisin.

Les rapports de ces varices avec les tissus qui les avoisinent ont, au point de vue du traitement, une certaine importance. Eh d'abord, il faut se rappeler que les veines qui constituent les hémorrhoïdes internes, sont les veines de la muqueuse rectale, que celles des autres tuniques intestinales restent indemnes. Ce sera donc dans la muqueuse et le tissu cellulaire sous-muqueux que se passera toute la scène pathologique.

La muqueuse adhère peu, et n'adhère que tardivement aux hémorrhoïdes, car elle est épaissie et a perdu presque tout rapport avec les troncs vasculaires sous-jacents quand les périodes artérielle et capillaire ont précédé la période veineuse, et lorsque la phlébectasie envahit d'emblée les veines d'un certain calibre, il se forme entre elles et la muqueuse de petites bourses séreuses accidentelles que Verneuil, le premier, a signalées et décrites. Et ce n'est que lorsque ces bourses séreuses se sont enflammées, qu'il y a eu phlébite ou inflammation aiguë des tissus ambiants, que vous constaterez l'hypertrophie du tissu cellulaire et l'induration du tissu périvasculaire.

Cette hypertrophie et cette induration ne s'observent jamais quand les hémorrhoïdes sont toujours restées cachées dans le rectum, qu'elles n'ont jamais été procidentes.

Mais, hâtons-nous de le dire, la procidence est un accident qui ne se fait pas longtemps attendre, car, en raison même de leur volume qui est en général assez considérable, et de leur peu de fixité, les hémorrhoïdes sont très-facilement expulsées hors du rectum par la défécation; elles se réduisent, il est vrai, mais leur passage fréquent à travers l'anneau sphinctérien finit par en compromettre la contractilité. C'est ainsi que se produit le *prolapsus hémorrhoïdal*, c'est-à-dire une chute de la muqueuse rectale compliquée d'hémorrhoïdes.

Nous serons bref dans la description des symptômes qu'entraîne un pareil accident, et nous renverrons le lecteur à ce qui a été dit au chapitre du prolapsus. Rappelons, cependant, que si certains individus ont pu, pendant des années, obtenir sans difficulté la réduction quotidienne de leurs hémorrhoïdes et la maintenir, il n'en est pas moins vrai que le plus souvent le rectum variqueux perd de bonne heure *son droit de domicile*. Lorqu'il en est ainsi, la région de l'anus présente un double bourrelet, l'un cutané, l'autre muqueux. Le premier est formé par les téguments de la région qui souvent alors se hérissent de petites végétations hypertrophiques, que l'on pourrait facilement confondre avec des hémorrhoïdes externes, le second n'est autre chose que la muqueuse rectale avec les tumeurs qui l'ont entraînée.

Les hémorrhagies pendant la période veineuse ne sont pas très-fréquentes et s'observent surtout au moment de la procidence. La quantité de sang perdu est très-variable ; ce liquide est tantôt veineux, tantôt artériel, car, lorsque les bourrelets hémorrhoïdaux sont anciens, ils sont alimentés par des artères parfois très-considérables, dont le volume serait dans quelques cas, disent certains auteurs, comparables à celui de la radiale.

Les trois types d'hémorrhoïdes, capillaire, artériel et veineux, dont je viens d'exposer la structure et les symptômes, ne sont pas d'ordinaire aussi nettement distincts que le pourrait faire penser la précédente description ; on voit, au contraire, le plus souvent, sur un même sujet, de grosses varices veineuses procidentes, tandis qu'au-dessus d'elles, plus profondément, se développent de petites houppes d'hémorrhoïdes capillaires ou artérielles. Et ces dernières ne s'observent presque jamais sans qu'il existe en même temps des hémorroïdes capillaires en voie de transformation. Enfin, les hémorrhoïdes externes viennent fréquemment compliquer les hémorrhoïdes internes, et nous avons vu plus haut que leur aspect est encore modifié par l'hypertrophie des téguments de la région. Force est donc d'étudier en même temps les complications de ces diverses variétés d'hémorrhoïdes. Ces complications sont :

1° *L'hémorrhagie.* — Il est peu de question qui ait inspiré un aussi grand nombre de travaux que l'hémorrhagie chez les hémorrhoïdaires ; malheureusement ce sont les théories qui ont été multipliées, quant aux faits, ils ont été torturés pour la démonstration de ces dernières. Aussi, de nos jours encore, à la lecture de certains auteurs, on pourrait croire qu'il suffit que le sang ait traversé les veines du rectum pour qu'il puisse être impunément soustrait à l'organisme. On signale, en effet, des observations de pertes sanguines véritablement surnaturelles. Qu'on en juge. M. Dupasquier (cité par Ashton) a vu un malade qui, en une nuit, perdit 9 livres de sang. Calvert [1] parle d'une femme qui avait perdu, en deux heures, trois plein vases de nuit *(chamber pot)*. Borelli aurait observé un individu qui avait une véritable menstruation anale, qui, chaque mois, lui coûtait environ 10 livres de sang.

Si nous ouvrons le livre de Montègre à la page 47, nous y trouverons des faits encore plus invraisemblables. Ainsi il fait mention des observations de Montanus [2] (hémorrhoïdaire ayant perdu, pendant 45 jours de suite, 2 livres de sang par jour), de Cornarius [3] (gentilhomme hongrois ayant perdu 6 livres), de Lanzoni [4] (prêtre rendant quotidiennement une livre de sang), de Ferdinand [5] (perte quotidienne d'une demi-livre pendant plusieurs mois).

Panarola, lisons-nous dans le même auteur, raconte qu'il a connu un noble espagnol qui depuis quatre ans rendait tous les jours une livre de sang et jouissait cependant d'une bonne santé. « Que l'on imagine, dit Panarola, d'où pouvait venir une telle quantité de sang, puisqu'il en avait déjà coulé *plus de mille livres !* »

Montègre cite encore, d'après Harris, l'histoire d'une veuve maigre et bilieuse qui, en quelques heures, perdit

[1] *A practical Treatise on diseases of the rectum and anus*, p. 16-17. Londres, 1824.

[2] H. Schwevcher *(Append. consilior. Montani. Basil.* 1583).

[3] *Observ. méd.*, 26.

[4] *Consult. médic.*, 97 opér., t. II, p. 203.

[5] *Hist. méd.*, 16, p. 40.

4 livres de sang. L'observation de Spindler a trait à une perte de 12 à 14 livres en 24 heures. Enfin, l'on en arrive aux assertions absolument inadmissibles d'Hoffmann (perte de 20 livres en 24 heures), de H. Smetius (30 livres en 2 ou 3 jours), de C. Pézold *(soixante-quatre livres* en un seul accès !).

Je n'insisterai pas davantage sur ces faits mythologiques, qui ne prouvent que l'extrême crédulité de certains observateurs. L'hémorrhagie est toujours un accident fâcheux, et les sujets qui perdent quotidiennement une quantité notable de sang ne tardent pas à s'affaiblir, à tomber dans une anémie profonde, quelquefois même ils finissent par succomber. Seulement, comme je l'ai dit plus haut, quand le sang perdu est du sang artériel, il suffit d'une perte relativement minime pour produire des accidents très-grave, tandis qu'il s'écoule parfois d'assez fortes quantités de sang veineux[1], sans que la santé générale en soit notablement influencée.

Dans le premier cas, l'hémorrhagie se fait par les capillaires ou les artères. On la voit alors survenir sans cause appréciable et sans qu'elle soit annoncée par aucun symptôme. Une défécation pénible, une légère constipation ou une diarrhée passagère suffisent pour provoquer l'accident. Si l'examen direct vous permet alors de constater des hémorrhoïdes veineuses, explorez plus minutieusement la région et vous y trouverez certainement des tumeurs à un degré moins avancé de développement.

Il n'en est pas de même lorsqu'il s'agit des hémorrhagies

[1] On observe quelquefois à la suite de l'issue d'une certaine quantité de sang *noir* par l'anus, les symptômes des hémorrhagies graves. Mais alors il ne s'agit pas de sang veineux, comme on pourrait le croire, mais d'une perte interne dont les produits se sont altérés pendant leur séjour dans l'ampoule rectale.

veineuses, car elles apparaissent rarement sans être précédées par des phénomènes de turgescence qui sont eux-mêmes la conséquence de l'inflammation ou de l'étranglement.

L'hémorrhagie a donc alors pour cause une rupture veineuse, c'est-à-dire un accident qui n'est, en réalité, qu'un débridement spontané et il n'est pas étonnant qu'il y ait alors une détente locale immédiate, avec sédation dans les symptômes généraux

C'est, sans doute, ce soulagement passager qui a fait considérer l'hémorrhagie comme un accident favorable, et c'est malheureusement dans la qualité du sang répandu que l'on a cherché pendant des siècles, l'explication de ces bienfaits apparents. Il est inutile, je crois, de retracer ici toutes les théories qui ont vu le jour à cette occasion, qu'il me suffise de répéter seulement les deux lignes d'Hippocrate qui ont servi de thème à tous ses commentateurs et à bien d'autres encore. *In profluvio hæmorrhoidum velut quidam atrabili affine effluit* [1].

Au reste, que ce soit la bile ou quelque autre humeur peccante qui s'écoule par les hémorrhoïdes, *generalamento parlando sono esse un incommodo, che e meglio di non avere* [2], répéterai-je avec un auteur encore plus judicieux que naïf.

Mais, me sera-t-il répondu, il est pourtant dans la science nombre d'observations tendant à démontrer que le flux hémorrhoïdal, chez quelques individus pléthoriques, devient une véritable menstruation, aussi régulière chez certains hommes que les règles des femmes, et dont la suppression amène les accidents les plus graves. Ne

[1] *De Morbis vulgaribus*, l. VI ; — voyez aussi Stahl, *De Vena Portæ malorum porta*, et *De mensium Viis insolitis*.

[2] Monteggia.

voyez-vous pas, ajoute-t-on, ces accidents terribles, qui surviennent à l'époque de la ménopause, disparaître immédiatement au moment ou des hémorrhoïdes fluentes se développent vers l'anus? Enfin, chacun sait que les menstrues déviées s'écoulent fréquemment par les veines du rectum, qu'enfin les hémorrhoïdes sont une des voies les plus ordinaires des hémorrhagies supplémentaires des règles[1].

A la première objection, je répondrai qu'il n'y a pas dans la science une seule observation indiscutable de menstruation anale régulière chez l'homme, et je ne crains guère que cette affirmation soit démentie, car de plus habiles que moi ont cherché dans les auteurs la même inconnue sans la trouver. Aussi M. Gosselin n'a-t-il pas craint d'affirmer que jamais il n'a lu sur ce sujet que des récits obscurs dans lesquels les affirmations des malades sont données comme preuves scientifiques. Non, le flux hémorrhoïdal ne préserve d'aucune maladie, et de ce que l'on peut citer « quelques hémorrhoïdaires qui n'ont eu ni catarrhe bronchique, ni folie, ni apoplexie, on n'est pas en droit de conclure que ceux qui ont eu ces maladies, n'ayant pas d'hémorrhoïdes, ne les auraient pas eues s'ils avaient été sujets au flux hémorrhoïdal. »

Reste à résoudre la question des règles déviées par l'anus. Ici encore les faits ne sont guère démonstratifs, mais enfin admettons les observations telles qu'elles nous sont données. Eh bien, n'est-il pas facile de se convaincre que presque toutes se rapportent à de malheureuses femmes dont les règles ont été supprimées brusquement;

[1] Puech, Académie des sciences, 1861.

cette suppression reconnaissant pour cause les hémorrhoïdes [1].

Quant aux hémorrhagies supplémentaires des règles, qui s'écoulent par l'anus, je ne sais si l'on doit les admettre, car, en général, à ce sujet, on est obligé de s'en rapporter au récit des malades. En effet, examine-t-on jamais les organes génitaux pendant la période menstruelle, et surtout les examine-t-on jamais alors d'une manière assez complète pour se rendre compte exactement de la source du sang qui souille la région ano-périnéale? Enfin, serait-il démontré que ce sang vienne réellement de l'anus, rien ne nous permettrait d'affirmer qu'il est de nature menstruelle.

En résumé, quoiqu'elle soit suivie dans quelques circonstances d'un soulagement immédiat, l'hémorrhagie n'en est pas moins, dans la plupart des cas, une complication fâcheuse, dont il importe de prévenir l'apparition et de combattre les funestes conséquences.

2° *La Procidence.* — C'est surtout pendant la période veineuse que s'observe cette complication qui, comme nous

[1] Il ne faut accepter qu'avec beaucoup de réserve les observations des règles déviées, car de nos jours encore, des hommes d'une incontestable valeur, et qui même trouvent « les siècles précédents un peu trop enclins vers le merveilleux, » ne craignent pas de publier des faits comme le suivant : « Je connais une vieille fille chez laquelle, pendant longtemps, l'hémorrhagie supplémentaire se faisait dans l'estomac. Mais le sang restait souvent plusieurs mois sans être rejeté au dehors. Il survenait à chaque époque des phénomènes critiques tout à fait caractéristiques (?) et des altérations profondes des fonctions digestives. Après quelques mois, ces désordres prenaient une intensité plus grande, une petite saignée devenait nécessaire pour faire cesser le spasme et provoquer le vomissement : or, dans les matières vomies se trouvaient diverses couches évidemment superposées, depuis le sang le plus pur jusqu'aux caillots les plus anciens, les plus denses ou les plus altérés, dans un état analogue à la putréfaction. *Il était difficile de douter* que ces divers dépôts ne provenaient pas de l'accumulation successive d'hémorrhagies antérieures produites à diverses époques qui, probablement, correspondent aux époques menstruelles. »

l'avons vu plus haut, sera la cause de presque toutes les souffrances qu'éprouvent les hémorrhoïdaires. Le mécanisme suivant lequel se produit le prolapsus hémorrhoïdal, est tout à fait identique à celui que nous avons exposé au chapitre de la chute du rectum. Aussi pourrons-nous abréger ici quelque peu notre description. C'est, en général, au moment de la défécation que les hémorrhoïdaires sortent pour la première fois. D'ordinaire il ne s'agit que d'un prolapsus partiel, qui se réduit spontanément ou sous l'influence de quelques heures de repos. S'il n'y a point alors de phénomènes de contracture du côté du sphincter ou si ce muscle a perdu quelque peu de sa tonicité normale, cette issue au dehors d'une tumeur variqueuse se reproduira à chaque défécation. Mais ainsi expulsée, la tumeur entraîne après elle celles qui sont situées profondément, elle entraîne aussi la muqueuse. Celle-ci s'édœmatie, s'épaisssit, devient moins sensible, et le phénomène se reproduisant presque quotidiennement, les patients apprennent assez vite à faire rentrer eux-mêmes leurs hémorrhoïdes, chaque fois qu'ils sont allés du ventre.

Cet état de chose peut donc durer pour ainsi dire indéfiniment. Mais alors la région anale perd son aspect ordinaire, et l'on voit se former les trois bourrelets concentriques auquel il a été fait allusion plus haut.

Avant que l'hémorrhoïde procidente ait ainsi déformé la région, qu'elle ait acquis un degré assez considérable pour rester presque continuellement au dehors, avant qu'elle ait, en un mot, perdu son *droit de domicile*, la lésion aura passé par diverses phases, que Gosselin a très-clairement indiquées, sinon décrites dans ses leçons. D'après lui les hémorrhoïdes internes peuvent être :

1° Procidentes et facilement réductibles. Elles ne constituent alors qu'une légère infirmité que les malades supportent quelquefois pendant des années sans se plaindre. Mais n'oublions pas cependant que l'enveloppe des hémorrhoïdes internes est extrêmement mince et que, par conséquent, elle peut se rompre au moment de la procidence sous l'influence des moindres efforts. Aussi, même avec les hémorrhoïdes procidentes facilement réductibles, et surtout lorsqu'elles ne sont pas très-anciennes, vous observerez des hémorrhagies. Notons que comme ces pertes sanguines se reproduisent au moment même où la tumeur rentre, les malades et quelques médecins ont voulu établir un rapport de cause à effet entre les deux phénomènes. C'est là encore une des raisons qui ont fait croire aux bienfaits de l'hémorrhagie !

2° Les hémorrhoïdes procidentes, quoique facilement réductibles sont quelquefois douloureuses. Je veux parler ici de douleurs vives, cuisantes, superficielles et ne ressemblant en rien à celles qui sont la conséquence de l'inflammation et de la turgescence des tissus. Les malades les comparent à une sensation de brûlure ou à celle que déterminerait l'application d'un fer chaud. Elles sont exaspérées par un contact léger, par un simple frottement plus encore que par une pression énergique. Après la réduction du prolapsus, elles persistent pendant un temps plus ou moins long, déterminant des symptômes analogues à ceux de la fissure de l'anus. Un examen minutieux fait découvrir en pareil cas, à la surface, des tumeurs prolabées, de petites érosions ou *excoriations* très-superficielles et qu'il suffit de faire disparaître pour mettre fin presque immédiatement aux souffrances des malades.

3° M. Gosselin a encore décrit un prolapsus hémorrhoïdal lentement ou difficilement réductible. En pareil cas, les patients éprouvent, lorsqu'ils viennent d'aller du ventre, une sensation spéciale qui leur fait croire que la défécation n'est pas terminée. De là, des ténesmes et des efforts impuissants, qui n'aboutissent qu'à augmenter l'afflux sanguin dans les veines de la région et, par conséquent, le volume des tumeurs. Leur augmentation rapide est encore favorisée par les contractions du sphincter, qui amène un étranglement passager, et par l'effusion rapide d'une certaine quantité de sérosité dans les mailles du tissu cellulaire. Ce n'est qu'au bout de plusieure heures, lorsque le sphincter s'est relâché, ou quelquefois lorsque la tumeur s'est rompue et a donné issue à un peu de sang, que le prolapsus se réduit spontanément ou sous l'influence de légères pressions. Les malades qui sont sujets à cet accident savent très-bien qu'ils abrègent leurs souffrances en se mettant au lit pendant quelques heures, aussi s'arrangent-ils de manière à n'exonérer leur intestin que le soir, avant de se coucher.

Malgré les douleurs et la présence d'un bourrelet volumineux, certains individus se livrent encore à la marche pendant les périodes de procidence. Mais alors le frottement des fesses ou des vêtements détermine la production d'érosions douloureuses, ou bien il se développe une inflammation catarrhale, chronique d'emblée, qui se traduit par une leucorrhée anale très-pénible, très-persistante. C'est au prolapsus ainsi compliqué qu'avait jadis été donné le nom d'*hémorrhoïdes blanches*. Ajoutons en terminant que la dysurie, la dysparémie et les troubles nerveux généraux (gastralgie, hypochondrie, etc.) s'observent surtout en cas de prolapsus difficilement réductible.

3° *L'étranglement et l'inflammation.* — Quand les hémorrhoïdes procidentes n'ont pas encore, par leur passage répété à travers les sphincters, compromis la tonicité normale de ce muscle, il arrive parfois qu'elles sont étranglées par lui. Alors s'observent tous les symptômes que nous avons énumérés à propos de l'étranglement de la muqueuse prolabée ; ils ont seulement une beaucoup plus grande intensité. Il est rare toutefois que cet étranglement *par contracture* soit de longue durée et se prolonge assez pour amener la gangrène des parties. Mais il est presque toujours assez persistant pour faire éclater des accidents inflammatoires. Pour l'expliquer, les anciens avaient admis une hypérémie essentielle, une fluxion. Nous nous sommes expliqué plus haut sur ce point : on ne peut définir bien exactement dans le langage scientifique moderne ce qui doit être entendu par le mot *fluxion*. Mais ce que l'on peut affirmer, c'est qu'à la suite de quelques heures d'étranglement par le sphincter, il se développe souvent sur les veines hémorrhoïdales internes des phénomènes de phlébite, et c'est à cette phlébite qu'il faut attribuer toutes les modifications destructives, et tous les accidents immédiats qui compliquent les hémorrhoïdes procidentes et dont l'ensemble constitue ce qui a été appelé une *crise* ou plutôt une *attaque* d'hémorrhoïdes internes.

Les symptômes généraux de cette attaque ont une certaine analogie avec ceux que nous venons de décrire à propos des hémorrhoïdes externes, mais ils sont infiniment plus graves. En effet, la langue se recouvre presque d'emblée d'un épais enduit saburral ; il y a des nausées, souvent même des vomissements, et la fièvre s'allume avec une très-grande intensité. Localement, sous l'influence de l'inflammation, les tumeurs étranglées deviennent énormes, tendues, et sur leur circonvolution bleuâtre apparaissent bientôt des plaques de sphacèle blanchâtres ou grises. Toute la région est tendue, douloureuse, les téguments qui avoisinent l'anus sont rouges, œdémateux, et s'il y a des hémorrhoïdes externes concomitantes elles deviennent elles-mêmes turgescentes et douloureuses. Inutile d'ajouter que la défécation dans de pareilles conditions est absolument impossible. Aussi l'abdomen est-il gonflé, balloné, douloureux, si bien que l'on pourrait croire alors à l'existence d'une péritonite. Je ne sais si jamais pareil accident a été observé, mais il y a dans la science plusieurs observations d'attaques d'hémorrhoïdes internes suivies de mort. Heureusement, ce sont là des faits exceptionnels, et la phlébite hémorrhoïdaire se termine en général par résolution, induration ou suppuration.

La résolution qui est très-rarement complète est la terminaison la plus ordinaire quand les phénomènes inflammatoires n'ont pas une grande intensité. Elle est quelquefois aussi favorisée par l'hémorrhagie, et alors, sous l'influence du repos ou de quelques pressions méthodiques, le prolapsus se réduit dans le rectum et le patient se croit guéri jusqu'au jour ou survient une nouvelle attaque.

La suppuration s'observe assez fréquemment, tantôt c'est le tissu cellulaire qui suppure tout autour des vaisseaux dans lesquels le sang se coagule, tantôt ce sont les bourses séreuses accidentelles qui entrent en suppuration, tantôt enfin, le pus se forme dans le calibre même des veines enflammées et peut être entraîné dans le torrent circulatoire, si des manœuvres intempestives viennent à faire détacher les caillots qui séquestrent ces cavités veineuses. Telle est l'origine des abcès du foie, par embolie, qui ont été trouvés à l'autopsie de certains hémorrhoïdaires.

Dans quelques cas, rares il est vrai, c'est la totalité du bourrelet étranglé qui suppure, et dans ces conditions, après l'évacuation du pus, vous constaterez parfois l'oblitération des veines et la disparition complète des hémorrhoïdes. Il y a donc alors guérison spontanée par suppuration. C'est grâce à un mécanisme analogue que disparaissent parfois les varices des membres. Lorsqu'au contraire là suppuration se produit par petits foyers plus ou moins nombreux et nettement séparés, la présence du pus est facilement méconnue, et quand s'éteignent les phénomènes généraux de l'attaque, quand, l'étranglement disparaissant, le bourrelet hémorrhoïdal se réduit, ces petits abcès s'ouvrent dans le rectum ; ainsi se forme l'orifice interne d'une fistule borgne ou complète, tel est aussi parfois le début des grands abcès du fondement. Enfin, la suppuration des hémorrhoïdes internes est encore le point de départ d'accidents plus graves : érysipèle, phlébite infectieuse, pyohémie.

L'induration, troisième terminaison possible de la phlébite hémorrhoïdale, c'est-à-dire le passage à l'état chronique de cette inflammation, est rare, et ce n'est que dans des cas exceptionnels, que vous verrez un bourrelet quelque peu volumineux se tranformer tout entier en une tumeur œdémateuse, dure, comparable aux hémorrhoïdes externes indurées. En général, vous ne trouverez qu'un ou deux lobules plus ou moins volumineux dont la résolution n'aura pu se produire. A la longue, ces lobules se pédiculisent comme de véritables polypes, et entraînant un repli de muqueuse, ils traversent le sphincter. Rien n'est plus simple alors que d'en pratiquer l'ablation à l'aide de l'un des procédés décrits au chapitre des polypes.

4° *La gangrène.* — C'est une des terminaisons naturelles des hémorrhoïdes internes. Tantôt elle a pour cause unique la contracture du sphincter, ce qui, avons-nous dit, est très-rare, tantôt et c'est le cas le plus fréquent, il s'agit d'un étranglement inflammatoire. La gangrène alors est annoncée par les signes généraux précédemment décrits, mais auxquels il faut ajouter des douleurs intenses et des phénomènes spasmodiques (contracture des extrémités, trismus, etc.) ; cet ensemble symptomatique a même parfois une telle intensité que les patients accablés par la douleur finissent par succomber. Asthon a insisté sur la gravité de ces accidents qui, plus d'une fois, lui ont fait redouter la mort de ses malades. Au reste, Boyer avait déjà signalé la gangrène des hémorrhoïdes comme une complication très-grave, souvent mortelle.

Il y a loin, comme on le voit, de cette opinion à celle qui veut faire de la gangrène un événement heureux et le plus souvent suivi d'une guérison radicale et définitive. Opinion vraie cependant, mais quand il ne s'agit que d'un prolapsus peu volumineux et ne comprenant pas toute la circonférence de l'intestin.

Cette gangrène est annoncée localement par l'apparition sur la tumeur étranglée, qui prend alors une couleur rouge sombre, de petites plaques grises d'abord, noirâtres ou jaunâtres plus tard, qui ne sont autre chose que des eschares. Leur odeur fétide est presque caractéristique. Lorsqu'elles se détachent, le contenu des veines enflammées (caillots, sang altéré, pus) s'échappe au dehors, et la tumeur en partie détruite se réduit spontanément dans l'ampoule rectale. Il n'est pas rare qu'une légère hémorrhagie survienne à ce moment, et il importe de la prévoir puisqu'alors c'est d'une perte interne qu'il y a lieu de s'occuper.

L'ulcération qui succède à la chute des eschares, se répare d'ordinaire assez rapidement, mais c'est une cicatrice rétractile qui lui succède, cicatrice curative si elle est peu étendue, mais qui pourra devenir plus tard un anneau cicatriciel incurable, si c'est un bourrelet circulaire qui a été frappé de mortification.

Traitement — Les indications thérapeutiques sont, assurément, nombreuses et variées dans le traitement des hémorrhoïdes internes idiopathiques, mais les moyens que nous avons à notre disposition le sont aussi, et parmi ces innombrables procédés qui encombrent les annales de la science, il n'en est peut-être pas un seul qui ne puisse à un moment donné trouver son application utile. Que le lecteur pourtant se rassure, point n'est mon intention d'en faire une revue complète, car presque tous ont rapport au traitement opératoire. Or, ce traitement, dans la grande majorité des cas, n'est pas indispensable; la plupart des hémorrhoïdaires peuvent guérir *de leur infirmité* sans opération.

Au reste, que devons-nous entendre par guérison des hémorrhoïdes internes? Peut-il être question de guérison radicale? Pouvons-nous avoir la prétention de faire disparaître toutes les varices rectales, de rendre aux veines environnantes leur calibre normal? Un pareil résultat n'a jamais été obtenu, n'a surtout jamais été démontré anatomiquement. C'est qu'il en est des hémorrhoïdes internes comme de ces varices des membres inférieurs qui récidivent dans les parties profondes alors que l'on a réussi à les oblitérer dans les couches superficielles. Toute notre ambition doit donc se borner à faire disparaître les symptômes pénibles auxquels l'affection donne lieu.

Le premier de tous, lorsque l'évolution de la maladie est régulière est, avons nous dit, *l'hémorrhagie*. Nous voyons le sang apparaître tout d'abord pendant la période capillaire, alors que le doigt ne rencontre dans le rectum que des tumeurs petites et peu nombreuses. Hâtez-vous, en pareil cas, de tarir cette source qui chaque jour laisse perdre du sang artériel, et n'attendez pas le moment ou votre malade profondément débilité ne pourra plus supporter même votre thérapeutique. Il faut immédiatement modifier son régime, et arriver en quelques jours à lui procurer des selles quotidiennes et molles. Vous obtiendrez ce résultat : 1° en administrant chaque matin une verrée d'eau de Pullna ou mieux d'eau de Frédérichsall ; 2° en supprimant dans l'alimentation tous les mets de haut goût, les fromages putréfiés[1], les gibiers faisandés, certains légumes qui ont la propriété de donner naissance dans l'intestin à un dégagement gazeux abondant, enfin les vins généreux ; 3° en conseillant au contraire une alimentation copieuse mais *très-simple*, les fruits cuits en hiver, les raisins[2] en automne, le lait, le beurre doivent être pris en abondance. Comme boisson, eaux de Vichy ou de Vals. Peu de vin. Exercice modéré, mais quotidien.

Le traitement local consistera dans l'emploi simultané du froid et des astringents. Ainsi, lorsque c'est au moment de la défécation que se produisent les hémorrhagies, cet acte doit être immédiatement suivi d'une injection d'eau très-froide, ou plutôt d'eau glacée.

D'eau glacée !.., mais, m'a-t-il été dit, si vous injectez de l'eau glacée, vous allez impressionner avec une telle violence les nerfs ganglionnaires qui se distribuent au rectum, que par action reflexe vous provoquerez une syncope ! Et la gangrène, ne craignez-vous pas de la voir s'emparer de ces tissus enflammés sur lesquels vous appliquerez de la glace !... Eh bien, malgré ces menaces j'ai prescrit le lavement glacé, non-seulement aux hémorrhoïdaires, mais dans une maladie avec laquelle la syncope est bien autrement

[1] Il existe dans certains fromages, le roquefort en particulier, un corps gras qui n'est autre qu'un amide. Ce produit de décomposition, auquel ce fromage doit son goût, se retrouve aussi dans le gras de cadavre.

[2] La cure de raisin a été plus particulièrement préconisée par Herpin, de Metz, dans son *Ampélothérapie*. Herpin, de Genève, avait aussi recommandé tout particulièrement les fraises et les dattes fraîches. Le laxatif le meilleur, au dire du même auteur, serait un mélange de parties égales de soufre, magnésie et sucre de lait, dont on prend une cuillerée à café le matin.

redoutable, je veux parler de la fièvre typhoïde. Je pourrais citer entre autre l'histoire d'une jeune fille frêle et délicate, à laquelle je n'ai pas craint de faire administrer plus de cent lavements glacés dans le cours d'une dothynenterie. Elle a guéri sans autre remède, sans suites fâcheuses et n'a jamais eu même une menace de syncope[1].

J'ai souvent aussi fait prendre le lavement glacé à des vieillards, dans le but d'agir sur la prostate hypertrophiée[2], je n'ai jamais eu d'accidents. Ces faits ne suffiraient-ils pas pour vous prouver que la gangrène n'est pas plus à redouter que la syncope. Mais les preuves ne manquent pas. Ainsi je mets quotidiennement en usage les suppositoires de glace dans le traitement des maladies des voies urinaires, et c'est un moyen que j'ai vu beaucoup employer autour de moi. Je ne connais pas un seul exemple de gangrène. Cet accident ne serait à redouter qu'en cas d'étranglement. Mais alors l'emploi de la glace n'est pas indiqué.

Si l'action du froid ne suffisait pas pour arrêter l'hémorrhagie on ordonnerait une injection d'eau de Pagliari glacée, ou comme le conseillait Copeland, d'une solution de quelques grains de sulfate de zinc, injection d'une verrée environ, et poussée très-lentement afin de ne pas dépasser les limites de la région où rampent les veines dilatées. On en viendrait au tamponnement du rectum que dans les cas extrêmes. J'en indiquerai plus loin le manuel. Tandis qu'on agit ainsi par la réfrigération sur le calibre des veines du rectum et que l'on obtient une déplétion momentanée du système vasculaire de la région, il faut chercher

[1] J'ai aussi pour pratique de prescrire un lavement glacé toutes les trois heures, dans les cas de septicémie ou d'érysipèle traumatique, toutes les fois que la température se maintient entre 39 et 40 degrés.

[2] M. Diday m'a dit avoir souvent employé la glace en vue de la même indication et jamais sans l'ombre d'accident.

à modifier les tumeurs naissantes à l'aide des préparations astringentes. Elles sont, en général, prescrites sous forme de pommade ou de suppositoires. Nous devons citer en première ligne les préparations martiales. Une des plus efficaces et des plus inoffensives est la persulfate de fer. Ce sel, en effet, jouit de propriétés hémostatiques très-précieuses dans l'espèce, et il a de plus l'avantage de ne pas cautériser les tissus comme la perchlorure de fer, dont l'application inflige aux malades de cuisantes douleurs. On peut l'employer en suppositoire, en pommade ou en poudre. Dans ce dernier cas, il faut user d'un spéculum fenêtré sur le côté. Lorsque l'hémorrhoïde vient faire hernie dans la fenêtre de l'instrument, elle est saupoudrée à l'aide d'une petite spatule. On peut donc agir d'une manière beaucoup mieux limitée qu'avec de simples suppositoires [1].

Dans ces dernières années on a beaucoup vanté les vertus de la poudre d'iodoforme. Cette substance aurait, paraît-il, la propriété de flétrir assez rapidement les hémorrhoïdes internes naissantes, et, d'après ce que j'ai vu jusqu'ici, je serais tenté de croire que c'est un médicament appelé à rendre de grands services. C'est sous forme de suppositoire (une partie pour dix) qu'il est introduit dans l'ampoule rectale. N'oubliez pas de recommander à vos malades de ne prendre ce remède que le soir, car son odeur est détestable, pénétrante et... compromettante [2]. Votre

[1] Citons encore comme remède antihémorrhagique l'ergot de seigle, administré à l'intérieur et déjà mis en usage à Bologne, dès 1845, par Canuto Canuti. C'est du reste un moyen infidèle sur lequel on ne peut compter. Si en Allemagne il a réussi, c'est parce que l'ergot administré en injection hypodermique a déterminé des phénomènes inflammatoires.

[2] Depuis quelques années on a beaucoup employé la poudre d'iodoforme dans le traitement des chancres vénériens, et chez les gens du monde on ne connaît pas à cet agent thérapeutique d'autres indications.

client ne vous pardonnerait jamais de l'avoir exposé, sans l'en prévenir, à des soupçons immérités.

Les infusions de rhatania, d'écorce de chêne, de roses de Provins, le tannin [1], en un mot, tous les astringents végétaux ont été employés de la même manière. Leur action est à peu près la même. Elle est pourtant un peu moins sûre.

Au bout de quelques semaines de ce traitement, lorsque vous examinerez de nouveau le rectum, vous ne retrouverez plus ces petites excroissances rutilantes qui, lors du premier examen, avaient frappé votre vue. Les hémorrhoïdes capillaires se sont flétries, et si des veines plus volumineuses doivent ultérieurement se développer au-dessous d'elles, les accidents qu'elles détermineront apparaissent dans un avenir si lointain que vous n'avez pas à les prévoir et surtout à les annoncer.

Lorsque les hémorrhoïdes internes deviennent procidentes, il est encore permis d'espérer la guérison sans opération chirurgicale, à moins, cependant, qu'il ne survienne des phénomènes d'étranglement. L'important, alors, est de ne pas laisser perdre à la tumeur son *droit de domicile*, il faut, par conséquent, la réduire immédiatement toutes les fois qu'elle franchit l'anus. Cette précaution, cependant, serait insuffisante si l'on avait affaire à une tumeur très-volumineuse, ou si le sphincter n'avait plus une tonicité suffisante pour que la réduction se puisse maintenir [2]; chez un très-grand nombre d'hémorrhoïdaires cette

[1] Citons à ce propos la formule indiquée il y a environ quinze ans par Herpin, de Genève, et qui est une des plus simples : tannin, de 1 à 3 gr.; coldcream, 15 gr.

[2] Dans ce cas, Laugier avait conseillé de provoquer un rétrécissement artificiel de l'anus par l'excision des plis rayonnés de la marge de cet orifice. On faisait donc, pour maintenir la réduction de la tumeur hémorrhoïdale, la même opération que Dupuytren appliquait pour prévenir la chute du rectum.

réduction est obtenue, ai-je dit, par le malade lui-même, mais lorsque le prolapsus est lentement ou difficilement réductible, il faut venir à son secours.

Les préceptes que l'on a donnés à ce sujet varient singulièrement. Soyez patients, disent les uns, il suffit de savoir attendre ; pour les autres, au contraire, il faut absolument réduire le plutôt possible, et réduire par la violence, si les procédés ordinaires ne réussissent pas. Pressez énergiquement sur la tumeur, nous disent-ils, serrez-la entre vos doigts pour refouler le sang que contiennent les varices étranglées et, une fois ce résultat obtenu, faites du *taxis forcé !* De pareilles manœuvres ne sauraient être proscrites avec trop de sévérité. Il en est, cependant, de plus dangereuses encore, et qui néanmoins ont été préconisées par des hommes dont nul n'aurait osé contester la valeur. Je veux parler des applications de sangsues, des mouchetures, des incisions enfin.

Cette déplorable pratique des émissions sanguines locales, sur la tumeur elle-même, a été inspirée par la théorie des *hémorrhagies salutaires*. Nous voyons rentrer spontanément les hémorrhoïdes qui ont saigné, s'est-on dit, eh bien ! provoquons cette perte sanguine, et nous réduirons ensuite sans difficulté le prolapsus. Mais, que réduirez-vous alors ? Vous réduirez une plaie veineuse, plaie qui va échapper à votre observation et donner lieu peut-être à une hémorrhagie formidable que vous ne pourrez soupçonner que lorsqu'il sera trop tard pour porter secours à votre patient... Non, on n'incise par une hernie étranglée pour faciliter sa réduction [1] !

C'est à un taxis modéré et méthodique qu'il faut avoir

[1] La pratique des scarifications était déjà condamnée par Monteggia, par Bushe, et Calvert rapporte qu'il a vu périr un malade d'hémorrhagie à la suite de cette opération.

recours en cas de prolapsus difficilement réductible : pour le pratiquer on fait coucher le malade sur le côté, le siége élevé à l'aide de coussins, ou dans l'une des positions indiquées au chapitre de la chute du rectum, observant les mêmes précautions qui y sont conseillées, on introduit dans l'anus la pulpe de l'index gauche préalablement huilée. Chose remarquable, alors même que la réduction semble matériellement impossible, ce toucher rectal est pratiqué sans trop de difficulté. Ce doigt servira de guide, de conducteur à vos manœuvres de réduction qui consisteront à refouler lentement les parties du côté du rectum [1].

Quelques auteurs sont d'avis qu'il faut profiter du moment où les tumeurs sont au dehors pour faire directement sur elles des applications astringentes ou caustiques. Agir de la sorte, serait s'exposer à rendre la réduction plus difficile, et cela sans aucun avantage, car lorsqu'elles sont rentrées dans l'ampoule les tumeurs hémorrhoïdales n'ont pas échappé pour cela à notre intervention, et rien n'est plus simple que d'aller porter des topiques directement sur elles à travers l'anus. Mieux vaut avoir recours aux émollients et à l'administration de certaines substances dont l'action peut indirectement faciliter la réduction. Ainsi, le froid, en amenant la contraction des vaisseaux capillaires, peut rendre de grands services, surtout lorsqu'il s'agit d'hémorrhoïdes récentes ou de celles qui ont été appelées érectiles ou artérielles. Le froid agit encore comme anesthésique, ce qui facilite dans une certaine mesure les manœuvres de taxis. Mais il ne faudrait pourtant pas, dans le but d'obtenir ce dernier résultat, envelopper le

[1] Je dois rappeler en passant que, vers 1851, le Dr Gassier de Marseille a essayé avec succès de réduire un bourrelet hémorrhoïdal à l'aide d'un simple badigeonnage au colodion. C'est un moyen qui pourrait encore être tenté dans le cas où le patient refuserait toute autre intervention.

prolapsus dans de la glace pilée ou dans un mélange réfrigérant comme cela a été conseillé ; cette manœuvre ferait courir la chance d'une gangrène totale ou partielle. Il faut donc se borner à l'usage de cataplasmes froids ou de compresses froides, qui pourraient être au besoin trempées dans de l'eau blanche laudanisée, et n'appliquer la glace qu'à une certaine distance de l'anus, sur le sacrum ou vers le périnée, par exemple. Enveloppez-la dans une vessie de porc ou un petit sac de caoutchouc et, s'il survient quelque contre-indication à son emploi avant la disparition de la tumeur (douleurs vives, menstruation, affections thoraciques intercurrentes), il faut laisser la glace fondre et les parties reprendre graduellement leur température normale, au lieu de s'exposer par une suppression brusque à provoquer une réaction fâcheuse.

Quand le froid est contre-indiqué, c'est aux applications tièdes que l'on a recours, aux cataplasmes de fécule ou de farine de lin, aux lotions fréquemment répétées avec l'eau tiède, aux solutions dites calmantes (dix grammes d'extrait de belladone dans un litre d'eau ou décoction de têtes de pavots, enfin, savons médicamenteux).

A l'intérieur, on donnera le chloral ou le bromure de potassium et, comme il faut avant tout éviter la constipation, l'opium ne sera prescrit que dans les circonstances exceptionnelles où d'excessives douleurs font redouter le tétanos, complication rare mais possible de l'étranglement hémorrhoïdal. Je donne la préférence en pareil cas aux gouttes noires ou gouttes des quackers. Ce vinaigre d'opium est administré à la dose de deux à quatre gouttes dans une cueillerée à café d'eau, le soir à l'heure où le malade a coutume de s'endormir.

Lorsque les accidents locaux ne sont pas trop violents, il est bon de faire intervenir quelques laxatifs. C'est encore aux eaux de Frederichsall ou de Pullna qu'il faut avoir recours, mais que l'on se garde bien de les ordonner à doses purgatives, ce serait s'exposer à faire naître des phénomènes inflammatoires, là où il n'y a encore qu'une gêne mécanique de la circulation en retour [1].

Au reste, le meilleur auxiliaire de la réduction, le seul qui soit réellement sûr, et les patients le savent bien, c'est le repos dans la position horizontale.

Une fois cette réduction obtenue, le chirurgien aura à instituer un traitement par la méthode astringente et la réfrigération, comme lorsqu'il s'agissait d'hémorrhoïdes capillaires et fluentes.

Les moyens qui viennent d'être exposés réalisent en général leur but, c'est-à-dire neutraliser les symptômes des hémorrhoïdes internes, mais dans certaines circonstances ils sont insuffisants, les phénomènes de procidence se renouvellent sans cesse et il faut en arriver à une opération radicale, à la destruction des tumeurs ; pour obtenir ce résultat on a mis en usage les méthodes suivantes :

A. *L'excision.* — C'est la plus simple et la plus expéditive de toutes ; la tumeur hémorrhoïdale est saisie avec une pince, attirée au dehors et sectionnée à sa base, soit à l'aide d'un bistouri, soit d'un coup de ciseaux. Cette méthode, malheureusement, compte des succès, et nombre

[1] Je pourrais citer ici un grand nombre de formules médicamenteuses proposées à diverses époques contre la fluxion hémorrhoïdale. Quelle est leur efficacité ? C'est ce que nul ne saurait dire avec certitude ; mais le praticien, dont la thérapeutique est neutralisée par la timidité du patient, est bien en droit d'essayer les pilules de poix de cordonnier (deux ou trois par jour), les infusions de millefeuille, les noix de Cyprès *(intus et extra)*, le piment (le mode d'administration le plus simple est l'emploi des pilules d'Allègre ou de la pâte de Ward), enfin l'huile de lin, dont Van Ryn de Vlodslov n'a pas craint d'ordonner deux onces ! ! Citons en dernier lieu le copahu, dont les propriétés ont été vantées par tous les auteurs qui ont écrit sur le sujet et qui agit un peu comme laxatif.

de malades, nous devons l'avouer, ont guéri grâce à elle, aussi fera-t-elle encore de nombreuses victimes. C'est, nous dit Ashton, une méthode dangereuse et contre laquelle on doit prémunir les jeunes chirurgiens, contre laquelle lui-même aurait voulu avoir été prévenu lorsqu'il débuta. Au reste, voici sa confession. « Astley Cooper avait écrit : « Quant à l'excision, j'en ai été l'avocat passionné pendant « la première partie de ma carrière, mais en prenant de « l'expérience j'ai dû changer d'opinion et je ne considère « plus l'excision comme une opération innocente. » Astley Cooper cite trois cas de morts. Brodie, fait à ce sujet les observations suivantes : « Pour ce qui est des hémorrhoïdes « internes, je ne vois aucune objection à leur ablation par « la ligature, mais il n'en est pas de même lorsqu'il s'agit « de leur simple excision. »

« Éverad Home professait une opinion analogue alors que je suivais comme étudiant son service d'hôpital. Malheureusement, il me tomba sous les yeux un mémoire de Cline, dans lequel il s'agissait d'hémorrhoïdes internes enlevées par simple excision. Après l'exposé des faits, Cline ajoutait : « Les *chirurgiens timides* enlèvent ces tumeurs « par la ligature. » Connaissant Cline pour un praticien prudent, je crus l'excision absolument innocente et je suivis ses préceptes. Mon premier malade s'en trouva fort bien, mais, chez un autre, j'eus une hémorrhagie profuse, un troisième faillit périr exsangue entre mes mains ; un dernier, enfin, perdit une telle quantité de sang, que je me demande encore comment il a pu survivre.

« Aussi, depuis cette époque, je n'ai jamais enlevé de tumeurs hémorrhoïdales volumineuses autrement que par la ligature [1]. »

[1] Ashton, *loc. cit*, p. 103.

Syme a fait des aveux analogues, et lui aussi a absolument renoncé à l'excision. Bushe, après s'être vu sur le point de perdre un malade, et dans la nécessité d'avoir recours au fer rouge et au tamponnement rectal, l'a sévèrement condamnée.

De pareils exemples m'ont semblé plus que suffisants, aussi, le lecteur peut-il être sûr que ce ne sera jamais par expérience que je parlerai de cette méthode.

B. *La cautérisation.* — Elle se pratique soit avec le fer rouge soit par les caustiques.

Par le fer rouge. — Comme nous l'avons vu, le Père de la médecine avait déjà recours au cautère actuel pour traiter les hémorrhoïdes. Le fer incandescent était introduit dans le rectum à travers une canule de roseau, à l'aide de laquelle il protégeait les parties et pouvait faire une cautérisation très-nettement limitée. Son exemple fut suivi par presque tous les chirurgiens de l'antiquité, et tous se conformèrent assez servilement à son manuel opératoire, dont les détails furent le sujet d'interminables commentaires. Les Arabes et les restaurateurs de la chirurgie en Occident ne firent que reproduire les préceptes des anciens, ce dont il est facile de se convaincre en lisant Guy de Chauliac et Fabrice d'Aquapendante. Cependant, dans la *Pyrotechnie chirurgicale* de Marc-Aurèle Severin, il y a quelques détails de plus, et l'*Arsenal* de Scultet nous montre un spéculum fenêtré sur le côté, qui a été copié de nos jours par Fergusson, et à l'aide duquel on allait profondément porter le feu sur les hémorrhoïdes fluentes. Citerai-je encore l'observation de Lobstein, qui, comme on le sait, cautérisa et guérit Meckel en 1784, pour prouver que le fer rouge a été employé de tout temps, même aux époques où les abus commis par certains chirurgiens avaient fait prendre la méthode en horreur par tous. Je dois faire remarquer, cependant, que jusqu'au commencement de ce siècle le cautère actuel a été appliqué, non pas dans le but de détruire les tumeurs, mais seulement pour arrêter l'hémorrhagie, soit spontanée, soit consécutive à d'autres opérations. Au reste, Dupuytren lui-même ne prenait encore le fer ardent en main que pour arrêter le sang après avoir enlevé les tumeurs avec l'instrument tranchant. Bégin, peu après lui, l'appliqua d'emblée. Ph. Boyer suivit son exemple, et fit la *cautérisation totale ou destructive*. Après avoir traversé la base des tumeurs à l'aide d'un fil pour les attirer et les fixer au dehors, il cautérisait puissamment et circulairement, détruisant ainsi tous les tissus avec le cautère rougi à blanc et parfois même il le portait nu à travers l'anus. Cette cautérisation, suivie d'accidents inflammatoires intenses et d'une violente réaction générale, avait pour résultat ordinaire la guérison radicale des hémorrhoïdes, mais aussi la production fatale d'un rétrécissement fibreux incurable.

Personne, aujourd'hui, ne songe plus à ce mode opératoire aussi douloureux que grossier, et le feu n'est employé que pour cautériser superficiellement les varices rectales et coaguler le sang qu'elles contiennent, ou pour dessécher le pédicule des tumeurs étranglées à l'aide d'une ligature ou d'un clamp.

La cautérisation superficielle des bourrelets hémorrhoïdaux, méthode à laquelle Demarquay avait souvent recours, n'est pratiquée volontairement que dans des circonstances rares. Mais beaucoup la font involontairement, car tous ceux qui enlèvent les hémorrhoïdes par le fer rouge n'ont pas un outillage parfait. Le calorique rayonnant autour du point d'application donne, par conséquent, à la cautérisation une étendue plus grande que ne le suppose l'opérateur, et ce n'est pas sans surprise que, les jours suivants, il voit se détacher les nombreuses et profondes eschares qu'il a produites au voisinage de la lésion. — Lorsque l'on veut avoir recours à la cautérisation superficielle, le malade doit être couché sur le côté, les tumeurs sont amenées au dehors à l'aide des pinces ou par des efforts de défécation, puis un cautère en roseau (température rouge cerise) est rapidement promené sur la surface du prolapsus ; la tumeur, arrosée ensuite pendant quelques instants avec de l'eau froide et soigneusement huilée, est réduite dans le rectum.

La cautérisation superficielle des hémorrhoïdes est un moyen sûr et ses états de service sont assez respectables, mais c'est un procédé douloureux qui ne saurait être employé qu'avec une extrême prudence. Il importe, en effet, de ne pas cautériser circulairement l'intestin, même d'une façon superficielle, et c'est pourtant une faute opératoire qu'il n'est pas facile d'éviter, car il est impossible de calculer d'avance jusqu'où s'étendront les effets du rayonnement de la chaleur.

La cautérisation des hémorrhoïdes préalablement étranglées à l'aide d'un clamp, est une opération dont l'origine première n'est pas parfaitement connue, car de tout temps on a cherché à isoler les tumeurs avant d'appliquer sur elles le fer incandescent. En Grande-Bretagne, la méthode est née à Dublin, il y a trente ans environ ; mais les tentatives faites à cette époque ne furent pas très-heureuses, paraît-il, car elles tombèrent presque immédiatement dans l'oubli pour y rester de longues années. Ce fut Henri Lee qui réhabilita l'usage du clamp à Londres, et les résultats qu'il obtint alors à l'hôpital Saint-Georges furent très-satisfaisants. A peu près vers la même époque, Henry Smith, proclama bien haut la supériorité du clamp sur tout les autres modes de traitement, et dernièrement encore il a publié de brillantes statistiques dont nous aurons à parler dans un instant. A Lyon, la cautérisation a été souvent pratiquée par des procédés qui ressemblent beaucoup à celui dont il s'agit ici. Comme chacun le sait, le fer rouge est employé presque quotidiennement par les chirurgiens de notre Hôtel-Dieu, et dans la plupart des cas, lorsqu'ils attaquent par ce moyen les tumeurs hémorrhoïdales, ce n'est qu'après les avoir au préalable étranglés entre les mors d'une pince. On peut encore assimiler aux opérations qui vont être décrites, l'application des pinces hémorrhoïdales de Guersant. Ces pinces, dont la forme est celle des tenailles que les menuisiers ont entre les mains pour arracher les clous, sont chauffées jusqu'à la température rouge sombre. Elles sont destinées à saisir et à faire tomber les varices rectales en agissant autant par pression que par cautérisation. Quand les parties ambiantes sont suffisamment protégées par de petites planchettes ou mieux par des plaques de cartons trempés dans l'eau froide, on peut, avec l'instrument de Guersant, pratiquer d'une manière sûre et rapide l'extirpation des hémorrhoïdes.

Les pinces de Richet qui ressemblent aux fers à friser des coiffeurs, ont aussi, dans maintes circonstances, rendu de réels services. Mais aujourd'hui nous avons des instruments qui sont infiniment préférables, et pour mon compte, lorsque je crois devoir recourir à la cautérisation, je m'en tiens toujours au manuel opératoire suivant. C'est celui qui a été proposé par H. Lee, par Smith ; il est également suivi par Allingham dans certaines circonstances.

Premier temps. — Le rectum du patient doit être soigneusement nettoyé à l'aide d'un purgatif administré la veille ou quelques heures avant l'opération, qui doit être précédée d'un ou plusieurs lavements d'eau tiède.

Deuxième temps. — Les tumeurs hémorrhoïdales sont amenées en procidence. Pour obtenir ce résultat, le meilleur moyen serait de provoquer des efforts de défécation, mais, en général, comme le malade est endormi, il y faut renoncer. On pourrait à la rigueur songer au procédé dont il a été question au chapitre de la chute du rectum, et qui consiste à introduire dans l'ampoule rectale un sac de baudruche ou de caoutchouc qui est ensuite insufflé, puis retiré brusquement, afin d'entraîner avec lui la muqueuse, mais il est beaucoup plus simple de dilater l'anus avec un spéculum et d'aller saisir les tumeurs à l'aide d'une pince ou d'un crochet. Le choix de l'instrument est ici d'une grande importance, car de ce choix va dépendre peut-être le succès de l'opération. En effet, les crochets aigus saisissent très-sûrement les hémorrhoïdes, Curling en a même figuré plusieurs dans son traité ; de petites pinces de Museux seraient cependant préférables ; mais tous ces instruments ont un défaut capital, celui de perforer les tissus et de les déchirer (car ces tissus sont souvent très-friables), et par conséquent d'ouvrir une source sanguine. Or, au milieu du sang qui s'échappe, l'opérateur ne voit plus les parties sur lesquelles il doit agir et termine son opération sans aucune précision. Pour éviter ces accidents, ne suffirait-il pas, me direz-vous, de se servir d'une pince à pansement ordinaire? M. Gosselin avait déjà reconnu l'insuffisance de cet instrument, aussi abaissait-il les hémorrhoïdes avec des pinces à polype. Je dois avouer que maintes fois aussi j'ai vu fuir entre mes doigts les tumeurs que je venais de saisir, les plus volumineuses rompues par les mors de mes pinces, les plus petites glissant sous la moindre pression et remontant brusquement au-dessus du sphincter. Aussi ne saurais-je trop conseiller l'usage de la pince annulaire représentée par la figure 13.

Cette pince, connue en Angleterre sous le nom de *Ring hæmorrhoïdal forceps*[1], a des mors en formes d'anneaux qui sont creusés circulairement d'une rainure, comme si l'instrument était destiné à recevoir des caustiques. L'hémorrhoïde saisie par lui ne peut donc glisser, et les bords de la rainure n'étant pas tranchants, elle reste intacte et ne saigne pas.

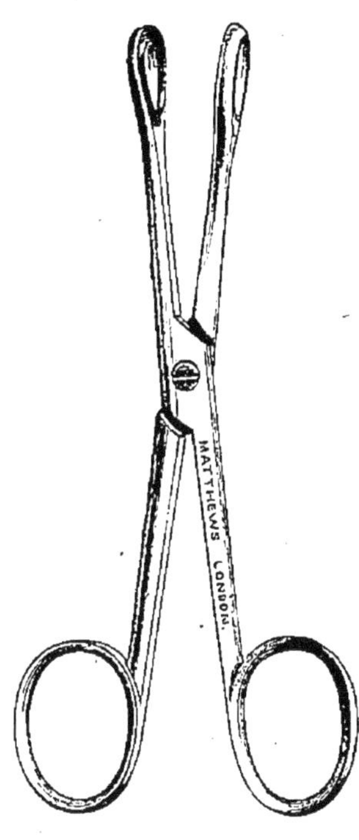

Fig. 13.

Troisième temps. — Quand la tumeur a été attirée au dehors, il est bon de faire quelques légères tractions et de petits mouvements de torsion afin de la pédiculiser et de rendre l'application du clamp plus facile.

Quatrième temps. — La base ou le pédicule de la tumeur est saisi dans les mors d'un clamp et étranglé. Pour accomplir ce quatrième temps, vous pouvez vous servir de l'entérotome de Dupuytren ou d'une pince à phimosis, si vous n'avez pas à votre disposition des instruments plus parfaits. C'est à l'aide de l'entérotome que j'ai vu maintes fois opérer Desgranges à l'Hôtel-Dieu de Lyon. H. Lee se sert en pareil cas d'un clamp de son invention ; c'est un instrument très-simple, consistant en une pince dont la forme serait celle de ciseaux non tranchants et courbes sur le plat, et qui sont maintenus fermés à l'aide d'une vis ou d'un cran d'arrêt. Les

[1] Cette pince a été construite par Matthews, Carey-street, 27, à Londres, et c'est grâce à son obligeance que j'en puis donner ici la figure ainsi que celles des deux clamps que l'on trouvera plus loin.

clamps de Smith sont beaucoup plus perfectionnés. Ce sont des pinces munies de plaques d'ivoire, destinées à empêcher le calorique d'agir sur les tissus qui avoisinent les tumeurs et qui doivent être respectés. On en a construit de diverses formes de divers volumes ; les figures 14 et 15 représentent deux de ces instruments.

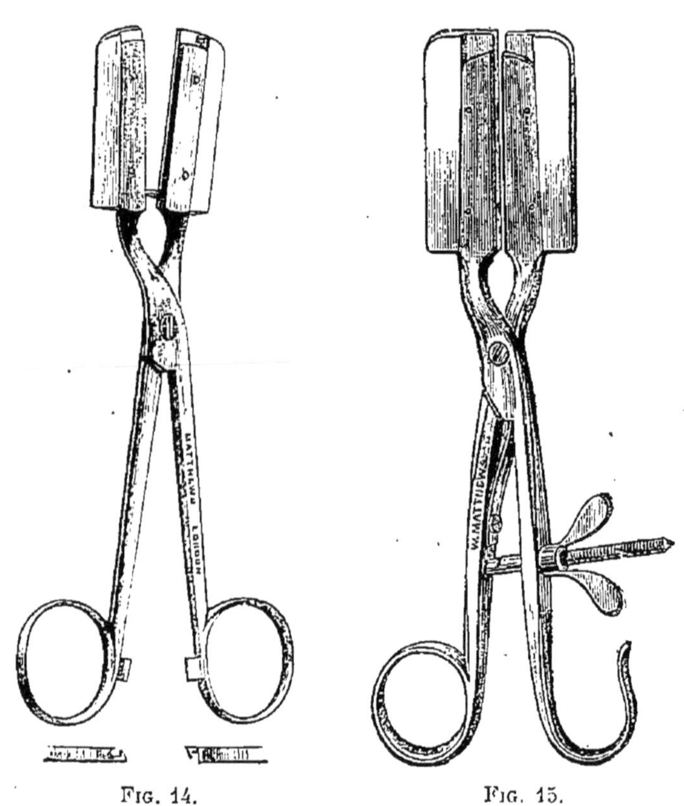

Fig. 14. Fig. 15.

Sur le plus petit de ces deux clamps, qui est ici figuré entr'ouvert, le lecteur remarquera, vers l'extrémité des branches la plus rapprochée du point où elles se croisent, une petite pointe destinée à empêcher la fuite de l'hémorrhoïde de ce côté.

Cinquième temps. — Quand la tumeur a été saisie et étranglée à l'aide de ces pinces, on en pratique l'excision. Mais il importe de ne pas faire passer la section trop près des mors du clamp et de laisser un pédicule aussi long que possible ; surtout si l'on se sert des pinces isolantes qui viennent d'être décrites.

Sixième temps. — A l'aide d'un petit cautère en forme de roseau et chauffé à la températre rouge cerise, on dessèche l'extrémité du pédicule. Le clamp est ensuite graduellement desserré ; s'il s'écoule du sang, on le referme pour cautériser de niveau, et l'on répète cette manœuvre jusqu'à siccité absolue du point sectionné. Quand le pédicule est parfaitement desséché et qu'il ne s'écoule plus une seule goutte de sang, les parties sont soigneusement arrosées avec de l'eau très-froide, puis huilées et réduites.

Immédiatement après l'opération, faite donner un lavement d'amidon opiacé et froid.

L'application du clamp ayant pour but de limiter l'action du feu, de donner à l'opération faite par le fer rouge la précision de celles que l'on pratique par l'instrument tranchant, le lecteur comprendra, sans doute, qu'il ne faut jamais saisir à la fois deux hémorrhoïdes. D'abord, ce serait s'exposer à l'hémorrhagie, accident que l'on prétend éviter par la cautérisation, et d'autre part on ferait sur la paroi rectale une large plaie dont la cicatrisation pourrait se faire attendre longtemps peut-être. Mieux vaut donc opérer chaque tumeur isolément.

Cependant, quand les bourrelets sont mal limités, quand les tumeurs n'ont, pour ainsi dire, pas de pédicule, on pourrait saisir dans les mors du clamp un repli de la muqueuse malade pour le détruire, mais alors gardez-vous d'en faire l'excision et bornez-vous à l'application du cautère actuel. Vous pourrez ainsi, grâce au clamp, faire avec une précision mathématique la cautérisation linéaire ou radiée.

Quelque parfaite que puisse en théorie paraître cette opération, elles est pourtant passible de graves reproches, et ne saurait être adoptée comme méthode générale. Ainsi, sans être dangereuse, elle n'a pas l'absolue innocuité qui lui a été attribuée par quelques auteurs, je n'en veux pour preuve que les statistiques publiées par un de ses avocats les plus passionnés, M. H. Smith, statistique présentée en avril 1875 devant la *Medical Society of London* et qui ne porte pas sur un ensemble de moins de 400 cas, chiffre véritablement énorme quand on songe qu'il s'agit d'une statistique personnelle. Sur ce nombre considérable d'opérés il y a un seul cas de mort (par péritonite survenue à la suite d'une application trop énergique du feu dans un cas d'hémorrhagie grave), mais on a noté aussi deux cas d'érysipèle. Dans une autre série publiée quelque temps auparavant par le même auteur, il était question de trois morts sur trois cents opérations. Pourquoi Smith fut-il moins heureux alors, nous l'ignorons ; en tout cas nous devons rappeler que, de son aveu même, l'hémorrhagie secondaire est à craindre. Elle survient, tantôt quelques heures seulement après l'opération, tantôt au bout de plusieurs jours (5 ou 6 environ).

Pour prévenir cette complication, le meilleur moyen serait de cautériser avec une extrême lenteur et ne laisser rentrer les surfaces de section qu'après les avoir absolument desséchées. On aurait aussi la précaution de prescrire un repos prolongé, mais c'est un assujettissement auquel les malades ne se soumettent qu'avec une extrême répugnance, car ils ne souffrent pas et se considèrent presque d'emblée comme guéris.

H. Smith affirme aussi qu'il n'a jamais vu la pyohémie se développer à la suite de l'opération par le clamp. La cautérisation mettrait-elle donc réellement à l'abri de cette redoutable complication. A. Bonnet a eu, comme Smith, cette illusion, comme lui, il a guéri nombre de malades par l'application du fer rouge, mais il a essuyé des revers, et comme ses successeurs, du reste, il a vu périr des malades par infection purulente. Il ne m'appartient pas de rapporter ici les cas de mort dont j'ai pu être le témoin [1], mais les observations de ce genre ne sont malheureusement pas très-rares dans la science. Ainsi, Allingham cite plusieurs cas de pyohémie, dont l'un est dû à Dundas, de Bruxelles, un autre à Gowlland, un troisième à Th. Holmes ; je pourrais rappeler aussi ceux qu'ont publiés Demarquay et Nélaton. Il faut donc se tenir sur ses gardes et savoir avant d'opérer formuler un pronostic prudent, surtout s'il s'agit d'un sujet alcoolique ou cachectique. L'infection purulente est encore à craindre quand les tumeurs à enlever sont volumineuses et mal limitées. C'est en pareil cas qu'il se produit parfois aussi des rétrécissements ; et je n'exprime point ici une crainte théorique, puisque Smith lui-même a inscrit au passif de sa méthode trois observations *d'atrésie rectale.*

Enfin, dernière objection, l'application du clamp n'est pas toujours possible. C'est que les hémorrhoïdes ont souvent une base tellement large et si difficile à pédiculiser qu'on ne peut arriver à l'étreindre entre les branches plus ou moins parallèles des clamps. Dans d'autres circonstances, elles sont situées si haut dans le rectum que leur pédicule est inaccessible. En vain, chercherez-vous à les amener en procidence, vous serez obligé d'y renoncer à moins d'en arriver à des tractions qu'aucun chirurgien prudent n'osera jamais exercer.

Malgré ces quelques restrictions, l'ablation des hémorrhoïdes internes à l'aide du clamp, n'en est pas moins une

[1] Il est vrai qu'il ne s'agissait pas du clamp perfectionné de Smith et que, jusqu'ici, je n'ai eu qu'à me louer de son usage.

méthode précieuse qui a rendu et doit rendre encore de grands services. A de certains moments, en temps d'épidémie traumatique[1], par exemple, on pourrait à la rigueur la mettre en usage comme méthode générale; mais en temps ordinaire, elle n'est applicable que lorsque les tumeurs sont peu volumineuses, nettement limitées, facile à pédiculiser et peu nombreuses. Il faut encore que les téguments au pourtour de l'anus soient à l'état normal, car pour l'excision de ces replis de peau hypertrophiée que les Anglais appellent *pendulous flaps*, le clamp est un instrument défectueux. Renoncez encore à son usage lorsqu'il y a complication d'hémorrhoïdes externes. L'expérience a démontré que l'opération, en pareil cas, n'est pas innocente. Il fàut enfin savoir qu'une cautérisation un peu trop énergique, infligée à des tumeurs situées en avant, c'est-à-dire près de la prostate, amène presque fatalement des accidents de dysurie. Si vous avez affaire à des bourrelets hémorrhoïdaux volumineux, et surtout si vous sentez battre dans leur pédicule ou si vous voyez ramper à leur base des vaisseaux d'un certain calibre, ne vous fiez pas au clamp pour l'hémostase, car, après avoir enlevé l'instrument, vous pourriez être obligé d'appliquer le feu *larga manu* et de détruire profondément les tissus, au risque d'amener une atrésie rectale.

Dans ces dernières années, on a essayé une nouvelle méthode de cautérisation ignée, qui ne saurait être assimilée ni à l'application du clamp, ni à la cautérisation superficielle, c'est la galvano-caustie. Je ne veux point ici faire allusion seulement aux deux opérations pratiquées en 1873 par E. Bottini (de Novare), qui s'était

[1] C'est-à-dire pendant ces périodes où, sans cause connue et quel que soit le milieu, toute incision pratiquée avec l'instrument tranchant devient le point de départ d'un érysipèle, d'une pyohémie ou d'une septicémie.

servi de l'anse galvanique[1]. Grâce à la précision presque mathématique avec laquelle il sait graduer le calorique dans ses appareils, ce chirurgien put enlever, sans verser une goutte de sang, de gros bourrelets veineux. Je veux parler surtout de la cautérisation interstitielle, dont la première mention se trouve dans le traité de M. Onimus sur l'électricité, et dont le manuel opératoire a été décrit dans la thèse d'un des élèves de M. Verneuil, E. Lartisen [2]. Il s'exprime à peu près dans ces termes :

« L'opérateur s'emparant d'un cautère galvanique ou autre, porté à un beau rouge, il en applique la pointe sur la tumeur et il l'introduit lentement et progressivement à une profondeur variable de dix à quinze millimètres. Lorsque la pointe de feu se trouve ainsi dans l'intérieur de la tumeur hémorrhoïdale, il lui imprime un mouvement de circumduction, la laisse en place quelques secondes et finit enfin par la retirer. Il répète les mêmes manœuvres avec les mêmes précautions et la même lenteur pour toutes les bosselures. Quand les tumeurs sont étendues, mal limitées, accompagnées d'une tuméfaction considérable de la muqueuse, les pointes incandescentes doivent être enfoncées obliquement dans les tissus, et parallèlement aux parois rectales, afin de ne pas les perforer. »

D'après Verneuil, la cautérisation interstitielle aurait les avantages suivants. En première ligne, elle est peu douloureuse, ce qui rend l'anesthésie inutile dans bien des cas. En second lieu, elle met à l'abri de l'hémorrhagie primitive ; enfin, elle n'expose pas aux rétrécissements consécutifs. Je ne chercherai point à analyser ici l'action que le

[1] *La Galvano-Caustica nella pratica chirurgica* per Bottini Enrico. Novare 1873.

[2] *Du traitement chirurgical des hémorrhoïdes, de la cautérisation interstitielle en particulier*. Paris, 1873.

feu exerce en pareil cas sur les tissus. Agit-il en coagulant le sang, ou fait-il naître des phénomènes de phlébite? Peu importe, seulement ce que l'on peut constater anatomiquement, c'est que ces ignipunctures sont suivies plus tard d'une sclérose de la muqueuse, c'est-à-dire d'une infiltration de tissu inodulaire dont la rétraction finit par oblitérer les vaisseaux variqueux. L'ignipuncture, ou plutôt la cautérisation interstitielle a été appliquée au traitement des tumeurs érectiles des autres régions, et lorsqu'il s'agit d'angiomes situés vers le bord des orifices naturels, cette méthode donne des résultats parfaits, au point de vue de la conservation des formes et des fonctions. Je puis donc, en raisonnant par analogie à défaut de faits, prédire que la cautérisation interstitielle n'amènera pas d'atrésie anale. Nous mettra-t-elle à l'abri de la pyohémie? Il est prohable qu'elle ne sera guère plus innocente, à ce point de vue, que la méthode du clamp. Nous trouvons, en effet, déjà un cas de mort par infection purulente, relaté en grand détails par Verneuil dans la thèse de Lartisen. Il est vrai de dire que l'opération n'avait pas été faite dans des conditions bien favorables, puisque le malade qui la subit était déjà cachectisé par la syphilis.

Les fonctions vésicales furent compromises chez cet individu presque immédiatement après l'opération; c'est, du reste, un des reproches que l'on peut adresser à ce procédé. Il y a très-souvent dysurie à la suite de son application. Et comme cet accident est très-grave chez les sujets âgés, réservant la cautérisation interstitielle pour certains cas particuliers qui seront indiqués au paragraphe des hémorrhoïdes symptomatiques, nous la repousserons comme méthode générale.

Tels sont les divers modes d'application du cautère actuel ; grâce aux nombreux procédés qui se rattachent à cette méthode, nous pouvons donc presque toujours délivrer les patients de leurs varices anales, à l'aide d'une opération sûre et rapide.

Par la cautérisation potentielle, on arrive aux mêmes résultats ; mais moins rapide que le feu, dans son action, elle est toujours *infiniment plus douloureuse*. Les procédés qui dépendent de cette méthode ont, avec ceux qui viennent d'être exposés, de nombreuses analogies. Tantôt, en effet, le caustique est appliqué sur la tumeur de manière à la détruire complétement, tantôt on enduit la surface de cette dernière avec des pâtes escharotiques ou des solutions corrosives, de manière à produire une cautérisation superficielle. Nous aurons à parler aussi de la ligature caustique, dont le mode d'action peut être assimilé à celui du clamp ; enfin, rappelons en passant qu'avec des sétons et des flèches caustiques on a fait quelques tentatives de cautérisation interstitielle.

Je ne dirai qu'un mot de la cautérisation destructive, qui est presque absolument abandonnée aujourd'hui. Le seul procédé qui mériterait une mention à ce sujet est celui de Jobert. On sait que ce chirurgien, pour pratiquer la cautérisation destructive, avait fait construire, sous le nom de *capsules hémorrhoïdales*, de petites pinces composées de deux lames courbes sur le plat et articulées entre elles à l'une de leurs extrémités. Lorsque ces lames sont rapprochées, elles ont l'aspect d'une capsule de laboratoire dont le fond ferait défaut. Jobert embrassait dans l'écartement de ces lames un paquet hémorrhoïdal plus ou moins volumineux et l'isolait ainsi des parties environnantes, en fermant ces pinces. Rien n'était plus simple ensuite que d'appliquer sur les tumeurs soit de l'acide sulfurique, soit de la potasse ou de la pâte de Vienne. Lorsque l'action du caustique était épuisée, c'est-à dire quand tous les tissus isolés dans les cupules avaient été transformés en eschares, les parties, soigneusement lavées et huilées, étaient réduites dans le rectum. Les eschares devaient, dit-on, se détacher plus tard et s'éliminer avec les matières fécales. Mais ces eschares, il ne faut pas l'oublier, ont elles-mêmes une action caustique et vous aurez par conséquent, en agissant ainsi, à redouter des désordres consécutifs comparables à ceux que produit le rayonnement de la chaleur.

Sous ce rapport, l'*acide nitrique fumant* présente de grands avantages, car on arrive sans peine à délimiter nettement les régions sur lesquels il doit agir. Mais il est utile surtout quand il s'agit de faire une cautérisation superficielle. Suivant Asthon, l'emploi de cet agent dans le traitement des hémorrhoïdes aurait été proposé pour la première fois par Cusack, de Dublin; cependant la plupart des auteurs considèrent Houston comme l'inventeur de la méthode. Houston publia, en effet, en 1843, un mémoire dans le *Dublin Journal*, pour préconiser l'usage de l'acide nitrique fumant, et malgré la défiance avec laquelle sa proposition fut accueillie alors, quelques années plus tard, l'acide nitrique était le caustique le plus généralement employé par les chirurgiens anglais. Citons entre autres Lee, Fergusson, Dowel, Curling, etc. M. Gosselin fit connaître en France les succès obtenus par nos confrères d'outre-Manche, et, dans ses leçons sur les hémorrhoïdes, il donna la cautérisation par l'acide nitrique comme la méthode la plus généralement applicable et la plus innocente. C'est par Billroth qu'elle fut beaucoup plus tard vulgarisée en Allemagne, il y a quelques années à peine. J'ignore si la méthode est généralement acceptée par les praticiens d'outre-Rhin, mais en Angleterre, ce n'est plus aujourd'hui l'opération *à la mode*, pour me servir de l'expression d'un chirurgien de l'hôpital Saint-Mark. Elle a même été presque complétement abandonnée par celui qui avait peut-être contribué le plus à sa vulgarisation, M. H. Smith. Nous venons de voir, en effet, que les dernières statistiques de ce chirurgien ont rapport à une tout autre méthode. C'est que la cautérisation par l'acide nitrique, sans donner plus de sécurité que le cautère actuel, est une méthode lente et surtout *douloureuse*. En voici, du reste, le manuel opératoire.

Premier temps. — Le patient, auquel on a préalablement injecté de l'eau tiède dans le rectum, provoque par des efforts de défécation la procidence de ses hémorrhoïdes et se couche sur le côté, dans la position généralement adoptée pour l'opération de la fistule à l'anus.

Deuxième temps. — Les tumeurs sont maintenues au dehors soit avec des pinces, soit à l'aide d'une anse de fil qu'on a passée à travers leur base.

Troisième temps. — Les tumeurs sont minutieusement essuyées à l'aide d'un linge très-fin, car le caustique doit être appliqué sur une surface parfaitement sèche.

Quatrième temps. — Toutes les régions environnantes sont enduites avec de l'huile ou du cérat, afin que si quelques gouttes d'acide venaient par hasard à tomber du pinceau de l'opérateur, elles ne pussent pas brûler les tissus. Il ne suffit pas de protéger ainsi le pourtour de l'anus, toute la surface des fesses doit être recouverte d'huile.

Cinquième temps. — A l'aide d'une baguette de verre ou mieux d'un pinceau d'amiante, on étale à la surface des tumeurs prolabées de l'acide nitrique fumant. Les cautérisations ainsi pratiquées seront plus ou moins larges suivant les circonstances. Le chirurgien attend alors jusqu'au moment où les points touchés par le caustique prennent une coloration jaunâtre ou noire.

Sixième temps. — Les tumeurs plusieurs fois lavées à grande eau et avec de l'eau très-froide sont soigneusement huilées et réduites dans le rectum.

Immédiatement après l'opération, lavement opiacé froid.

Les souffrances que cette opération fait éprouver au moment où le caustique est appliqué et pendant les deux ou trois heures qui suivent sont très-vives, et si l'on interroge les patients qui ont dû se soumettre ultérieurement à d'autres interventions opératoires (clamp, ligature, etc.), ils vous répondront unanimement que, de toutes les méthodes, la cautérisation par l'acide nitrique, faite suivant les règles qui viennent d'être données, est celle qui leur a laissé le plus triste souvenir. Plus tard, c'est-à-dire quand les parties modifiées se détachent, les hémorrhoïdaires ont encore de vives douleurs à supporter, car les eschares que produisent les caustiques, et l'acide nitrique en particulier, sont dures et adhérentes, de sorte qu'au moment de leur élimination, elles restent quelquefois attachées par une de leurs extrémités et flottent dans le rectum, plus ou moins tiraillées au moment de l'expulsion des fèces.

Si encore la cautérisation par l'acide nitrique était une méthode sûre, si avec elle la guérison radicale était la règle, la douleur ne serait qu'une objection de peu de valeur, car avec le secours des anesthésiques et des narcotiques on peut n'en pas tenir compte. Malheureusement, nous voyons souvent, très-souvent même les individus *opérés* par l'acide nitrique venir réclamer ultérieurement un remède contre la récidive des mêmes incommodités. Ce n'est donc pas tout à fait sans raison que Ashton a pu écrire que la cautérisation par l'acide nitrique ménage autant de déceptions à l'opérateur qu'à l'opéré.

Ce jugement est un peu sévère, je l'avoue ; mais il faut bien savoir d'autre part que la méthode ne met pas certainement à l'abri des hémorrhagies secondaires, qu'elle ne donne pas au point de vue de l'infection purulente une absolue sécurité, qu'enfin le rétrécissement consécutif du rectum est à craindre quand l'acide a été trop énergiquement appliqué. Faut-il rappeler encore que les eschares, en tombant, laissent à découvert des ulcérations dont la cicatrisation est toujours fort lente et qui, dans maintes circonstances, se sont transformées en *fissures*.

Est-ce à dire pour cela que nous devions renoncer absolument à ce mode de cautérisation et condamner définitivement une méthode adoptée avec enthousiasme par tant d'hommes éminents ? Non, sans doute ; mais, à l'exemple d'Allingham, je rayerai sur la liste des *opérations* proposées pour la cure des hémorrhoïdes la cautérisation par l'acide nitrique, me bornant à la considérer comme le plus efficace et le plus sûr des moyens *palliatifs* à l'aide desquels nous devons chercher à éviter l'intervention chirurgicale proprement dite. Mais alors, que l'on se garde de suivre le manuel *opératoire* indiqué précédemment ; que l'on se borne au contraire, à l'exemple de Smith, à porter le caustique sur les hémorrhoïdes comme on y porte les substances astringentes dont il a été question plus haut, c'est-à-dire à travers un spéculum fenêtré, et surtout, sans avoir provoqué la procidence.

Pratiquée avec de telles précautions, cette cautérisation est absolument indolente, et au moment où le caustique est appliqué, les patients n'éprouvent qu'une simple sensation de contact. L'usage de l'acide nitrique n'est, du reste, indiqué qu'à une période où les hémorrhoïdes internes sont rarement procidentes, c'est-à-dire pendant la période capillaire. C'est qu'en effet, il coagule le sang dans les varices naissantes et les détruit avant leur entier développement, laissant à leur place une petite ulcération qui est comblée plus tard par du tissu inodulaire. Les petites cicatrices qui résultent de ce travail de réparation empêcheront, à une époque plus éloignée, la production du prolapsus, si de nouvelles varices viennent à se développer.

L'acide nitrique n'est pas le seul caustique qui ait été mis en usage pour la cautérisation superficielle des bourrelets hémorrhoïdaux. On s'est aussi servi du nitrate acide de mercure, du beurre d'antimoine, de l'acide chlorhydrique, de l'acide sulfurique, etc. L'action de ces substances est à peu près la même que celle de l'acide nitrique ; mais comme elle est moins bien connue, il vaut mieux, ce me semble, donner la préférence à ce dernier.

On a proposé, il y a quelque temps, pour la cure des hémorrhoïdes, un nouveau mode de cautérisation potentielle auquel on a donné le nom de *cautérisation radiée*. Les inventeurs de cette méthode ont, paraît-il, la prétention d'opérer les hémorroïdaires sans les obliger à garder la chambre et à suspendre leurs occupations. La cautérisation radiée consiste à appliquer sur les tumeurs pendant leur période de procidence des traînées linéaires de pâte de Vienne disposées parallèlement aux plis cutanés de l'anus. La pâte escharotique est laissée en contact avec les tissus pendant dix à quinze minutes. Le prolapsus est ensuite lavé, huilé, puis réduit dans le rectum.

L'action de la pâte de Vienne est incomparablement plus énergique que celle de l'acide nitrique, elle détruit profondément les tissus, aussi les douleurs qu'elle détermine sont-elles atroces, et les malheureux soumis à ces sortes d'opérations, soi-disant *bénignes*, ne songent guère en effet à l'exercice de leur profession lorsqu'ils sortent d'entre les mains de l'opérateur. Ils n'aspirent qu'au repos qui ne leur procure pas toujours le soulagement désiré. J'ai été témoin de quelques-unes de ces tentatives, et je ne crains pas d'affirmer que le clamp et le feu, même appliqués sans le secours l'anesthésie, font infiniment moins souffrir. Or, comme la cautérisation radiée ne donne pas plus de garantie que l'application du fer rouge, je ne vois pas quelles indications pourrait remplir cette méthode. Tout ce que nous venons de dire est également applicable à ces cautérisations au canquoin qui ont été tentées à diverses reprises et n'ont eu d'autre résultat que de produire lentement et douloureusement ce que nous obtenons en quelques minutes par le feu.

La ligature caustique, d'après Sédillot, aurait été imaginée par Barthélemy (de Saumur) en 1844. Mais c'est en réalité à Amussat que nous sommes redevables de cette méthode. Tout le monde, en effet, connaît aujourd'hui la forme et la disposition des pinces que ce célèbre chirurgien fit construire pour pratiquer plus facilement la cautérisation. (Elles sont figurées dans le *Traité de pathologie externe* de Vidal de Cassis [1].) Entre leurs branches creusées d'une rainure et garnies de caustique Filhos, Amussat étreignait, selon le cas, soit la base, soit le pédicule, soit la totalité des bourrelets procidents. La pince était laissée en place jusqu'à complète destruction des tissus.

Cette méthode ingénieuse et sûre a donné nombre de succès à son auteur. Mais, employée sans discernement et dans des cas où l'intervention même en était contre-indiquée, elle a été abandonnée, son application ayant déterminé des accidents graves.

On a observé des rétrécissements, des abcès, des ulcérations persistantes, mais surtout des douleurs excessives, dues le plus souvent à la striction maladroite des téguments de la marge de l'anus, ou aux tractions que l'on est obligé

[1] T. IV, p. 538, 540 et 541.

d'exercer pour maintenir les tumeurs au dehors pendant toute la durée de la cautérisation.

Valette, à Lyon, a donné un procédé beaucoup plus simple pour pratiquer la ligature caustique. Les pinces qu'il met en usage, et qui sont garnies de pâte de canquoin (dont le maniement est plus facile et l'action plus sûre que celle du caustique de Filhos), ont la forme d'un compas dont les branches seraient creusées d'une rainure en dedans. Rien n'est plus facile que d'appliquer cet instrument à travers l'anus, à l'aide d'un spéculum, sans qu'il soit besoin de provoquer la procidence comme dans le procédé d'Amussat.

Je renverrai pour plus de détails à la *Clinique chirurgicale* de A. Valette [1], p. 178 et suivantes.

Les résultats que l'on obtient par la ligature caustique ne diffèrent en rien de ceux que nous sommes en droit d'espérer en appliquant le clamp et le fer rouge ; aussi, comme la méthode est plus lente et plus douloureuse, je donnerai la préférence au clamp, même dans le cas où l'anesthesie serait contre-indiquée [2].

En résumé, si l'on veut avoir recours à la cautérisation potentielle, c'est encore avec l'acide nitrique que l'on agira le plus sûrement, pourvu que ce caustique ne soit appliqué que dans certains cas spéciaux et à travers la fenêtre d'un spéculum de verre.

C. *La ligature.* — Je n'oserais affirmer que la ligature des hémorroïdes remonte à Hippocrate. Néanmoins dans presque tous les auteurs, vous pourrez lire que le père de la médecine pratiquait cette opération à l'aide d'un fil de

[1] Paris, J.-B. Baillière ; in-8, 1875.

[2] J'ai opéré par le clamp plusieurs malades qui n'avaient pas voulu être endormis, et je puis affirmer que les douleurs qu'ils ont éprouvées ne sauraient être comparées, ni au point de vue de la durée, ni au point de vue de l'intensité, à celles qu'inflige la ligature caustique.

laine. Son texte est-il clair? L'interprétation qu'on lui a donnée est-elle inattaquable? Je laisse à d'autres le soin d'élucider ces questions plus historiques que chirurgicales, et le lecteur me pardonnera, j'espère, de passer d'emblée d'Hippocrate à Jean-Louis Petit. C'est qu'en effet, dans les descriptions antérieures aux écrits de ce chirurgien, nous ne trouvons, au sujet de la ligature, que des notions tellement vagues et tellement obscures qu'il n'y a vraiment pas lieu de s'y arrêter.

C'est pour faire connaître les dangers de cette méthode que J.-L. Petit en a tracé l'histoire. L'illustre chirurgien avait été conduit à la suivre par des faits malheureux dont il avait été témoin. Il avait vu, entre d'autres mains, des patients mourir d'hémorrhagie à la suite d'une excision simple. Mais ses espérances furent, paraît-il, trompées, car, dans les observations qu'il rapporte, on voit que peu après l'application du lien constricteur qui devait le mettre à l'abri de la perte sanguine, les symptômes les plus effrayants éclatèrent soudainement, symptômes qui furent comparés par lui à ceux de l'étranglement herniaire, il est même question d'un cas qui se termina fatalement.

Ces observations de J.-L. Petit eurent un très-grand retentissement et furent reproduites ou analysées par la plupart des chirurgiens de cette époque, elles suffirent même pour jeter en France un tel discrédit sur la méthode que de nos jours encore on en redoute les dangers. Ainsi on peut lire dans les leçons de Gosselin : « Je rejette absolument la ligature, malgré la préférence que Curling et Holmes lui accordent[1]. »

Il n'en fut pas de même en Angleterre. Ainsi Earle, dans son édition des *Œuvres de Pott*, affirme n'avoir jamais eu

[1] *Loc. cit.*, p. 144.

d'insuccès, et Copeland est peut-être le seul qui ait osé contester, à l'époque dont nous parlons, l'absolue innocuité attribuée à cette opération. Mais comme pour son argumentation il en fut réduit à reproduire et à commenter les observations de J.-L. Petit, il n'est pas étonnant que son opinion soit restée sans influence sur celle de ses contemporains. Quelques nouveaux faits malheureux ont été depuis lors consignés dans les annales de la science ; mais leur notoriété même prouve assez leur rareté. Ainsi l'on retrouve citées presque partout les deux observations de Kirby, qui perdit un malade par tétanos et *craignit* la mort d'un autre patient qu'il parvint cependant à guérir.

Aussi, de nos jours encore, la ligature est-elle en Angleterre l'opération le plus généralement proposée par les auteurs. Pour Curling, il n'est pas de méthode plus sûre ; entre les mains de Fergusson et d'Holmes elle a presque constamment réussi. Allingham enfin, auquel on ne saurait adresser le reproche d'être *laudator temporis acti*, considère la ligature comme le moyen le plus expéditif, le plus innocent, le moins douloureux. Voici, du reste, les statistiques de l'hôpital Saint-Mark que nous trouvons dans son ouvrage et qui me semblent d'une force péremptoire [1] :

« En 1865, j'ai, dit-il, publié dans le *Medical Times and Gazette*, des statistiques ayant trait aux opérations pratiquées à l'hôpital Saint-Mark, et montrant que sur *dix-sept cent soixante-trois cas de ligature*, on avait noté cinq fois le tétanos. Cette complication s'est déclarée quatre fois pendant le printemps de l'année 1858, deux fois en mars et deux fois en avril. Depuis cette époque, il ne s'est pas pratiqué moins de *quatorze cent cinquante* opérations de ligature à l'hôpital Saint-Mark, et il n'y a pas eu un seul cas de tétanos.

[1] *Loc. cit.*, p. 102.

« Chose remarquable, la pyohémie ne s'est montrée chez aucun de ces *trois mille deux cent dix* opérés. »

A l'époque où Allingham écrivait ces lignes, il avait déjà pratiqué lui-même la ligature plus de cinq cents fois, et sans perdre un seul malade. Tels sont les faits; et cependant parmi les dangers dont on menace nos opérés, nous trouvons la phlébite et l'infection purulente. Et les auteurs qui ont observé ces complications sont on ne peut plus dignes de foi.

Ashton a, je crois, trouvé la véritable explication de ces divergences d'opinion. C'est que la ligature n'est pas applicable à tous les cas sans distinction et peut être suivie d'accidents formidables si elle est mise en usage intempestivement. B. Brodie lui aurait, paraît-il, raconté qu'il perdit trois malades pour avoir opéré malgré certaines contre-indications, et Brodie était aussi un chaud partisan de la ligature.

Il est donc indispensable, avant d'intervenir, d'analyser les dispositions individuelles du patient et les conditions étiologiques de la lésion. Recommandons en passant, et d'une manière toute spéciale, l'analyse des urines. Mais c'est au paragraphe des hémorrhoïdes symptomatiques que nous aurons à aborder ces questions.

Reste donc à savoir quel manuel opératoire nous devons suivre, car il ne suffit pas, comme on pourrait le croire, d'attirer la tumeur au dehors et de l'étreindre dans une anse de fil, comme cela a été pratiqué pour la cure du prolapsus partiel de la muqueuse.

Pour séparer plus sûrement les tumeurs des parties voisines, Fergusson est d'avis de traverser leur base avec une forte aiguille enfilée d'un double fil, ce qui permet de faire deux ligatures. D'autres ont eu recours pour segmenter plus facilement les bourrelets veineux au procédé imaginé par Rigal de Gayac pour la ligature des tumeurs érectiles. Ashton lie aussi le pédicule en deux fois; il se sert pour cela d'une aiguille spéciale, montée sur un manche et dont le chas, qui est double, est situé près de la pointe. Le nœud de sa ligature est *serré aussi fortement que possible*, dans le but de détruire en même temps les connections vasculaires et nerveuses de la tumeur. C'est, paraît-il, le seul moyen d'éviter les douleurs. Quand la striction est insuffisante, elle agit comme l'étranglement spontané, c'est-à-dire par inflammation. Les hémorrhoïdes deviennent alors turgescentes, et les patients ont à endurer toutes les souffrances précédemment décrites. Ashton cite à ce sujet les observations de Majo et d'Howship, qui sont on ne peut plus concluantes.

Quand la ligature est bien faite, les tumeurs doivent se flétrir immédiatement après son application. On comprendra facilement toute l'importance de ces détails opératoires, toutes les différences qui séparent l'opération dans laquelle le chirurgien comprend dans un nœud peu serré, peau et tumeur, de celle où la peau est respectée et la tumeur séparée de l'organisme par une énergique constriction. Aussi comme c'est dans ces détails qu'il faut rechercher la raison des succès des uns, des insuccès des autres, j'ai cru devoir reproduire ici le manuel opératoire traditionnel de l'hôpital Saint-Mark.

Premier temps. — L'opérateur saisit un lobule hémorrhoïdal à l'aide d'une pince ou d'un crochet, et l'attire en bas. Chaque hémorrhoïde doit être opérée séparément; jamais la ligature ne doit comprendre plusieurs lobules à la fois.

Deuxième temps. — A l'aide de forts ciseaux pointus il sépare la tumeur de ses connexions avec les couches musculaires et celluleuses sous-jacentes. Cette incision doit être faite au niveau du point où la peau se transforme en muqueuse, c'est-à-dire où les téguments changent de coloration. Elle doit être dirigée en haut, mais parallèlement aux tuniques intestinales et de telle façon que l'hémorrhoïde n'adhère plus au rectum que par ses vaisseaux et un lambeau de muqueuse. Cette incision est sans dangers, car les vaisseaux ne pénètrent dans les tumeurs et n'en émergent que par leur partie supérieure.

Troisième temps. — Un fort cordonnet de soie cirée est appliqué dans le sillon qui vient d'être creusé, et tandis qu'un aide tire la tumeur en dehors, la ligature est serrée *aussi fortement que possible.* On pourrait à la rigueur exciser ensuite une portion de l'hémorrhoïde si elle était très-volumineuse, mais il ne faut pas alors sectionner trop près de la ligature car on serait exposé à la voir glisser et tomber.

Quatrième temps. — La tumeur préalablement huilée est réduite dans le rectum. La réduction doit être complète.

Cinquième temps. — Excision simple à l'aide de ciseaux des marisques, des plis cutanés hypertrophiés ou végétations qui coexistent si souvent avec les hémorrhoïdes internes. Lavement opiacé. Immédiatement après l'opération, disposez sur la région de l'anus un tampon d'ouate et un bandage en T fortement compressif. C'est le moyen d'empêcher presque absolument les ténesmes.

Les ligatures se séparent en général entre le dixième et le douzième jour. Elles sont éliminées en même temps que les tumeurs flétries et les matières fécales. La petite plaie qu'elles laissent à découvert en tombant est infiniment moins large que celle qui aurait pu résulter d'une excision. C'est que la ligature agit comme une suture en gousset, et Velpeau l'avait si bien compris qu'il proposa de faire l'excision suivie immédiatement de l'application d'une suture très-serrée. Ce procédé n'est pas entré dans la pratique, et je le crois beaucoup moins sûr que la ligature, puisque nous pouvons lui reprocher, théoriquement il est vrai, de prédisposer aux infiltrations sanguines.

D. *La torsion.* — Il est certain qu'Hippocrate a enlevé des hémorrhoïdes avec les doigts, c'est du moins ce que semble indiquer le verbe *αφελειν*, que les latins ont traduit par le mot *auferre*. A en croire les commentateurs, il espérait, en agissant ainsi par lacération, imiter les animaux qui, dit-on, pour éviter l'hémorrhagie, coupent avec les dents le cordon ombilical de leurs petits.

Je me dispenserai de donner un jugement sur cette méthode grossière, mais rien n'empêche de suivre l'exemple de certains auteurs qui ont arraché des tumeurs hémorrhoïdales à l'aide de pinces à polypes et en exécutant des mouvements de torsion analogues à ceux que nous avons décrits au chapitre des polypes.

E. *L'écrasement linéaire.* — Une des premières applications de la méthode de Chassaignac fut faite à l'extirpation des tumeurs hémorrhoïdales. Comme en substituant la chaîne de l'écraseur à l'instrument tranchant chacun croyait alors mettre son malade à l'abri de la pyohémie, de l'hémorrhagie primitive et secondaire, de la douleur enfin, les opérations se multiplièrent et l'on ne tarda pas à s'apercevoir que la méthode, loin d'être absolument innocente comme le prétendait son inventeur, était au contraire plus dangereuse encore que toutes celles que l'on avait tentées jusqu'alors. Il faut dire cependant qu'à l'époque dont nous parlons, le procédé mis en usage était l'*écrasement annulaire*, procédé auquel son auteur lui-même a dû renoncer. Il consistait à saisir le bourrelet hémorrhoïdal procidant, à l'enfermer dans l'anse de l'écraseur et à le faire tomber en une seule séance. A en croire les thèses de l'époque, les résultats immédiats étaient déplorables, et notez bien que je ne fais allusion ici qu'à des écrits rédigés par des élèves de Chassaignac, *qui ipsi viderunt et ministri fuerunt sermonis*, pour me servir des paroles de saint Luc. Ainsi nous lisons dans la thèse de M. Lemariey [1] que l'écraseur appliqué de la sorte, ferme l'anus ; il y a *agglutination des lèvres de la plaie* circulaire qu'a produite l'écraseur, de sorte que le sang, les gaz, les matières fécales s'accumulent au-dessus du sphincter. Sans doute il suffit de pratiquer le toucher rectal pour faire cesser ces accidents, mais, en agissant de la sorte ne seriez-vous pas exposé à provoquer une hémorrhagie ?

La dysurie est rare, nous dit-on. Cependant sur quarante-sept malades opérés par Chassaignac, quatre ont dû subir le cathétérisme (ce qui donne déjà plus de 8 0/0), et remarquons que bien souvent il y a dysurie sans que l'on soit obligé d'avoir recours à la sonde. Quant à l'hémorrhagie, elle n'est pas rare, quoi qu'on en dise. Tantôt c'est une perte interne, tantôt une infiltration sanguine dans le tissu cellulaire. Et sans vouloir faire allusion à trois observations de Richard, je signalerai à mes lecteurs la phrase suivante que je trouve encore dans la thèse de Lemariey [2] : « Il faut bien le savoir, ce résultat (l'absence d'hémorrhagie) quoique réel le plus souvent, n'est quelquefois qu'apparent, et si les faits n'ont pas été *complètement livrés à la publicité*, nous savons que quelquefois on a trouvé *à l'autopsie* une hémorrhagie interne... »

Enfin quand le chirurgien a saisi à la fois une trop grande épaisseur de tissus, il est exposé à ne pas pouvoir terminer son opération. C'est ce qui est arrivé le 7 mars

[1] *Du Traitement des tumeurs hémorrhoïdales par l'écrasement linéaire*, thèse de Paris, n° 31, 1860.

[2] *Loc cit.*, p. 23.

1864 à Robert, alors chirurgien de l'hôpital Beaujon. « L'instrument arriva au dernier cran sans que la section fût achevée, et dans un dernier effort il fut brisé... » Le malade mourut[1].

Les suites éloignées de l'opération sont plus désastreuses encore. Le rétrécissement cicatriciel du rectum est la règle[2]. Quant aux troubles de la défécation, « ils ont cédé après deux ou trois mois *au plus !!!* » nous dit encore M. Lemariey.

Mais enfin je le répète, il n'est plus aujourd'hui question de ce procédé barbare, et quand l'écraseur est mis en usage pour la cure des hémorrhoïdes, c'est suivant le procédé de M. Gosselin. Dans ce procédé les hémorrhoïdes externes et cutanées sont respectées, et l'on n'enlève qu'une partie du bourrelet procident. Le procédé de M. Gosselin est connu sous le nom d'*écrasement partiel* ou *latéral*. Il est incontestablement préférable au procédé primitif, mais comme lui cependant il expose à l'hémorrhagie primitive[3] et secondaire, à la phlébite, au rétrécissement. C'est aussi à la suite de cette opération que se développe le plus souvent la rectite parenchymateuse aiguë, qui est toujours mortelle, et que du reste nous connaissons surtout par les écrits de Chassaignac. Notons enfin la lenteur extrême de la cicatrisation.

Néanmoins l'écrasement linéaire a été très-favorablement accueilli au début par la plupart des chirurgiens

[1] Thèse de J. Guyot ; nº 293. Paris, 1856.

[2] Voir à ce sujet une discussion de la Société de chirurgie (janvier et février 1859).

[3] M. Chassaignac opéra à Lariboissière, le 24 septembre 1855, une femme atteinte d'un bourrelet hémorrhoïdal énorme. L'opération dura trente-cinq minutes, et, bien que M. Chassaignac ne fît marcher l'écraseur que toutes les trente secondes, la plaie se couvrit rapidement de sang après l'ablation de la tumeur (Lemariey, *loc. cit.*, p. 20).

français, aussi, j'ose à peine reproduire ici les termes rigoureux dans lesquels les Anglais ont condamné la méthode. Ainsi nous lisons dans Ashton : « Un autre traitement, applicable aux hémorrhoïdes et autres tumeurs, et émané de Paris, a été quelque temps à la mode ; heureusement, en Angleterre du moins, il n'est guère suivi de nos jours [1]. » Curling, un peu plus modéré dans ses expressions, fait remarquer qu'il a entendu parler d'hémorrhagies graves, que l'opération par l'écraseur est longue, laborieuse, pénible, à peine possible quand il y a des lobules multiples et surtout lorsque leur procidence est incomplète ; il parle aussi des rétrécissements consécutifs, etc... En définitive, il proscrit absolument l'écrasement linéaire.

Il n'en est même pas question dans le livre de Fergusson. « L'écrasement linéaire, nous dit Allingham, je crois être en droit de le considérer comme une méthode barbare et antichirurgicale dans son application à l'extirpation des hémorrhoïdes [2]. »

Il est inutile, ce me semble, de multiplier des citations, toutes univoques, comme on le voit, et je laisse au lecteur le soin de juger l'écrasement linéaire, n'ayant et ne voulant avoir aucune expérience personnelle sur ce point.

Quel que soit le mode opératoire mis en usage, après l'extirpation des hémorrhoïdes, vous verrez survenir certaines complications que vous devez prévoir car elles nécessitent une intervention rapide.

1° Des ténesmes violents avec contracture du sphincter

[1] *I allude to their ablation by that crushing, lacerating and unscientific machine, the* écraseur, *which, in appearance and operation, suggests the idea of belonging rather to the* torture chamber *of bygone ages than of being an instrument of modern surgery !* (Loc. cit., p. 122.)

[2] *Loc. cit.*, p. 91.

se manifestent quelquefois pendant les premières heures qui suivent l'opération. Les douleurs qu'ils occasionnent rappellent par leur forme et leur intensité celles de la fissure anale. Ces ténesmes, que les efforts de la défécation exaspèrent au plus haut degré, ont souvent une assez longue durée, et le supplice de vos patients pourra se prolonger pendant toute la nuit qui suivra l'opération. Dans d'autres circonstances plus rares, les accidents ne s'observeront que plusieurs jours après votre intervention.

Quand vous avez affaire à des sujets débiles, impressionnables, à ce que l'on appelle vulgairement des individus nerveux, vous pouvez être à peu près certain qu'ils auront des ténesmes [1]. Vous ferez bien par conséquent de pratiquer en même temps que l'ablation des hémorrhoïdes quelques manœuvres de dilatation, afin de neutraliser d'avance l'action du sphincter, et surtout n'oubliez pas l'application du bandage compressif dont il a été question plus haut. Si les tenesmes surviennent tardivement, c'est-à-dire un ou deux jours après l'opération, ils seront combattus soit par des lavements d'opium ou de belladone, soit par des narcotiques administrés par la voie stomachale (chloral, bromure de potassium, opiacés, etc.). Néanmoins par ces médicaments vous n'obtiendrez que bien rarement la sédation désirée, tandis que vous soulagerez à coup sûr, et d'ordinaire immédiatement, en faisant le cathétérisme du rectum à l'aide de l'index introduit lentement et profondément dans l'anus.

[1] Ce n'est pas toujours sans danger que l'on soumet à l'anesthésie de pareils sujets, même lorsqu'on a recours aux vapeurs d'éther. Je n'ai pas de cas de mort à citer, mais l'opérateur doit être prévenu qu'il peut survenir des spasmes dans les muscles de la respiration avec menace d'asphyxie. Aussi doit-il s'entourer toujours d'aides expérimentés et en nombre suffisant. Ces remarques sont également applicables aux malades affectés de fissure anale. Pour moi, le chloroforme est formellement contre-indiqué en pareil cas.

Il va sans dire que dans cette manœuvre le doigt ne devra jamais suivre la paroi rectale sur laquelle on a opéré. Après ce cathétérisme il est bon de laisser dans le rectum un suppositoire antispasmodique et de faire administrer plus tard des lavements froids.

2° Vous avez encore à prévoir l'hémorrhagie. Tantôt elle est primitive et survient au moment même de l'opération, tantôt la perte sanguine est secondaire, tardive même qeulquefois et vient menacer les jours du malade alors que la guérison semblait assurée. L'hémorrhagie primitive est rare quand on a recours à certaines méthodes, et s'il n'a pas affaire à un sujet hémophile, le chirurgien qui les emploie ne sera que rarement aux prises avec de sérieuses difficultés. L'hémorrhagie secondaire, fréquente surtout chez les sujets âgés, est beaucoup plus redoutable car malheureusement il s'agit presque toujours d'une perte interne, aussi ne saurait-on examiner trop souvent la région malade et prescrire pendant les premiers jours un repos trop absolu.

Si malgré ces précautions l'accident se produit, vous en aurez facilement raison à l'aide d'injections astringentes et froides, quand le sang qui s'échappe est du sang veineux. Mais en présence d'une hémorrhagie artérielle et assez abondante pour menacer les jours du malade, il n'y a que deux partis à prendre : isoler le vaisseau divisé et en pratiquer la ligature ou faire le tamponnement du rectum.

Je sais bien qu'en appliquant le fer rouge *larga manu*, brutalement pour ainsi dire, il est possible de conjurer les accidents immédiats, mais pour réussir ainsi, en pareil cas, il faut produire de tels désordres, détruire si profondément les tissus que le chirurgien ne sauvera son malade qu'en le condamnant irrévocablement aux souffrances qu'inflige le rétrécissement du rectum. Et, d'autre part, ces cautérisations seraient presque toujours impraticables, car il faudrait opérer sur des sujets exsangues qu'on ne saurait sans imprudence soumettre à l'anesthésie et auxquels l'application du fer ardent infligerait des douleurs qu'ils ne sauraient supporter ; on doit donc renoncer à ce moyen, renoncer également aux *demi-mesures*, toujours nuisibles en pareil cas, car elles font perdre un temps précieux, et aller résolûment à la recherche du vaisseau par lequel s'échappe le sang. Il faut pour cela placer le malade dans une position convenable, c'est-à-dire le faire coucher sur le côté comme lorsqu'il s'agit d'opérer une fistule anale, puis dilater le sphincter à l'aide d'un spéculum. Les caillots qui remplissent le rectum sont enlevés à l'aide d'un courant d'eau tiède et dès que l'opérateur aperçoit le point d'où jaillit le sang, il y applique une ligature. Si la source de l'hémorrhagie est située trop haut dans le rectum pour que cette opération soit possible, les lèvres de la plaie vasculaire seront saisies entre les mors d'une pince hémostatique qui sera laissée en place pendant plusieurs jours. Mais lorsque l'opéré perd son sang par des orifices multiples, lorsqu'il y a hémorrhagie en nappe, il ne vous reste qu'une seule ressource, le tamponnement du rectum.

Dans quelques circonstances on a réussi en insufflant un pessaire Gariel introduit dans l'ampoule rectale, mais en général cet appareil est insuffisant et surtout mal toléré. C'est que pour agir efficacement sur les orifices saignants, à l'aide de ce corps élastique mais lisse, il faut lui donner un volume considérable, c'est-à-dire le gonfler outre mesure, et alors il comprime la prostate ou le col de la vessie, d'où strangurie et douleurs vives. On provoque aussi des ténesmes rectaux tellement intenses parfois que le pessaire est expulsé au dehors à travers l'anus. Le tamponnement doit donc être fait à l'aide d'un corps mou, élastique, susceptible de pénétrer dans toutes les anfractuosités du rectum, et dans une certaine mesure de s'y fixer, de telle sorte qu'il puisse y séjourner un certain temps. Il doit encore être susceptible de s'imprégner de substances hémostatiques.

Pour remplir ces diverses indications on se servira d'une éponge *entière* ayant la forme d'un cône creux, ou pour mieux dire, d'une cloche. Au fond de cette éponge (là où serait attaché le battant de la cloche) fixez aussi solidement que possible un fort cordonnet de soie. L'éponge humectée et soigneusement exprimée est ensuite saupoudrée de sulfate de fer ou d'alun. Puis l'index gauche étant introduit dans le rectum pour servir de conducteur, l'éponge placée au bout d'une sonde rigide ou de n'importe quelle tige inflexible capable de lui servir de mandrin est enfoncée à travers l'anus. Elle doit être portée à une hauteur de cinq ou six pouces au-dessus du sphincter. Ceci fait, remplissez avec du coton tout l'espace qui sépare l'éponge du sphincter, et tandis que votre main gauche poussera fortement les tampons *en haut*, votre main droite agissant en sens inverse exerce *en bas* une énergique traction sur le cordonnet auquel est fixée l'éponge. Sous l'influence de cette manœuvre, celle ci se déploie, s'ouvre en quelque sorte comme un parapluie et comprime les tampons qui sont situés au-dessous d'elle.

Grâce à ce procédé, dont les préceptes sont empruntés au livre d'Allingham, il est presque toujours possible de se rendre maître de l'hémorrhagie. Les tampons accumulés de la sorte peuvent séjourner pendant une semaine entière dans l'ampoule rectale sans déterminer le moindre accident, pourvu que l'on ait soin d'administrer l'opium à doses assez fortes pour amener une constipation absolue. Quant aux gaz intestinaux ils finissent toujours par se frayer spontanément une voie à travers les tampons. Au reste, si leur abondance fatiguait par trop votre patient, il suffirait de traverser, à l'aide d'une sonde, l'appareil que nous venons de décrire[1]. L'expérience a démontré que, grâce à cette petite manœuvre non-seulement on facilite la sortie des vents, mais on ouvre une voie qui a permis, dans certains cas, l'issue des matières fécales liquides et des caillots dissociés et liquéfiés par le mucus intestinal.

J'ai cru inutile de rappeler ici quelles précautions doivent être prises contre le retour de l'hémorrhagie, soit au point de vue de l'alimentation, soit au point de vue des médicaments et du repos. Je ne ferais que répéter ce qui a été dit dans les précédents chapitres. Rappelons seulement que si certaines substances stimulantes, comme l'alcool et les vins généreux, sont contre-indiquées pendant les premiers jours à cause de la réaction générale qui se manifeste parfois après leur administration, il ne faut cependant pas oublier que l'on se trouve en présence de sujets débilités et dont il importe de relever les forces au plutôt.

3° *La rétention d'urine.* — Quand, à la suite de l'opération que vous avez pratiquée pour le délivrer de ses hémorrhoïdes, votre malade se plaint de ne pas uriner, il importe d'examiner minutieusement ses organes pelviens, car une intervention trop hâtive pourrait avoir des dangers. C'est que tantôt il y a anurie parce que les fonctions reinales sont momentanément arrêtées, tantôt au contraire le liquide excrété par les reins et qui distend la vessie ne peut être rejeté parce qu'il y a spasme de l'urèthre, ou d'après certains auteurs, contracture du col vésical. Enfin, la rétention d'urine a quelquefois pour cause le tamponnement du rectum qui comprime directement la région membraneuse.

[1] On obtient alors quelque chose d'analogue à la canule de Dupuytren dans l'opération de la taille.

Dans le premier cas, à la palpation abdominale on ne sent pas la vessie, toute la région suspubienne est sonore à la percussion. Il faut alors savoir attendre, car toute intervention est dangereuse, et le cathétérisme, d'ailleurs inutile, serait suivi d'accidents formidables, mortels même dans bien des cas, tandis que, sous l'influence de tisanes dites rafraîchissantes, les fonctions uropoétiques se rétablissent assez rapidement.

La rétention d'urine n'est également que passagère et sans gravité lorsqu'elle reconnaît pour cause des spasmes uréthraux ou vésicaux. Ici encore le cathétérisme est le plus souvent inutile. Quelques applications émollientes et des suppositoires belladonés auront bien vite triomphé de ces obstacles dynamiques.

Mais lorsqu'il s'agit d'une compression mécanique, de celle qui est exercée par les tampons accumulés dans l'ampoule rectale, il faut intervenir et vider au plus tôt la vessie. Faites le cathétérisme, nous disent la plupart, ou plutôt tous les auteurs, laissez même une sonde à demeure, si, d'après vos prévisions, vous devez avoir plusieurs fois recours au sondage. Gardons-nous de suivre ces préceptes, car en pareil cas le cathétérisme est une opération très-dangereuse et très-souvent mortelle lorsqu'il s'agit de vieillards, à moins qu'il n'y soient déjà habitués. Quant à la sonde à demeure, elle ne serait pas tolérée. Il faut toujours, alors, substituer au cathétérisme les *ponctions capillaires aspiratrices* par la méthode de Dieulafoy. Nous sommes en mesure d'affirmer aujourd'hui, et cela sans restriction, leur absolue innocuité. Et d'autre part, quoi de plus simple et de moins douloureux que cette opération ? Elle peut être répétée sans danger deux ou trois fois dans les vingt-quatre heures et pendant plusieurs jours de suite ; et lorsque l'on donne des soins à des malades intelligents il n'est pas impossible de leur apprendre à se ponctionner eux-mêmes.

Grâce aux ponctions capillaires, nous pouvons donc considérer aujourd'hui la rétention d'urine comme une complication de peu de gravité et dont le chirurgien est toujours certain de neutraliser immédiatement les effets.

§ 2. — Des hémorrhoïdes symptomatiques.

Les hémorrhoïdes surviennent, dit-on, chez les individus pléthoriques. Elles ont été observées très-souvent, paraît-il, chez les herpétiques et seraient extrêmement utiles aux individus qui ont des prédispositions à être goutteux, c'est-à-dire qui sont sous l'influence de la diathèse urique[1]. Ce ne sont pas ces hémorrhoïdes que l'on pourrait appeler diathésiques, dont je veux aborder l'étude dans ce paragraphe. Laissant à d'autres le soin de démontrer comment les diathèses agissent sur les varices rectales, démonstration qui ne deviendra possible que lorsque la nature de ces états morbides sera connue, je me bornerai à énumérer ici les lésions organiques, qui, mettant obstacle au cours du sang veineux, ont une influence directe, une influence mécanique

[1] Les rapports des hémorrhoïdes avec les maladies générales ont été l'objet d'un nombre incalculable d'écrits. Cependant nous n'essayerons même pas d'en donner l'analyse ici, car il s'agit de doctrines qui n'ont heureusement plus aujourd'hui de défenseurs sérieux, et si nous les voyons encore lutter contre l'oubli, c'est en raison de l'excessive violence avec laquelle elles ont été jadis soutenues. Pourtant si le lecteur veut consulter ces écrits, et je ne fais même pas d'exception pour des travaux presque contemporains, je tiens à le prévenir qu'il n'aura sous les yeux que des paraphrases sur les écrits de Stahl et son *Metaschematisme*, dont l'expression la plus exagérée et la plus absurde, on peut dire le mot, et un chapitre ayant pour titre : *De hemorrhoidum concensu cum calculo et podagra*, publié, vers 1722, par Michel Alberti, dans un recueil de dissertations sur les hémorrhoïdes.

sur la dilatation des veines du rectum. Ces lésions ont pour siége :

A. Les organes pelviens. — 1° *Le rectum.* — Il est inutile de répéter ici que les hémorrhoïdes compliquent très-souvent les rétrécissement du rectum. En effet, le tissu cicatriciel étrangle en pareil cas les veines au point où elles perforent les tuniques intestinales pour entrer dans le méso-rectum. Il est donc naturel que celles-ci se dilatent au-dessous de cette constriction. De là le précepte de pratiquer toujours le toucher rectal en explorant les parties aussi profondément que le permettra la longueur du doigt, car le rétrécissement est parfois situé à une certaine hauteur, et une exploration incomplète vous ferait croire à l'existence d'hémorrhoïdes idiopathiques. Dernièrement encore, il m'a été donné d'observer une malade chez laquelle cette erreur avait été commise. Il s'agissait d'une femme qui me fut adressée comme hémorrhoïdaire, elle portait en effet vers la marge de l'anus plusieurs lobules veineux bleuâtres et turgescents, mais en l'examinant avec soin je trouvai, à 10 centimètres au-dessus du sphincter, un rétrécissement tellement serré qu'il n'admettait même pas la pulpe de l'index. Au-dessous de ce rétrécissement, l'ampoule rectale avait conservé son aspect normal. Tous les efforts de la thérapeutique doivent être, en pareil cas, dirigés contre le rétrécissement. Cependant s'il s'agissait de ces coarctations, très-dures, très-élevées, très-étendues et contre lesquelles l'art est absolument désarmé, vous seriez autorisés à intervenir, mais alors choisissez une méthode simple, peu douloureuse, et surtout repoussez les opérations sanglantes, car la plaie qui resterait après elle, serait exposée à ne jamais se cicatriser. La cautérisation par l'acide nitrique peut donc trouver ici son application. Mais il vaut mieux, lorsque la chose est possible, avoir recours aux moyens palliatifs, et en particulier aux suppositoires astringents (sulfate de fer, iodoforme, etc.).

L'inflammation chronique du rectum et la dysenterie sont également des causes d'hémorrhoïdes, et les ténesmes incessants que font naître les polypes du rectum amènent parfois aussi la stase sanguine dans les veines de l'organe. En pareil cas, ne cherchez pas à soulager votre malade en agissant directement sur la phlébectasie, l'insuccès serait certain, mais guérissez la rectite, guérissez la dysenterie, extirpez le polype et vous verrez bientôt après disparaître les tumeurs hémorrhoïdales.

Mais de toutes les maladies du rectum, celle qui se complique le plus souvent d'hémorrhoïdes, c'est le cancer. Souvent en effet les tumeurs bleuâtres que vous verrez à la marge de l'anus, qui seules vous seront signalées par les patients, auxquelles ils rattacheront toutes leurs souffrances, ces tumeurs ne seront qu'un épiphénomène, et si vous explorez le rectum au-dessus du sphincter, dans le but de reconnaître les limites supérieures de la phlebectasie, vous y trouverez une dégénérescence.

On ne saurait trop insister sur ce point, car l'erreur est facile ; elle est commise tous les jours. En pareil cas, en effet, le toucher rectal est douloureux et les lésions que l'on peut constater *de visu* suffisent amplement à expliquer les douleurs dont se plaint le patient, d'autant que ces hémorrhoïdes symptomatiques du cancer se compliquent comme les hémorrhoïdes idiopathiques des phénomènes inflammatoires dont l'ensemble a été décrit sous le nom d'attaque. Récemment encore j'ai pu voir un jeune homme qui, opéré quelques semaines auparavant par un chirurgien de grand mérite, vint se présenter à moi parce que, disait-il, ses hémorrhoïdes avaient récidivé. Elles avaient été pourtant brûlées au fer rouge. Un cancer dur, ligneux, diffus, avec adhérences multiples aux organes pelviens, arrêtait le doigt explorateur à quelques centimètres au-dessus du sphincter. Il est vrai qu'il s'agissait d'un sujet âgé seulement de vingt-cinq ans et présentant, d'ailleurs, tous les attributs d'une robuste santé, ce qui expliquait la méprise.

Les hémorrhoïdes symptomatiques du cancer ne surviennent en général que tardivement : il faut, en effet, que le néoplasme soit assez développé pour agir par compression sur les vaisseaux, aussi les observez-vous le plus souvent sur des sujets porteurs de dégénérescences diffuses, adhérentes aux parties voisines, en un mot, absolument au-dessus des ressources de l'art. Ce sera donc une médication exclusivement palliative que vous aurez à instituer, et si, dans quelques circonstances rares, les applications astringentes ou caustiques nous semblent susceptibles de procurer un soulagement d'une certaine durée, le plus souvent, néanmoins, vous n'aurez à prescrire que des narcotiques.

2° *La vessie.*— Chez l'homme, la plupart des affections vésicales s'accompagnent de dilatations dans les plexus veineux du petit bassin. Or, comme ces plexus sont unis par de nombreuses anastomoses avec les veines hémorrhoïdales, il est rare que l'on n'observe pas alors des varices rectales. Ainsi les hémorrhoïdes coexistent le plus souvent avec la cystite chronique, et ce n'est pas seulement en raison des phénomènes inflammatoires que la stase sanguine se produit alors, mais bien encore et surtout à cause des ténesmes. Les efforts inutiles auxquels se livrent les patients pour vider leur vessie, alors qu'elle ne contient pas une goutte d'urine, amènent une augmentation dans la tension veineuse, aussi, de toutes les affections vésicales, celle qui se complique le plus souvent d'hémorrhoïdes, c'est l'affection calculeuse. Si l'on fait abstraction des sujets très-jeunes, on peut dire, sans trop d'exagération, que presque tous les calculeux ont des hémorrhoïdes. Or, ces hémorrhoïdes sont d'autant plus susceptibles de s'enflammer, qu'elles deviennent presque d'emblée procidentes. Cette inflammation est quelquefois très-aiguë et par conséquent très-douloureuse, et les souffrances que les patients ont à endurer venant s'ajouter à celles que leur fait éprouver déjà le calcul, on comprendra sans peine combien le diagnostic peut être obscur en pareil cas.

Comment, en effet, le chirurgien pourra-t-il reconnaître si les ténesmes vésicaux sont liés à la présence d'une pierre dans la vessie ou s'il doit, au contraire, les considérer seulement comme consécutifs aux hémorrhoïdes ? Ce n'est que par un interrogatoire minutieux du malade que vous arriverez à résoudre ces questions. Heureusement, au point de vue thérapeutique, lorsque de pareils cas se présentent, on peut, sans danger, s'abstenir de toute intervention directe et attendre, en prescrivant les émollients, le repos et les narcotiques, le moment où la sédation des phénomènes inflammatoires permettra l'exploration directe de la vessie.

Il va sans dire que l'on ne doit jamais opérer les hémorrhoïdes des calculeux et que le seul moyen, mais le moyen certain de les faire disparaître, c'est d'enlever leur cause, c'est-à-dire la pierre vésicale.

3° *La prostate.* — Si les hémorrhoïdes sont fréquentes chez les calculeux, on les rencontre plus fréquemment encore chez les individus atteints d'hypertrophie de la prostate. C'est qu'en effet lorsque cette glande augmente de volume, la circulation veineuse dans les plexus vésico-prostatiques est singulièrement modifiée. Tantôt les vaisseaux sont mécaniquement comprimés et alors il y a stase sanguine autour de l'organe hypertrophié, tantôt au contraire il y a d'emblée phlébectasie, et alors quand on injecte le système veineux de la région, soit en poussant l'injection par la veine dorsale de la verge, soit en faisant pénétrer le liquide coagulable par les branches de la veine porte, on voit que la prostate et le bas-fond de la vessie sont en quelque sorte enlacés dans un réseau variqueux à mailles inextricables. C'est cette phlébectasie qui se propage par les veines amastomotiques aux plexus veineux du rectum. Et comme, pour pouvoir uriner, les malheureux dont la prostate est hypertrophiée se livrent sans cesse à des efforts considérables qui gênent la circulation des veines hémorrhoïdales, celles-ci ne tarderont pas à se transformer en tumeurs variqueuses. Ces hémorrhoïdes symptomatiques se produisent donc en quelque sorte d'emblée et sans passer par les périodes capillaire et artérielle ; souvent ce sera d'elles que les patients viendront se plaindre auprès de vous, négligeant de vous tenir au courant de l'état de leurs voies urinaires. Cependant l'inflammation hémorrhoïdale s'accompagne presque toujours alors de rétention d'urine.

Au point de vue thérapeutique, en pareil cas, il faut encore attendre, et malgré la plénitude de la vessie, s'abstenir de la sonder par l'urèthre. N'oubliez pas, en effet, que si la muqueuse rectale, que vous voyez, est sillonnée de veines tortueuses, l'urèthre, que vous ne voyez pas, est probablement aussi variqueux dans la région prostatique, et ces varices qui rampent dans sa muqueuse, votre sonde sera exposée à les déchirer. Si les émollients, le repos, le froid ne rétablissent pas immédiatement le cours des urines, c'est encore aux ponctions capillaires qu'il faut avoir recours alors, et ne craignez pas de les répéter toutes les fois que la vessie sera pleine. A l'heure où j'écris ces lignes, se trouve encore dans mon service un vieillard qui n'a pas subi moins de trente ponctions vésicales dans l'espace de quelques jours ; il urine aujourd'hui librement et les hémorrhoïdes volumineuses qu'il portait ont cessé de le faire souffrir.

En même temps que vous palliez de la sorte les accidents de rétention, il faut agir sur la phlébectasie. Ce sont les lavements glacés ou très-froids qui vous donneront alors les meilleurs résultats, et ce n'est que plus tard, lorsque vous aurez rétabli la liberté du cours des urines qu'il y aura lieu d'agir sur les hémorrhoïdes à l'aide des astringents ou des caustiques. Mais l'intervention opératoire proprement dite ne serait pas alors sans dangers. Cependant elle peut devenir indispensable et je crois qu'en pareille circonstance il faut avoir recours à la cautérisation. C'est la méthode que j'ai suivie chez un vieillard de quatre-vingts ans, que dix-huit ponctions capillaires avaient guéri d'une rétention d'urine assez grave. Deux petits bourrelets hémorrhoïdaux ulcérés et procidents le faisaient atrocement souffrir. J'en pratiquai l'extirpation à l'aide du clamp de Smith. La guérison fut rapide et deux mois après sa sortie de l'hôpital j'ai revu mon malade jouissant toujours d'une excellente santé et pouvant, sans la moindre douleur, se livrer à la miction et la défécation.

4° *L'uréthre.* — Les maladies de cet organe ne deviennent que très-rarement la cause du développement des hémorrhoïdes ; on doit être prévenu cependant que les individus porteurs de rétrécissements anciens, serrés et amenant une gêne considérable dans la miction, deviennent parfois hémorrhoïdaires, mais alors c'est seulement contre la lésion causale que doit être dirigée le traitement. Quelques suppositoires opiacés ou belladonnés et les grands bains pourront cependant être prescrits s'il survient du côté du rectum quelque complication douloureuse.

5° *L'utérus.* — Il faudrait passer en revue toutes les

affections utérines, en étudiant leur développement et leurs symptômes, pour arriver à tracer d'une manière à peu près complète l'histoire des hémorrhoïdes qui se produisent sous leur influence. Presque toutes les maladies de matrice amènent en effet, du côté du système vasculaire pelvien, une stase sanguine dont la conséquence est la dilatation des vaisseaux. Il faut donc toujours, lorsqu'on se trouve en présence d'une femme hémorrhoïdaire, l'interroger avec soin sur l'état de sa menstruation, les produits de sécrétion qui s'écoulent de ses organes génitaux, enfin sur l'origine et le mode de développement de ses varices anales. Souvent, à la suite d'un pareil interrogatoire, c'est du côté de l'utérus et de ses annexes que le chirurgien devra diriger les efforts de sa thérapeutique.

Néanmoins, parmi toutes ces affections, celles qui agissent mécaniquement, c'est-à-dire par compression, sur les vaisseaux, sont les plus nombreuses, et pour bien apprécier leur action il suffira d'étudier ce qui se passe chez les femmes enceintes.

Les hémorrhoïdes symptomatiques de la grossesse, dont nul n'ignore la fréquence, ont, en effet, les plus grandes analogies avec celles qui se développent sous l'influence des tumeurs abdominales. Elles se présentent toujours d'emblée avec la forme veineuse. Ce sont des varices tout à fait identiques à celles qui apparaissent en même temps du côté des membres inférieurs. Ajoutons qu'elles saignent rarement, mais que souvent elles s'enflamment, qu'elles sont ordinairement douloureuses ou tout au moins pénibles et que la dilatation envahit aussi bien les veines anales que celles du rectum, de sorte que dans ces circonstances vous observerez en même temps des hémorrhoïdes internes et externes.

On ne saurait *a priori* tracer la règle de conduite à suivre en présence de ces tumeurs. Sans doute, si votre cliente enceinte de quelques mois souffre cruellement, et s'il n'est question que de l'inflammation d'un lobule hémorrhoïdal externe, vous pouvez sans danger, vous devez même, pratiquer immédiatement l'incision. L'opération est nettement indiquée alors, et selon toute probabilité la grossesse suivra son cours ultérieur. Mais s'il s'agissait d'un bourrelet interne, volumineux, à base étendue, étranglé, on ne saurait sans témérité en entreprendre l'extirpation. En pareil cas, il faut se borner à prescrire les émollients, le repos, les opiacés, les grands bains, à appliquer sur la région des cataplasmes belladonnés, à modifier le régime, enfin à essayer, mais avec prudence, quelques manœuvresde taxis. Mais l'intervention par le fer ou le feu ne serait légitimée que dans les cas heureusement très-rares où éclaterait une inflammation aiguë, phlegmoneuse, diffuse, s'accompagnant de phénomènes généraux graves.

Il faut alors intervenir rapidement, *tuto* sans doute, mais *cito*, et pratiquer des débridements d'une suffisante étendue pour prévenir toute stagnation du pus, tout décollement, car ce qu'il importe d'éviter avant tout pendant la grossesse, ce sont les accidents fébriles.

Les hémorrhoïdes des femmes enceintes peuvent-elles, comme l'ont avancé quelques écrivains, leur être salutaires, suppléer en quelque sorte le flux menstruel pendant la grossesse et les préserver ainsi des congestions et des hypérémies passives ?

Que la rupture spontanée de varices rectales, en amenant une abondante déplétion sanguine, ait pu prévenir, guérir même dans quelques cas exceptionnels des accidents éclamptiques, la chose, en principe, n'est pas absolument invraisemblable, cependant, en attendant des faits démonstratifs, je crois pouvoir répéter encore avec Tissot : *Raro beneficium et flebile quidem beneficium sunt hémorrhoides !*

Chez un très-grand nombre de femmes, lorsque le produit de la conception vient d'être expulsé, il survient du côté de l'anus des phénomènes douloureux qui sont occasionnés par l'inflammation d'un ou plusieurs lobules hémorhoïdaux, dont la présence même avait été ignorée jusque-là par la malade. Ces tumeurs sont alors enflammées, turgescentes, tendues et souvent très-volumineuses.

Dans les anciens traités d'accouchement cet accident est à peine signalé, et de la Motte fut le premier, je crois, à attirer l'attention des hommes de l'art sur cette complication. La plupart des écrivains l'avaient attribuée après lui au traumatisme même de l'accouchement, c'est-à-dire à la compression exercée par la tête du fœtus sur le rectum et son appareil vasculaire. Mais Brachet[1] fit remarquer, en vrai praticien, qu'en général, lorsque ces hémorrhoïdes s'enflamment et deviennent douloureuses, ce n'est que plusieurs jours après l'accouchement, et le plus souvent au moment où s'observe cet ensemble symptomatique qu'on a appelé fièvre de lait. Il eut alors l'idée de rattacher l'inflammation de ces hémorrhoïdes puerpérales à la constipation et au repos absolu dans lequel on confine les femmes, leurs fesses s'enfonçant profondément dans les matelas et toute la région pelvienne restant ainsi soumise à une température plus élevée que le reste du corps.

Ses déductions pratiques ont, paraît-il, donné raison à ces vues théoriques, car en administrant dès les premiers jours des lavements tièdes aux nouvelles accouchées, on peut presque à coup sûr prévenir ces douloureuses attaques d'hémorrhoïdes.

[1] *Recueil périodique de la Société de médecine de Paris*, t. LX, année 1817, p. 199.

B. ORGANES ABDOMINAUX. — 1° *Les ganglions mésentériques et prévertébraux.* — Quoique ces ganglions ne soient pas directement en rapport avec les origines des veines hémorrhoïdales, les tumeurs dont le tissu de ces organes devient le point de départ acquièrent cependant, dans certaines circonstances un volume assez considérable pour gêner la circulation veineuse intra-abdominale et amener des dilatations variqueuses dans le rectum. J. L. Petit affirme avoir constaté ce fait à l'autopsie. Au reste, le cancer primitif des ganglions prévertébraux n'est pas chose exceptionnelle, surtout si nous voulons laisser la dénomination de cancer aux tumeurs désignées de nos jours sous le nom de lymphosarcome. Quant au cancer secondaire, il est relativement commun. En général, le foyer primitif se trouve alors dans les organes génitaux ou les membres inférieurs. Les hémorrhoïdes pourront donc dans certains cas de cancers externes être considérées comme un signe probable de généralisation.

2° *Le foie.* — « L'obstruction du foie est, par rapport aux veines hémorrhoïdales, ce que... les jarretières trop serrées sont aux veines des jambes et ce que la ligature est à la saignée [1]. » Ces quelques mots de J. L. Petit résument encore aujourd'hui presque tout ce que nous savons sur les rapports des maladies du foie avec les hémorrhoïdes et force est, même en 1876, de nous contenter de la désignation vague d'obstruction. Vainement, en effet, chercherions-nous dans les auteurs des notions plus précises à ce sujet, car la plupart d'entre eux sont muets à cet égard, et si vous interrogez les médecins auxquels leur situation hospitalière aurait permis d'élucider cette question, tous, invariablement, vous répondent : Oui, nous avons vu

[1] J.-L. Petit, *Œuvres posthumes*, t. II, p. 71.

souvent les hémorrhoïdes coïncider avec les altérations hépatiques, mais nous ne saurions dire dans quelle proportion. On comprend facilement du reste, qu'un symptôme de cet ordre échappe le plus souvent à un observateur dont l'attention doit être détournée par des lésions plus importantes. Un seul fait cependant semble acquis, c'est que, contrairement à ce que l'on aurait pu croire *a priori*, les hémorrhoïdes ne sont pas très fréquentes chez les malades atteints de cirrhose. Frerichs l'a affirmé, et les observations de Monneret avaient conduit cet auteur à des conclusions analogues. Ce serait donc plutôt dans les maladies qui s'accompagnent d'hypérémie active du foie que l'on observerait la dilatation des veines rectales.

Toutefois, hâtons-nous de le dire, ce n'est pas seulement en opposant au cours du sang un obstacle matériel que les lésions hépatiques influent sur la genèse des hémorrhoïdes, « mais, a dit encore J. L. Petit, si le foie est obstrué de manière que la bile ne se filtre point..., les excréments seront durs, et les intestins n'étant point agacés par la bile, le ventre sera paresseux. » De là constipation et, par conséquent, prédisposition aux hémorrhoïdes.

Les ramifications des veines hémorrhoïdales supérieures ne subissent pas seules le contre-coup des maladies du foie, mais la cirrhose, en particulier, et d'une manière générale toutes les affections hépatiques qui sont compliquées d'ascite, déterminent des dilatations pathologiques du côté des veines anales. C'est qu'en effet la circulation viscérale tend à se rétablir aussi bien par les parois pelviennes que par les veines de la paroi abdominale antérieure. Aussi voyons-nous en pareille circonstance toutes les veines superficielles du segment inférieur du tronc acquérir un développement considérable. Notons ici, au point de vue du diagnostic, que ces hémorrhoïdes externes symptomatiques de la cirrhose, sont ordinairement œdémateuses.

De tout ce qui précède nous ne pouvons, ce me semble, tirer qu'une conclusion, c'est qu'en présence d'un hémorrhoïdaire il faut toujours reporter son attention sur l'état du foie. Comme ces hémorrhoïdes symptomatiques sont en général *veineuses* d'emblée (c'est du moins ce que semblent indiquer la théorie et les faits malheureusement en petit nombre), il importe de savoir si le malade a eu avant l'apparition de ses tumeurs, des hémorrhagies par le fondement. Si sur ce point il répond par l'affirmative à vos questions, insistez d'une façon toute particulière dans votre interrogatoire, sur les qualités du sang qui a été rendu. Il ne faut pas oublier, en effet, que dans les maladies du foie tout le système veineux intestinal peut-être engorgé, et à tel point qu'il se produit des hémorrhagies assez abondantes pour s'échapper par les voies basses, hémorrhagies qui ont pourtant leur source à une grande distance de l'anus, dans l'intestin grêle par exemple.

Je me borne à signaler le fait, et à rappeler au praticien que le flux hémorrhoïdal peut être facilement confondu avec les méléna et surtout avec ce que l'on a appelé le *flux hépatique*.

De ce que le foie est volumineux ou même sensible à la pression chez un hémorrhoïdaire, vous n'êtes cependant pas en droit de conclure qu'il s'agit d'hémorrhoïdes symptomatiques. Il paraît en effet démontré aujourd'hui que, dans certaines circonstances, rares à la vérité et en tout cas encore mal déterminées, le foie est, à son tour, influencé directement par les hémorrhoïdes. En quoi consiste cette influence? S'agit-il d'une congestion, comme le supposaient les anciens lorsqu'ils affirmaient que supprimer le flux hémorrhoïdaire c'est faire naître le flux hépatique, ou bien est-ce une altération plus profonde, une dégénérescence graisseuse qui se produit alors? c'est ce qu'il est absolument impossible de dire dans l'état actuel de la science. Dernièrement néanmoins, M. Verneuil a formulé de nouveau ce problème, mais la solution n'en est pas encore trouvée.

En tout cas, ce que nous savons sur ce point doit nous rendre très-circonspect lorsqu'il s'agit d'opérer. Que la lésion hépatique soit primitive ou consécutive, il faut toujours temporiser. En effet, dans cette dernière hypothèse, en opérant nous aurions à redouter de provoquer dans le système de la veine-porte les phénomènes inflammatoires les plus graves et si, au contraire, l'action mécanique de l'obstruction du foie est *nettement démontrée*, toute opération est formellement contre-indiquée, car elle pourrait être suivie d'accidents redoutables, ou bien la plaie resterait atonique, sans aucune tendance à la cicatrisation ; votre intempestive intervention aura donc créé dans le rectum *un ulcère variqueux incurable.*

3° *Les reins.* — L'altération de ces organes peut agir de deux manières sur la production des hémorrhoïdes. 1 en amenant l'ascite, 2° en faisant naître du côté des intestins des phénomènes d'inflammation ou pour mieux dire d'irritation. Ces accidents sont produits, comme on le voit, par l'élimination à travers la muqueuse intestinale, des substances excrémentitielles dont l'appareil rénal ne peut plus débarrasser l'organisme. Le carbonate d'ammoniaque qui prend alors naissance à la surface de la muqueuse digestive provoque une diarrhée dont nul n'ignore la gravité au point de vue du pronostic et dont les produits irritants déterminent vers l'extrémité inférieure du tube digestif des ténesmes continuels qui finissent par amener la dilatation des veines rectales. Les hémorrhsïdes nées sous cette influence sont veineuses d'emblée, œdémateuses, souvent procidentes et presque toujours très-douloureuses, ce que nous explique assez leur mode de formation ; aussi les patients viennent-ils fréquemment réclamer auprès de l'homme de l'art des secours chirurgicaux.

C'est alors que l'on se félicite de voir régner encore *dans le monde* le préjugé des hémorrhoïdes salutaires, qui ne sont, hélas ! que les hémorrhoïdes incurables. Au moins, s'il désarme le chirurgien, pourra-t-il souvent consoler le malade !

En tout cas, à moins de circonstances exceptionnelles, et malgré les supplications de vos patients, considérez toujours l'albuminurie comme une contre-indication absolue à l'ablation des hémorrhoïdes. En effet l'expérience a démontré que les opérations qui sont pratiquées en pareil cas, sont d'un danger extrême. Presque toujours il y a hémorrhagie primitive, et l'hémorrhagie secondaire n'est pas moins à redouter. Il y encore défaut de cicatrisation, douleurs vives, ténesmes. Au reste, le plus souvent il survient, soit une phlébite avec pyohémie, soit une rectite gangrèneuse rapidement mortelle.

B. Brodie aurait, paraît-il, perdu de la sorte deux malades albuminuriques qu'il opéra à une époque où les symptômes de la maladie de Bright étaient encore mal connus, et, à l'auptopsie, il constata la dégénérescence des reins.

4° *La rate.* — Le lecteur sera surpris sans doute de ne voir consacrer ici que quelques lignes à l'étude de l'influence que peuvent exercer les lésions de cet organe sur la maladie qui nous occupe. Malheureusement nous ne possédons, à cet égard, aucun document sérieux. Il est probable, très-probable même, que l'hypertrophie de la rate et les tumeurs qui se développent à ses dépens sont autant de causes susceptibles d'amener la production des tumeurs hémorrhoïdales. Au reste, quand on examine les rapports de la veine hémorrhoïdale supérieure avec la veine splénique, on comprend facilement que tout obstacle au cours du sang dans cette dernière doit amener une gêne dans la circulation veineuse abdominale. Mais je le répète, il n'y a pas, sur ce sujet, dans la science de données précises. On trouve bien, il est vrai, dans le *Recueil de dissertations sur les hémorrhoïdes*, de Michel Alberti[1] une thèse de vingt pages environ ayant pour titre : *De hemorrhoidum concensu cum morbis splenis*. Malheureusement ce travail, écrit dans le but unique d'apporter de nouvelles preuves à la doctrine de Stahl, ne renferme que des divagations plus ou moins obscures et des suppositions physiologiques qui n'ont même pas le mérite d'être vraisemblables ou ingénieuses.

C. ORGANES THORACIQUES. — 1° *Le cœur*. — Quand l'analyse des urines dénote chez un hémorrhoïdaire la présence d'une certaine quantité d'albumine, on n'est pas pour cela en droit de conclure que la lésion primitive a pour siége le rein : il faut encore, avant de se prononcer, examiner avec soins l'état du cœur. On voit souvent se développer, chez les sujets porteurs d'affections cardiaques, des varices anales, et elles apparaissent précisément au moment où commencent les altérations secondaires des viscères abdominaux. Veineuses d'emblée, ces hémorrhoïdes symptomatiques des affections cardiaques ont ordinairement un aspect œdémateux, mais elles saignent facilement, et, ici du moins nous devons l'avouer, cette hémorrhagie peut être réellement salutaire. Nous savons, en effet, que les émissions sanguines amènent toujours un amendement passager dans les phénomènes dyspnéiques au

[1] Michaelis Alberti : *Tractatus de Hemorrhoidibus*, deuxième partie, p. 23 (1719).

milieu desquels se débattent les cardiopathes pendant les dernières périodes de leur existence. Ce n'est donc pas tout à fait sans raison que l'on a considéré en pareil cas les hémorrhoïdes comme de véritables soupapes de sûreté. Il faut, par conséquent, les respecter, mais nous devons rappeler ici que le diagnostic présentera parfois de grandes difficultés. En effet, nous avons vu plus haut que les battements du cœur deviennent extrêment irréguliers chez certains hémorrhoïdaires qui, convaincus de l'utilité de leurs maux, ont supporté sans se plaindre des hémorrhagies répétées. Et comme alors l'anémie est extrême, l'oreille appliquée sur la région cardiaque perçoit des bruits de souffle dont le timbre est doux, il est vrai, mais dont l'intensité est telle parfois qu'ils peuvent simuler des bruits organiques. L'erreur sera d'autant plus difficile à éviter que l'on observe quelquefois en même temps de l'œdème des membres inférieurs tandis que l'analyse des urines décèle la présence de l'albumine. Ce n'est que par une étude minutieuse des commémoratifs qu'en cette conjoncture vous arriverez à la vérité, et si vous n'êtes pas trompé par votre patient vous y arriverez sûrement, car les hémorrhoïdes ne peuvent amener un individu à ce degré d'anémie sans qu'il y ait eu d'abondantes hémorrhagies.

Est-il utile de répéter encore que l'extirpation des tumeurs hémorrhoïdales symptomatiques des maladies du cœur serait une opération irrationnelle et pour le moins aussi dangereuse qu'en cas d'albuminurie. Il faudrait donc, s'il survenait dans ces circonstances des attaques d'hémorrhoïdes ou des douleurs vives du côté de l'anus, prescrire seulement quelques émollients, de légers laxatifs, et l'usage de suppositoires de beurre de cacao ou de simples embrocations huileuses propres à faciliter le glissement des matières fécales.

2° *Les poumons.* — S'il est vrai que la goutte prédispose aux hémorrhoïdes, il n'est pas étonnant qu'elles coexistent souvent avec l'asthme et l'emphysème. Ce n'est point ici le lieu d'examiner les rapports que l'on peut découvrir entre ces manifestations symptomatiques et leur cause supposée, la diathèse urique, mais il est infiniment probable que si les emphysémateux sont fréquemment hémorrhoïdaires, c'est parce que leur affection thoracique amène en général une gêne considérable dans la circulation veineuse. Il n'est donc pas impossible que chez ces sujets le flux sanguin hémorrhoïdal procure quelquefois comme chez les cardiopathes un soulagement momentané. Est-ce à dire pour cela que les hémorrhoïdes des emphysémateux doivent être respectées? Non, sans doute, et comme en pareil cas l'opération n'est pas très-dangereuse, comme il n'y a à redouter qu'un peu de lenteur dans la cicatrisation et une certaine tendance aux hémorrhagies qui peut être facilement combattue, il n'y a pas de raisons suffisantes, ce me semble, pour refuser une opération curative à des malades dont la lésion rectale devient souvent le point de départ de complications douloureuses ou pénibles.

Si les hémorrhoïdes des sujets emphysémateux peuvent, dans une certaine mesure, leur être de quelque utilité, en peut-on dire autant de celles qui s'observent quelquefois chez les phthisiques ? Le problème est difficile à résoudre, car des auteurs recommandables ont affirmé qu'en pareil cas les varices rectales ont un rôle physiologique important, et qu'en les supprimant on expose le patient à des congestions très-dangereuses, comparables à celles qui surviennent chez la femme lorsque la menstruation est brusquement arrêtée.

Les considérations dans lesquelles nous sommes entrés

à propos de la fistule à l'anus sont applicables aux hémorrhoïdes : ce qu'il y a de plus dangereux pour les phthisiques c'est le repos au lit ; si donc on pouvait opérer leurs hémorrhoïdes sans exiger d'eux un décubitus horizontal prolongé, sans les confiner dans leur chambre, en un mot, sans rien changer à leur mode d'existence, il est probable que l'opération n'aurait que rarement des suites fâcheuses. Malheureusement, il n'en est pas ainsi, puisque, comme nous l'avons dit plus haut, abréger le repos auquel sont condamnés les opérés, c'est les exposer à l'hémorrhagie. N'oublions pas d'ailleurs la disposition toute particuliére que présente l'anus des phthisiques, disposition sur laquelle déjà nous avons appelé l'attention et qui oppose à la cicatrisation des plaies, dans cette région, un obstacle presque absolu. Aussi sans admettre de rapports entre la phthisie pulmonaire et les hémorrhoïdes, entre les accidents qui surviennent quelquefois après les opérations et la suppression du flux hémorrhoïdal, je ne proposerais cependant une opération radicale à un tuberculeux que dans le cas où les complications amenées par les hémorrhoïdes deviendraient le point de départ d'accidents fébriles.

Mais on est allé beaucoup plus loin dans la voie de l'absention. On a même été jusqu'à proposer de faire naître artificiellement des hémorrhoïdes chez les phthisiques pour prolonger leurs jours. Faut-il retracer ici les récits des anciens, décrire ces supplices atroces infligés au nom de la théorie humorale à de pauvres poitrinaires par les médecins des temps passés ? La chose est heureusement inutile aujourd'hui, mais hier encore j'aurais été dans la nécessité de faire cette description. C'est que l'influence exercée par les doctrines de Stahl fut telle qu'encore, en 1835, Trousseau lui-même ne craignit pas d'écrire un mémoire sur le meilleur moyen de provoquer ou de *rappeler* le flux hémorrhoïdal[1]. On sait qu'à cette époque, certains médecins appliquaient dans ce but des ventouses sur l'anus. Trousseau leur substitua les suppositoires stibiés. Mais une pareille méthode de révulsion ne saurait être acceptée aujourd'hui. Introduire dans l'anus des phthisiques l'émétique ou le garou, c'est les exposer sans profit aux abcès, aux phlegmons, aux fistules incurables; aussi, cette médication n'est-elle plus conseillée aujourd'hui par personne.

[1] Des Suppositoires stibiés comme moyen de rappeler la fluxion hémorrhoïdale (*Journal des connaissances médico-chirurgicales*, p. 101, Paris, 1836-37).

CHAPITRE IX

DES TUMEURS BÉNIGNES DE L'ANUS ET DU RECTUM

Les tumeurs qui font l'objet de ce chapitre sont pour la plupart constituées par l'hypertrophie des téguments ou des couches sous-jacentes et ont pour caractère clinique commun la bénignité. Tantôt elles se développent au pourtour de l'anus dans les plis rayonnés qui entourent cet orifice, ou même aux dépens de la muqueuse, vers le bord inférieur du sphincter, mais toujours au-dessous de cet anneau musculaire, tantôt, au contraire, elles sont situées au-dessus de ce muscle et implantées à une hauteur plus ou moins considérable dans l'ampoule rectale.

Si les premières s'observent couramment et viennent compliquer la plupart des maladies de l'extrémité inférieure du tube digestif et des organes génitaux, les tumeurs hyperthrophiques de la muqueuse rectale n'en méritent pas moins la plus grande attention, d'autant plus qu'elles peuvent passer inaperçues ou donner naissance à des accidents capable de faire croire à l'existence d'autres lésions; aussi, nous conformant à cette division essentiellement pratique, décrirons-nous dans deux paragraphes spéciaux : 1° les tumeurs bénignes de l'anus, 2° celles du rectum.

Un dernier paragraphe sera consacré aux tumeurs de la

région ano-coccygienne qui, presque toutes, sont congénitales.

§ 1er — Tumeurs bénignes de l'anus.

De toutes les régions de l'organisme, l'anus est sans contredit celle où les tumeurs hypertrophiques de la peau se rencontrent le plus souvent, aussi, s'y présentent-elles sous les formes les plus variées. Tantôt, ce sont des excroissances arrondies, volumieuses, et qui ressemblent à s'y méprendre à des hémorrhoïdes sèches chroniquement enflammées; tantôt, au contraire, il s'agit de petites tumeurs papillaires, plus ou moins allongées, plus ou moins rameuses, ordinairement en nombre considérable et prenant parfois un développement énorme. Les premières sont plus particulièrement connues sous le nom de *condylome*, et ne sont en réalité, au début du moins, que l'exagération morbide d'une disposition anatomique normale. Nous réserverons aux autres celui de *végétations*, qui a l'avantage de ne rien préjuger au point de vue de leur nature, mais d'indiquer de plus l'idée de tumeur surajoutée, ainsi qu'un de leurs principaux caractères cliniques, la repullulation.

A. Végétations. — Lorsque sous l'influence d'une irritation locale quelconque, la peau de l'anus commence à s'hypertrophier, on voit apparaître à sa surface de petites saillies qui, au début, ressemblent aux verrues communes des doigts et de la main. Ces petites productions s'accroissent assez rapidement et acquièrent bientôt une dimension de 2 à 3 millimètres. Leur extrémité se bifurque alors, puis se ramifie, si bien qu'au bout de peu de temps, la tumeur prend un aspect arborescent. Tant que la végétation reste isolée, elle est en général sèche. Mais comme le plus souvent elles pullulent en abondance et avec une grande rapidité, les liquides sécrétés entre elles par les glandes sudoripares y séjournent, se décomposent et amènent des phénomènes inflammatoires; les végétations deviennent alors humides, et leurs produits, assimilables à ceux qui se trouvent sous certains phimosis, répandent une odeur extrêmement fétide et irritent les parties voisines.

La végétation arborescente, ainsi développée, présente une structure extrêmement simple. Sur une coupe longitudinale, nous voyons que son squelette est formé par un prolongement du derme, ou pour mieux dire, du corps papillaire, prolongement au centre duquel se trouve une anse vasculaire. Il est recouvert par une ou plusieurs couches de cellules épithéliales dont la forme et le volume sont extrêmement variables et dépendent, soit des conditions de sécheresse ou d'humilité de la région, soit des pressions que subissent les tumeurs entre les deux fesses ou entre elles.

La limite entre le tissu conjonctif et l'épithélium est assez nette sur les papilles, et l'on retrouve sans difficulté les petites cellules jaunâtres du réseau de Malpighi, implantées, comme dans la peau normale, sur le tissu conjonctif. Mais au sommet de la papille, il n'en est plus ainsi, la substance intercellulaire du tissu conjonctif est beaucoup moins abondante, tandis qu'au contraire le nombre des cellules globuleuses de ce tissu augmente, et ces éléments cellulaires se confondent en dehors avec l'épithélium, en dedans avec le tissu conjonctif. Il est donc assez rationnel d'admettre que c'est à leurs dépens que ces tissus s'accroissent. Cette zone d'accroissement a été assimilée par Rindflesh au *cambium* interposé entre le bois et l'écorce de la tige d'un végétal. Des zones analogues à celles que nous venons de décrire s'observent aussi sur les parties latérales des verrues ramifiées, et c'est par leur intermédiaire que se développent les ramifications. C'est également à l'extrémité de la verrue et au niveau de ces zones d'accroissement que vous verrez s'allonger et s'élargir les anses capillaires, point où communiquent les vaisseaux afférents et efférents de la nouvelle production.

Quand les tumeurs papillaires sont nombreuses et tassées les unes contre les autres, elles ne restent pas toujours indépendantes, et comme adhérant à la peau par un pédicule très-mince, leurs ramifications se développent en largeur comme un éventail, il résulte du contact longtemps prolongé de ces extrémités ramifiées une sorte de fusion, si bien que, dans quelques circonstances, on observe entre les fesses des tumeurs larges, plates, dont l'aspect rappelle assez bien celui des plaques muqueuses syphilitiques, et qui cependant ne sont implantées sur la peau que par d'innombrables petits pédicules. En introduisant un stylet fin dans les anfractuosités de ces tumeurs on peut donc constater qu'elles sont creusées de canalicules inextricables. Aussi, n'est-ce pas sans surprise que le chirurgien qui en pratique l'incision trouve, au lieu d'une vaste plaie, une surface cutanée normale, mais percée d'une multitude infinie de petits pertuis qui correspondent aux points d'implantation des papilles.

Cette disposition, assez fréquente, du reste, et qui s'observe surtout lorsque les végétations sont abondantes et anciennes, est des plus importantes. Le praticien doit toujours l'avoir présente à l'esprit, car si, mal renseigné sur ce fait anatomique, il croyait à la présence de condylomes plats, il pourrait instituer une thérapeutique dangereuse, ou tout au moins d'une rigueur inutile.

Telle est la structure élémentaire de la végétation. Ce n'est donc en réalité qu'une papille rameuse énormément développée. Suivant la plus ou moins grande abondance des sécrétions, le plus ou moins d'embonpoint du sujet, la coexistence de telle ou telle autre affection du rectum, ces végétations prendront les formes les plus variées. Aussi les dénominations sous lesquelles elles ont été décrites sont-elles, pour ainsi dire, innombrables. C'est ainsi que les végétations aplaties latéralement ont reçu le nom de *crêtes de coq*, qui a été donné plus tard par extension à toutes les végétations sèches, tandis que celles qui se développent en bourgeonnant sont connues sous le nom de *choux-fleurs*. Les anciens décrivaient aussi les *myrmécies*, les *acrochordons*, les *thymes*, les *porreaux*, les *verrues*, les *fraises*, les *fics*. Ces dénominations n'ont plus de raison d'être aujourd'hui, car elles ne désignent que les divers aspects d'une seule lésion, l'*hypertrophie papillaire*.

Au reste, étaient-ce bien toujours les végétations simples que voulaient décrire les anciens pathologistes sous ces diverses rubriques? Je ne le crois pas; il est, au contraire, infiniment probable que nombre de cancers ont dû être considérés comme de simples végétations. D'autre part, sous le nom de fics, les auteurs du moyen âge ont souvent désigné des tumeurs à contenu mou et granuleux, comme celui des figues fraîches. La comparaison ne portait donc pas seulement sur la forme extérieure des tumeurs, qui, en réalité, ne rappelle que bien vaguement celle d'une figue [1]. Nous devons donc, je le répète, abandonner toutes ces anciennes dénominations, auxquelles il n'est plus possible aujourd'hui d'attacher un sens précis, nous bornant à rappeler que, suivant que tel ou tel élément prédomine

[1] En parlant de certaines pustules, Torella a écrit vers la fin du dix-septième siècle : *Exibat... aliquando quædam materia similis granis ficum rotunda et dura*, et pour A. Paré le mot était synonyme de *sarcoma*, autrement dit *fungus*.

dans la tumeur, celle-ci se présentera sous les formes les plus variées. Ainsi, lorsqu'il y a abondance de tissu conjonctif recouvert par une quantité relativement faible d'épithélium, les végétations seront dures et sèches. Dans d'autres circonstances, au contraire, elles seront molles et humides quand l'épithélium des nouvelles papilles aura, relativement à son squelette fibreux, grêle et délicat, une épaisseur considérable ; enfin, les vaisseaux papillaires peuvent prendre un développement exagéré. Les tumeurs sont alors rouges et turgescentes, elles saignent au moindre contact, si bien qu'elles pourraient être prises jusqu'à un certain point pour des tumeurs érectiles.

C'est dans l'examen minutieux des conditions au milieu desquelles prennent naissance les végétations que nous devons rechercher l'explication de ces différences d'aspect, et, comme nous allons le voir, cette étude n'est rien moins qu'obscure aujourd'hui. Il y a quelques années cependant, on en était encore à admettre les théories des siècles qui nous ont précédés. Elles étaient journellement professées par les maîtres de la science et promulguées officiellement dans les chaires des facultés, dont les titulaires affirmaient, à l'instar et sur la foi des anciens, que les végétations sont le résultat de la vérole, et qui plus est, *la preuve* de son existence. On est même allé plus loin, puisque, malgré les sages réserves conseillées par Swiedaur près de quatre-vingts ans auparavant, certains spécialistes étaient restés tellement convaincus de la nature syphilitique des végétations, qu'en les voyant apparaître au pourtour de l'anus, sans hésiter ils leur assignaient pour origine des rapports contre nature [1].

[1] De même Lagneau n'a pas craint d'accuser de la dernière dépravation une pauvre petite fille âgée de dix ans à peine qui portait une petite végétation au bout de la langue (*Traité des maladies syphilitiques*, p. 373).

Des opinions si tranchées, si absolues, devaient nécessairement laisser dans les esprits une impression durable; aussi, même dans les ouvrages les plus récents, est-ce à propos des maladies syphilitiques que sont décrites les végétations [1]. Et pourtant, s'il est un point nettement établi dans l'histoire de ces tumeurs et sur lequel il soit permis d'être affirmatif, c'est bien leur indépendance absolue d'avec la syphilis. Non, les végétations anales ne sont pas un symptôme de syphilis constitutionnelle, pas plus que celles qui se développent sur les organes génitaux et dont la nature est absolument la même. Si les végétations s'observent souvent chez les personnes qui sont en puissance de cette diathèse, c'est que les accidents spécifiques de la région de l'anus sont, le plus souvent, humides, et les liquides excrétés à leur surface ont des propriétés âcres et irritantes et provoquent souvent le développement hypertrophique des papilles. Il n'y a donc pas là d'action spécifique, il n'y a pas non plus d'action virulente et les auteurs qui ont cru à cette virulence nous ont eux-mêmes, dans leurs propres écrits, donné la meilleure réfutation de leurs théories. Tous en effet, ou à peu près, proclament que les spécifiques sont sans influence sur cette manifestation de la syphilis. Au reste, pourquoi, comme l'a dit Melchior Robert, « pourquoi, lorsque les manifestations syphilitiques ont presque toutes leur moment d'apparition, leur place en quelque sorte marquée d'avance, pourquoi la végétation, en la supposant syphilitique, aurait-elle le privilége d'apparaître aux différentes périodes de la syphilis, tout en conservant la même forme [2] ? » Il me serait

[1] Il faut bien dire aussi que leur siége si habituel aux organes génitaux a contribué pour beaucoup à entretenir le préjugé qui les a pendant si longtemps fait regarder comme syphilitiques.

[2] *Études sur deux points de syphilographie*, p. 26. Marseille, 1857.

facile de multiplier ici les preuves, les démonstrations, et d'autant plus facile que la cause que je combats est perdue depuis le jour où, résumés par Vidal, les arguments qui semblaient prouver la spécificité des végétations ont été définitivement réfutés par Diday [1]. Aussi n'en doit-il plus être question aujourd'hui.

Ce point négatif de l'étiologie des végétations étant bien établi, il nous reste à étudier les rapports de ces productions avec la blennorrhagie. Les végétations sont-elles toujours blennorrhagiques? ou plutôt, comme la question étant posée dans ces termes, la réponse ne se ferait pas longtemps attendre, existe-t-il des végétations dont l'éclosion soit essentiellement liée par un rapport de causalité à l'existence d'une blennorrhagie? Lorsque l'on voit deux maladies locales occupant des régions très-voisines, maladies survenant toutes deux à la suite d'un même acte suspect, et avec un ordre de succession plus ou moins douteux, on est tenté *a priori* d'admettre entre elles une identité de nature.

En effet, se dit-on, si le pus blennorrhagique chez la femme peut en s'écoulant de la vulve, glisser jusqu'au niveau de l'anus en assez grande abondance pour y produire des accidents d'irritation, et partant y provoquer l'hypertrophie des papilles du derme, un pareil phénomène est-il possible chez l'homme, et le pus qui, du méat, doit, en pareille hypothèse, aller irriter la région anale, sera-t-il en quantité suffisante pour agir par simple irritation? Ne serait-il pas rationnel d'admettre quelque chose de plus, c'est-à-dire une action virulente? Nous savons en effet que, pour recéler un virus, il suffit d'une gouttelette pour

[1] *Exposition critique et pratique des nouvelles doctrines sur la syphilis*, p. 221. Paris, 1858.

ainsi dire imperceptible. A la présomption qui naît de ce raisonnement ajoutons le poids d'un fait clinique : chez certaines femmes on voit se développer des végétations de la région ano-génitale, sous l'influence de la blennorrhagie aiguë, végétations qui, excisées lorsque la blennorrhagie est guérie, ne récidivent pas malgré la persistance d'une leuchorrhée simple.

Mais au premier argument je répondrai que le pus chez les blennorrhagiens est quelquefois très-abondant que, répandu sur les linges, la chemise, les pantalons du patient, il est souvent porté jusqu'à l'anus, et en assez grande quantité pour agir comme un simple irritant. Mais ce n'est pas seulement la présence de ce pus qui en pareille occurence détermine la naissance des végétations. L'hypertrophie papillaire a pour cause principale alors l'état congestif de la sphère ano-génitale, état congestif qui s'observe même en l'absence de toute maladie contagieuse chez les individus jeunes qui se livrent avec excès au coït, et chez lesquels il n'est pas rare de rencontrer des végétations, même en l'absence de toute autre maladie vénérienne. Cullerier a même rapporté, dans le *Dictionnaire des Sciences médicales*[1], l'histoire d'une fille encore vierge chez laquelle la masturbation avait amené l'hypertrophie papillaire.

C'est également à l'état inflammatoire aigu qui caractérise la blennorrhagie chez la femme, à cette congestion intense des muqueuses génitales et anales qu'il faut attribuer la génèse des végétations. Et c'est parce que cette congestion cesse au moment où la malade se croit guérie que les végétations disparaissent. Quant à la virulence, on peut, ce me semble, nier son influence, car l'expérience apprend tous les jours qu'elle persiste longtemps après

[1] T. XIV.

l'extinction des phénomènes aigus et congestifs, même quand la leucorrhée présente d'ailleurs tous les caractères de la simplicité.

Au reste, pour que l'on puisse admettre la nature blennorrhagique d'un produit, il faut que ce produit soit lui-même susceptible de faire naître cette maladie ; or, cette propriété, les végétations dites blennorrhagiques ne l'ont pas. Sur ce point, les expériences nombreuses auxquelles se sont livrés les spécialistes ne peuvent nous laisser aucun doute. C'est ainsi que Melchior Robert a vainement introduit des végétations sous son prépuce après en avoir irrité l'épiderme, jamais il ne s'est rien inoculé par leur intermédiaire (pas même la syphilis) !

Si donc la blennorrhagie doit être inscrite au nombre des causes des végétations, si même nous devons la considérer comme la plus active de toutes, nous sommes cependant en droit d'affirmer que ces productions ne sont pas de nature blennorrhagique.

Une question nous reste à résoudre au point de vue de la nature des végétations : sont-elles contagieuses ? C'est-à-dire le contact des végétations avec une région saine d'un autre sujet peut-il déterminer la production d'une végétation analogue ? La plupart des syphilographes le nient aujourd'hui et disent avec Ricord que si le coït avec une personne portant des végétations a quelquefois été suivi de la production de ces tumeurs, c'est parce que les végétations recèlent dans leurs replis un liquide irritant. Or, si la contagion est improbable lorsqu'il s'agit des organes génitaux et d'un acte aussi favorable que l'est le coït à la transmission d'un contagium, elle est absolument inadmissible lorsqu'il s'agit de la région de l'anus. Nous pouvons donc affirmer, ce me semble, que les végétations anales ne sont jamais le résultat d'une contagion directe.

En dehors de la blennorrhagie chez la femme, les leucorrhées chroniques amènent souvent la production des végétations anales, il en est du reste de même de toutes les maladies du rectum ou de l'anus qui s'accompagnent de suppuration ou de l'écoulement continu de sécrétions irritantes ; ainsi les hémorrhoïdes et la chute du rectum se compliquent souvent d'hypertrophie papillaire ; nous avons également vu plus haut qu'au-dessus des fissures anales anciennes, il y a le plus ordinairement une petite végétation qui peut même guider le chirurgien dans ses explorations, tant son siége est constant. Il n'est pas rare non plus de voir autour des orifices fistuleux anciens le corps papillaire entrer en prolifération, mais les végétations qui s'observent en pareil cas contiennent des vaisseaux très-développés et quoiqu'il soit toujours possible de démontrer anatomiquement qu'il s'agit bien là de papilles hypertrophiées, il y a pourtant une grande analogie entre la structure de ces tumeurs et celle des bourgeons charnus.

Enfin, de toutes les causes, celle qui est peut-être la plus fréquente, et en tout cas, celle qui agit avec le plus d'intensité, c'est la grossesse. Les végétations chez les femmes enceintes sont ordinairement très-abondantes, très-nombreuses, et surtout vasculaires. Elles remplissent parfois la rainure interfessière, mais dès que le produit de la conception a été expulsé, on les voit disparaître avec une extrême rapidité, quelquefois même spontanément, sans que l'art ait à intervenir.

Mais, me sera-t-il dit, si l'irritation seule est la cause de ces tumeurs, nous devrions les rencontrer chez tous les sujets dont l'anus suppure depuis longtemps ; tandis qu'au contraire le chirurgien rencontre tous les jours des végétations anales énormes développées sur des sujets qui observent pourtant les soins de propreté les plus minutieux, tandis qu'il voit rester indemnes des anus sans cesse baignés dans le pus et laissés en contact avec des linges sordides, renouvelés à peine tous les deux ou trois jours.

L'observation minutieuse des faits a donné l'explication de ce phénomène. M. Diday, étudiant les antécédents de tous les individus qui sont venus se soumettre à son observation avec des végétations sur les organes génitaux, a en effet remarqué que presque tous (quarante-sept sur cinquante) présentaient ou avaient présenté dans leur jeunesse des verrues sur les membres. Il faut donc admettre une prédisposition spéciale de ces sujets aux hypertrophies papillaires, et dans cette hypothèse que la structure histologique de ces tumeurs vient encore confirmer, les végétations ne seraient que de simples verrues de la région anale.

En tout cas, quelle que soit la nature de ces tumeurs, les symptômes auxquels elles donnent lieu varient singulièrement, suivant leur volume, leur siége, leur nombre et surtout suivant l'abondance des produits sécrétés à leur surface. En effet, au début, quand la végétation est située dans la rainure interfessière, à une certaine distance de la muqueuse marginale de l'anus, le patient n'éprouve que de légères démangeaisons, ou plutôt une sensation désagréable de corps étranger. Mais, à mesure que la production s'accroît, cette sensation devient de plus en plus pénible, car la verrue anale irrite par ses frottements incessants la région correspondante de l'autre fesse, et cette irritation a d'ordinaire pour résultat le bourgeonnement d'une végétation nouvelle au point de contact, qui, naturellement, es symétrique. Ce sont même des faits de cette nature que certains pathologistes ont invoqués pour démontrer la contagiosité de la végétation, qui, suivant cette interprétation, serait inoculable au porteur. Mais, comme nous venons de le démontrer plus haut, il ne s'agit là que d'un phénomène d'irritation.

Quand le développement est arrivé à son maximum, qui est parfois atteint très-rapidement, les tumeurs végétantes comblent, en quelque sorte le sillon qui sépare les deux fesses ; alors à chaque mouvement et sous l'influence de la moindre pression, les régions internes des fesses, hérissées de ces productions, sont frottées l'une contre l'autre, d'où une irritation réciproque qui augmente encore leur puissance végétante, de là encore des érosions douloureuses et un suintement sanguin, assez abondant parfois pour simuler un flux hémorrhoïdal. Le sang, ainsi répandu, s'accumule dans l'interstice de ces végétations et se décompose très-rapidement au contact des produits de sécrétion altérés qui y sont sans cesse versés par les glandes sudoripares ; alors la région, imprégnée de substances organiques putréfiées, souillée encore par les matières fécales que le malade ne peut enlever sans de vives souffrances, se tuméfie, s'enflamme et répand ses produits sur le périnée et sur les cuisses où ils provoquent des éruptions intertrigineuses et des ulcérations superficielles.

Avec de pareils accidents, si l'art n'intervient pas, le malade, en proie à de cuisantes douleurs, présentera bientôt des symptômes généraux graves et simulant dans une certaine mesure ceux que nous aurons à énumérer à propos des dégénérescences malignes.

Si, par leur volume et leur inflammation, les tumeurs végétantes de l'anus ont parfois une certaine gravité, dans d'autres circonstances, au contraire, tous les symptômes doivent être rapportés à leur siége. Il arrive, en effet, que de très-petites verrues, situées immédiatement sur la marge de l'anus, au milieu des plis rayonnés, font éprouver aux patients des douleurs intolérables, comparables à celles de la fissure anale. D'autres fois, il suffit d'une seule végétation pour amener la plus désagréable incommodité, car à chaque défécation l'expulsion du bol fécal s'accompagne d'une sensation de prurit ou de cuisson, et le dernier temps, plus indispensable que jamais, puisque la région est couverte d'aspérités, devient une véritable torture.

Ce sont surtout les femmes enceintes qui ont à souffrir de ces accidents, car, exposées déjà par le fait de leur grossesse aux éruptions intertrigineuses, elles sont souvent au même moment hémorrhoïdaires. Est-il besoin de décrire le supplice atroce que subissent ces malheureuses quand, en proie à une attaque d'hémorrhoïdes, elles ont encore, par surcroît, l'anus hérissé de végétations ?

Et cependant, ces petites tumeurs, qui sont la cause de tant de souffrances, qui pullulent parfois avec une si grande rapidité, lorsqu'elles restent sèches et laissent indemne la marge de l'anus, ces petites tumeurs sont absolument indolentes, et c'est seulement lorsque les soins de propreté deviennent impossibles que les patients viennent réclamer une intervention chirurgicale.

Traitement. — Au temps de Dionis, il y avait à Rome un hôpital spécial, où étaient traités les hommes affectés de végétations anales. On appelait cette maladie mal de Saint-Fiacre, et l'on n'hésitait pas à l'attaquer par des cautérisations d'autant plus énergiques qu'elles devaient en même temps servir de punition. « J'ai vu passer ces malheureux, nous dit Dionis, à qui on n'épargne ni le fer ni le feu, et les cris qu'ils font quand on les panse ne touchent point de pitié ni les chirurgiens, ni les assistants, parce que ce mal est une suite du commerce infâme qu'ils ont eu avec des hommes....., et que ces tumeurs rebelles sont regardées comme un effet de la justice divine, qui punit ceux qui commettent de tels péchés [1]. » Mais comme le Seigneur nous a dit par la bouche du prophète : *Mihi vindicta, ego retribuam*, laissons agir sa vengeance, et voyons par quels moyens nous pourrons soulager les malheureux atteints du mal de Saint-Fiacre dont nous avons du reste démontré plus haut l'innocence. Et bien, en lisant l'énumération des méthodes proposées par quelques auteurs contemporains, on pourrait croire que l'idée de punition n'est pas encore complétement éteinte dans leur esprit, car on a conseillé non-seulement les caustiques, mais encore l'écrasement linéaire. Et d'autres, non moins rigoureux quoique plus doux en apparence, n'ont pas craint de prescrire à l'intérieur les mercuriaux à hautes doses. Et pourtant, comme l'a si bien dit M. Diday, vous ferez en vain couler à flots le mercure dans les veines de vos patients, ces petites végétations résisteront à votre thérapeutique, tandis qu'en quelques jours elles vont être balayées par les lotions astringentes les plus anodines. Il n'y a donc pas lieu de nous occuper du traitement général, il ne peut être que nuisible.

Les moyens locaux que nous avons à notre disposition sont la ligature, la cautérisation, l'excision et la dessication.

1° *La ligature*. — Cette méthode, qui était préférée des anciens, n'est plus bien en honneur aujourd'hui. Elle n'est du reste applicable que dans certains cas particuliers, par exemple lorsque le chirurgien se trouve en présence de tumeurs isolées, longues, à pédicule relativement mince, et dans l'épaisseur desquelles il peut soupçonner la présence de vaisseaux volumineux. Mais par la ligature vous ferez

[1] *Cours d'opérations de chirurgie démontrées au jardin Royal*, p. 320. Paris, 1777.

assez souvent une opération incomplète et après laquelle il y aura dans bien des cas récidive, car telle est la puissance de repullulation de certaines végétations qu'avec elles il faut en agir comme avec des tumeurs malignes. Ajoutons encore que la ligature simple est fort douloureuse, aussi la réserverons-nous pour les cas exceptionnels. Au reste, quelles que soient les raisons qui vous déterminent à avoir recours à cette méthode, n'oubliez pas, pour éviter des douleurs à votre patient, de serrer le fil constricteur aussi énergiquement que possible.

2° *La cautérisation.* — Elle a été employée de tout temps. Tantôt, comme autrefois à Rome, c'est à l'aide du fer rouge que les tumeurs ont été détruites, tantôt on les a attaquées à l'aide de solutions corrosives ou de pâtes escharrotiques. Le feu a sans doute de grands avantages et permet d'agir avec beaucoup de rapidité, mais, dans l'espèce, est-il toujours possible de se mettre à l'abri des effets du calorique rayonnant qui se font sentir parfois à une assez grande distance du champ opératoire. Et, d'autre part, on ne voit pas quelles indications spéciales doit remplir, en pareil cas, le fer ardent. Nous ne saurions, en effet, compter sur son action substitutive, à moins de détruire profondément les tissus, et quant à l'hémorrhagie, elle n'est jamais assez abondante pour justifier l'emploi d'un pareil moyen. Nous pourrions formuler les mêmes arguments contre l'application des caustiques puissants. Cependant, ils ont été recommandés par des auteurs dont l'autorité fait loi en pareil matière. Ainsi, M. Rollet a écrit les lignes suivantes : « Pour les végétations, lorsqu'elles sont petites, peu nombreuses, ces moyens sont d'abord, en même temps que les soins de propreté, des cautérisations légères avec l'acide acétique ou le nitrate acide de mercure. Lorsqu'elles sont volumineuses, confluentes, la cautérisation a besoin d'être plus profonde (pâte de Vienne, chlorure de zinc, fer rouge, etc.)[1]. » Malgré l'autorité de cet illustre syphiligraphe, j'avoue que je ne serais guère disposé à conseiller une méthode aussi rigoureuse.

N'oublions pas, en effet, que ces caustiques agissent très-énergiquement et qu'il est souvent difficile, impossible même, de calculer d'avance jusqu'où pourra s'étendre leur action, d'autant que les prolongements en profondeur des végétations, ce que l'on pourrait appeler leurs racines, sont le plus souvent très-superficiels. On serait donc exposé à détruire inutilement la peau de la région et à voir succéder aux végétations de larges ulcères comblés plus tard par du tissu cicatriciel rétractile. Devons-nous donc alors donner la préférence à l'excision?

3° *L'excision.* — Dans le plus grand nombre des cas, c'est évidemment le moyen le plus sûr, le plus rapide, et en somme, quoique provoquant un abondant saignement, le moins douloureux. Chaque végétation est successivement saisie avec une petite pince[2] et coupée à sa base avec des ciseaux courbes sur le plat. Quelques auteurs recommandent d'emporter en même temps une très-petite portion de peau saine (précaution souvent inutile, mais qui met bien plus sûrement à l'abri des récidives). Après l'excision, les surfaces cruentées sont modifiées à l'aide de caustiques légers, ou mieux, de solutions astringentes. Mais, comme ordinairement l'excision s'accompagne d'une perte sanguine, qui, sans être grave, est pourtant assez forte pour obscurcir le champ opératoire, mieux vaut, ce me semble,

[1] *Dictionnaire encyclopédique des Sciences médicales*, t. V, p. 502.

[2] Un chirurgien habitué à cette manœuvre n'a pas besoin de pinces. Les ciseaux bien maniés (à la manière de Ricord) lui suffisent pour saisir, isoler, soulever et couper la végétation à sa racine et en moins de temps que je n'en mets à l'écrire.

fixer immédiatement dans la rainure interfessière, à l'aide d'un bandage en T, un tampon d'ouate, qui, comprimant doucement les parties, arrête l'hémorrhagie et prévient les spasmes. En général, les petites plaies qui résultent de ces opérations se cicatrisent avec une grande rapidité, et quelques lotions astringentes complètent la cure. Mais chez certains sujets les végétations ont un tel développement, les pédicules sont implantés sur une base si large, et surtout les vaisseaux qu'ils contiennent sont en nombre si considérable que le chirurgien qui pratiquerait d'emblée l'opération dont nous venons de parler exposerait son patient à des hémorrhagies sérieuses, et n'arriverait que difficilement, au milieu du sang qui coule en abondance, à enlever toutes les végétations. Je sais bien qu'en appliquant, après chaque coup de ciseaux, un petit cautère rougi sur la surface saignante, il ne serait pas impossible de terminer régulièrement l'opération, mais alors il faudrait nécessairement soumettre le malade à l'anesthésie ; aussi, à moins d'indications spéciales, est-il infiniment préférable d'avoir recours à la méthode suivante, que je désignerai par le nom de *dessication*.

4° *La dessication.* — Cette méthode consiste à transformer les végétations humides en tumeurs sèches, dures, cornées, qui finissent par se détacher d'elles-mêmes sous l'influence des plus légers frottements ; et si leur chute se faisait trop longtemps attendre, rien de plus simple alors que d'en pratiquer l'excision, qui, dans ces conditions, peut être faite sans douleur et sans le moindre écoulement sanguin.

Pour obtenir la dessication, on a proposé les substances les plus variées, les remèdes les plus énergiques, les applications les plus malpropres. Ainsi, nous lisons dans Bidloo : *Ipsis injeci : empl. de mucilaginibus, menses muliebres cum sputo mixtos ceraque obductos gum Sanda-*

racum et similia. » Mais, au milieu de toutes ces formules absurdes, il est une substance que nous trouvons toujours citée à propos du traitement des végétations; il en est question même chez les auteurs les plus anciens et de nos jours encore ce remède est prescrit par les praticiens les plus recommandables. Je veux parler de la poudre de sabine.

Avant d'appliquer cette substance, à laquelle sont en général associés l'alun ou le tannin, il faut avant tout nettoyer la région d'une manière aussi complète que possible et la débarrasser de tout ce qui pourrait mettre les végétations à l'abri du contact de l'agent médicamenteux. On dirigera pour cela sur la masse papillaire un filet d'eau lancé avec assez de force pour entraîner toutes les sécrétions altérées et les détritus épithéliaux, puis, à l'aide d'un linge très-fin et par simple pression, les parties seront soigneusement séchées, puis saupoudrées avec un mélange de parties égales de poudre de sabine et d'alun. Ces applications seront renouvelées une ou deux fois dans les vingt-quatre heures jusqu'à complète dessication. On aura soin chaque fois de nettoyer minutieusement la région et d'enlever tout ce qui peut rester encore de la précédente application. Si l'on néglige cette précaution, l'alun et la sabine mélangés au pus formeront une pâte inerte qui protégera les interstices des végétations. Ces lavages seront faits avec de l'eau fraîche, mais si les tumeurs que l'on veut dessécher sont très-humides, et surtout si les produits de leurs sécrétions sont fétides, on se servira avec avantage d'eau chlorurée (soit : liqueur de Labarraque, 300 gr., eau, 700). Les solutions alcooliques d'extrait de ratanhia (alcool, 100 gr., extrait de ratanhia, 10 à 15 gr., eau, 500), ou de tannin (tannin, 20 gr., alcool, 100 gr., eau, 400), et le vin rouge pur peuvent aussi rendre de grands services, car leur action astringente favorise singulièrement l'action à la fois siccative et cathérétique de la poudre de sabine.

A défaut de poudre de sabine, ou si elle provoquait de la douleur (ce qui est exceptionnellement rare) le praticien pourrait avoir recours à la poudre d'alun ou bien à un mélange d'alun et de tannin, enfin, s'il y avait des ulcérations douloureuses ou des sensations trop pénibles de prurit ou de cuisson, à un mélange de poudre d'amidon et de calomel.

La dessication des végétations s'obtient aussi à l'aide de certains liquides : nous venons de parler de la liqueur de Labarraque et de l'extrait de ratanhia ; l'écorce de chêne et les roses de Provins ont une action analogue. Le perchlorure de fer et le nitrate d'argent ont été proposés aussi. Leur action est, dit-on, sûre et rapide, mais beaucoup plus douloureuse, surtout si, par malheur, quelques gouttes de caustique viennent à irriter la muqueuse margellaire. Le même accident est à craindre quand on se sert du nitrate acide de mercure ou des acides nitrique, chlorydrique ou acétique, qui pourtant rendent tous les jours de si grands services pour la cure des végétations génitales. Ces substances ont une action trop énergique, et je ne vois aucune raison pour préférer leur emploi aux moyens de douceur que je viens d'énumérer. Au reste, ce n'est que pour éviter de trop nombreuses subdivisions que j'inscris ici au nombre des siccatifs ces solutions caustiques. Et leur trop grande énergie n'est pas le seul reproche qu'il y ait à leur adresser. La cautérisation superficielle a encore le désavantage, quand elle n'est pas très-énergiquement appliquée, de créer à la surface des végétations une pellicule protectrice, sous laquelle l'épithélium prolifère à l'abri des médicaments. De toutes ces substances, c'est le nitrate d'argent qui présente au plus haut degré cet inconvénient ; et c'est pourtant celui dont on abuse le plus, qu'on trouve dans les mains de tous les médicastres. Aussi le cri des malades découragés sera constamment le même : Mais, docteur, j'ai tout employé, rien n'a réussi, *pas même la pierre infernale!*

Lorsque la dessication est complète, c'est-à-dire quand les végétations, devenues dures et cornées ne laissent plus suinter à leur surface de sécrétions séreuses ou purulentes, on pratique l'excision simple, soit à l'aide d'un bistouri (avec lequel on peut agir en raclant, comme s'il s'agissait de raser la région), soit avec des ciseaux courbes sur le plat. Quelques lotions astringentes compléteront la cure, qui est en général très-rapide. Mais pour s'assurer contre les récidives, on fera bien de conseiller aux patients de continuer pendant un mois environ des lotions quotidiennes avec la solution alcoolique d'extrait de ratanhia.

Si les végétations anales sont presque toujours bénignes, si le chirurgien, dans la très-grande majorité des cas peut promettre à son malade une guérison définitive, il doit cependant se rappeler que toute tumeur, quelle que soit sa structure anatomique, peut, à un moment donné, prendre les caractères de la malignité. C'est ce qui arrive quelquefois pour les végétations, et j'ai été témoin d'un fait de ce genre il y a quelques années. Il s'agissait d'un individu robuste, d'une quarantaine d'années environ, qui dans l'espace de moins de dix ans, fut opéré sept fois, soit par excision, soit par cautérisation, dans les divers services de nos hôpitaux. Les végétations avaient pourtant chez cet homme leur aspect ordinaire, mais leur repullulation était rapide et abondante. Ce malheureux a fini par succomber, sans que cependant les lésions locales fussent assez étendues pour expliquer la mort ; mais, à l'autopsie, on trouva une altération profonde des reins.

Il faut donc être très-réservé lorsqu'il s'agit de formuler un pronostic, surtout lorsque l'étiologie de la lésion reste obscure. Ce n'est pas qu'il y ait bien souvent lieu de redouter la mort : le fait que je viens de citer est tout à fait exceptionnel ; mais on peut avoir affaire à des tumeurs végétantes qui récidivent après chaque extirpation et dont la guérison n'est obtenue qu'avec une lenteur désespérante.

Gardez-vous aussi de trop affirmer à vos malades que l'excision est le seul remède certain, si vous ne voulez pas être bientôt démenti par les faits, car souvent il arrive qu'après une première opération il y a récidive, et les végétations repullulent plus abondantes que jamais. Le malade se désespère, et cependant les causes qui ont provoqué chez lui cette hypertrophie papillaire disparaissent. Les tumeurs sont alors balayées en quelques jours par de simples lotions légèrement astringentes. Votre patient vous pardonnera-t il jamais de lui avoir fait subir ou même de lui avoir présenté comme indispensable une opération dont sa guérison rapide et spontanée vient lui démontrer l'inutilité ?

Sachez donc lui prescrire, ne serait-ce que pour le faire attendre et par condescendance pour sa pusillanimité, un traitement qui facilitera plus tard votre intervention opératoire, fera certainement diminuer notablement le volume et le nombre des tumeurs à exciser et pourra, dans bien des cas, procurer une guérison complète.

B. Condylomes. — Sous le nom de condylome on a décrit les tumeurs les plus diverses. Tantôt cette dénomination a été employée comme synonyme de marisque, pour désigner ces excroissances arrondies qui se forment aux dépens des hémorrhoïdes externes enflammées ; tantôt elle a été appliquée aux tubercules qui surviennent pendant la période secondaire de la syphilis, c'est-à-dire aux plaques muqueuses papulo-hypertrophiques. Ici, je m'en tiendrai à la définition de Celse : *Condyloma est tuberculum quod ex quadam inflammatione nasci solet.* Le condylome se présente en effet sous la forme d'une tumeur arrondie, à surface plus ou moins rugueuse, adhérente aux téguments par une base large et constituée par l'hypertrophie de la peau.

Le plus ordinairement, c'est un des plis rayonnés de l'anus [1] qui devient le point de départ de cette hypertrophie; aussi retrouverons-nous dans ces tumeurs tous les éléments de la peau. Mais la plus grande partie de leur masse est constituée par le derme que recouvre une couche épidermique mince. Au milieu de ce derme hypertrophié qui forme, en quelque sorte, le stroma de la tumeur, on rencontre quelquefois de petits pelotons adipeux. Quand le condylome est situé très-près de l'anus, il peut contenir aussi quelques fibres musculaires, qui ne sont, du reste, que des fibres sphinctériennes englobées accidentellement dans la production nouvelle. Elles n'ont donc aucune signification au point de vue de la définition anatomique de la tumeur. La lésion est ici l'hypertrophie du derme, mais du derme dans sa totalité, aussi, contrairement à ce que l'on observe dans les tumeurs qui ont fait le sujet du précédent paragraphe, l'hyperplasie du corps papillaire ne reste pas exclusivement limitée au sommet des papilles, mais s'étend en surface. Sur cette large zone de prolifération, on remarque cependant vers la périphérie certains points limités où il y a une accumulation plus considé-

[1] L'un d'entre eux, situé en avant, se perdant longitudinalement du côté du périnée et confondu vers sa partie antérieure avec le raphé médian, se tuméfie dans presque toutes les inflammations anales. Il est très-douloureux au frottement et mérite, je crois, d'être signalé d'une façon toute particulière à l'attention des praticiens.

rable d'éléments globulaires du tissu conjonctif. Au niveau de ces points, dont l'aspect rappelle les zones d'accroissement des végétations, se développent des mamelons secondaires qui donnent plus tard à la tumeur son aspect bosselé et rugueux. Il n'est pas rare non plus de voir les condylomes vrais se hérisser de véritables végétations. Toutefois, ce qu'il importe de noter, et c'est là le caractère anatomique qui permet de distinguer nettement la végétation du condylome, c'est que, dans l'une, l'élément épithélial prédomine, tandis que, dans l'autre, la couche épidermique n'est représentée que par un épithélium très-mince.

Les vaisseaux dans ces tumeurs sont en petit nombre, et leur calibre est à peu près le même que dans les réseaux du derme normal.

Ce que nous avons dit dans les précédents chapitres nous dispensera, je l'espère, d'insister sur l'étiologie de la lésion. En énumérant les maladies inflammatoires de l'anus, en décrivant l'œdème de la région, le gonflement des plis radiés pendant les périodes de paroxysmes hémorrhoïdaux, nous en avons dit assez, ce me semble, pour éclairer la pathogénie des condylomes. Ce ne sont, en somme, que les résultats de l'inflammation chronique. Néanmoins, alors que les causes qui les ont engendrés ont depuis longtemps disparu, l'accroissement des condylomes continue, et vous les verrez, sous l'influence des frottements, devenir durs, mobiles, et prendre toutes les apparences des fibromes vrais. Parfois même, ils se pédiculisent et forment des tumeurs qu'il est très-difficile de distinguer de ce que l'on a décrit sous le nom de *molluscum pendulum*.

Si les condylomes restaient toujours à l'état sec et ne gènaient les malades que par leur situation ou leur volume, il est probable que jamais la chirurgie n'aurait à intervenir; mais il n'en est pas ainsi. Au contraire, ces tumeurs hypertrophiques sont le siége d'accidents inflammatoires fréquents, et lorsqu'elles viennent à s'ulcérer, la suppuration est pour ainsi dire intarissable, car elle prend sa source dans un derme irrité, un derme dans l'épaisseur duquel il y a formation incessante d'éléments jeunes. Et malgré cette sécrétion perpétuelle, le condylome ne diminue pas, il conserve son volume, quelquefois même il se tuméfie et l'observateur a sous les yeux une tumeur dure surmontée d'une ulcération ou creusée d'une excavation ulcéreuse.

Ces tumeurs sont fétides et douloureuses. Comme les soins de propreté sont presque toujours insuffisants, les ulcérations ont un aspect sordide, de sorte que, pour peu que les condylomes soient nombreux ou volumineux, il sera difficile de distinguer la lésion d'une dégénérescence maligne. D'autant que, rapidement épuisés par la douleur et se privant de nourriture dans l'espoir de diminuer le nombre de leurs défécations, les patients se présenteront avec des traits altérés et cette teinte subictérique de la peau que l'on considère trop facilement comme un signe certain de cancer.

Toutefois, hâtons-nous de le dire, les condylomes sont ordinairement isolés et en petit nombre, et comme ils n'ont aucune tendance à la repullulation ou à la récidive, le pronostic est, à un certain point de vue, plus favorable que lorsqu'il s'agit de simples végétations, quoique, de prime abord, la lésion paraisse beaucoup plus grave. On peut donc, sans trop de présomption, promettre, en proposant l'opération, une guérison définitive. Aussi, les auteurs sont-ils unanimes sur ce point ; le seul traitement qui puisse convenir pour les condylomes ulcérés, c'est l'extirpation. Nous pouvons donc encore répéter avec Celse : *Tubercula quæ condylomata appellantur, ubi induruerunt, hac ratione curantur ; alvus ante omnia ducitur, tum volsella tuberculum apprehensum juxta radices exciditur*. Et je crois inutile d'en écrire davantage sur le manuel opératoire, me bornant à renvoyer le lecteur à ce qui a été dit dans le précédent chapitre (p. 402), à propos de l'excision des hémorrhoïdes externes.

§ II. — Tumeurs du rectum.

A. Végétations. — Les papillomes que nous venons de décrire dans le précédent paragraphe et dont la force végétative est si grande, se développent aussi quelquefois dans le rectum, au-dessus du sphincter. Mais il est rare que ces tumeurs verruqueuses y germinent en nombre aussi considérable qu'à l'anus. C'est ce qui explique pourquoi le plus souvent elles passent inaperçues, les symptômes qu'elles déterminent étant alors attribués à d'autres maladies. Elles ne se rencontrent pas non plus d'ordinaire à une bien grande distance au-dessus de l'anus, mais siégent au contraire presque toujours immédiatement au-dessus du sphincter, au niveau de son bord supérieur.

Leur consistance est dure et cornée, si bien que la dénomination de *verrues* leur convient encore mieux peut-être qu'aux végétations anales. C'est, du reste, sous cette dénomination qu'elles sont désignées dans une des premières observations qui aient été publiées sur ce sujet. Le fait auquel nous voulons faire allusion remonte déjà à une quarantaine d'années ; et comme la malade qui en fait le sujet fut observée par des chirurgiens dont nul ne saurait contester l'autorité, même posthume, comme, d'autre part, elle est extrêmement instructive au point de vue des symptômes et de la marche de la lésion, j'ai cru devoir la reproduire ici *in extenso*.

Observation. — « Le 23 août 1833, une jeune fille de

vingt-trois ans, graveuse de profession, de constitution lymphatique et habituellement bien portante, fut reçue à l'Hôtel-Dieu, salle Saint-Jean, pour être traitée d'une très-petite tumeur de l'intestin rectum, qui sortait à chaque garde-robe et qui l'incommodait singulièrement. Il est bon de dire d'abord que, six mois auparavant, cette jeune personne avait été opérée et guérie d'une fissure à l'anus par Dupuytren.

« La tumeur en question ayant donc été constatée à l'aide du toucher, elle fut excisée à l'aide de ciseaux courbes portés sur le doigt. Cette tumeur, qui était implantée par un pédicule étroit, à quelques pouces de l'anus et sur l'un des côtés latéraux de l'intestin, avait exactement le volume, la figure et la consistance d'un téton de mamelle d'homme. Divisée en deux avec un bistouri, sa substance parut blanche et consistante comme celle du col de la matrice à l'état normal, ou plutôt comme celles de certaines verrues. Ainsi que cela s'observe dans les véritables poireaux, cette tumeur était aussi couverte d'une sorte d'enveloppe épidermique. L'opération fut suivie d'un petit écoulement de sang, de douleurs intrarectales pendant quelques jours ; mais enfin la malade guérit et sortit peu après bien portante de l'hôpital.

« Trois ou quatre mois plus tard, cette jeune fille rentra dans la même salle, accusant une reproduction de la même tumeur, avec plus de gêne que la première fois. On en fit l'excision pour la seconde fois à l'aide d'érignes et de ciseaux courbes ; l'opération fut plus difficile, car le sphincter était spasmodiquement et douloureusement resserré, et la tumeur n'avait qu'exactement le volume et la forme d'un petit pois. Sa texture était précisément la même que celle de la première observation. Après cette excision, douleurs très-vives, tantôt lancinantes, tantôt d'une autre nature, qui persistent pendant plusieurs jours, surtout pendant les garde-robes; petites hémorrhagies passagères. Ces symptômes se dissipent peu à peu et, vers le quinzième jour, la malade semble guérie. Elle était sur le point de quitter l'hôpital, lorsqu'elle s'aperçut de l'existence d'une troisième tumeur semblable aux précédentes : celle-ci paraissait avoir pour siége un autre endroit de la muqueuse rèctale ; troisième excision, même douleur, même guérison, sortie de la malade de l'hôpital.

« A peine un mois s'était-il passé depuis cette guérison que la jeune malade rentra pour la troisième fois à l'Hôtel-Dieu, à cause d'une quatrième reproduction de la tumeur. Dupuytren était alors en Italie; M. Breschet d'abord, ensuite M. Sanson, puis ensuite M. Breschet de nouveau, excisèrent tour à tour deux ou trois fois chacun les tumeurs verruqueuses rectales de cette fille, car il y en avait maintenant plusieurs. Ces petites tumeurs semblaient se multiplier à mesure qu'on les enlevait; le spéculum lui fut appliqué un grand nombre de fois, et la malade éprouvait continuellement de vives douleurs pendant et après chacune de ces opérations. Les bains de siége, le repos au lit, les lavements émollients et opiacés calmaient cependant assez bien les souffrances. Ces souffrances étaient exaspérées par l'acte de la défécation; mais la malade semblait les exagérer [1]. Du reste, le calibre de l'intestin n'était pas rétréci; sa texture semblait saine et la santé générale était bonne. Après avoir, dans l'espace de dix mois, vu opérer cette jeune personne dix ou douze fois de la maladie que je viens de décrire, je l'ai perdue de vue et j'ignore ce que son mal sera devenu par la suite. Son état cependant n'offrait

[1] Cette appréciation nous est confirmée par M. Diday, alors interne de cette salle, et qui conserve très-présent le souvenir des lamentations hypochondriaques de cette malade.

rien d'inquiétant lorsque j'ai cessé de la voir[1]. » Dans cette observation, tous les symptômes sont, pour ainsi dire, à leur maximum : le volume des tumeurs est relativement considérable, elles déterminent de la douleur, des phénomènes de rectite, des empreintes; elles entraînent la muqueuse, elles repullulent enfin avec une fréquence et une ténacité déplorables. Mais ce ne sont pas là les phénomènes qui s'observent le plus souvent. Le seul symptôme qu'accusent les malades et qui les inquiète d'autant plus que sa véritable cause leur échappe, c'est la rectorrhée séreuse avec prurit et ténesme.

Les liquides qui s'écoulent en pareille circonstance n'ont pas toujours le même aspect. Le plus souvent, c'est une sérosité onctueuse qui suinte à travers le sphincter, entretenant dans la région de l'anus une perpétuelle humidité. Quelquefois même l'anneau musculaire se laisse traverser par des mucosités filantes analogues à celles qui sont excrétées par le col utérin. Cependant, les produits de cette nature séjournent ordinairement dans le rectum, et ce n'est qu'au moment de la défécation qu'ils sont entraînés.

En examinant, à l'aide du spéculum, le rectum des sujets qui présentent ces symptômes d'irritation chronique, vous trouverez une muqueuse rose, lisse, relativement sèche, et ce ne sera que dans les cas, heureusement rares, où les sécrétions sont très-abondantes et les douleurs extrêmement vives que vous découvrirez un peu de rougeur anormale en certains points. Lorsque, guidé par l'ensemble symptomatique que je viens d'exposer, le chirurgien soupçonne l'existence de verrues rectales, il fera bien de ne se

[1] *Des Verrues de l'intestin rectum*, par le docteur Rognetta, in *Gazette médicale de Paris*, juin 1835, p. 385.

fier qu'à l'exploration faite par le toucher, car les végétations sont parfois si petites qu'elles échapperaient facilement, même à l'œil le plus exercé. L'index explorateur doit être introduit d'emblée à une grande hauteur, puis ramené lentement en bas et retourné en tous sens, de manière à scruter minutieusement tous les replis muqueux qu'il rencontre; alors il sentira une petite excroissance du volume d'une lentille, mobile, dure, peut-être même cornée, et en appuyant sur cette végétation il déterminera parfois un peu de douleur. Eh bien, c'est à cette petite verrue, si insignifiante en apparence, qu'il faut attribuer tous les accidents dont se plaint votre malade. Et si vous en voulez la preuve, enlevez cette végétation, et avec elle vont disparaître presque instantanément cette rectorrhée et ces ténesmes que vous avez en vain combattus par les médications les plus énergiques et les plus rationnelles.

Pour pratiquer cette opération, on introduit à travers l'anus un petit spéculum univalve, puis la tumeur saisie avec des pinces est excisée à sa base. L'hémorrhagie est toujours légère ; en tout cas, si elle ne s'arrêtait pas immédiatement, il suffirait de laisser dans le rectum un petit tampon d'ouate, qui serait expulsé plus tard au moment de la première évacuation alvine.

B. Tumeurs villeuses.—Les auteurs anglais décrivent sous ce nom des tumeurs assez rarement observées pour que leur nature ait donné naissance à de nombreuses hypothèses. Ainsi, Rokitansky les aurait, paraît-il, considérées longtemps comme des tumeurs malignes, d'autres ont supposé qu'elles sont de nature glandulaire ; enfin, on a voulu les classer dans le groupe morbide que nous avons décrit sous le nom de *polypes du rectum*. Mais lorsqu'on se reporte aux descriptions qui ont été données par Curling et les chirurgiens de l'hôpital Saint-Mark, il devient évident que les tumeurs villeuses doivent trouver leur place dans le cadre nosologique, à côté des productions morbides dont nous venons de faire l'histoire. La lésion, en effet, a son point de départ dans le derme muqueux, dans son corps papillaire et, par conséquent, peut être rapprochée des végétations humides de la région de l'anus.

D'après un examen microscopique relaté par Curling, ce sont les vaisseaux et le tissu fibreux qui prédominent dans ces tumeurs. Ces tissus, recouverts d'une couche épithéliale dont les cellules les plus superficielles appartiennent au type cylindrique, forment des prolongements rubanés, aplatis, mais enroulés sur eux-mêmes, de manière à simuler des cylindres creux. Ces prolongements villeux, que l'on a comparés à ceux des fungus vésicaux, forment des masses qui, à la longue, deviennent très-volumineuses. Ils sont d'une coloration rouge, saignent facilement et adhèrent au rectum par un pédicule aplati formé probablement par un simple repli de la muqueuse.

Malgré leur grande richesse vasculaire, leur accroissement est relativement peu rapide, puisque chez un malade observé par Gowland à l'hôpital Saint-Mark, la lésion remontait déjà à plusieurs années. Les symptômes qui déterminent ces tumeurs sont à peu près les mêmes que ceux dont j'ai donné la description au chapitre des polypes.

L'hémorrhagie pourtant n'est pas constante, puisque chez les trois malades observés par Allingham, cet accident n'a pas été noté une seule fois. Ce chirurgien signale seulement une perte glaireuse, filante, analogue à du blanc d'œuf. Mais il faut dire aussi que Quain a cru devoir donner à l'observation de tumeur villeuse que nous lui devons le titre de : tumeur saignante *(peculiar bleeding tumour)*. Ajoutons encore qu'à en croire Curling, la perte sanguine serait le symptôme le plus important.

Chez presque tous les sujets dont on a publié l'observation, les tumeurs villeuses avaient fini par entraîner la muqueuse au dehors, de manière à amener un prolapsus. Ces singulières productions n'ont encore été rencontrées que chez les adultes et les vieillards.

Allingham, Curling, Quain, ont guéri leurs malades en pratiquant l'extirpation et n'ont pas observé de récidives. Comme ces tumeurs ont un pédicule, que ce pédicule contient des vaisseaux, assez volumineux quelquefois pour qu'il soit possible de percevoir leurs battements, le procédé le plus sûr serait la ligature. Au reste, nous ne pourrions que répéter ici ce que nous avons dit au chapitre des polypes.

C. Fungus bénin. — Nous devons, pour être complets, comprendre dans cette énumération certaines excroissances molles et vasculaires, qu'il n'est pas rare de trouver dans l'extrémité inférieure du rectum à la suite du prolapsus rectal chez les enfants en bas âge et que certains auteurs ont décrites sous le nom de fungus bénin. Ces tumeurs sont constituées par un tissu mou, friable, vasculaire, et dont la structure histologique est absolument identique à celle des bourgeons charnus qu'on observe sur les plaies en voie de cicatrisation.

Dans la classification moderne, le fungus bénin n'est donc qu'un *granulome*. Il se présente à nous sous la forme d'un bourrelet rouge, réductible, à surface inégale et dont la base est sillonnée par de petites veinules irrégulièrement dilatées. La masse morbide est d'un aspect sanieux, elle est recouverte d'un enduit pultacé.

Chose remarquable, et c'est là un des caractères qui permet de distinguer nettement le fungus bénin des polypes, les petits malades sur lesquels on l'observe ne souffrent presque pas, même lorsque après la défécation la tumeur reste longtemps en procidence.

L'hémorrhagie, par contre, est toujours copieuse, et les malades seraient bien vite réduits au dernier degré de l'épuisement si l'art n'intervenait pas.

C'est la crainte de provoquer cette hémorrhagie, toujours redoutable chez les très-jeunes enfants, qui doit nous faire rejeter l'excision simple, méthode qui, sans ce danger, serait, sans contredit, la meilleure de toutes. Aussi, n'hésiterions-nous pas à la conseiller si le fungus, situé très-près de l'anus, présentait un volume peu considérable.

Quand l'excision est impossible, c'est à la cautérisation et aux astringents qu'il faut avoir recours. Grâce à cette méthode, Lecluyse de Poperinghe a pu jadis guérir trois petits enfants, chez lesquels il n'aurait jamais osé faire la ligature ou l'excision. Le caustique mis en usage fut le nitrate d'argent, et le succès obtenu ne doit pas nous surprendre, car chacun sait combien grande est l'efficacité de la pierre infernale lorsqu'il s'agit de réprimer à la surface des plaies les bourgeons charnus exubérants.

Il est inutile de dire ici que, lorsque l'on emploie ce caustique, il faut protéger avec le plus grand soin les plis rayonnés de l'anus. Nous avons déjà plusieurs fois signalé les atroces douleurs que provoque dans cette région une cautérisation maladroitement pratiquée.

D. Lipome. — Les tumeurs graisseuses du rectum sont d'une grande rareté. A peine en trouve-t-on quelques observations éparses dans les annales de la science, aussi faut-il renoncer à donner une description didactique de cette affection. Nous devons rappeler cependant que, d'une manière générale, les lipomes intestinaux n'ont pas le même aspect que ceux des autres régions. Lorsqu'ils viennent faire saillie à l'extérieur à travers l'anus, ils se présentent sous la forme d'une masse dure, dont la coloration sur une coupe est rouge sombre, si bien que, de prime abord, on pourrait croire à l'existence d'un sarcome ou d'un lyomyome.

C'est que le tissu adipeux qui, au début, constitue la masse de ces tumeurs, subit, sous l'influence de l'inflammation des transformations qui modifient presque complétement sa nature. Ainsi, Wirchow a observé qu'à la suite d'irritations répétées auxquelles sont soumises ces productions morbides dans le tube digestif, on voit se former à leur surface une croûte scléreuse, dure, fibreuse au début et qui, plus tard, devient cartilagineuse. Et telle est la dureté de certains lipomes intestinaux qu'on a pu les confondre quelque temps avec les pierres stercorales.

Dans d'autres circonstances, au lieu de se durcir, ces tumeurs se creusent à leur centre d'une cavité plus ou moins considérable, dans laquelle on trouve de la graisse altérée, libre, à l'état liquide ou semi-fluide. Lorsque la tumeur est ancienne, au lieu d'un kyste huileux on peut rencontrer des masses crétacées. Quant aux symptômes qui trahissent la présence de ces produits morbides, malgré leur analogie avec ceux que font naître les polypes, ils sont extrêmement obscurs ; on en pourra juger, du reste, en lisant les deux observations qui vont suivre.

Observation I. — M. M....., âgé de quarante-trois ans, jouit ordinairement d'une bonne santé. Il a cependant besoin de prendre de grandes précautions de régime, car ses digestions sont toujours lentes, quelquefois pénibles, et les selles sont rares et difficiles. Ces troubles cèdent ordinairement aux laxatifs et aux purgatifs légers. Dans les derniers jours de novembre, M..., éprouvant un malaise plus prononcé, fit appeler le docteur Castelain, qui constata les symptômes suivants : inappétence extrême, nausées fréquentes, sensibilité de l'abdomen à la pression, douleurs lombaires, constipation avec ténesmes, pouls petit. —

Prescription : limonade magnésienne concentrée, boissons délayantes.

Le 30 novembre et le 1er décembre, la médication purgative a amené une amélioration, mais le ventre est sensible. Le 2 décembre, la fièvre est prononcée (100 pulsations). La prostration générale plus accentuée; malgré l'emploi des opiacés, les jours suivants la situation s'aggrave : il y a des symptômes dysentériques; rejet de mucus blanchâtre et sanguinolent ; puis, du 7 au 13, il y a amélioration progressive, diminution des douleurs, mais persistance de la constipation. Le 14 décembre, après un repas léger, M. M... éprouva le besoin d'évacuer et, après quelques légers efforts, il expulsa sans peine l'énorme lipome qui fait l'objet de cette observation. Le docteur Castelain crut d'abord à l'expulsion d'un tampon de matières stercorales durcies... En y regardant de plus près, on constata qu'il s'agissait d'une tumeur de forme ovoïde, mesurant 12 centimètres de haut sur 6 d'épaisseur. La consistance est ferme et, sur une coupe, la coloration est d'un rouge brunâtre. L'examen de la surface de section laisse distinguer un grand nombre de lobules et permet de voir que cette tumeur est entourée d'une enveloppe assez résistante. A une des extrémités de cette production morbide, on remarque un pédicule assez mince et long de 2 à 3 centimètres.

... L'examen microscopique démontre que la tumeur était composée d'un nombre considérable de vésicules adipeuses avec quelques fibres de tissu conjonctif et des vaisseaux [1].

Observation II. — G... Marie, âgée de quatre-vingt-trois

[1] *Gazette hebdomadaire*, mai 1870, p. 318, et *Bulletin médical du nord de la France*, mars 1870.

ans (hospice des Ménages, service de M. Cl. BERNARD).

Antécédents. — Dans sa jeunesse, cette dame a eu des hémorrhoïdes. Depuis sa dernière couche, en 1814, elle avait une déviation de l'utérus, qui fut soignée plus tard par Velpeau. — Aussi éprouvait-elle à peu près constamment des troubles digestifs, tels que des coliques et des alternatives de constipation et de diarrhée.

Il y a deux ans, la constipation commença à devenir plus opiniâtre. La veuve C... sentait un véritable poids à l'anus. — Elle ne pouvait aller à la selle que par lavements. Jamais elle n'a rendu de sang. — Deux années se sont passées, et le poids qu'elle sentait à l'anus ne faisait qu'augmenter. — Les envies d'aller à la garde-robe devenaient plus fréquentes; mais, malgré tous ses efforts, la malade ne pouvait rien évacuer sans lavements.

Au 17 décembre 1874, la malade entra à l'infirmerie pour une pneumonie droite bien caractérisée et qui guérit parfaitement. — Pendant la convalescence de sa pneumonie, la malade était toujours très-constipée, elle était tourmentée par des épreintes douloureuses plusieurs fois dans la journée. — En même temps, elle éprouvait des coliques et des douleurs sourdes dans tout l'abdomen.

On n'accordait pas beaucoup d'importance à ces troubles digestifs, et l'on pensait qu'ils disparaîtraient à l'aide de quelques laxatifs. Cependant, on essaya sans succès la rhubarbe prise journellement à petite dose.

La malade sortit de l'infirmerie le 15 février, bien guérie de sa pneumonie, mais souffrant toujours de coliques sourdes et d'épreintes très-fréquentes. La sensation d'un poids à l'anus persistait, et ce poids semblait même augmenter. Du 15 au 27 février, Mme C... a pris des lavements presque tous les jours.

Le 27 février, elle a même essayé de prendre trois

lavements coup sur coup, mais le liquide ne pouvait pénétrer. — Elle sentait elle-même un obstacle au-dessus de l'anus ; et toute la journée elle éprouva un besoin pressant d'aller à la selle. — Ne voulant pas faire part au médecin de ce qu'elle éprouvait, elle introduisit elle-même profondément l'index dans l'anus et sentit au bout du doigt quelque chose de mou. A deux heures, elle fit un dernier effort pour aller à la garde-robe et rendit un petit corps ovoïde un peu mou, d'aspect rougeâtre et un peu plus gros qu'un œuf de pigeon. Ce corps fut évacué tout seul, sans écoulement sanguin, sans mélange de matières fécales.

Immédiatement, elle se sentit soulagée, et depuis ce moment elle n'a plus besoin de lavement pour aller à la selle et n'éprouve plus ni coliques ni épreintes.

Ce petit corps ovoïde, de consistance un peu molle, fut d'abord pris pour un polype du rectum. — Le pédicule était, en effet, bien apparent sur la petite extrémité. — Mais en pratiquant une coupe on a vu clairement que la tumeur était constituée uniquement par du tissu adipeux. — Poids du lipome : 20 grammes [1].

En rapprochant ces observations de celles qui ont été analysées par Wirchow et des faits analogues observés par Sangalli, on voit qu'en général les tumeurs graisseuses naissent à uen assez grande hauteur au-dessus de l'anus, et que, par conséquent, il faut, au moment où on doit sectionner leur pédicule, s'assurer s'il ne renferme pas un prolongement péritonéal. Ajoutons encore que la fréquence relative de ces productions dans la partie supérieure de l'intestin doivent toujours faire soupçonner une invagination, quand une tumeur lipomateuse vient se présenter à l'anus.

[1] Azefou, *Bulletins de la Société anatomique*, séance du 26 mars 1875.

E. Enchondrome. — De même que les lipomes, les enchondromes du rectum sont d'une excessive rareté, et l'on peut même se demander si les observations publiées sous ce titre doivent être admises sans réserves. En effet, le tissu cartilagineux, qui prend alors naissance, ne se développe pas d'emblée dans les tissus normaux de l'intestin comme les tumeurs dont nous venons de parler : il n'envahit au contraire que le tissu glandulaire hypertrophié, de telle sorte qu'au début, du moins, la tumeur n'est qu'un adénome. C'est assez dire que les enchondromes du rectum ne présenteront que rarement, comme ceux des autres régions, cette forme arrondie et bosselée et cette consistance dure qui permettent de les reconnaître si facilement ; ils affecteront, au contraire, la forme diffuse de cette dégénérescence.

Il y a quelques années, M. Dolbeau a présenté à la Société anatomique [1] une tumeur de ce genre, qu'il avait extirpée chez un jeune homme de vingt-sept ans. Elle était dure, mobile et indolente, mais à sa surface la muqueuse s'était ulcérée. Le fibro-cartilage était l'élément qui prédominait dans cette masse morbide, mais un quart environ du volume de la tumeur était formé par des éléments glandulaires ; si bien que M. Ch. Robin, qui assistait à la présentation de cette pièce, crut y retrouver la structure de ce qu'on appelait jadis, d'après lui, tumeur *hétéradénique*.

§ III. — Tumeurs de la région ano-coccygienne.

Les tumeurs de la région ano-coccygienne sont d'une extrême rareté chez l'adulte. Elles se rencontrent le plus souvent chez les enfants qui viennent de naître et pré-

[1] *Bulletins de la Société anatomique*, 2e série, t. V, p. 6.

sentent parfois un volume si considérable que leur seul aspect a longtemps désarmé les chirurgiens, même les plus audacieux. Cependant, comme les opérations tentées depuis quelques années ont donné des succès brillants et relativement nombreux, ce n'est plus à titre de simples curiosités tératologiques que nous aurons à décrire ces tumeurs. Il importe, au contraire, de préciser à quelles espèces pathologiques elles peuvent être rattachées et dans quelles circonstances l'intervention chirurgicale aura quelque chance de succès.

Dans une excellente monographie, qui est et sera longtemps encore le meilleur document sur la question, le docteur Molk [1], de Colmar, a divisé les tumeurs ano-coccygiennes en six groupes : 1° les cystosarcomes et sarcomes ; 2° les tumeurs enkystées ; 3° les tumeurs supposées provenir de la glande coccygienne de Luschka ; 4° les lipomes et tumeurs caudales ; 5° les inclusions fœtales ; 6° les tumeurs de nature très-complexe ; et dans cette catégorie il a réuni les observations incomplètes ou obscures, dans lesquelles il est impossible de reconnaître la véritable nature de la lésion. Celles qui font partie des deuxième et troisième groupes sont, on le devine, le plus souvent au-dessus des ressources de l'art ; les premières surtout, car ce sont, en réalité, de véritables cancers congénitaux, dont la marche est extrêmement rapide et qui renferment des vaisseaux abondants et volumineux. Au reste, dans la moitié des observations connues, ou à peu près, il s'agit d'enfants mort-nés. C'est que ces néoplasmes ont souvent un volume énorme qui rend le travail de l'accouchement long et difficile. Ce volume, comparé à celui de la tête du sujet

[1] *Des tumeurs congénitales de l'extrémité inférieure du tronc.* Thèse de Strasbourg, 1868, n° 106.

dans la plupart des observations, a bien des fois atteint celui d'une tête d'adulte. « L'enfant semblait à cheval sur sa tumeur, » lisons-nous dans quelques auteurs. Ces masses, que recouvrent cependant des téguments dont l'apparence est normale, ont une consistance molle. Elles sont renfermées dans une coque de tissus durs, fibreux, et à la coupe leur aspect rappelle celui de la substance cérébrale. Mais lorsqu'on cherche à dissocier entre ses doigts cette pulpe grisâtre, on voit qu'elle est soutenue par une sorte de stroma ou squelette fibreux et que, dans son épaisseur, rampent un grand nombre de vaisseaux. Ces sarcomes sont d'ordinaire creusés de kystes, ou plutôt de cavités sans paroi propre qui renferment un liquide tantôt limpide, tantôt visqueux et filant, et dont le volume varie entre celui d'un grain de mil et celui du poing. Notons encore que l'on peut rencontrer dans ces tumeurs tous les produits qui résultent d'une hyperplasie exagérée ou d'un processus régressif rapide (os, cartilage, substance caséeuse, dépôts calcaires).

Au point de vue histologique, les tumeurs qui font partie du premier groupe doivent être rangées dans la classe des sarcomes. Elles sont, par conséquent, constituées par des éléments cellulaires qui présentent de nombreuses variétés au point de vue de la forme et du volume. Nous trouvons, en effet, tantôt des cellules allongées, fusiformes comme dans les sarcomes fasciculés, tantôt, au contraire, ce sont des éléments arrondis analogues à ceux qui se rencontrent dans les sarcomes myéloïdes. La substance intercellulaire est peu abondante, surtout dans les noyaux cartilagineux que nous avons signalés plus haut.

Ces productions sont en général piriformes; elles sont attachées à la région ano-coccygienne par un pédicule large, adhérent par l'intermédiaire du périoste, à la face antérieure du sacrum et plus rarement à la face postérieure du coccyx. On trouve parfois cet os fortement repoussé en arrière ; dans quelques cas, il est dévié en avant, mais le plus ordinairement il reste dans sa situation normale. — L'anus s'ouvre presque toujours en avant, au-dessous de la symphyse pubienne, à la région inférieure de la vulve, ou immédiatement en arrière du scrotum ; il est béant, ses plis sont effacés et les fibres musculaires du sphincter sont atrophiées. Le rectum, fortement comprimé d'arrière en avant, reste pourtant perméable. Chose remarquable, les prolongements profonds sont rares. Le néoplasme se développe en bas, il distend le périnée, fait saillie entre les cuisses, dévie le sacrum, mais il ne remonte presque jamais du côté de l'abdomen. Presque jamais non plus on n'a rencontré de *spina bifida* coexistant avec ces tumeurs. Lorsque les enfants qui naissent avec ces masses caudales ne succombent pas pendant le travail ou immédiatement après leur naissance, on voit la néoformation s'accroître avec une grande rapidité, atteignant en peu de temps des proportions considérables, puis arrivent la période d'ulcération et les hémorrhagies auxquelles les petits malades ne peuvent longtemps résister. C'est ainsi que mourut de cachexie, deux mois après sa naissance, un enfant observé par Lehmann, tandis que celui dont Stanley [1] a rapporté l'histoire et dont la tumeur ne s'était pas ulcérée, n'a pas survécu moins de deux ans. La mort reconnaît donc alors pour cause les progrès de la lésion locale, mais il n'y a pas d'infection (c'est, du reste, ce qui s'observe souvent avec les cancers infantiles) ; c'est aussi ce qui a encouragé les chirurgiens à attaquer ces tumeurs. Déjà, dans le mémoire de Molk, nous trouvons trois observations d'extirpation qui ont donné deux guérisons et une mort. Le malade qui

1 *Medico-chirurgical Transaction*, 1841.

succomba et qui avait été opéré par Gruber avait subi l'extirpation de sa tumeur immédiatement après sa naissance. Les deux autres faits qui appartiennent à Snell et à Stoltz ont trait à des enfants un peu plus âgés. Ces tentatives hardies, faites à l'aide de l'instrument tranchant, sont d'autant plus encourageantes que l'on opère sur des enfants voués à une mort certaine si la maladie est abandonnée à sa marche naturelle.

Le troisième groupe décrit par Molk comprend, avons-nous dit, les productions dues au développement anormal de la glande coccygienne de Luschka. Mais la structure de cet organe est encore si peu connue qu'il est assez hasardé, ce me semble, de décrire les transformations pathologiques dont elle peut devenir le siége. Ajoutons qu'au moment où l'organe fut décrit pour la première fois, on accueillit avec peut-être un peu trop d'enthousiasme tous les faits qui paraissaient venir donner à la découverte un intérêt pratique. Aussi la science est-elle encombrée d'observations dont l'interprétation est absolument inadmissible. On est même allé dans une thèse de l'époque [1], fort intéressante du reste et fort bien écrite, jusqu'à affirmer que la glande coccygienne est le point de départ de presque toutes les tumeurs de l'extrémité inférieure du tronc fœtal. Or, pour admettre qu'un néoplasme a réellement cette glande pour point de départ, il faut que l'on retrouve dans sa trame au moins quelques-uns de ses éléments, qu'en quelques points au moins le microscope révèle une structure glandulaire, des vésicules et des cavités closes, etc... Et bien, en lisant la description histologique des tumeurs que l'on cherche à classer dans cette

[1] E. Perrin, *de la Glande coccygienne et des tumeurs dont elle peut être le siége*. Strasbourg, 1860, thèse n° 536.

catégorie, nous ne retrouvons ces particularités que dans un très-petit nombre de faits. Et si l'on veut m'objecter que le néoplasme a bien pu faire disparaître toute trace du tissu normal, au moins faudrait-il, répondrai-je, que les connexions anatomiques de la tumeur en vinssent démontrer le siége, qu'elle reçût ses vaisseaux, comme la glande coccygienne, de l'artère sacrée moyenne et des ramifications terminales de la fessière et de l'ischiatique; que, comme elle aussi, elle fût en rapport intime avec les plexus pelviens du grand sympathique. Or, ce sont là des particularités qu'on ne voit signalées que dans quelques rares observations. Nous lisons cependant dans une description écrite par Braune les lignes suivantes : « Les derniers filets du grand sympathique pénétraient d'une façon évidente jusque dans le centre de la tumeur. Du côté gauche, on ne parvint pas à trouver les derniers ganglions sacrés. Par contre, à droite, le cinquième ganglion sacré envoyait quelques filets à la tumeur; plus bas, un autre ganglion lui était accolé et envoyait des ramifications dans son intérieur. »

On comprendra facilement qu'avec de pareilles connexions les tumeurs de la glande coccygienne de Luschka sont absolument au-dessus des ressources de l'art. Toute opération tentée en pareil cas resterait fatalement inachevée.

Les tumeurs ano-coccygiennes qui font partie du deuxième groupe de Molk, c'est-à-dire les tumeurs enkystées, se présentent aussi sous la forme de masses volumineuses, mais elles sont pédiculées et adhèrent au tronc vers la pointe du coccyx, ou, plus rarement, au niveau de l'hiatus du canal sacré; les téguments qui les recouvrent sont minces et vasculaires, et l'on voit ramper à leur surface des veines volumineuses. Quant à la membrane propre du kyste, elle est plus ou moins épaisse, mais toujours de nature franchement fibreuse. Tantôt la tumeur est uniloculaire, tantôt, au contraire, il y a des poches multiples, mais qui ne communiquent entre elles que rarement. Le contenu est un liquide gélatineux, filant, d'une coloration jaunâtre. Quelquefois cependant, on a trouvé une sérosité citrine, mais jamais ces liquides, quelles que soient leur consistance ou leur coloration, ne contiennent de sucre ni d'urée. Ce détail chimique n'est du reste pas sans importance au point de vue de la pathogénie, car il tend à prouver que, conformément à l'opinion professée par Depaul et Verneuil, ces kystes sont indépendants du canal rachidien et ne se sont pas développés aux dépens de la cavité céphalo-rachidienne pendant la vie intra-utérine [1]. Néanmoins, le diagnostic entre le *spina-bifida* et les kystes ano-coccygiens est parfois très-obscur. On cite même un cas dans lequel, à l'hôpital Saint-Georges, de Londres, une injection iodée fut pratiquée dans une tumeur que l'on croyait indépendante de la moëlle et fut suivie d'accidents méningitiques rapidement mortels.

La forme de la tumeur, sa transparence, comparable à celle des hydrocèles de la vaginale, son irréductibilité, l'absence de signes de compression médullaire pendant que la main de l'explorateur presse sur la tumeur, enfin, l'impossibilité de ressentir au niveau des fontanelles les chocs imprimés au kyste, sont autant de symptômes qui permettront le plus souvent d'établir le diagnostic avec certitude. Notons enfin que, si les enfants qui viennent au monde avec une bifurcation de la colonne vertébrale, sont en général chétifs et d'apparence misérable, les sujets chez lesquels on

[1] Nous devons dire cependant que le sucre et l'urée ont été retrouvés dans des kystes parfaitement indépendants de la cavité céphalo-rachidienne. Il ne serait donc pas prudent de se fier à l'analyse des liquides extraits par ponction exploratrice pour établir un diagnostic.

a observé les tumeurs enkystées étaient presque tous, au contraire, bien conformés et relativement robustes.

Lorsque, à la suite d'un examen minutieux, et après avoir exploré le rectum et la vessie, le chirurgien s'est assuré qu'il n'a sous les yeux qu'un kyste congénital, le meilleur traitement qu'il puisse proposer c'est l'extirpation. On a bien tenté, quelquefois même avec succès, les ponctions suivies d'injection iodée; mais, si le kyste est volumineux, ce traitement n'est pas sans danger, car l'inflammation consécutive est alors d'une extrême intensité. D'autre part, si la cavité kystique suppure, on verra longtemps persister des fistules qui, peut-être, nécessiteront plus tard de nouvelles opérations. Cette méthode ne met pas non plus à l'abri des récidives : une observation publiée par Buman [1] est là pour le prouver; elle a trait à une jeune fille qui dut encore subir une opération à l'âge de quinze ans. C'est que lorsque le kyste est multiloculaire, les cavités secondaires qui n'ont point encore acquis un volume considérable, peuvent passer inaperçues et, par conséquent, échapper aux agents modificateurs. Elles restent cachées soit dans l'épaisseur du périnée, soit au fond de la fosse ischiorectale et lorsque l'on a obtenu la guérison des parties saillantes de la tumeur, celles-ci se développent lentement sous la cicatrice pour venir quelquefois, au bout de plusieurs années, faire saillie au périnée.

Les kystes dits parasitaires ou par inclusion fœtales sont loin d'être aussi rares que l'indiquent généralement les auteurs, et les observations qui ont été publiées à ce sujet seraient même en assez grand nombre aujourd'hui pour que l'on pût tenter une classification; mais ce n'est point ici le lieu de faire l'histoire de ces tumeurs, dont la

1 *Bulletin de la Société médicale de la Suisse romande.*

description ne serait guère à sa place dans un traité des maladies du rectum; aussi me bornerai-je, pour donner au lecteur une idée des bizarreries que l'on peut rencontrer, à reproduire ici l'énumération des parties fœtales que les auteurs ont trouvées dans ces kystes : « Wagner trouva un bras muni de deux doigts, Himly une main et un pied bien conformés, Pauri deux jambes et un os iliaque, Naudin deux pieds et une main avec des phalanges encore à l'état cartilagineux, enfin Fattori observa deux fœtus inclus dans un troisième : celui qui était renfermé dans le kyste périnéal avait deux pieds munis de cinq orteils avec les ongles, et dont l'un s'articulait avec une jambe formée par un tibia recouvert par la peau..... Le crâne et la colonne ont été rencontrés dans ces tumeurs, mais sans les extrémités. » Citons encore une observation de Fattori, qui a trouvé dans un kyste un long intestin bifurqué, celle de Meyer, qui a rencontré une masse intestinale avec son mésentère, et nous devons des faits analogues à Fleischmann et Wirchow ; enfin le cerveau, la moelle et des fragments nerveux ont également été signalés. Certaines analyses chimiques tendraient, paraît-il, à démontrer que le liquide dans lequel nagent ces débris a une composition analogue à celle du liquide de l'amnios. Le lecteur comprendra facilement que, lorsque leurs connexions le permettent, le seul traitement qui puisse convenir à ces tumeurs est l'extirpation [1]. C'est, du reste, ce que les faits sont venus démontrer.

Nous ne parlerons que pour mémoire des tumeurs dites *caudales*. Ce sont de véritables queues rudimentaires anagues à celles des animaux. On en peut juger par l'obser-

[1] Le lecteur pourra consulter pour plus de détails un mémoire de Constantin Paul : Étude pour servir à l'histoire des monstruosités parasitaires (*Arch. gén. de médecine*, t. XX, 1862, et le livre de Lotzbeck, *Die angebornen Geschwülste der hintern Kreuzberngegend*, Munich, 1858).

vation suivante : « Thirk rapporte l'observation d'un enfant qui portait à l'extrémité inférieure du coccyx un appendice caudal long de plus de quatre pouces et large de quatorze lignes, formé par quatre petits os juxtaposés. Cet appendice était entouré de masses graisseuses, de sorte que la tumeur avait plus de trente-trois pouces dans sa plus grande circonférence. »

Avant de terminer ce chapitre, il nous reste encore à décrire les kystes dermoïdes et les lipomes.

Les *lipomes* de la région ano-coccygienne sont tantôt pédiculés, rappelant par leur forme les tumeurs enkystées et les cystosarcomes dont nous venons de parler, tantôt sessiles. Les premières s'observent surtout chez les très-jeunes enfants. Molk en cite quatre observations dues à Langenbeck, Middeldorf et Canton. Il s'agissait de tumeurs peu volumineuses qui furent extirpées soit à l'aide du bistouri, soit avec l'anse galvanique ; dans ces quatre cas, on a obtenu la guérison. Quant aux lipomes sessiles, ils sont infiniment plus rares, et je n'en pourrai citer ici que deux observations : l'une est reproduite dans la thèse de Molk et a trait à un enfant mort-né qui vint au monde avec une gigantesque tumeur périnéale, descendant jusqu'aux mollets, remplissant tout le petit bassin, et qui n'était formée que par des masses lipomateuses ; l'autre a été recueillie chez l'adulte, et voici dans quels termes elle a été exposée :

Observation. — Le nommé R., âgé de quarante-cinq ans, de bonne constitution, ancien maître d'équitation dans un régiment de cavalerie, est entré à l'hôpital pour une tumeur qu'il portait depuis plus de vingt ans à la marge de l'anus, précisément du côté gauche et empiétant sur la fesse avec les apparences de la hernie ischiatique dessinée dans les planches de Scarpa. M. Robert décrit de la façon suivante la position de la tumeur : « côté gauche de l'excavation ischiorectale, s'étend en dehors jusqu'à l'ischion qu'elle contourne et recouvre un peu ; en dedans,

1° jusqu'à l'anus, dont les plis sont effacés et les téguments altérés en dehors et amincis; 2° jusqu'à la rainure interfessière et jusqu'au niveau de la pointe du coccyx; 3° dépasse un peu le niveau de l'anus et descend jusqu'au périnée proprement dit. Elle était du volume d'un gros citron, de forme oblongue et un peu aplatie, à surface lobulée, terminée par un gros bout en avant et un petit bout en arrière. Longueur : 10 centimètres; largeur, 7 centimètres; sans changement de couleur à la peau, indolore, mollasse, élastique au toucher, mais offrant partout une certaine consistance lorsqu'on la serrait entre les doigts. En circonscrivant et serrant fortement la base avec les doigts, on déplaçait presque entièrement la masse, mais on y sentait une sorte de pédicule qu'on pouvait croire émaner de l'intérieur du bassin. En essayant de la réduire, on l'applatissait ou l'écrasait et on l'élargissait un peu; elle était en outre repoussée vers le bassin. Un doigt passé dans le rectum pendant ces manœuvres ne recevait d'autre impulsion que celle de la pression exercée sur le plancher périnéal. L'acte de tousser n'augmentait pas le volume de la tumeur, mais il imprimait à celle-ci une certaine secousse qui la faisait légèrement trembler et osciller, par l'intermédiaire sans doute de la réaction éprouvée par le périnée. Aucune fluctuation n'était sentie dans la masse. A ces détails de l'état présent se joignait le commémoratif suivant : le mal s'était, au dire du patient, déclaré en 1821, à la suite d'un clou occasionné par de longs exercices à cheval. Ce clou avait suppuré trois mois, puis une tumeur a commencé à paraître, laquelle rentrait par la compression à volonté au dire du malade. Plus tard, cette réduction était devenue impossible. Le malade éprouvait souvent des coliques, des éruptions, des maux de cœur, des tiraillements à l'estomac. Ces indices conduisaient à l'idée d'une hernie. M. Piorry, ayant percuté la tumeur, l'a trouvée mate partout.

« M. Robert s'est décidé à fendre longitudinalement la tumeur et couche par couche, comme une hernie étranglée. Un aide a porté un doigt dans le rectum pour repousser la tumeur en dehors. A peine l'opération a-t-elle été commencée que l'on a vu jaillir de petites grappes lipomateuses. L'opérateur a fendu longitudinalement les parties, circonscrit la base, examiné le fond, et s'étant assuré de l'absence de complication, a poursuivi le pédicule jusqu'à l'excavation ischio-rectale. Peu de sang. La masse du lipome était grenue, blanche et comme albumineuse. Le malade a guéri en quinze jours [1]. »

Les kystes dermoïdes se développent le plus souvent chez

[1] Robert : Lipome de l'anus simulant une hernie périnéale (*Annales de thérapeutique*, octobre 1844).

l'adulte, mais il est rare qu'ils présentent un volume bien considérable. Ils siégent tantôt dans le rectum, au-dessus du sphincter, ce qui est tout à fait exceptionnel[1], tantôt dans la région ano-coccygienne. Leur marche est extrêmement lente et ne diffère en rien de celle des athéromes que l'on observe dans les autres régions. Ils resteront donc quelquefois stationnaires pendant de longues années, plus ou moins complétement cachés au fond de la rainure interfessière, et l'homme de l'art ne serait presque jamais appelé à constater leur présence et à étudier leurs caractères, si les chocs et les frottements ne venaient à de certains moments leur faire prendre brusquement une marche plus rapide.

Pendant la période stationnaire, ces kystes se présentent sous la forme de petites tumeurs molles, pâteuses, indolentes et recouvertes d'une peau saine. Tels sont du moins les caractères que j'ai pu observer chez une jeune fille qui portait vers la pointe du coccyx une tumeur de cette nature grosse comme une petite noisette. Mais quand le kyste a été irrité, la scène pathologique change et les symptômes acquièrent une intensité telle, que l'intervention devient urgente. On en pourra juger, du reste, par les trois observations qui vont suivre et que j'emprunte à la thèse de

[1] Nous citerons à ce sujet, d'après les auteurs du *Dictionnaire encyclopédique*, l'observation du docteur Barker qui présenta à la Société chirurgicale d'Irlande une tumeur enlevée au Bengale, par Mullen, sur une femme récemment accouchée. Cette tumeur, dont les parois présentaient des ossifications en plusieurs points, était remplie de matière sébacée et de petits poils. — Citons encore une observations de Danzel qui observa chez une femme une tumeur implantée sur la paroi antérieure du rectum, grosse comme un œuf et recouverte par de la peau saine hérissée de longs poils qui sortaient à travers l'anus. On trouve aussi dans les auteurs anciens quelques observations plus ou moins vraisemblables de défécation pileuse. Une des plus curieuses et des plus authentiques est celle que l'on peut lire à la page 379 des *Mémoires de médecine et de chirurgie pratique* de Martin jeune, ancien chirurgien en chef de la Charité de Lyon. Paris, 1835.

M. Perrin. Elles me dispenseront de donner ici une description dont les éléments sont encore en trop petit nombre pour qu'elle puisse être complète.

OBSERVATION I (M. Michel). — *Tumeur stéatomateuse siégeant à la pointe du coccyx. Extirpation deux ans après son apparition.* — Dans le courant d'octobre dernier, Mme X... nous a consulté pour une tumeur siégeant au coccyx. Voici les renseignements qu'elle nous a transmis et le résultat de notre examen : âgée de trente ans, elle a eu deux enfants. C'est quelques mois à la suite de sa dernière couche qu'elle s'est aperçue d'une petite tumeur siégeant à la pointe du coccyx. Indolente au toucher, elle devint un peu plus sensible au moment des époques et dans la position assise. La première fois que nous vîmes cette tumeur, dans le courant d'octobre 1859, elle avait la grosseur d'une noix. Elle était ronde, élastique, bien limitée, adhérant assez fortement à la surface postérieure de la pointe du coccyx. Nous crûmes à l'existence d'un kyste séreux et nous conseillâmes à la malade de ne rien faire, sauf à l'extirper si elle augmentait.

L'année suivante, 26 octobre 1860, nous revîmes cette dame. La tumeur avait considérablement augmenté de volume. Elle s'étendait dans la rainure interfessière, de l'anus à la face postérieure du sacrum. Elle offrait son plus grand diamètre près de l'anus, qu'elle débordait un peu plus à droite qu'à gauche. Elle était toujours fortement fixée au coccyx, mais elle était libre de toute adhérence avec la peau. Elle donnait à la palpation une sensation de mollesse, mais pas de fluctuation.

La tumeur gênait la malade lorsqu'elle était assise, et surtout à l'époque menstruelle. La défécation était plus difficile. N'étant pas sûr de la nature du contenu, nous pratiquâmes une ponction exploratrice. La sonde ramène de la bouillie stéatomateuse. Les jours qui suivirent cette ponction, la tumeur fut douloureuse et parut même prendre de l'accroissement, selon la malade. Aussi se décida-t-elle à l'extirpation.

Le 27 octobre, la malade étant chloroformée, nous faisons une incision longitudinale de 5 centimètre dans la rainure interfessière. Cette première incision comprit la peau et le tissu cellulaire. Nous arrivâmes sur le kyste que nous fendîmes à peu près dans le tiers de sa longueur. Il s'écoula une masse sétatomateuse considérable, à odeur forte de graisse rance. Après avoir débarrassé le kyste de son contenu, nous en saisîmes les parois avec une pince à dissection, et nous procédâmes avec le doigt à son énucléation. Cette partie de l'opération se fit assez facilement dans toute l'étendue de la tumeur, à l'exception de la portion qui touchait à la pointe du coccyx. Là nous fûmes obligés de couper quelques adhérences fibreuses... La guérison ne tarda pas à s'effectuer.

Examen anatomo-pathologique de la tumeur. — Cette tumeur avait la forme et le volume d'un œuf de poule. Sa grosse extrémité était tournée vers le rectum. On remarquait à sa surface externe quelques saillies formées par des bosselures. Elle se composait d'une enveloppe et d'un contenu. L'enveloppe se composait elle-même de deux couches bien distinctes : l'une fibreuse, externe, élastique, donnant au microscope les éléments du tissu cellulaire, et l'autre sous forme de lamelle, mince, transparente, fragile et ressemblant, pour l'aspect, à une lame cartilagineuse très-fine. Au microscope, cette lamelle transparente était formée par des cellules épithéliales, polygonales, aplaties, tassées, transparentes et mesurant en moyenne 1/40 de millimètre. Le contenu était formé d'une matière blanchâtre, disposée en lamelles sur la circonférence et confondues en une masse suifeuse au centre. L'examen microscopique de ce contenu prouve qu'il se composait de lamelles épithéliales polyédriques entremêlées de matière grasse en grains.

OBSERVATION II (M. le professeur Stoltz). — Noll (Béatrix) âgée de vingt-sept ans... Entrée à l'hôpital de Strasbourg (service d'accouchements de la maternité), le 9 juillet 1860, affectée d'une tumeur à la fesse gauche. Cette tumeur a débuté il y a environ cinq ans par un petit tubercule indolent qui se développa au côté gauche de la partie inférieure du sacrum et du coccyx, un peu au-dessus de la marge de l'anus. Ce tubercule était, quand la malade s'en aperçut, d'abord de la largeur de 1 centimètre à 1 cent. 1/2, très-dur, indolore. La malade le prit à son début pour une excroissance de l'os de cette région. Les trois premières années de son apparition, cette tumeur ne gêna pas beaucoup la malade ; ce n'est que depuis deux ans que cette femme ressent quelques douleurs dans cette région, d'abord, seulement quand la tumeur était froissée ou comprimée ; ces douleurs deviennent peu à peu plus vives, le volume de la tumeur, qui était jusque-là stationnaire, augmente, les parties environnantes furent à plusieurs reprises le siége d'accidents inflammatoires ; enfin la douleur devint à peu près continue avec des rémissions et des exacerbations. Les douleurs cuisantes, au siége même de la tumeur, mais sans élancement, se propageaient le long du dos et surtout de la partie postérieure de la cuisse gauche et de la jambe gauche, suivant assez bien le trajet du nerf sciatique. Le décubitus dorsal devient impossible, la station assise même, douloureuse à la longue, la marche pénible, et à diverses époques correspondant aux exacerbations inflammatoires que nous avons mentionnées, claudicante ou même impossible.

A l'époque de son entrée, la malade présente à la

partie gauche du coccyx et sur le ligament sacro-sciatique une tumeur du volume d'un poing d'enfant, recouverte par la peau... La peau est saine, ainsi que le tissu cellulaire graisseux sous-jacent ; elle n'est pas adhérente à la tumeur.

La tumeur elle-même est dure, elle présente pourtant à la superficie une certaine élasticité. Elle est rénitente et très-adhérente aux parties subjacentes. On peut l'examiner, la palper sans que le malade éprouve de douleurs notables...

Ablation de la tumeur le 39 juillet. — La tumeur ayant été complétement isolée par l'énucléation et la dissection des parties voisines, l'opérateur la coupe au moyen de ciseaux courbes, en ayant soin de raser la partie osseuse autant que possible dans le sens longitudinal. La partie excisée de la tumeur présente une coque fibreuse comme celle d'un kyste, renfermant vers la partie supérieure une substance grisâtre, comme caséeuse, athéromateuse, qui prend de plus en plus de la consistance à mesure qu'on arrive à la base, où elle devient de consistance et d'apparence fibreuse, puis fibro-cartilagineuse ; et tout à fait à la base, là où elle adhérait à l'excroissance osseuse du coccyx, est elle presque cartilagineuse. L'intérieur de la tumeur est criblé de vacuoles canaliculés, renfermant une matière liquide ressemblant à du pus... Guérison.

Observation III (M. le professeur Ehrmann). — En 1832, époque à laquelle M. Ehrmann faisait la clinique chirurgicale, il enleva chez un jeune homme de vingt-quatre ans une tumeur située à la région coccygienne. Cette pièce se trouve déposée au musée d'anatomie pathologique. Le kyste a été enlevé avec une partie de la peau qui le recouvrait. Son volume égalait celui d'un œuf de pigeon. Le contenu, au rapport de M. Ehrmann était liquide, et la membrane d'enveloppe, fibreuse. Le malade a bien guéri.

CHAPITRE X

DES TUMEURS MALIGNES DE L'ANUS ET DU RECTUM

Nous décrirons dans ce chapitre les néoplasmes généralement désignés en clinique sous le nom de *cancer du rectum*, et dont le pronostic est suffisamment indiqué par cette seule dénomination. Ce sont ces dégénérescences que les auteurs anciens ont si souvent confondues avec les hémorrhoïdes et les fistules profondes et que les plus illustres chirurgiens du commencement de ce siècle ont considérées, dans des cas malheureusement fort nombreux, comme de simples rétrécissements fibreux. C'est également à de véritables cancers que Desault fait allusion le plus souvent dans le chapitre qu'il a consacré aux squirrhosités du rectum [1].

Malheureusement, comme nous avons eu occasion de le dire au chapitre des rétrécissements, nous ne saurions retirer aucun profit de l'étude de ces écrits, puisque nous ne sommes pas nettement renseignés sur la nature même des lésions qu'ils ont pour objet ; autant vaudrait discuter de nouveau le dogme *κατ ἰξὶν* ! Force est donc de nous

[1] *Œuvres chirurgicales de J.-P. Desault*, par X. Bichat. Paris, 1801, t. II, p. 422.

en tenir aux travaux modernes, qui, quoique nombreux et importants, nous laisseront pourtant bien des fois encore dans la même incertitude. C'est qu'en effet toutes les espèces morbides caractérisées par une marche envahissante et destructive, une tendance à la récidive sur place, lorsque l'extirpation a pu être pratiquée, par l'invasion des ganglions lymphatiques, enfin par la généralisation presque constante aux viscères, peuvent prendre naissance primitivement à l'anus et dans le rectum.

Ces espèces anatomiques sont :

A. L'ÉPITHÉLIOME. — C'est de beaucoup le plus fréquent de tous les cancers dans la région du rectum au dire des anotomo-pathologistes contemporains, et c'est ce que semble démontrer l'examen des observations publiées depuis l'introduction des recherches microscopiques dans la clinique. Cruveilhier, cependant, avait avancé que le cancer colloïde était celui dont il avait le plus souvent constaté la présence. Malheureusement, les données recueillies par cet illustre professeur n'ont pas eu le contrôle du microscope, et d'autres parts, l'on n'attache plus aujourd'hui à l'épithète de colloïde le sens qu'elle avait alors. Les faits observés par Cruveilhier conservent cependant leur valeur et nous prouvent une fois de plus que ce sont les formes molles du cancer qui se développent le plus ordinairement dans le rectum. Or, l'épithéliome à cellules cylindriques, tel qu'il bourgeonne à la surface de l'ampoule rectale, est en général un cancer mou et friable.

Presque tous les auteurs contemporains s'accordent donc pour affirmer que le cancer du rectum est le plus ordinairement un épithéliome. La plupart d'entre eux citent à l'appui de cette assertion un relevé de Hecker[1], d'après le-

[1] *Schmiddts Jahrbücher 1870.*

quel, sur trente-quatre cas de cancer du rectum, on aurait noté vingt et un épithéliomes; c'est, je crois aussi sur l'autorité de cet auteur que s'appuie Esmarch.

Tout en acceptant ces statistiques anatomiques dont nul ne saurait contester l'exactitude, je serais cependant porté à croire qu'elles ne sont pas l'expression rigoureuse de la vérité. Il ne faut pas oublier, en effet, que le carcinome rectal est moins douloureux que l'épithéliome, et que par conséquent, il conduit le plus souvent les patients au tombeau avant que de les forcer à consulter l'homme de l'art; aussi, presque tous les malheureux dont le rectum est squirrheux ne se présentent-ils à nous qu'avec des lésions incurables, leur maladie est à sa dernière période, et l'humanité nous prescrit de leur épargner alors des explorations inutiles et douloureuses, mais qui seules pourrait nous permettre d'établir un diagnostic rigoureux. Ces réserves faites, nous admettrons la plus grande fréquence de l'épithéliome, mais sans la vouloir exprimer par des chiffres. L'épithéliome se rencontre tantôt sous la forme *lobulée*, tantôt sous la forme *cylindrique*.

L'épithéliome lobulé est le plus rare des deux et n'acquiert presque jamais un volume bien considérable dans cette région. Il est constitué par des amas de cellules épithéliales pavimenteuses plus ou moins tassées les unes contre les autres et au milieu desquelles on retrouve les globes épidermiques caractéristiques.

Il présente à l'œil nu un aspect granuleux. Il débute en général au niveau de l'anus, vers les bords de cet orifice, au milieu et souvent même aux dépens de ses plis rayonnés. Il est encore difficile aujourd'hui de déterminer le point précis où il prend naissance. Mais soit que la prolifération ait son point de départ dans les glandules, soit qu'elle ait au contraire pour siége primitif l'épithélium tégumentaire, elle affecte la même marche clinique que lorsqu'elle siége au niveau de l'orifice buccal. Il y a entre le cancroïde labial et le cancroïde anal les plus grandes analogies. A l'anus comme à la bouche, on voit se développer d'abord un petit bouton verruqueux, indolent, plus tard lobulé, dur, mais cependant friable et saignant au moindre contact. Ce bouton, recouvert d'abord comme aux lèvres par un épiderme solide, ne s'ulcérera qu'à une période beaucoup plus avancée, alors seulement que les tissus ambiants seront profondément altérés.

L'épithéliome lobulé de l'anus remonte rarement à une grande hauteur et s'arrête en général au niveau du point où commence l'épithélium à cellules cylindriques. Mais, par contre, il ronge rapidement les téguments de l'anus, envahit le périnée et chez la femme, se propage avec une désolante rapidité à la fourchette, aux petites lèvres, au vagin [1]. Cette invasion des organes génitaux est surtout à redouter quand l'épithéliome débute d'emblée par infiltration des tissus.

L'ulcération est rapide alors, elle survient dès le début et prend tous les caractères des *ulcères sordides* décrits par les anciens. C'est alors aussi que le cancer *creuse*, en se propageant par leur canaux excréteurs aux glandules de la région génitale dont quelques-unes, comme on sait, sont tout à fait sous-cutanées.

L'épithélium lobulé du rectum a une marche beaucoup plus lente que celle des autres cancers de cette région, il est ordinairement dur et ne subit que rarement la dégénérescence colloïde. L'ulcération est tardive. Au point de vue clinique le diagnostic est facile, mais le diagnostic histolo-

[1] Cette marche n'est-elle pas aussi celle des épithéliomes de la lèvre inférieure qui détruisent parfois sur une large surface les téguments de la face, avant de se propager à la muqueuse buccale?

gique présentera parfois d'assez grandes difficultés. C'est que, dans certains cas, la substance interlobulaire est très-abondante, elle est constituée par un tissu conjonctif adulte ou fasciculé, de sorte que l'on pourrait croire à la présence d'un tissu *carcinomateux*. Quand l'épithéliome a été irrité, quand la substance inter-lobulaire est formée par des amas de cellules embryonnaires ou de faisceaux plus ou moins réguliers d'éléments fusiformes, quand le tissu de nouvelle formation a subi en certains points la dégénérescence muqueuse, le diagnostic histologique présentera les plus plus grandes difficultés. Aussi, la question de siége aura-t-elle dans l'espèce une grande valeur. Il semble en effet démontré jusqu'ici que l'épithéliome lobulé siége exclusivement à l'anus et n'est jamais primitif au-dessus du sphincter.

L'épithéliome cylindrique est beaucoup plus fréquent et son histoire clinique est un peu mieux connue. Il débute par la muqueuse du rectum au-dessus du sphincter. Pour les uns, son point de départ serait la surface même de l'épithélium de l'ampoule rectale. Pour d'autres, la lésion initiale serait une prolifération des glandes de Lieberkunh. Cette opinion semble la plus probable, surtout si l'on se reporte aux descriptions des premiers micrographes français, qui souvent ont décrit l'invasion primitive de ces glandes en termes très-clairs et très-précis, alors qu'ils n'avaient en vue que de multiplier les exemples de tumeurs hétéradéniques.

Plus souvent encore que les épithéliomes lobulés, les épithéliomes cylindriques ont été confondus avec des carcinomes et surtout avec la forme encéphaloïde de cette espèce morbide. C'est qu'à l'œil nu le diagnostic différentiel est extrêmement difficile. En effet, ces tumeurs se développent sous la forme de champignons, ou plutôt de tumeurs irrégulièrement lobulées, *molles*, *friables ;* c'est le cancer fragile des anciens. Mais comme en raison de leur siége, elles provoquent bientôt autour d'elles des phénomènes inflammatoires aigus et chroniques, leur base s'indure de telle sorte qu'au toucher elles donnent une sensation squirrheuse, qui pourrait faire penser à la présence d'un tissu carcinomateux avec prédominance des éléments fibreux interalvéolaires, si les parties superficielles de la tumeur n'avaient pas l'extrême friabilité dont nous venons de parler.

Il faut encore être prévenu que dans l'épithéliome du rectum il y a du suc cancéreux. C'est que vous trouverez toujours quelques points ayant subi la dégénérescence muqueuse, lorsque des masses quelque peu volumineuses se seront développées ; et comme, d'autre part, ces tissus sont infiltrés de sérosité, par une légère pression vous ferez sourdre à la surface de section de ces tumeurs un liquide blanchâtre et lactescent, comme le suc cancéreux décrit par les auteurs. Et l'examen microscopique ne vous permettra pas toujours de trancher la question, car si vous portez quelques gouttes de ce liquide sous le champ d'un appareil grossissant, vous y découvrirez de grandes cellules plus ou moins déformées, et qui ne sont pas sans analogie avec les cellules dites cancéreuses qui se rencontrent dans le suc du carcinome.

Les foyers de dégénérescence colloïde ou graisseuse qui donnent lieu à ces phénomènes sont quelquefois assez étendus pour apparaître à la surface de la tumeur sous la forme de traînées blanchâtres.

De nouvelles causes d'erreur vous attendent encore lorsqu'après avoir pratiqué des coupes très-minces, vous cherchez à jeter un coup d'œil d'ensemble sur votre préparation. Ces amas cellulaires assez réguliers et ces coupes plus ou moins obliques des papilles muqueuses dont le tissu fibreux encore très-apparent semble circonscrire les rangées d'épithélium cylindrique, simulent assez bien la disposition alvéolaire du carcinome; aussi convient-il de multiplier les préparations, de pratiquer des coupes dans des directions variées, enfin, d'examiner, à un faible grossissement et avec un objectif à long foyer, quelques coupes un peu épaisses.

Quoi qu'il en soit, ce qu'il importe de noter au point de vue clinique, c'est que ces tumeurs sont très-vasculaires, molles à leur surface, et que, pour peu qu'elles soient anciennes, leur base est indurée. Enfin, et c'est là le point capital à établir, ces tumeurs *débutent par la muqueuse.* Elles seront donc mobiles pendant leurs premières périodes, et libres de toute adhérence avec les tissus sous-jacents.

On a beaucoup discuté sur le siége de ces épithéliomes. Pour les uns, c'est la partie *supérieure* du rectum qui serait le plus souvent envahie au début ; le cancer naîtrait dans ce point légèrement rétréci où tant d'auteurs, ont voulu décrire un deuxième sphincter ; pour d'autres, au contraire, le cancer du rectum débute ordinairement à la région inférieure, au voisinage du sphincter. Il est difficile de trancher aujourd'hui la question, aussi me bornerai-je, en attendant les faits, à citer ici les chiffres suivants qui ont été donnés par Hecker. « Le cancer primitif du rectum, dit-il, envahit neuf fois la partie inférieure, trois fois la partie moyenne et trois fois la partie supérieure. » Nous devons encore ajouter que, comme les cancers très-élevés ne sont que rarement diagnostiqués, ils sont probablement plus fréquents encore que ne semblent l'indiquer ces chiffres.

B. Les sarcomes. — Au dire d'Esmarch, on ne rencontre

que très-rarement dans le rectum les formes malignes du sarcome [1]. En général, cette espèce morbide, qui est caractérisée comme on sait, par des amas d'éléments embryonnaires, se présente sous la forme de champignons ou énormes végétations qui bourgeonnent à la surface de l'intestin, sans qu'il soit encore possible aujourd'hui de dire dans quels éléments anatomiques le néoplasme débute. Ce qu'il y a de certain, c'est que ces tumeurs ont une marche rapide, qu'elles sont dures et adhèrent aux tissus ambiants. Les organes qui entourent le rectum (graisse, muscles, péritoine) sont rapidement envahis, de sorte que, dès le moment où la lésion commence à déterminer des troubles fonctionnels, l'intestin est immobilisé dans une gangue cancéreuse.

Les sarcomes observés jusqu'ici dans le rectum se rapportent surtout aux formes dites *myéloïdes*. Cette forme de tumeur acquiert parfois des dimensions énormes, et c'est à cette espèce que doivent être rattachées, selon toute probabilité, ces productions gigantesques qui englobent dans leur masse la presque totalité des organes pelviens et détruisent non-seulement les tissus mous, mais encore le squelette de la région.

On a signalé aussi quelques cas de sarcomes *mélaniques*. Les auteurs allemands citent surtout à ce sujet une observation de Maier. Nous en trouvons encore quelques exemples signalés par les auteurs anglais. Ainsi, Curling rapporte un fait de ce genre, dont les détails furent recueillis à Middlesex-Hospital par M. Moore. Il s'agissait d'un individu âgé de soixante-quatre ans, qui portait sur le côté

[1] Nous avons déjà vu au chapitre des polypes que ces tumeurs sont souvent constituées par un véritable tissu sarcomateux. Mais ce sont là des sarcomes bénins qui ne sauraient en aucune façon être rapprochés des cancers que nous décrivons dans ce chapitre.

droit de la marge de l'anus une tumeur mélanique de forme lobulée et fongueuse. Elle était ulcérée et saignait facilement. C'est le seul cas qu'ait observé Curling[1]. Ashton parle aussi de ce même fait dans son ouvrage, mais cet auteur aurait, paraît-il, observé d'autres cas de ce genre. L'un d'eux a été présenté devant la *Pathological Society*, les autres ont été rencontrés par lui dans les amphithéâtres de dissection.

Ashton signale l'extension rapide du cancer mélanique aux tissus que renferme la fosse ischio-rectale. Citons encore un fait signalé par Gross, et dans lequel la mélanose était généralisée. Wirchow signale aussi une observation, mais sans le moindre détail[2].

Le lecteur comprendra facilement que, devant un aussi petit nombre de faits, nous n'insistions pas davantage sur la description de cette forme exceptionnelle du cancer du rectum.

Nous en pouvons dire autant des *sarcomes ossifiants* de cette région. Ce sont là des raretés pathologiques qu'il est bon de signaler, sans doute, mais dont l'histoire au point de vue pratique ne présente pas un bien grand intérêt. En tous cas, voici la seule observation de cancer ossifiant du rectum que j'aie pu trouver dans les auteurs, il s'agit peut-être même d'un fait unique, aussi je traduis textuellement :

Spécimen de cancer ossifiant du rectum. — La pièce a été recueillie sur le cadavre d'une femme âgée de cinquante-quatre ans environ, morte entre les mains de M. Collambell, de Lambeth, le 18 janvier 1869. Dans l'observation de cette malade sont signalés des troubles de la défécation persistant depuis vingt années environ. (Pendant tout ce temps elle a souffert, les selles ont été irrégulièrement évacuées,

[1] *Observations on the diseases of the rectum*, p. 164.
[2] *Pathologie des tumeurs*, traduction de Aronssohn, t. II, p. 212.

toujours mélangées de mucus et de sang.) Mais ce n'est que depuis le mois de mars 1868 que les symptômes ont pris une certaine intensité. En octobre 1868, il y a eu, à la suite d'une longue période de constiation, une obstruction absolue du rectum. Pendant trois ou quatre semaines, rien absolument n'est sorti par l'anus. Durant tout ce temps, douleurs vives dans le bassin et vomissements alimentaires dès que la malade essayait de prendre la moindre nourriture. On peut dire que, pendant ces trois semaines, elle n'a vécu que d'un peu d'eau glacée.

Vers la fin de cette période, en novembre, quelques matières liquides ont été rendues, mais notons qu'il n'y a pas eu d'évacuation de pus. L'observation ne parle pas non plus de frissons. C'est en décembre qu'il survint, à trois ou quatre reprises, des frissons intenses ; ils étaient probablement en rapport avec la formation de vastes abcès au niveau même de la lésion. L'amaigrissement continua. La malade ne pouvait tolérer presque aucun aliment. Elle finit par succomber en janvier 1869. A aucune époque on ne put sentir de tumeur, ni par le toucher rectal, ni à la palpation abdominale. Et pourtant la marche clinique de l'affection prouvait qu'il devait y avoir eu oblitération du calibre rectal. — Pas d'antécédents cancéreux dans la famille.

La pièce présentée comprend tous les viscères pelviens. Le rectum a été ouvert en arrière et un peu à droite. Cette ouverture laisse voir une masse cancéreuse, saillante dans son calibre, à environ quatre ou cinq pouces au-dessus de l'anus. La masse principale a environ le volume d'une noix. Elle est située immédiatement en arrière et remplit presque tout le calibre du rectum. Immédiatement au-dessus, la dégénérescence paraît avoir envahi presque toute la circonférence de l'intestin. Mais on trouve au-dessus de l'os iliaque, à environ douze pouces au-dessus du néoplasme, une petite ouverture à peine assez large pour admettre une plume d'oie. Elle communique avec des abcès circonscrits dans la cavité du péritoine, s'ouvrant directement dans le rectum et situés au-dessus des viscères pelviens en arrière du pubis. Quand on fit l'autopsie, ces abcès ne contenaient qu'une très-petite quantité de liquide consistant en un pus mélangé de matières fécales. Il y a aussi un vaste abcès, sordide, anfractueux, entourant de toutes parts le rectum au niveau de la lésion et communiquant largement, soit avec sa cavité, soit avec les abcès péritonéaux.

A l'ouverture, le cancer se présente avec une surface noduleuse d'une coloration rouge. La moitié inférieure de la masse principale de la tumeur est en quelque sorte hérissée de nombreuses petites aiguilles osseuses, saillantes à sa surface. La tunique musculaire épaissie entoure le néoplasme, de la base duquel on voit partir des tractus fibreux se perdant dans le tissu adipeux environnant, absolument comme ceux des umeurs squirrheuses. La portion qui fait saillie dans le rectum est plus molle. Elle contient un nombre considérable d'aiguilles osseuses que la sphacèle de la muqueuse a mises à nu.

La lésion n'avait aucun rapport avec le sacrum qui, comme les autres os du bassin, avait conservé son aspect normal. Les viscères étaient sains. Rien du côté des ganglions lymphatiques qu'on a peut-être pas, il est vrai, examinés avec assez de soin. L'ulcération que nous avons signalée dans l'iliaque paraissait de nature simple. Aucune apparence de cancer ailleurs qu'au niveau même de l'obstruction rectale.

Examinée dans le rectum, la tumeur fut trouvée adhérente aux parties profondes. Mais la muqueuse et le tissu sous-muqueux étaient envahis. La structure de la tumeur, à l'œil nu semblait fibro-graisseuse, près de la surface, au niveau des points où se trouvaient les aiguilles osseuses. Elle n'avait cependant pas une bien grande dureté, même dans ses portions les plus denses. Les parties ossifiées et saillantes dans le rectum avaient un aspect œdémateux et déchiqueté, indiquant que peu auparavant il y avait eu du sphacèle.

A la section, il s'écoula un suc abondant qui fut porté sous le microscope. On y trouva un nombre considérable de noyaux libres et de cellules de forme et de grosseur variables, mais pour la plupart allongées ou ovoïdes, ayant environ la moitié du volume de l'épithélium cylindrique de la région. Il y avait une quantité considérable de granulations granulo-graisseuses et les nucléoles ne se voyaient que très-indistinctement. La masse principale de la tumeur était formée par ces éléments et ces noyaux, englobés dans une substance fondamentale granuleuse. Des tractus ou bandelettes, formés presque exclusivement par des noyaux, se ramifiaient dans ce tissu, se continuant directement avec les portions ossifiées. Plus on s'approchait de ces portions osseuses, plus les noyaux étaient foncés, granuleux, plus aussi leurs contours étaient nets. La substance intercellulaire était plus fibreuse et l'on voyait les aiguilles osseuses s'avancer dans ce tissu. Ces aiguilles contenaient de nombreuses lacunes, en général du même volume que les noyaux du reste de la tumeur. Elles avaient des formes variées, étaient plus ou moins ramifiées, mais il n'y avait aucune régularité dans leur disposition, comme cela se voit du reste dans tous les os de nouvelle formation[1].

C. MYXOME. — A en croire les observations qui nous ont été laissées par Cruveilhier, on serait tenté de penser que le myxome ou cancer muqueux est très-fréquent, si

[1] Wagstaffe, *Transactions of the pathological Society of London*, t. XX, p. 176, 1869.

même il n'est pas la forme la plus fréquente du cancer rectal. Mais, je le répète, il ne faut pas attacher à l'épithète de colloïde, que donnaient à certains cancers les anatomistes du temps de Cruveilhier, le sens que nous lui attribuons aujourd'hui[1]. En effet, tous les cancers, les carcinomes, comme les épithéliomes et les sarcomes peuvent, à un moment donné, devenir colloïdes, c'est-à-dire subir la dégénérescence muqueuse, et cela est surtout vrai pour les cancers du rectum. Mais, malgré cette dégénérescence, ces tumeurs ne sont pas constituées par ce que l'on appelle le *tissu muqueux*. Aussi, dans l'état actuel de la science, ne saurions-nous affirmer ni la fréquence, ni la rareté du myxome primitif de l'intestin; l'observation de Hulke a donc à ce point de vue une grande valeur, quoique, selon toute probabilité, la tumeur n'ait pas eu pour point de départ le rectum, mais se soit développée autour de cet organe qui n'a été envahi que secondairement.

La voici, du reste, telle qu'elle a été publiée par l'auteur. Je traduit textuellement :

Myxome péri-rectal. — Un laboureur, âgé de quarante ans, fut admis à Handel Ward, dans le service de M. Hulke, le 17 avril 1870, porteur d'une lésion qui avait son siége au périnée et dans les fosses ischio-rectales. Toute la région correspondante à ces régions était couverte de tumeurs volumineuses et dures séparées par des sillons profonds. Sur ces tumeurs et dans ces sillons s'ouvraient de petits orifices, mais sans dépressions ni saillies analogues à celles qui en général conduisent le stylet sur les sequestres de nécrose. A travers les plus larges de ces orifices on apercevait une substance gélatiniforme, transparente et que l'on pouvait faire sortir par pression en quantité assez considérable. C'était une substance visqueuse, colloïde, analogue à de la glu, adhérente aux doigts et filante. En fait d'éléments figurés on trouva dans ce tissu des cellules sphériques mais d'un volume environ deux

[1] Cependant l'observation qui est relatée à la page 67 du tome V de l'*Anatomie pathologique générale*, de Cruveilhier se rapporte bien certainement à un myxome.

fois plus considérable que celui des corpuscules blancs du sang, et quelques éléments fusiformes ayant à peu près la même grosseur, quelques cellules irrégulièrement ramifiées. Un stylet ordinaire s'enfonçait sans difficulté dans cette masse gélatineuse, que l'on sentait entourant le rectum comme un collier, et effaçant son calibre à tel point que l'on avait peine à faire pénétrer à travers l'anus la première phalange de l'index. La muqueuse cependant était parfaitement lisse, souple et molle, et semblait avoir été respectée par le néoplasme, même dans les points où ses bosselures faisaient saillie dans la cavité du rectum. — Le patient faisait remonter le début de sa maladie à une opération qu'il avait dû subir dix-huit ans auparavant pour une fistule à l'anus. La plaie ne s'était jamais cicatrisée complétement, mais il n'en avait éprouvé que peu d'incommodités durant de longues années. Il s'était marié et avait eu des enfants bien portants. Onze ans après l'opération les tumeurs et les sinus que nous voyons aujourd'hui commencèrent à se former. Quelque temps plus tard la défécation devint difficile. Dyspepsie flatulente, constipation; aggravation progressive mais lente de tous les symptômes. Ce malade affirme n'avoir jamais eu la syphilis, et du reste rien dans ses antécédents ne permet de le supposer. — Cet homme, jugé inopérable, quitta l'hôpital au bout de quelques jours [1].

D. Le carcinome. — Il se développe dans le rectum sous la forme encéphaloïde et sous la forme squirrheuse. Signalons en même temps le carcinome colloïde.

Le *carcinome encéphaloïde*, à en croire certains anatomistes, serait assez fréquent, mais, comme nous venons de le voir, les tumeurs qui, à l'œil nu, semblent appartenir à cette variété, sont le plus souvent des cancers épithéliaux, dont la masse a subi la dégénérescence muqueuse. La forme squirrheuse, au contraire, est très-fréquente, et même, au dire de quelques auteurs anglais, ce serait la plus fréquente de toutes.

Le *squirrhe* du rectum est caractérisé par le développement d'un tissu dur, constitué par des éléments fibreux, qui circonscrivent dans des alvéoles plus ou moins larges de grandes cellules à forme irrégulière. Le plus ou moins

[1] *Medical Times and Gazette*, t. II, nº 1066, décembre 1870, p. 642.

de dureté de la tumeur dépendra de la prédominance dans sa masse de l'élément cellulaire ou de l'élément fibreux. En général, quand le squirrhe prend naissance dans le rectum, il est d'une excessive dureté, et l'épithète de ligneux suffit à peine à indiquer ce caractère. En même temps que sa dureté, nous devons signaler aussi sa rétractilité. Aussi, à une période plus ou moins avancée de la maladie, observe-t-on presque toujours le rétrécissement du calibre de l'intestin. Ces squirrhes rectaux ont été très-souvent décrits comme de simples rétrécissements fibreux.

En général, quand les malades viennent se soumettre à l'examen du chirurgien, ces rétrécissements cancéreux ont déjà une étendue considérable et remontent à une grande hauteur dans l'intestin. Les observe-t-on au contraire à leur début, ils se présentent sous la forme de plaques irrégulières, dures, mais mobiles et assez nettement circonscrites. Calvert a même vu des carcinomes naissants, qui s'étaient pédiculisés comme des polypes bénins, et même étaient venus faire saillie au dehors, à travers le sphincter. Le squirrhe cependant, selon toute probabilité, n'a pas pour point de départ une altération de la muqueuse. Tout porte à croire, au contraire, que la lésion initiale est une prolifération anormale des éléments du tissu cellulaire sous-muqueux. C'est ce que nous explique l'aspect tout spécial que présentent les rétrécissements cancéreux du rectum à leur début. La muqueuse saine, qui glisse sur le tissu de nouvelle formation, n'offre aucune apparence morbide, mais elle est comme *froncée* autour de la lumière rétrécie de l'intestin. Le cancer naît dans quelques circonstances par infiltration, envahissant d'emblée une longueur considérable d'intestin. Toutes les tuniques intestinales semblent alors prises simultanément; aussi cette forme de cancer ressemble-t-elle singulièrement aux rétrécissements syphilitiques dits quaternaires par quelques auteurs, et dont nous avons déjà parlé dans un précédent chapitre. Dans d'autres cas, on voit le long des parois de l'ampoule rectale de longues traînées carcinomateuses dures et rectractiles, mais qui laissent intacts la moitié ou les deux tiers de la circonférence de l'intestin. La rétraction se produit alors dans le sens vertical.

D'après Allingham, le squirrhe se développerait le plus ordinairement vers la partie antérieure du rectum, au niveau de la prostate chez l'homme. Presque toutes les tumeurs squirrheuses qu'il m'a été donné d'observer jusqu'ici occupaient précisément cette situation.

En tout cas, ce qu'il importe de signaler au point de vue clinique, c'est que le squirrhe débute profondément *au-dessous de la muqueuse*, qu'il envahit presque d'emblée les tissus périrectaux, et que par conséquent il est dès le début adhérent, immobile et le plus ordinairement diffus, malgré les quelques exceptions que nous avons signalées. Notons enfin qu'un de ses caractères distinctifs, mais non constant, c'est la rétractilité. Le squirrhe ne se présente presque jamais sous la forme de champignon ou de tumeur végétante comme l'épithéliome et le sarcome.

Le carcinome colloïde. — Dans cette forme, les cellules que renfermaient les alvéoles fibreux ont subi la dégénérescence muqueuse. C'est ce qui donne à la tumeur un aspect gélatiniforme tout à fait caractéristique. Mais il ne s'agit point ici d'une simple transformation régressive, analogue à celles dont nous avons parlé à propos des autres formes de cancer. Il s'agit au contraire d'une variété anatomique très-nettement définie, car lorsque l'on trouve en pareil cas, dans les viscères, des tumeurs secondaires consécutives à la généralisation de la tumeur rectale, elles ont aussi cet aspect gélatiniforme, tandis qu'avec l'épithéliome devenu gélatineux par dégénérescence, vous n'observerez pas de tumeurs secondaires gélatiniformes, elles présenteront au contraire tous les caractères qu'avait à son début l'épithéliome du rectum.

Le carcinome colloïde primitif du rectum n'est pas extrêmement rare. Il se présente sous la forme de tumeurs volumineuses, lobulées, fongoïdes, mais molles, friables et diffuses. Dans l'épaisseur de ces masses se trouvent des foyers nombreux de ramollissement qui, parfois à la longue, finissent par se transformer en kystes. C'est là ce que l'on pourrait appeler, dans le langage scientifique moderne, dégénérescence muqueuse du carcinome muqueux.

Au voisinage de ces tumeurs vous verrez quelquefois se développer des masses gélatineuses indépendantes de la lésion première. Elles naissent aux dépens de l'épithélium cylindrique des glandes de Lieberkühn, qui, dans ce cas, subissent d'emblée la dégénérescence muqueuse, avant même d'avoir été envahies par le néoplasme.

Au point de vue clinique, le carcinome colloïde du rectum est donc *mou* et *diffus*. Il débute par *infiltration* des tissus, et ce n'est que dans des circonstances tout à fait exceptionnelles qu'on l'a vu se présenter sous la forme d'un champignon pédiculé. Encore, les faits de cette nature demanderaient-ils une nouvelle confirmation.

SYMPTOMATOLOGIE. — Le cancer du rectum, quelle que soit sa structure au point de vue histologique, se présente au clinicien sous deux formes principales : 1° sous la forme d'une tumeur molle, friable, fongueuse ; 2° sous la forme d'un néoplasme dur, végétant ou infiltré dans l'épaisseur des tissus. Comme les symptômes sont extrêmement variables, suivant que l'on a à examiner et à combattre l'une ou l'autre de ces deux formes, nous décrirons séparément les accidents auxquels chacune d'elle donne naissance.

1° *Forme molle.* — Le cancer mou du rectum est constitué tantôt par l'épithéliome à cellules cylindriques, tantôt par le carcinome encéphaloïde ou colloïde, tantôt enfin par le sarcome, mais beaucoup plus rarement.

Les symptômes du début sont extrêmement obscurs ; ils font même absolument défaut dans maintes circonstances, si bien que la lésion s'infiltre dans les tissus, et cela dans une étendue considérable, avant qu'aucun signe extérieur soit venu donner l'éveil au patient. Ceci est surtout vrai, quand le néoplasme a son siége à une grande hauteur dans le rectum. Le premier symptôme est alors une diarrhée fétide avec ténesmes, de sorte que si les sujets sont âgés, on attribue tous les accidents à une diarrhée senile. Cependant, en examinant les matières, il serait possible de voir, mêlés aux déjections alvines, des caillots fibrineux anciens, altérés, des substances dont l'aspect glaireux rappelle celui des sécrétions utérines, enfin, des fragments sphacellés de la tumeur, dont l'élimination est quelquefois suivie des phénomènes que nous avons décrits au chapitre des rétrécissements, sous le nom de *débâcle.*

Les hémorrhagies, quoique assez fréquentes, n'ont en général que peu de gravité. Le sang s'accumule dans l'ampoule rectale, de sorte qu'il est plus ou moins altéré lorsqu'il est rejeté au dehors. Son aspect rappelle parfois celui des *mœlena* du cancer stomachal.

Tantôt, la tumeur bourgeonne dans le calibre même du rectum, qu'elle obstrue plus ou moins complétement, mais rarement assez pour que l'on observe des phénomènes de rétention, tantôt elle se propage aux organes qui l'entourent. Ainsi, en avant, *les culs-de-sac du péritoine* sont fréquemment envahis, et cette séreuse est alors ouverte par suite des progrès du néoplasme. Elle leur oppose cependant une barrière beaucoup plus résistante qu'on ne le pourrait croire tout d'abord, et lorsque l'on ouvre les cadavres des sujets morts de cancer mou du rectum, on est surpris de l'excessive ténuité des tissus qui ferment encore la cavité péritonéale. Pour empêcher les matières fécales de s'y répandre, il ne reste souvent plus que le feuillet séreux. Aussi, les exemples de ruptures spontanées sont-ils assez fréquents ; mais n'oublions pas non plus que le chirurgien, en examinant la région à l'aide du toucher, et même agissant avec une grande prudence, a quelquefois provoqué cette rupture. A quels dangers n'exposerait-il donc pas son patient, s'il cherchait, suivant le conseil d'Esmarch, à pratiquer en pareil cas l'exploration manuelle selon la méthode imaginée pendant ces dernières années par Simon?

La *vessie* est souvent envahie. Sa paroi postérieure est détruite et l'urine se répand dans l'ampoule rectale, où elle détermine, en se décomposant, des phénomènes inflammatoires et gangréneux auxquels les malades ne sauraient longtemps résister. Mais on a noté aussi, quoique tout à fait exceptionnellement, le phénomène inverse, c'est-à-dire la pénétration des matières fécales dans la vessie, et leur écoulement par l'urèthre, ainsi que l'issue des gaz intestinaux par ce canal[1].

La propagation du cancer mou à la *prostate* et aux *vésicules séminales* est moins rare, mais les symptômes auxquels cette invasion donne lieu sont moins graves qu'on le pourrait penser ; au reste, ils ne surviennent guère que pendant les périodes ultimes de la maladie.

Chez la femme, le cancer mou envahit de très-bonne heure la *paroi recto-vaginale ;* c'est même à ce niveau qu'il débute le plus souvent. Cette paroi est bien vite traversée

[1] Curling, *loc. cit.*, p. 150.

vers sa partie moyenne, car elle est peu épaisse à ce niveau; aussi l'issue des matières stercorales à travers la vulve est-elle souvent le premier symptôme dont on viendra se plaindre auprès de vous. Cruveilhier cite même des cas dans lesquels le col de l'utérus en antéversion, passant à travers ces fistules cancéreuses, avait été senti par le toucher rectal, et de prime-abord confondu avec une masse squirrheuse. L'envahissement de l'utérus est rare, ce que, du reste, nous explique assez la structure de l'organe; mais, par contre, il est très-souvent englobé dans ces masses sarcomateuses qui, nées dans le rectum, remplissent le petit bassin.

En arrière, l'invasion des cancers fongueux n'est pas moins à redouter, mais le champ est plus libre pour leur développement, et c'est en écartant les feuillets adossés du mésorectum et en refoulant en haut les culs-de-sac latéraux du péritoine que se forment ces énormes masses morbides. Le péritoine est donc alors éloigné de l'anus par le cancer; aussi la longueur invraisemblable que l'on a donnée à certaines incisions palliatives, et cela sans compromettre l'intégrité de la séreuse, ne doit-elle pas nous surprendre.

La propagation *aux os du squelette* est beaucoup plus rare. Cependant, durant les dernières périodes, les cancers mous du rectum adhèrent assez souvent à la face antérieure du sacrum, dont le tissu est plus ou moins altéré au voisinage de la lésion.

L'os iliaque lui-même peut être compromis. Nous citerons à ce propos une observation de Smith, qui, chez un malade atteint de cancer du rectum, vit éclater tout d'un coup les symptômes d'une coxalgie aiguë. Par suite des progrès de l'ulcération cancéreuse, l'articulation coxo-fémorale avait été ouverte.

Nous devons signaler aussi la propagation possible des cancers mous du rectum *aux parties molles et aux téguments de la région lombaire.* Je n'ai pu trouver aucun fait de ce genre dans les auteurs, mais j'ai eu l'occasion d'observer une fois cette effroyable complication. Il s'agissait d'une jeune fille âgée de vingt ans à peine, chez laquelle un cancer primitivement développé dans le rectum avait suivi une marche rapidement ascendante et s'était propagé le long de l'intestin dans la région de l'S iliaque. Là, le néoplasme avait envahi tous les tissus, et quand il me fut donné d'examiner la patiente, une tumeur diffuse, d'une coloration rouge sombre, d'une consistance moyenne, mais indolente, faisait saillie en arrière, au-dessus de la crête iliaque, précisément au niveau où se pratique la colotomie lombaire. La peau était sur le point de s'ulcérer, et nous allions probablement assister à la production spontanée d'une fistule stercorale cancéreuse, quand la malade quitta brusquement le service pour retourner mourir dans son pays. Elle ne présentait aucun accident susceptible d'être rattaché à la rétention des matières fécales.

La propagation des cancers mous aux organes voisins, les ulcérations larges et profondes qui se creusent à leur surface, les phénomènes de rectite ou de dysenterie auxquels ils donnent lieu sont autant de causes de mort dont l'action est assez facile à comprendre pour qu'il soit inutile d'indiquer ici comment meurent les malades atteints de cancer fongueux du rectum. Ce sont, le plus souvent, les désordres locaux qui les font succomber, avant qu'il y ait, à proprement parler, cachexie cancéreuse, avant, surtout, que les généralisations viscérales aient eu le temps de se produire.

Cette question de la généralisation des cancers a, au point de vue pratique, une importance capitale. En effet, le temps n'est pas encore bien éloigné de nous, où l'on professait que les tumeurs épithéliales, ou, pour me servir des expressions d'alors, les cancroïdes, ne se généralisent jamais. On admettait bien leur malignité au point de vue de la repullulation sur place, de la récidive après ablation complète ; leur tendance à envahir les ganglions, à ronger les tissus était parfaitement connue, mais leur généralisation d'emblée, c'est-à-dire par formation de tumeurs secondaires dans d'autres points de l'organisme plus ou moins éloignés, on la niait absolument. De là, le précepte d'attaquer hardiment les épithéliomes toutes les fois que l'étendue des lésions locales le permet. Vous pouvez craindre la récidive, nous disait-on, mais on nous garantissait l'intégrité des viscères.

Malheureusement, les faits sont venus démontrer que les épithéliomes sont de véritables cancers, susceptibles de généralisation comme les carcinomes. Les observations sur ce point ne peuvent nous laisser aucun doute. Au reste, Virchow avait écrit déjà, dans sa *Pathologie des tumeurs*, que le cancer épithélial de l'intestin a souvent pour conséquence la genèse de tumeurs secondaires dans le foie et les autres viscères abdominaux.

Mais comme on n'a pas encore publié beaucoup d'observations ayant trait à des épithéliomes du rectum, j'ai cru devoir rapporter ici le fait suivant, qui me semble des plus concluants. Au reste, l'observation n'est pas sans intérêt au point de vue de la marche clinique de l'affection qui nous occupe.

OBSERVATION. — *Épithéliome du rectum. Phénomènes diarrhéiques chroniques. Mort. Généralisation au foie.* — Le nommé Claude S..., âgé de soixante-quatre ans, cultivateur, entra le 28 décembre 1875 dans mon service. Ce malade, qui avait toujours joui d'une bonne santé, fut pris il y a *deux ans* d'une diarrhée, simple au début, mais qui ne tarda pas à devenir *sanguinolente*. A ce moment il allait à la selle trois ou quatre fois par jour. Trois ou quatre mois plus tard ces selles se multiplièrent tellement que toutes les dix minutes il était pris d'un besoin impérieux d'aller du ventre et rendait par moment des fèces teintées de sang. Il y aurait même eu, à cette époque, de véritables hémorrhagies. Jamais de constipation. Le malade, *amaigri* par cette diarrhée, resta dans cet état dix-huit mois environ, mangeant comme à son ordinaire, *ne ressentant aucune douleur, même pendant la défécation*, si ce n'est une légère cuisson au niveau de l'anus, qu'expliquait du reste fort bien l'extrême fréquence des évacuations alvines. Il y a six mois seulement qu'il a dû renoncer à ses travaux. A partir de ce moment : inappétence, faiblesse, amaigrissement plus rapide ; les selles conservaient toujours leur caractère diarrhéique et sanguinolent. Le malade ne trouvait de soulagement que dans un repos absolu, mais la moindre fatigue faisait renaître tous les accidents. Toujours très-peu de douleurs. Quelques coliques de temps à autre, mais sans point fixe et s'irradiant dans tout l'abdomen.

Le 28 décembre le malade entra à l'hôpital présentant les symptômes suivants : amaigrissement considérable, diarrhée abondante (une selle environ toutes les heures). Les fèces sont sanguinolentes. Le besoin d'aller est impérieux, le malade ne peut se retenir que quelques instants, mais pourtant ne va pas sous lui. *La défécation n'est pas douloureuse.* Quelques coliques. Œdème de la jambe gauche. A l'examen direct on trouve, à l'aide du doigt introduit avec précaution dans le rectum, à environ dix centimètres au-dessus du sphincter, une masse de tissus ramollis, inégale et occupant toute la circonférence du rectum. Sa limite supérieure ne peut être atteinte par le doigt. — *Expectation.* Le 12 janvier, mort. *Autopsie :* Les parois du rectum sont le siége d'une masse néoplasique qui, vue à la surface de cet intestin préalablement ouvert, apparaît rouge, noirâtre, sanieuse, molle, remontant en haut à plus de 10 centimètres. A la coupe, la paroi intestinale est dure, sa coloration est blanchâtre. La paroi du rectum, épaissie en quelques points, est tellement amincie vers d'autres, et notamment à la partie supérieure, immédiatement au dessus de l'ampoule, qu'une pression très-légère du doigt suffit pour amener une déchirure intestinale avec ouverture du péritoine. Celui-ci est intimement accolé à cette masse néoplasique. Au-dessus de la lésion, les plis transversaux du rectum, fortement hyperhémiés, sont d'un rouge foncé. Sur le côté droit de la colonne lombaire, au-dessus de la veine cave, se trouve un ganglion très-hypertrophié, atteignant le volume d'un œuf de pigeon. Nous trouvons encore plusieurs autres ganglions malades dans la région prévertébrale. Dans la veine cave inférieure on rencontre, remplissant presque totalement son calibre, un caillot grisâtre et mou. Ce caillot fibrineux, ramolli vers son centre, se prolonge jusque dans la veine iliaque externe, sur une longueur de 2 à 3 centimètres environ.

Le foie présente sur sa face antérieure une tache grisâtre, large comme une pièce de 1 franc, déprimée, et présentant à l'œil nu l'aspect d'un tissu de cicatrice. A la coupe on constate la dégénérescence cancéreuse du foie vers sa périphérie sur une étendue égale à celle de cette tache. Le volume de cette tumeur secondaire peut donc être comparé à celui d'une noisette. Le reste du foie a l'aspect graisseux. Rien d'important à noter du côté des autres viscères.

L'examen histologique de ces tumeurs a démontré à M. le Dr Morat, chef des travaux anatomiques à l'école de Lyon, qui a bien voulu s'en charger, qu'il s'agissait d'un *épithéliome à cellules cylindriques* ayant débuté, selon toute probabilité, dans les glandes de Lieberkühn. La tumeur hépatique était également un *épithéliome à cellules cylindriques.*

En même temps qu'elle démontre la généralisation des cancers épithéliaux, cette observation nous éclaire encore sur la marche que suit en général l'invasion ganglionnaire. C'est le long de la colonne vertébrale et dans les ganglions prévertébraux qu'il faut chercher ces engorgements secondaires, car c'est dans ces ganglions et non dans les ganglions iliaques que vont aboutir les lymphatiques du rectum.

Il ne faut donc pas attacher une trop grande importance aux observations dans lesquelles il est parlé de tumeurs ganglionnaires découvertes à l'aide de la palpation dans la région iliaque. Les tumeurs que l'on perçoit dans ces conditions sont presque toujours des amas de matières stercorales, et les malades eussent-ils la diarrhée, cette interprétation serait toujours la plus vraisemblable, comme nous aurons l'occasion de le démontrer à propos de la coprostase.

Un signe qui aurait beaucoup plus de valeur au point de vue du diagnostic de l'invasion ganglionnaire, serait l'œdème localisé à un des membres inférieurs, œdème qui ne diminuera pas, qui même ne disparaîtra jamais comme ces suffusions séreuses passagères que l'on voit exceptionnellement apparaître sous l'influence de la compression exercée sur les veines iliaques par des tempons stercoraux accumulés [1].

2° *Formes dures.* — Les symptômes auxquels donnent naissance les formes dures du cancer rectal sont tout différents. Quand c'est à l'anus que débute la lésion (et il s'agit alors en général d'un épithéliome lobulé), elle présente, comme nous venons de le dire, les plus frappantes analogies avec le cancroïde de la lèvre inférieure. La lenteur ordinaire de sa marche, son indolence presque absolue au début, la dureté de sa base, l'aspect tout spécial des ulcérations qui se développent à sa surface, enfin, les antécédents du malade dans lesquels on ne trouvera pas d'accidents inflammatoires permettront en général de distinguer cette forme de cancer des condylomes ulcérés anciens. Le diagnostic sera plus difficile avec le lupus anal, mais nous aurons à revenir ultérieurement sur les caractères de cette dernière affection.

C'est surtout lorsqu'une grande partie de la circonférence marginale de l'anus est envahie que l'épithéliome est douloureux. Le sphincter ne peut plus alors se laisser dilater par le bol fécal, ou se contracter après son passage sans que la base rigide du néoplasme soit tiraillée. De là des déchirures, ou plutôt des crevasses plus ou moins profondes, par lesquelles s'échappe du sang en quantité parfois assez considérable et qui peuvent elles-mêmes devenir le point de départ de phénomènes inflammatoires. On voit donc qu'il est assez facile de confondre le cancroïde

[1] Cet œdème pourrait encore avoir pour cause la phlébite qui n'est pas rare en pareil cas. Notons encore l'inopexie qui chez tous les sujets cachectiques amène des coagulations veineuses étendues.

anal avec les hémorroïdes, si l'on a le tort de s'en tenir aux récits du malade pour éviter les ennuis d'un examen direct.

Lorsque cette exploration aura révélé la présence d'un cancroïde, avant de vous déterminer à entreprendre une opération curative, n'oubliez pas d'interroger les ganglions inguinaux internes, où vont se rendre les lymphatiques de la marge de l'anus. Si le cancer les envahit quelquefois, souvent aussi leur engorgement bilatéral, caractéristique par sa forme et sa longue durée, vous empêchera de méconnaître un chancre syphilitique.

Le cancer dur du rectum, c'est-à-dire ayant son point de départ primitif au-dessus du sphincter, donne lieu en général aux mêmes phénomènes que les rétrécissements fibreux du rectum, et comme cette dernière affection, il n'est reconnaissable que tardivement, c'est-à-dire quand les lésions sont absolument au-dessus des ressources de l'art.

Cependant, le bourgeonnement du carcinome a quelquefois une marche tellement rapide qu'il éveille presque dès le début l'attention du patient. C'est qu'alors les douleurs sont vives, car le cancer encore peu adhérent tend à descendre, et les ténesmes rectaux le pressent sans cesse contre le sphincter. Dans ces conditions, le toucher rectal nous fait reconnaître plus haut des éminences irrégulières, bosselées, mamelonnées, et dont on ne peut atteindre la limite supérieure. Bientôt envahi à son tour, le sphincter devient rigide et ne se contracte plus. Il y a *incontinence des matières fécales*, puis ces masses dures viennent faire saillie en forme de chou-fleur à travers son orifice, et bientôt ulcérées laissent écouler une sanie sordide qui, mélangée aux fèces et à du sang décomposé, exhale une odeur effroyable. Le cancer du rectum présente alors tous les caractères du cancer utérin, que son extrême fréquence nous permet malheureusement de prendre comme terme de comparaison.

Les douleurs sont vives, dans cette forme de cancer, mais l'organisme ne peut longtemps supporter de pareils désordres. On voit au contraire les malades s'amaigrir rapidement, la teinte *jaune paille* caractéristique se répand sur leurs téguments et si les phénomènes locaux ne les font pas immédiatement périr, on les voit bientôt succomber avec cet ensemble symptomatique connu sous le nom de *cachexie cancéreuse*.

Quand, au contraire, on se trouve en présence du squirrhe proprement dit, c'est-à-dire de cette forme spéciale de carcimone dans laquelle les éléments fibreux sont extrêmement abondants, tandis que les alvéoles allongés, rétrécis, ne contiennent qu'un nombre relativement peu considérable de cellules, la marche de l'affection est beaucoup plus lente, mais elle est obscure et insidieuse. Comme Esmarch l'a fait remarquer, les premiers symptômes observés n'ont, dans bien des cas, pour siége que des organes très-éloignés du rectum. Ainsi, les malades accusent des douleurs erratiques dans les pieds, dans les jambes et les cuisses, vers la partie supérieure de l'abdomen, ou, plus rarement, du côté de la vessie et des organes génitaux. Et cependant les fonctions du rectum restent normales en apparence et les patients n'éprouvent absolument aucune gêne pendant la défécation. A une période plus avancée, quand l'obstruction du calibre intestinal est plus accusée, les seuls effets observés sont des phénomènes de constipation avec alternatives de débâcles. Ce sont absolument les mêmes symptômes que lorsqu'il s'agit de rétrécissements simples du rectum, seulement ils ont une beaucoup moins grande intensité. C'est que les rétrécissements fibreux ont pour siége primitif la muqueuse. C'est elle qui se transforme en tissu fibreux inextensible et l'ulcération est l'exorde ordinaire de tout rétrécissement de cette espèce. En cas de squirrhe rectal, au contraire, la muqueuse reste longtemps indemne, et quelquefois même conserve pendant des années sa mobilité normale. Les phénomènes d'ulcération n'apparaissent que tardivement et seulement alors que les limites du néoplasme ne peuvent plus être déterminées cliniquement.

Il y a donc lieu de distinguer deux périodes dans l'histoire clinique des atrésies cancéreuses. Pendant la première, c'est-à-dire *avant l'ulcération*, les seuls troubles fonctionnels observés sont des phénomènes de rétention des matières fécales, caractérisés surtout par une constipation opiniâtre que les purgatifs ne font que rendre plus douloureuse. N'oublions pas non plus que, dans certains cas, l'atrésie rectale a été telle que l'intestin s'est rompu au-dessus d'elle. Cruveilhier a cité un cas de ce genre. C'est en général sur le colon ou la partie la plus élevée du rectum que s'observent ces déchirures. Au contraire, du jour où *la muqueuse s'est ulcérée*, vous verrez survenir des symptômes beaucoup plus alarmants. Le premier de tous, c'est le changement de la qualité des matières expulsées. Au lieu de matières plus ou moins dures, mais normales, et de quelques flocons glaireux, le patient verra s'écouler, au moment de la défécation, du sang d'abord, puis un liquide jaunâtre et fétide. Cet écoulement puriforme, ou pour mieux dire sanieux, sera d'abord intermittent, puis, malgré l'intégrité apparente du sphincter, il deviendra continu. De là des éruptions érythémateuses et des érosions au pourtour de l'anus, sur les fesses, aux cuisses ; de là la production de végétations papillaires, assez abondantes parfois pour masquer la véritable nature du mal. Notons encore le développement des hémorrhoïdes externes, qui, elles aussi, s'ulcèrent, s'excorient, s'enflamment. Mais nous avons suffisamment insisté sur ce point dans un précédent chapitre.

En somme, ce qui caractérise au point de vue clinique la période ulcérative, c'est la douleur, c'est l'hémorrhagie, c'est la suppuration. Tant que la muqueuse reste saine, le patient se plaint de digestions pénibles, de constipation prolongée, de diarrhée avec expulsion de matières dont l'abondance et la fétidité l'étonnent ; mais il ne souffre pas dans la région malade, et le plus ordinairement ne soupçonne même pas que sa maladie a pour siége le rectum. Au contraire, dans la seconde période, les douleurs sont vives, continues, la défécation est pénible, il y a des hémorrhagies, et quant à la rétention des matières, elle est encore plus absolue. C'est ainsi qu'un malade, observé par Stadel, ne resta pas moins de cent quarante jours sans aller du ventre. Notons encore l'accumulation des gaz intestinaux. Elle aurait été telle chez une malade observée par Amussat qu'elle ne pouvait pas se tenir plongée dans un bain, tant elle avait perdu de son poids spécifique. Quelquefois aussi la mort survient au milieu des symptômes de la *colique de miserere* si le chirurgien n'ouvre pas promptement une issue artificielle aux matières accumulées.

Les débâcles cependant peuvent se produire, même en cas de squirrhe, par sphacèle de la région rétrécie. On voit alors s'échapper par l'anus des tampons stercoraux anciens très-durs, mais dont le caractère distinctif est, je le répète, la fétidité.

Je n'insisterai point ici sur les lésions qui se développent au-dessus et au-dessous de ces rétrécissements cancéreux : ce sont absolument les mêmes que lorsqu'il s'agit de rétrécissements simples. Je renverrai donc le lecteur à ce qui a été dit à ce sujet dans le chapitre consacré à cette affection.

En résumé, à part l'ulcération et ses suites, la marche clinique des squirrhes du rectum est absolument la même que celle des rétrécissements non cancéreux. Elle sera donc souvent d'une lenteur extrême. C'est ce qui nous explique pourquoi, malgré la malignité plus grande de l'espèce morbide (il n'existe peut-être pas dans la science un seul fait certain de guérison permanente du carcinome), le squirrhe du rectum tue moins rapidement que les sarcomes et les épithéliomes de cette région (Gross, Allingham) dont cependant on pourrait à la rigueur espérer la guérison définitive si leur extirpation totale était assurée.

Néanmoins, quelle que soit la différence des diverses espèces de cancer au point de vue de la marche clinique et la lenteur relative du développement des squirrhes, il n'en est pas moins vrai que la durée moyenne de la maladie, chez les sujets atteints de cancer rectal, ne dépasse pas quatre ans. Elle oscille le plus ordinairement entre six mois et deux ans pour les formes molles. Il est, du reste, assez difficile de donner à ce sujet des notions bien précises, car il n'est pas toujours possible de dire si le cancer est dur ou mou : telle tumeur déclarée *squirrhe* pendant la vie, à l'autopsie est trouvée encéphaloïde. L'exploration du rectum peut donc donner les résultats les plus contradictoires. Il suffit, en effet, que le doigt explorateur déchire les régions superficielles de la tumeur pour que celle-ci soit confondue avec des fèces accumulées. On méconnaît alors la présence d'énormes fongosités, qui constituent la masse principale de la tumeur, et l'on ne sent que leur base indurée, que l'on croit être une traînée squirrheuse ulcérée à sa surface.

Le toucher rectal sera donc insuffisant dans bien des

cas. N'oublions pas non plus qu'il est extrêmement dangereux. Et je tiens à le répéter, car, de tout temps, on a donné à ce sujet les préceptes les plus audacieux. C'est ainsi qu'Amussat émettait le conseil de pousser le coude qui correspond à la main exploratrice avec la main libre, et même de faire *pousser ce même coude par un aide !* Mais que dire alors de ces manœuvres brutales dont certains chirurgiens allemands se sont fait gloire de prendre l'initiative pendant ces dernières années ? On ne saurait, ce me semble, les proscrire trop absolument dans le diagnostic des cancers du rectum. En effet, si le toucher rectal, pratiqué prudemment et avec lenteur, ne nous permet pas de reconnaître immédiatement les limites supérieures du néoplasme, c'est que la lésion est au-dessus des ressources de l'art. Pourquoi donc alors débrider le sphincter et introduire votre main tout entière dans l'anus dilaté, comme le fait Simon, comme le conseille Esmarch ? Oseriez-vous donc attaquer, par le fer ou les caustiques, une dégénérescence dont vous ne pourriez atteindre les limites supérieures qu'à l'aide de ces manœuvres ? Quel bénéfice alors votre patient pourrait-il retirer d'une pareille opération ? La sphinctérotomie ne ferait qu'ajouter aux souffrances de ce malheureux une infirmité de plus : l'incontinence des matières fécales. Au reste, le souvenir des effroyables délabrements que l'on a produits en pareil cas, et qui ont été presque immédiatement après constatés à l'autopsie, arrêtera désormais ceux qui voudraient encore s'engager dans cette voie téméraire. Nous nous bornerons donc à répéter ici ce que nous avons dit à propos des rétrécissements, c'est que le toucher rectal doit être pratiqué avec la plus grande prudence et les plus grands ménagements, que le malade doit être couché, soit sur le côté, soit sur le dos, suivant les circonstances, et que, pour peu que le doigt ressorte de l'anus souillé de sang, il faut prescrire pour le reste de la journée un repos absolu au lit.

Le toucher vaginal, nous disent les auteurs, est le complément du toucher rectal qu'il doit suivre immédiatement. On devrait, ce me semble, prescrire la manœuvre inverse. En effet, quoi de plus répugnant pour votre cliente que l'introduction dans son vagin d'un doigt qui sort de son rectum, et qui sera toujours à ses yeux d'une propreté douteuse, en dépit de toutes vos ablutions. Au reste, de quelle utilité peut être l'examen par le vagin pour qui a pratiqué déjà l'exploration directe du rectum? Par le toucher vaginal, en effet, vous ne sentez qu'à travers des tissus épaissis par la maladie, et toujours médiatement, des détails que vous avez pu percevoir d'une façon beaucoup plus sûre par le contact immédiat de votre doigt. Au contraire, fait en premier lieu, avant l'exploration du rectum, le toucher vaginal non-seulement vous permettra d'apprécier les limites probables du néoplasme, son siége, son étendue, et jusqu'à un certain point sa consistance, mais encore il vous indiquera suivant quelle direction votre doigt devra pénétrer à travers l'anus. Grâce au toucher vaginal, vous pourrez donc abréger l'examen du rectum, qui est toujours plus douloureux, et prévoir les dangers auxquels il vous peut exposer.

On a aussi parlé du cathétérisme de l'uréthre, chez l'homme, comme adjuvant du toucher rectal. C'est, dans l'espèce, une manœuvre inutile et non sans quelque danger. Les autres moyens d'exploration ne sont pas non plus d'une inocuité absolue. Ainsi, le spéculum ne doit jamais être introduit à une grande profondeur, à moins qu'au préalable le toucher n'ait révélé la présence d'un néoplasme dur, non ulcéré et relativement limité. L'instrument le plus commode pour cette exploration, en cas de rétrécissement squirrheux, est un spéculum de verre étamé, ayant la même forme que le spéculum fabriqué par Ferguson pour l'exploration de l'utérus. Avec cet instrument, vous pourrez examiner la région dans ses moindres détails sans déchirer la tumeur et sans infliger à votre patient de trop vives douleurs.

Je ne parlerai que pour mémoire des injections comme moyen de diagnostic. Elles sont peu employées aujourd'hui et du reste, ne donnent jamais que des indications tout à fait incertaines. Lorsqu'un rétrécissement cancéreux est trop serré pour que l'exploration digitale des parties situées immédiatement au-dessus de lui soit possible, le seul moyen de se rendre un compte exact de son épaisseur, et partant, de son degré de curabilité, c'est d'employer l'appareil imaginé par Laugier, et dont nous avons donné la description au chapitre des rétrécissements (p. 314). Nous avons vu dans ce même chapitre combien les autres modes d'exploration sont incertains (bougies à boule, bougies porte-empreinte, etc.). Ils seraient, en outre, très dangereux dans l'espèce, ce qui se comprend facilement, car ce serait substituer au doigt explorateur qui, déjà, n'est pas inoffensif, mais qui sent le danger et sait s'arrêter à propos, un doigt rigide dur, d'une longueur indéfinie, et avec lequel il est impossible de se rendre compte de tous les désordres que l'on produit. Les perforations rectales seront d'autant plus à craindre, quand on aura recours à ces divers modes de cathétérisme, que le rectum cancéreux est le plus souvent dévié, et cela sans qu'il soit possible de prévoir avant d'agir quelle sera la direction de cette déviation.

Étiologie. — Nous avons assez rapidement passé, comme on le voit, sur la question des commémoratifs ; n'existe-t-il donc par des conditions d'âge, de sexe, d'hérédité, de coexistence morbide, susceptibles de nous faire soupçonner la présence du cancer?

Dans les antécédents du malade, on note d'ordinaire la *constipation*, aussi nombre d'auteurs ont-ils considéré cet état habituel de l'organisme comme une cause prédisposante. Nous citerons entre autres White, ce qui prouve du reste que l'opinion n'est pas nouvelle. Mais comme presque tous les sujets affectés de cancer rectal sont constipés et que cette constipation est le résultat direct de la lésion organique, je crois que cette prétendue cause n'est en réalité qu'un effet. L'*abus des drastiques*, au dire d'O'Beirn, ne serait pas sans influence. *A priori*, la chose n'est pas impossible, mais hâtons-nous d'ajouter que depuis O'Beirn elle n'a pas encore été démontrée. Si le malheureux chez lequel vous constatez une tumeur oblitérant en partie l'extrémité du tube digestif vous raconte qu'il a souvent eu recours aux purgatifs pour aller du ventre, qu'il a peut-être même abusé de ce moyen, c'est que très-probablement cette tumeur dont il ignorait la présence rendait cette médication nécessaire. La constipation n'est donc qu'un symptôme, rien ne nous autorise encore à la considérer comme une cause de cancer. Que dirai-je enfin de ce que Vidal appelle une « usurpation de fonction de la part de l'intestin. » Pour établir l'influence de cette cause, l'auteur est obligé 1° d'admettre la plus grande fréquence de la sodomie chez la femme, 2° la plus grande fréquence du cancer rectal chez la femme. Il serait facile de démontrer à quel point la conclusion tirée de ces deux propositions serait peu logique. *Nil sequitur geminis ex particularibus unquam!* Mais je préfère m'attaquer au prémisses elles-mêmes, et, laissant à d'autre la tâche délicate de démontrer que la majeure est vraie, *nego minorem!* Non, le cancer du rectum n'est pas plus fréquent chez la femme que chez l'homme. Ainsi, sur huit observations avec autopsie rapportées dans le livre de Bayle, nous trouvons 7 hommes et une femme. Sur 67 cas de cancer du rectum observés par lui, Curling en compte 44 chez l'homme, et si Hecker a, sur les 34 cas dont il a fait le relevé, noté 17 hommes et 15 femmes, ce qui rendrait la différence entre les deux sexes bien moins sensible, il a noté que dans ces 15 cas la dégénérescence née dans d'autres organes n'avait envahi que *secondairement* le rectum. C'est du reste ce qui a lieu le plus ordinairement chez la femme, mais nous n'avons pas à nous occuper dans cet ouvrage des conséquences possibles des néoplasmes utérins et vaginaux.

Si notre réfutation est vraie au point de vue de la sodomie, elle le sera *a fortiori* au point de vue des maladies vénériennes proprement dites. C'est sur le rétrécissement simple du rectum qu'elles peuvent avoir une certaine influence, mais les maladies vénériennes ne peuvent pas engendrer les cancers. Quant à la dégénérescence consécutive de rétrécissements primitivement simples, elle est possible, puisque les cicatrices dans d'autres régions deviennent souvent le siége de tumeurs épithéliales; mais je ne sache pas qu'elle ait encore été démontrée par des observations inattaquables.

Enfin devons-nous admettre comme cause la syphilis? On s'étonnera sans doute de me voir poser une pareille question, car la réponse ne saurait plus être douteuse aujourd'hui pour personne. Mais hier encore, l'influence de cette diathèse était affirmée [1], et, n'en doutons pas, elle le serait encore sans les remarquables travaux de M. Fournier, sur le syphilome du rectum. C'est que

[1] Observations et Réflexions sur le cancer du rectum, par Bassereau, in *Gazette médicale de Paris*, p. 205. 1833.

les accidents tertiaires de la région anale ressemblent d'une manière si frappante aux cancers que le diagnostic exclusivement basé sur les signes physiques peut être absolument impossible dans certains cas. Nous avons cité plus haut (p. 306) une observation de Zappula qui, à ce point de vue, est aussi concluante que possible.

Le cancer du rectum s'observe surtout après la quarantième année. Malheureusement les exceptions à cette règle sont nombreuses. Ainsi Godin a vu un squirrhe chez un enfant de quinze ans, Mayo chez un enfant de douze ans, Allingham cite un cas analogue. Je l'ai vu moi même chez un jeune homme de vingt ans. Vidal cite aussi une observation de Laberge (le malade avait dix-huit ans). Et ces quelques faits sont loin de nous donner une idée exacte de la fréquence du cancer chez les jeunes sujets. Au-dessus de trente ans, les exceptions deviennent infiniment plus nombreuses.

Au point de vue de l'hérédité, nous ne pourrions que reproduire ici ce qui a été dit par les auteurs sur le cancer en général, aussi nous tairons-nous en attendant les faits, nous bornant à répéter avec Vidal :

« Il n'y a qu'une véritable cause de cancer, et celle-là, je ne puis pas la dire! » — Ajoutons que ce n'est pas par discrétion qu'il se tait.

Traitement. — Le plus ordinairement, quand le chirurgien constate la présence d'un cancer rectal, la lésion par sa nature et son étendue est déjà absolument au-dessus des ressources de l'art. L'étude de la thérapeutique palliative aura donc dans l'espèce une très-grande importance, car on peut beaucoup pour le soulagement de ces pauvres condamnés. Les moyens auxquels on a recouru varieront du reste suivant l'étendue de la lésion et l'espèce morbide. Mais ce sera surtout la forme du mal qui déterminera le choix de la méthode à suivre, car les indications varient singulièrement suivant que l'on a à pallier les symptômes d'un cancer dur ou ceux d'un cancer mou.

1° *Traitement palliatif du cancer mou.* — Comme en général il n'y a pas rétention des matières, le traitement consistera surtout en prescription médicales, ayant pour but de régulariser les fonctions alvines et de calmer les douleurs. Il importe donc alors de savoir, par un régime approprié, mais suffisamment réparateur, procurer aux patients des selles molles. Je dis *molles* et non liquides ; on ne saurait en effet conseiller les purgatifs sans augmenter les souffrances et aggraver tous les symptômes, car en faisant passer brusquement sur une muqueuse dégénérée les produits qui sont évacués sous l'influence des drastiques, vous hâteriez l'ulcération, si elle ne s'était pas encore produite, vous pourriez amener des hémorrhagies, allumer des phénomènes inflammatoires et peut-être même déterminer ainsi la rupture du péritoine. Au reste, nous savons trop bien quels tourments endurent les pauvres cancéreux quand il prennent la diarrhée pour songer à la leur donner artificiellement. Aussi, à moins que le toucher rectal ne permette de constater une dégénérescence étendue, mais sans saillies, en un mot un cancer peu fragile, qu'on me passe l'expression, il faut proscrire les purgatifs. En tous cas, s'il surgissait quelque indication urgente, le moins dangereux, le plus facilement toléré d'entre eux serait l'eau de Pullna prise chaque matin à la dose d'une verrée.

C'est qu'il n'y a pas lieu d'épargner seulement la susceptibililité intestinale, car l'estomac du cancéreux, comme l'a fort bien dit Ashton, n'est presque jamais normal, il y a toujours une altération au moins fonctionnelle de ses glandules à pepsine et les digestions sont extrêmement pénibles. Les laxatifs quotidiens pourraient donc avoir les plus sérieux inconvénients au point de vue de la nutrition générale. On se bornera par conséquent à faciliter les digestions prescrivant soit quelques prises de pepsine (50 cent. à 1 gr. par jour), soit certaines eaux minérales (Vichy, Vals ou Saint-Galmier) mais le vin de Champagne, quand il n'y a pas contre-indication pécuniaire à son usage, est peut être encore la meilleure. On en prescrivait un ou deux verres après chaque repas.

Quand le suintement sanieux devient abondant, il faut en arriver à une intervention plus directe. Le malade est alors soumis à des injections quotidiennes, froides, faites soit avec de l'eau pure, soit, si la sanie est sanguinolente, avec de l'eau de Pagliari ou des solutions plus ou moins concentrées de sulfate de fer. Mais pour combattre l'odeur infecte qui suit partout ces malheureux, faisant fuir tous ceux qui les doivent approcher, la meilleure préparation est sans contredit le permanganate de potasse. Une solution dans les proportions de 10 à 20 grammes de ce sel dans un litre d'eau est suffisamment concentrée. Le permanganate de potasse a le très-grand avantage d'être inodore et de n'amener aucune espèce de cuisson à la surface des plaies. Le malade pourra prendre chaque jour plusieurs lavements avec cette solution. Lorsqu'à la suite de la destruction du sphincter, l'anus sera transformé en un vaste cloaque, on pourra panser cette plaie en maintenant sur elle des plumasseaux de charpie imbibés de la même solution.

Pendant les périodes ultimes, quand vous verrez saillir dans le cloaque cancéreux un repli de muqueuse en prolapsus, vous ferez bien de conseiller comme Gross à votre patient de rester dans la position couchée au moment des selles. Vous lui épargnerez ainsi beaucoup de souffrances. Quand ces moyens seront devenus insuffisants, quand à la perte sanieuse et sanguinolente viendront s'ajouter les douleurs, les épreintes, les ténesmes, il faudra en venir à une opération, et comme en pareil cas les accidents n'ont pas pour origine la rétention des matières, c'est la surface malade qu'il faudra modifier aussi profondément que possible. On a proposé pour cela le raclage et la cautérisation.

Le Raclage. — C'est l'opération que pratiquait Récamier à l'aide du doigt introduit dans le rectum et recourbé en crochet. Elle a été surtout mise en usage dans ces dernières années par Simon et Wolkmann, qui se servent pour cette sorte d'évidement d'une cuiller à bords tranchants. La manœuvre consiste à dilater l'anus à l'aide d'un spéculum et à enlever en grattant toutes les parties saillantes du néoplasme. La surface cruentée est modifiée ensuite par l'application de substances à la fois hémostatiques et caustiques, ou mieux par l'emploi du fer rouge. C'est une opération analogue à celle que l'on pratique à l'aide de la curette de Récamier pour retarder la marche de certains cancroïdes intra-utérins. Le raclage a, paraît-il, donné dans bien des cas des résultats immédiats très-satisfaisants ; les souffrances se sont apaisées, la défécation est devenue facile, la perte sanieuse moins abondante et moins fétide. Mais, je le répète, ce n'est là qu'une opération palliative.

On peut en dire autant de la *cautérisation*. Seulement le choix des caustiques n'est pas sans importance. Quand les portions exubérantes du néoplasme sont situées très-bas, quand elles sont très-rapprochées de l'anus, une application de pâte de Canquoin pendant sept ou huit heures peut amemer une mortification très-étendue, et cela sans compromettre aucun organe important. En agissant ainsi, vous provoquerez, je l'avoue, des douleurs intenses, mais vous obtiendrez un soulagement d'une certaine durée.

Vous ne serez donc point obligé de renouveler presque quotidiennement vos applications corrosives, comme lorque l'on met en usage d'autres caustiques.

La disposition du cancer en bourgeons irréguliers, les mucosités glaireuses qui les recouvrent sans cesse, enfin leur fragilité et le voisinage trop immédiat du péritoine rendront souvent l'application de la pâte de Canquoin tout à fait impraticable, et dans l'état de faiblesse extrême où l'on trouve certains malades, la douleur pourra devenir une contre-indication formelle. Je vous engage alors, suivant l'exemple d'Allingham, à vous servir de l'arsénite de cuivre. On fait mélanger ce sel pulvérisé avec une substance mucilagineuse, jusqu'à consistance de pommade. Avec une spatule, on étale cette pommade à la surface des néoplasmes rectaux, et contre cette application caustique, on protége les parties voisines à l'aide d'un plumasseau de charpie ou d'un petit tampon d'ouate. L'arsénite de cuivre est un modificateur assez puissant et cependant il ne détermine que des douleurs relativement légères.

Les injections d'acide acétique dans le parenchyme des tumeurs n'ont donné que des résultats déplorables. Elles sont inefficaces et douloureuses.

Dans quelques circonstances rares, vous aurez à pratiquer la *sphinctérotomie* pour combattre la contracture et les épreintes. Cette indication opératoire s'imposera surtout lorsqu'une traînée cancéreuse étendue, mais diffuse, n'aura envahi qu'une partie de la circonférence du sphincter. Il faut alors, à tout prix, neutraliser l'action de ce muscle, car les tiraillements qu'il fait subir à la masse cancéreuse sont la cause principale des douleurs. L'expérience a démontré qu'il est préférable en pareil cas de faire porter l'incision sur les portions saines de l'anneau musculaire.

La colotomie palliative, destinée à permettre le libre écoulement des matières fécales en cas de rétention absolue n'est que très-rarement indiquée quand il s'agit de cancer mou. Au reste, l'évolution de la maladie est si rapide dans les conditions que nous venons de supposer que le malade ne retirerait qu'un bien court, qu'un bien mince bénéfice de cette opération.

2° *Traitement palliatif du cancer dur*. — Les moyens que l'on peut diriger contre le cancer dur du rectum se rapprochent singulièrement de ceux qui ont été exposés à propos des rétrécissements fibreux. Mais ici, ne l'oublions pas, il n'est question que d'un traitement palliatif, aussi les contre-indications à telle ou telle méthode, tirées des suites éloignées, sont-elles sans aucune valeur dans l'espèce. Ici l'on doit agir sans espoir, sans illusion, exclusivement pour l'heure présente.

Parmi les méthodes proposées pour le soulagement de ces rétrécissements incurables par nature, les unes ont en vue la lésion elle-même, c'est au rétrécissement qu'elles s'attaquent, les autres, au contraire, abandonnant à sa marche naturelle la lésion rectale, n'ont qu'un seul but, celui de créer une nouvelle voie à l'écoulement des matières, et c'est le plus souvent aux moyens de la première catégorie qu'il y a lieu de recourir. Ces méthodes sont : la dilatation, l'écrasement, la cautérisation, l'incision, la colotomie.

A. *La dilatation*. — Nous nous sommes, ce semble, suffisamment étendus au chapitre des rétrécissements [1] sur les divers procédés qui se rattachent à cette méthode, pour qu'il soit inutile d'en entretenir de nouveau le lecteur. Rappelons cependant en deux mots tous les dangers aux-

[1] V. ci-dessus, p. 315.

quels elle expose, la facilité avec laquelle on produit des déchirures étendues et profondes, on éveille les phénomènes inflammatoires diffus, la lésion possible du péritoine, les hémorrhagies, les douleurs. Mais ces reproches s'adressent surtout à la dilatation brusque, ou pour mieux dire à la *divulsion*, méthode à laquelle n'aura jamais recours un chirurgien prudent. La dilatation lente et progressive, c'est-à-dire pratiquée à l'aide de bougies de plus en plus volumineuses, peut au contraire donner des résultats assez satisfaisants. Si l'on a soin de se servir de bougies dures et lisses, on écrasera, on aplatira les bourgeons cancéreux et l'on rétablira, pour quelques heures au moins, le calibre rectal.

Mais pour qu'il soit efficace, le cathétérisme ne doit pas être pratiqué trop souvent. Les bougies, introduites quotidiennement ou seulement tous les deux jours, ne seront jamais laissées en place que pendant quelques minutes. En prolongeant plus longtemps les séances de dilatation, vous feriez naître des phénomènes inflammatoires qui rendraient alors l'application de la méthode absolument impossible.

Je ne parlerai que pour mémoire de la dilatation permanente. Quel que soit l'appareil mis en usage, il ne peut guère être supporté au delà de quelques heures. Au reste, l'expérience a depuis longtemps démontré que le malade ne peut attendre aucun soulagement des manœuvres pénibles auxquelles on le soumet en pareil cas [1].

[1] Voici, à titre de curiosité historique, la description abrégée de l'appareil dilatant de Bermond : « Cet appareil se compose de deux canules, longues d'environ six pouces, l'une interne, lisse, terminée en cul-de-sac supérieurement, l'autre externe, ouverte aux deux extrémités, et creusée en dehors, d'espace en espace, de rainures circulaires pour y fixer une chemise. On les porte engaînées dans l'organe. Avec de longues pinces on glisse de la charpie entre elles et leur enveloppe de linge, de manière à refouler celle-ci en bourrelet annulaire jusqu'au niveau de leur sommet, de

En résumé, la dilatation progressive et temporaire est une méthode assez inoffensive, et qui, dans les cas d'atrésie squirrheuse du rectum, peut procurer aux patients un soulagement durable. Son emploi est surtout indiqué quand le squirrhe n'est pas très-élevé, quand la muqueuse n'est point encore ulcérée et quand le rétrécissement est d'une certaine longueur.

Se trouve-t-on, au contraire, en présence d'un simple anneau squirrheux, ou pour mieux dire d'un de ces rétrécissements dont la forme rappelle celle des diaphragmes d'instruments d'optique, mais que l'on ne saurait extirper complétement en raison de leur trop grande hauteur au-dessus de l'anus, alors il vaut mieux avoir recours à l'écrasement.

B. *L'écrasement.* — Pour pratiquer l'écrasement, il faut, à l'exemple d'Amussat, introduire sur l'indicateur, à travers l'anus, une forte et longue pince à mors dentelés de la largeur du pouce. L'instrument est dirigé sur le rétrécissement qui est écrasé peu à peu et circulairement. Immédiatement après cette opération, qui n'est pas très-douloureuse, on fait une injection d'eau froide. Le lendemain, les tissus écrasés se gonflent, se tuméfient, mais quelques

manière aussi à comprimer plus fort dans telle direction, moins dans telle autre, suivant qu'on le trouve convenable. On fixe le tout à l'extérieur. Quand le malade a besoin de rendre ses garde-robes, on retire la canule interne sans déranger l'autre, qui peut avoir jusqu'à six lignes de diamètre. Le cul-de-lampe, formé supérieurement par la chemise, y ramène presque nécessairement les matières, qu'on rend plus fluides et qu'on délaye, s'il le faut, à l'aide d'injections ou de lavements. On remet ensuite la canule centrale, qui s'engrène par un éperon latéral dans une échancrure que porte la canule engaînante près de son extrémité libre.

L'appareil de Costallat était encore plus compliqué. « C'est également une chemise, dit Velpeau, mais en forme de condom, qu'un long stylet boutonné précède et qu'une sonde en gomme élastique conduit, puis qu'on transforme en mèche au moyen de fils de coton qu'un stylet fourchu glisse à son intérieur. »

jours suffisent pour leur élimination. La réaction générale est nulle ou presque nulle. Grâce à cette manœuvre, Amussat a pu rétablir momentanément le cours des matières fécales. L'écrasement peut d'après lui remplacer avantageusement la cautérisation dans certaines circonstances.

C. *Cautérisation.* — C'était la méthode la plus généralement employée dans l'antiquité. C'est du moins ce que semblent prouver les lignes suivantes que je copie dans Celse : *Fungo quoque simile ulcus in eodem sede nasci solet..... deinde spuma æris aspergenda, supraque et myrteo factum, cui paulum squamæ fuliginis, calcis sit adjectum. Si id hac ratione non tollitur, vel medicamentis vehementioribus, vel ferro adurendum est* [1]. On conçoit que depuis lors les procédés ont dû singulièrement se multiplier et que par conséquent la méthode a été expérimentée assez largement pour que ses partisans n'aient plus le droit de réclamer l'essai loyal! D'autant que nous avons vu plus haut que, forts d'un certain aphorisme, les chirurgiens des temps passés n'avaient aucune réserve quand il s'agissait de pourrir ou de brûler le longaon.

Et bien, de nos jours encore, la cautérisation, qui a fait son temps comme méthode curative, peut et doit être appliquée dans certains cas de rétrécissement cancéreux. Pour agir plus directement et avec plus de précision, Sanson avait fait construire un appareil analogue au porte-caustique dont on se sert pour cautériser l'urèthre. Ce porte-caustique consistait en un cylindre de six lignes de diamètre, percé latéralement d'une grande ouverture à peu près elliptique, dans laquelle, à l'aide d'un mécanisme fort simple, un gros crayon de nitrate d'argent venait

[1] *De Re medica*, lib. VI, cap. XVIII.

présenter plus ou moins de surface en hauteur et en largeur suivant le besoin C'est à l'aide d'un instrument analogue qu'Amussat a jadis cautérisé le cancer de Broussais. Il s'est aussi servi de potasse caustique dans d'autres cas. L'observation de son illustre malade vient une fois de plus nous prouver que la méthode ne produira jamais qu'un soulagement passager, que plus tard même la coarctation n'en sera que plus serrée. Nous devons donc nous borner à des applications caustiques peu fréquentes.

Les résultats temporaires obtenus de la sorte son très-satisfaisants. Les malades sont immédiatement soulagés et à tel point que plusieurs d'entre eux ont pu croire quelque temps à une guérison définitive. Ces résultats seront maintenus à l'aide du cathétérisme exécuté suivant les régles indiquées plus haut, ou mieux encore à l'aide du toucher rectal pratiqué tous les jours. Ajoutons cependant en terminant qu'il ne faut pas porter dans le rectum les caustiques destructeurs, lorsque le malade a lieu de compter sur une existence longue encore, car c'est créer des cicatrices dont la rétraction pourrait aggraver plus tard ses souffrances. La cautérisation destructive ne sera donc jamais qu'une manœuvre de la dernière heure.

D. *Incision.* — La rectotomie interne est quelquefois indiquée. Quand le rétrécissement est situé à moins de 10 centimètres de hauteur, quand il est d'une dureté ligneuse, quand il est très-serré, quand son étendue n'est pas très-considérable, il y a lieu ce me semble de pratiquer l'incision interne. Je vous engage alors à la faire à ciel ouvert, c'est-à-dire après avoir introduit un spéculum. On peut se servir soit d'un simple bistouri boutonné, soit du lithotome caché de Frère Côme. Au reste, pour ce qui est du manuel opératoire, nous renverrons le lecteur à ce qui a été dit au chapitre des rétrécissements, page 329.

Dans ces dernières années, M. Verneuil a proposé la rectotomie linéaire comme moyen palliatif dans le rétrécissement cancéreux du rectum. Pour M. Verneuil, l'opération est indiquée dans les cas où c'est le rétrécissement lui-même qui détermine les accidents, étant fait abstraction de sa nature incurable.

Dans bien des circonstances, il suffira de pratiquer une seule incision, en arrière, sur la ligne médiane, suivant le procédé dont nous avons indiqué les détails, page 337. Mais cette opération, quelque radicale qu'elle puisse paraître, est souvent insuffisante. En effet, quand les masses morbides qui obstruent le rectum sont volumineuses, elles se tuméfient après l'opération et les lèvres de la plaie se rapprochent. Les phénomènes d'obstruction persisteront donc, malgré l'incision de la région coarctée. C'est pour remédier à cet accident que M. Verneuil, en 1874, a modifié son procédé, substituant à l'incision simple, l'excision d'un segment postérieur du rectum. Les résultats obtenus par cette nouvelle méthode ont pleinement répondu aux prévisions de l'auteur. (Les premières observations de M. Verneuil ont été consignées dans un article publié par M. Petit, dans la *Gazette hebdomadaire*[1].) Voici du reste le manuel opératoire qui doit être suivi en pareil cas : 1° pour pouvoir pratiquer en arrière l'excision d'une bandelette rectale, il faut mettre à nu la face postérieure du rectum. Pour cela, l'opérateur taille dans la région coccygienne un lambeau cutané dont la base correspond à la pointe du coccyx, et le sommet à la commissure postérieure de l'anus. Ce lambeau a la forme d'une demi-ellipse dont l'axe longitudinal mesure de 4 à 5 centimètres et qui en présente environ 5 à la base.

[1] *Gazette hebdomadaire*, p. 196. 1874.

2° Ce lambeau est disséqué d'avant en arrière et de bas en haut, et relevé du côté du sacrum. La loge celluleuse ischio-rectale postérieure est ainsi largement ouverte, et la face postérieure du rectum est à nu ; 3° à l'aide d'un trocart enfoncé de dehors en dedans et dont la pointe est guidée à l'aide du doigt introduit dans le rectum, on passe successivement deux chaînes d'écraseur, l'une à droite, l'autre à gauche. Les deux points où elles perforent le rectum doivent être distants l'un de l'autre de 3 centimètres environ ; 4° la bandelette ainsi circonscrite est enlevée, ou plutôt détachée à sa partie supérieure à l'aide d'une troisième chaîne. Cette dernière section doit autant que possible porter sur des tissus sains. Le petit lambeau que l'on a ménagé retombe de lui-même et recouvre en partie le fond de la plaie. Il est inutile de dire les avantages de cette méthode, non moins inoffensive qu'efficace, et qui du reste a été assez souvent expérimentée pendant ces dernières années pour que l'on puisse la juger. Malheureusement les cas dans lesquels elle est applicable ne sont pas les plus nombreux. Les limites du cancer sont presque toujours trop élevées. Souvenez-vous seulement qu'en présence des masses cancéreuses, dures et obstruant le rectum au point d'amener ces phénomènes de rétention, vous pourrez, grâce à la rectotomie linéaire palliative, « obtenir un bon résultat à peu de frais. »

On pourrait encore pratiquer cette rectotomie externe à l'aide du couteau ou de l'anse galvanique. Mais les appareils pour la galvanocaustie sont encore trop peu répandus pour que nous puissions juger la méthode d'après un nombre de faits suffisants.

E. *Colotomie.* — Quand les matières fécales sont accumulées au-dessus d'un rétrécissement squirrheux, qu'on ne saurait plus attaquer par les moyens dont nous venons de parler, et qu'elles ne peuvent plus franchir ce rétrécissement ; quand on voit survenir le ballonnement du ventre, les douleurs abdominales, les vomissements, quand l'haleine des malades exale l'odeur des matières fécales, quand la fièvre s'allume et que l'on observe ces symptômes d'intoxication auxquels on a voulu donner, dans ces dernière années, l'épithète de *stercorémiques*, il faut à tout prix créer une nouvelle voie à l'écoulement des fèces, il faut en un mot faire un anus artificiel. La colotomie serait également indiquée dans le cas où l'on aurait affaire à un cancéreux incurable chez lequel la défécation serait par trop douloureuse. Il ne faut pas oublier en effet que la colotomie n'est pas une opération curative. Le seul but que l'on puisse se proposer c'est de soulager. On ne peut même pas se flatter de prolonger notablement l'existence, les faits sont venus le démontrer (nous faisons abstraction bien entendu du cas ou la colotomie a pour but de remédier à des phénomènes aigus de rétention).

Ce n'est point ici le lieu d'étudier en détail les origines de l'opération de l'anus artificiel. Tout le monde, du reste, sait que l'idée première en est due à Littre, mais que c'est Pillore, de Rouen, qui, vers 1770, pratiqua pour la première fois la colotomie. Chose remarquable, il la pratiqua pour remédier aux accidents qu'avait amenés un cancer du rectum, tandis que Littre n'avait songé qu'à pallier l'imperforation congénitale de l'anus. Je pourrais également citer un rapport lu par Dumas à la société de médecine de Paris en 1797, dans lequel l'auteur se demande si une telle opération « ne serait pas un bienfait dans cette maladie presque toujours incurable, qui consiste dans un rétrécissement du rectum, à quelques pouces au-dessus du sphincter, lequel ne laisse passage qu'aux excréments liquides. » Mais aujourd'hui, les indications de l'anus artificiel sont suffisamment établies, il ne nous reste plus qu'à discuter à quelle méthode on doit donner la préférence. Par un singulier hazard les deux méthodes qui se trouvent en présence et que l'on a l'habitude de comparer portent toutes deux le nom d'un inventeur inconscient. Ainsi Littre n'a jamais pratiqué l'opération qui porte son nom, et Callisen n'a parlé du procédé qu'on lui attribue que pour exprimer le peu de confiance qu'il lui eût inspiré [1]. Il serait donc plus juste ce me semble de donner, comme le font les auteurs anglais, le nom d'opération d'Amussat à la colotomie lombaire, mais mieux vaut encore se servir des mots : anus inguinal et anus lombaire.

Colotomie lombaire..— Pendant de longues années, en France du moins, les chirurgiens ont pratiqué presque exclusivement l'ouverture d'un anus artificiel dans la région inguinale gauche, et cela, en ouvrant largement le péritoine. Le peu de difficulté de l'opération, la certitude avec laquelle on peut agir presque dans tous les cas, l'avantage de pouvoir opérer un sujet étendu sur le dos, enfin la facilité avec laquelle le malade peut, une fois le cours des matières régulièrement établi, se donner lui-même tous les soins de propreté désirables, sont des avantages réels. Et si nous ajoutons à cela que les règles suivant lesquelles on doit agir pour ouvrir l'intestin en arrière sont restées longtemps incertaines, on ne s'étonnera pas de l'oubli dans lequel était tombée cette opération jusque dans ces dernières années. Elle avait été, du reste, sévèrement condamnée par

[1] Voici dans quels termes s'était exprimé Callisen : « L'incision du cœcum et du colon descendant, qui a été proposée dans cet état de choses au moyen d'une section pratiquée dans la région lombaire gauche, sur le bord du muscle carré des lombes, pour établir un anus artificiel, présente une chance tout à fait incertaine, et la vie du petit malade pourra à peine être sauvée. Toutefois, l'intestin peut être atteint plus facilement dans ce lieu qu'au-dessus de la région iliaque. »

Vidal de Cassis dans une thèse de concours qui eut à l'époque un grand retentissement et qui n'a pas peu contribué à jeter sur elle le discrédit. « Le raisonnement serait plutôt du côté de la méthode de Littre, avait écrit Vidal, et les *autorités* sont contre celle de Callisen. »

Et bien les autorités d'alors se trompaient, car elles ne raisonnaient que sur des faits peu nombreux et essentiellement disparates. Il faut avouer aussi qu'Amussat aurait pu mettre plus de netteté dans l'exposé des résultats obtenus par lui et plus de précision dans celui de ses procédés opératoires. Ainsi, parmi les points de repaire qu'il indique, nous trouvons la *ligne latérale du corps* (?)

On lit plus loin dans cette même description : « Les apophyses épineuses lombaires, la dernière fausse côte et la crête de l'os des iles sont les points osseux qu'on peut prendre pour se diriger...» Il est évident que des points de repaire aussi vaguement désignés ne devaient pas donner une bien grande sécurité au chirurgien qui aurait voulu tenter l'opération conseillée par Amussat. Aujourd'hui, au contraire, on agit avec une certitude à peu près aussi absolue que lorsqu'il faut ouvrir un anus inguinal.

Voici du reste le procédé qui est suivi en Angleterre, où la colotomie lombaire est devenue une opération courante dans le traitement du cancer rectal. « Le point de repaire anatomique pour découvrir le colon ascendant ou descendant, c'est le bord externe du muscle carré des lombes ; mais il n'est pas toujours facile de le trouver, aussi ai-je cherché un point de repaire plus sûr et je l'ai trouvé en marquant un trait à un pouce en arrière du milieu d'une ligne mesurée d'une épine iliaque à l'autre...

Après plus de cinquante dissections et trente opérations pratiquées sur le vivant, je crois pouvoir affirmer que le colon se trouve toujours situé normalement à ce niveau.

Avant d'opérer, j'ai toujours soin de marquer ce point, sur la crête iliaque, avec de la teinture d'iode ou de l'encre. Ce sera un guide précieux, surtout lorsque, après avoir incisé les parties molles, vous chercherez à reconnaître les organes, manœuvre qui, chez les sujets gros et fortement musclés, est toujours très-difficile. Je préfère de beaucoup l'incision oblique proposée par Bryant. Elle part de la dernière côte et se dirige vers l'épine iliaque antéro-supérieure. Le milieu de cette incision, à laquelle on donne environ quatre pouces de longueur, doit correspondre au point marqué à l'encre sur la crête iliaque.

Le patient, incliné légèrement sur le côté droit, doit être couché sur un lit dur. On place un coussin sur le côté gauche, de manière à mettre en saillie la région lombaire du côté correspondant. J'ai vu souvent l'opérateur se placer en arrière du patient ; je préfère de beaucoup me placer en avant. On est moins exposé de la sorte à faire son incision trop en avant et par conséquent à ouvrir le péritoine.

Les parties doivent être divisées avec précaution et sur une sonde cannelée ; il faut agir lentement, se rendre maître de l'hémorrhagie à mesure qu'elle se produit, de manière à toujours apprécier très-exactement la disposition des parties. Je crois qu'il faut autant que possible, quoique la chose ne soit pas absolument indispensable, découvrir complétement l'aponévrose lombaire et mettre à nu le bord du muscle carré des lombes. Dès qu'on le voit, on introduit au-dessous de lui un bistouri boutonné et on divise le muscle. On se trouve alors immédiatement sur le colon. Il est en général enveloppé dans un tissu graisseux que l'on pourrait confondre avec l'intestin lui-même, mais l'erreur est facile à reconnaître, elle est également facile à réparer.

« Il est de la plus grande importance que les incisions profondes aient les mêmes dimensions que les incisions cutanées. Si vous ne vous conformez pas à cette règle, pour la recherche de l'intestin, vous serez obligés d'opérer au fond d'une plaie étroite et profonde, et vous n'arriverez pas à trouver le colon, eussiez-vous fait votre incision précisément à son niveau. D'après mon expérience personnelle et ce que j'ai pu observer en voyant d'autres opérateurs à l'œuvre, c'est là tout le secret pour surmonter les difficultés inhérentes à l'opération. Si, comme je viens de l'indiquer, vous découvrez largement l'intestin, vous n'aurez aucune peine à le reconnaître, même s'il est revenu sur lui-même et s'il vous faut en quelque sorte l'aller pêcher au fond de la plaie [1]. »

On pourrait croire qu'après une longue période de constipation, et lorsque la rétention des matières fécales est tout à fait absolue, le colon doit toujours être distendu par ces matières, et par conséquent facile à reconnaître. Et bien, c'est une erreur; si le plus ordinairement il y a dilatation de l'intestin au-dessus du rétrécissement, quelquefois aussi les fèces sont accumulées beaucoup plus haut dans le tube digestif, et l'on trouve le colon, vide quelquefois depuis longtemps, complétement revenu sur lui-même. C'est pour cette raison que les auteurs ont proposé de le distendre avant d'opérer en injectant de l'eau par l'anus. Sans doute cette injection rendrait la recherche de l'intestin plus facile, mais si par malheur le péritoine est ouvert pendant l'opération, le liquide se répandra dans sa cavité. Vous aurez alors, inévitablement une péritonite. C'est pour cette raison qu'Allingham préfère distendre l'intestin en injectant de l'air.

[1] Allingham, p. 240.

« Dès que l'on a reconnu le colon, il faut l'attirer en dehors de la plaie et l'ouvrir longitudinalement sur une longueur d'un pouce environ. Les lèvres de cette ouverture sont suturées à la peau. Ces sutures doivent être passées à travers le colon avant de l'ouvrir afin d'écarter toute chance de voir son contenu s'écouler dans la plaie. J'emploie généralement pour cette suture de forts cordonnets de soie. Ils m'ont semblé préférables aux fils métaliques, car ils ne coupent pas aussi vite les tissus que ces derniers. La suture est laissée en place jusqu'au moment où les fils commencent à ulcérer la peau, mais en somme mieux vaut ne les pas laisser trop longtemps. En général, ou peut les enlever au bout de quarante-huit heures [1]. »

Allingham, comme on le voit, n'hésite pas à donner la préférence à la colotomie lombaire, et Curling, qui se vante d'avoir à ce sujet une longue expérience, est absolument du même avis. D'après lui, la colotomie lombaire est infiniment moins dangereuse que la colotomie inguinale, et cela parce que, dans cette dernière opération, on ouvre forcément le péritoine. Cette ouverture du péritoine, dont quelques chirurgiens français semblent faire si bon marché, est donc aux yeux des auteurs anglais la principale cause de mort, et la pratique de la colotomie lombaire est là pour démontrer qu'ils ont parfaitement raison, car les malades qu'ils ont vus succomber rapidement à la suite de cette opération sont précisément ceux chez les lesquels on n'a pas pu ménager l'intégrité de la séreuse. C'est une erreur en effet que de vouloir, comme Vidal, dans la thèse que nous venons de citer, assimiler la dénudation du péritoine à son ouverture : ne voyons-nous pas au contraire tous les jours dans la pratique chirurgicale combien cette

[1] Allingham, p. 242.

assimilation serait inexacte? Que de fois n'ai-je pas vu dans les hôpitaux de Lyon mes maîtres et mes collègues mettre à nu largement le péritoine pariétal, soit pour enlever des tumeurs, soit pour débrider des abcès profonds. Que de fois l'ai-je moi-même découvert, mais ne l'ouvrant pas, et cela sans qu'aucun accident phlegmasique éclatât dans la cavité abdominale. Je pourrais même citer à ce propos un cas dans lequel la séreuse formait à elle seule la paroi interne d'un énorme foyer purulent, diffus, contenant un pus âcre et fétide : la malade, épuisée par une longue suppuration, succomba avec de larges eschares au sacrum, et l'autopsie démontra la parfaite intégrité du péritoine.

Dans quelques circonstances rares, au lieu d'avoir à ouvrir le colon descendant, le chirurgien se trouvera dans la nécessité d'ouvrir un anus sur le gros intestin, dans le flanc droit. Les règles opératoires sont alors les mêmes, mais on doit se rappeler cependant que les rapports du péritoine sont beaucoup plus étendus de ce côté qu'à gauche; il faudra donc redoubler de précautions pour ne pas ouvrir sa cavité [1]. Allingham signale aussi l'amaigrissement rapide des sujets chez lesquels on est forcé d'inciser le cæcum, ou la partie supérieure du colon. Ces faits, d'après lui, seraient même de nature à nous faire penser que les fonctions d'absorption du gros intestion ont beaucoup plus d'importance que ne le professent généralement les physiologistes.

Les suites immédiates de la colotomie lombaire sont en général très-simples ; ainsi Allingham m'a dit en 1875 avoir

[1] Il faut aussi savoir que l'hypertrophie du foie peut, en déplaçant les viscères, rendre la colotomie lombaire droite absolument impossible. Je pourrais citer à l'appui de cette assertion un fait dans lequel un très-habile chirurgien, habitué, du reste, à ces sortes d'opérations, a incisé le duodénum, croyant, m'a-t-il dit, ouvrir le colon. L'autopsie lui démontra plus tard que la colotomie eût été absolument impraticable.

pratiqué déjà vingt-cinq fois cette opération, sans avoir à regretter un seul cas de mort rapide, c'est à dire de nature à être imputée directement à l'acte opératoire. Dans dix-sept cas, l'opération a été pratiquée pour pallier des cancers rectaux ; plusieurs de ses patients ont vécu des mois, des années même ; chez dix d'entre eux seulement la durée n'a été que de dix jours.

Les résultats obtenus par Curling ne sont, paraît-il, pas beaucoup moins heureux. Les succès de Heath sont moins brillants et moins nombreux, il a pourtant réussi sept fois sur douze, et, il faut bien le dire, il a plusieurs fois opéré dans des conditions déplorables, dans des cas tout à fait désespérés[1].

Je dois rappeler ici que la colotomie lombaire est également indiquée quand le rétrécissement rectal n'est pas de nature cancéreuse, à plus forte raison devons-nous agir de la sorte quand, la nature de la lésion restant douteuse, les accidents qu'elle détermine seuls menacent l'existence. En remédiant ainsi par cette dérivation des matières fécales aux accidents locaux, on peut espérer alors une guérison définitive, et même le rétablissement ultérieur des fonctions de l'anus normal, après oblitération de l'anus artificiel. Cet heureux résultat a été obtenu une fois par Allingham.

Au reste, il ne faut pas s'exagérer les inconvénients de l'anus lombaire permanent. Quand on a soin de pratiquer l'incision oblique dont il vient d'être question plus haut, la saillie de l'intestin à travers la plaie et le prolapsus de sa muqueuse sont beaucoup moins à redouter. L'orifice finit

[1] Quant aux faits récemment mis au jour par Mason et qui seraient assez peu encourageants, je ne les rappellerai point ici ; il s'agit en effet d'opérations mal faites ; les causes des insuccès ne sont que trop évidentes ; ils ne sauraient donc être imputés à la méthode (*The american Journal of he medical science*, october 1873).

alors par prendre les caractères d'un véritable anus, et grâce à certaines précautions (purgatifs, injections, habitude), on peut arriver à neutraliser presque complétement les phénomènes d'incontinence. C'est ce que j'ai pu constater chez une malade opérée un an auparavant par Erichsen, pour un rétrécissement syphilitique très-étendu et absolument incurable. Un peu de coton et une bande suffisaient pour prévenir l'écoulement continu des matières, et il n'y avait à peu près pas d'invagination de la muqueuse. Au pourtour de cet anus, la peau avait son aspect normal. Enfin, pour démontrer mon dire, je pourrais rappeler l'histoire d'une malade de Bridge, de New-York, qui, après avoir subi l'opération de la colotomie lombaire, sortit de l'hôpital si bien guérie et si peu incommodée par ce nouvel anus, qu'elle reprit ses anciennes habitudes et s'adonna de nouveau à la prostitution.

Après la colotomie lombaire, quand la constipation a été très-longue, il faut, pendant les premiers jours, prescrire des purgatifs. Il sera quelquefois aussi nécessaire d'aller, à l'aide d'une curette, débarrasser l'intestin au-dessus de son ouverture, car sa surface interne est parfois *encroûtée* de matières dures, adhérentes et qui empêchent le rétablissement de la perméabilité intestinale. Plus tard, on pourra faire des injections non-seulement dans le bout supérieur, mais encore dans le bout inférieur. Il est facile de comprendre combien on peut soulager le patient en nettoyant par cette voie les régions ulcérées et sanieuses qui sont situées immédiatement au-dessus de son rétrécissement.

Dans quelques cas aussi, vous pourrez pratiquer par cet orifice des injections médicamenteuses destinées à calmer les douleurs, car malheureusement la colotomie ne fait pas toujours disparaître les ténesmes. Quand le néoplasme s'est propagé aux régions voisines de l'anus, la contracture musculaire persiste encore, alors même que les matières passent toutes par la nouvelle voie, mais alors elle est beaucoup plus efficacement combattue par les injections d'eau tiède.

Colotomie inguinale. — Voici dans quels termes Velpeau a décrit cette opération :

« Le sujet étant couché sur le dos, les cuisses étendues, est contenu par un ou deux aides. L'opérateur, placé commodément, fait au-dessus du ligament de Fallope, entre l'épine iliaque antéro-supérieure et le pubis, une incision d'environ deux pouces, divisant, couche par couche, la peau, le *fascia superficialis*, l'aponévrose de l'oblique externe, les fibres inférieures du muscle petit oblique, le *fascia transversalis* et le péritoine, dont on agrandit ensuite l'ouverture, en donnant au bistouri une sonde cannelée pour conducteur. L'intestin distendu (?) livide ou verdâtre (?) se présente de lui-même derrière la plaie et se reconnaît en outre à l'aspect de son enveloppe externe, à la disposition de ses fibres. L'indicateur va le chercher et l'amène à l'extérieur en agissant à la manière d'un crochet ou bien en s'aidant du pouce pour le saisir. Une anse de fil, que l'on passe aussitôt à travers son mésentère, l'empêche de rentrer. On l'ouvre dans le sens de la plaie du ventre ; les matières s'échappent et se vident. On place une tente ou une mèche dans la division, si on en craint le resserrement trop prompt ; des adhérences ne tardent pas à s'établir entre la surface du colon et les bords de la plaie du ventre. On retire le fil mésentérique du troisième au cinquième jour, et le nouvel anus, alors définitivement formé, ne réclame plus que les soins nécessités par un anus accidentel quelconque. »

On conçoit facilement avec quelles incertitudes et par

conséquent avec quelles appréhensions le chirurgien, guidé par des règles aussi vagues, commençait son opération. Il avait à se demander en effet pourquoi on lui prescrivait d'aller avec l'indicateur « agissant à la manière d'un crochet » rechercher un intestin qui cependant devait, lui disait-on, « se présenter de lui-même derrière la plaie. » Et dans quel point avait-il à fixer le fil qui traverse le mésentère? mais ce sont là des questions de détails, passons donc... ; car ce qui doit surtout être reproché au procédé décrit par Velpeau, c'est : 1° d'attirer inutilement au dehors toute la circonférence de l'intestin ; 2° de ne pas assurer suffisamment l'union de l'orifice intestinal nouveau avec la paroi abdominale. En attirant ainsi l'intestin hors du ventre, Velpeau créait un éperon, il le créait de propos délibéré ; or, tout le monde sait aujourd'hui que les anus contre nature avec éperon entraînent des incommodités infiniment plus nombreuses, et pour ne parler que de l'une d'entre elles, signalons le prolapsus de la muqueuse. Cette longue portion d'intestin exposée à l'air pourrait aussi devenir le point de départ de phénomènes inflammatoires diffus, dont on ne saurait plus tard arrêter la propagation du côté de l'abdomen.

Mais l'insuffisance des moyens de fixité est un inconvénient bien plus grave encore. Au reste, les chirurgiens qui les premiers ont mis à exécution l'opération conçue par Littre avaient si bien compris l'importance de fixer solidement aux lèvres de la plaie le colon divisé, que presque tous avaient assuré cette union en faisant une suture. Nous pourrions citer comme exemples les opérations de Martland (1814), de Freer, de Birmingham (1817), enfin de Pring (1820).

C'est qu'il est extrêmement imprudent de se fier aux adhérences inflammatoires des premiers jours. Souvent, elles ne sauraient résister aux causes qui tendent à faire rentrer le colon dans l'abdomen, et surtout à la traction exercée par le mésentère. L'histoire naturelle des anus contre nature accidentels nous prouve assez combien puissante est cette force lente et continue. J'ai même vu dans un cas ces adhérences se rompre tardivement chez une femme que l'on avait opérée pour une hernie intestinale gangrenée. Elle mourut, vers le dixième jour environ, d'un épanchement stercoral dans le péritoine. Comme l'intestin, au moment de de l'opération, avait été trouvé adhérent au collet du sac, l'opérateur s'était cru par là dispensé d'appliquer une suture.

Si donc il y avait lieu d'ouvrir un anus inguinal, on se conformerait aux préceptes suivant dont j'emprunte du reste les détails au tome IV de la *Pathologie externe* de Nélaton.

« La paroi abdominale est incisée à droite ou à gauche sur le trajet d'une ligne parallèle au ligament de Fallope, un peu au-dessus de cette ligne et en dehors de l'artère épigastrique. Cette incision peut avoir 7 centimètres dans la partie superficielle et 4 dans sa partie profonde.... Arrivé sur le péritoine, on pratique en dédolant une petite ouverture qui est agrandie sur la sonde cannelée. On a préalablement bien étanché la plaie et lié les artérioles qui donnent du sang. Les anses du bout supérieur, très-dilatées par les gaz et par les matières, seront facilement reconnues, le gros intestin offrira à considérer ses bandes longitudinales. L'intestin se présente d'ailleurs de lui-même [1], dans la plaie à travers laquelle il tend à faire hernie. »

[1] Il ne faudrait pas croire cependant qu'il soit toujours aussi facile de trouver l'intestin que ces lignes semblent l'indiquer. Quand le chirurgien se voit dans la nécessité d'en venir à la colotomie inguinale, les parties n'ont plus leur aspect normal, et la distension du colon est telle parfois que,

« Le temps le plus délicat de l'opération est celui de l'incision de l'intestin ; on y procède de la manière suivante : l'anse intestinale se présentant d'elle-même à la plaie, on ne doit pas chercher à la faire sortir au dehors, ni à l'inciser tout d'abord comme dans le procédé ordinaire. On devra commencer par la fixer à la plaie abdominale par deux points de suture établis aux deux extrémités de l'incision. L'intestin ainsi assujetti est alors perforé au milieu et à distance égale des deux angles de la plaie, par une aiguille courbe munie de son fil, lequel traverse ainsi la paroi antérieure de l'intestin de dehors en dedans, puis de dedans en dehors, revient perforer une des lèvres de la plaie abdominale pour sortir à quelques millimètres dans l'épaisseur de cette lèvre ; on forme ainsi un point de suture qui comprend dans son anse une partie du calibre de l'intestin et le rebord profond de la plaie abdominale. Avec une autre aiguille, on en fait autant sur la lèvre opposée, mais en faisant passer cette dernière aiguille sur le même point que la première a traversé pour perforer l'intestin

loin de guider le chirurgien, elle peut l'égarer. C'est ce qui arriva dans le cas suivant dont j'ai été témoin. Une malheureuse femme fut apportée à l'hôpital un soir, avec des symptômes aigus d'étranglement interne. Le ventre était effroyablement ballonné, mais elle affirmait qu'il avait un volume assez considérable depuis longtemps déjà. On se décida à pratiquer d'urgence la colotomie inguinale, car la mort était imminente, et des ponctions capillaires sur les anses intestinales, que l'on voyait se dessiner sous les parois de l'abdomen, n'avaient amené aucun soulagement. A peine l'incision du péritoine fut-elle pratiquée qu'une certaine quantité de liquide ascitique s'écoula, et une énorme tumeur, blanche, nacrée, ayant l'aspect aponévrotique, vint se présenter. Cette tumeur jouissait d'une certaine mobilité. L'opérateur crut reconnaître un kyste ovarique, et, désespérant d'atteindre le colon, fit un anus sur l'intestin grêle, par lequel il s'écoula, du reste, une très-grande quantité de matières. L'autopsie démontra plus tard que cette tumeur était le colon lui-même, prodigieusement dilaté audessus d'un rétrécissement causé par des brides cicatricielles dans le petit bassin. La malade avait succombé à une péritonite généralisée de nature tuberculeuse.

de dehors en dedans ; on fait un nombre suffisant de points de suture à droite et à gauche, à la distance d'un demi-centimètre environ, et l'on divise l'intestin entre les deux rangs de points de suture, dans l'étendue de 2 centimètres au plus [1]. »

C'est à un procédé analogue qu'a eu recours récemment encore M. Richet. Cet habile chirurgien ne met pas moins de dix à quatorze points de suture autour de la plaie intestinale. Il se sert de fils métalliques [2], mais, à moins d'urgence, avant d'ouvrir l'intestin, il attend cinq ou six heures, afin de laisser à l'inflammation adhésive le temps d'unir le péritoine pariétal au péritoine viscéral.

L'établissement d'un anus inguinal est indiqué dans les cas où l'on soupçonne une dégénérescence étendue de l'intestin et quand on a lieu de craindre que le colon ne soit envahi par le néoplasme au point où l'on devrait l'inciser dans la colotomie lombaire. C'est aussi pour cette raison que l'opération a été pratiquée quelquefois sur le cæcum, comme dans le cas de Pillore. M. Chassaignac serait même d'avis de toujours opérer à ce niveau. Mais ce serait là, il me semble, diminuer et sans profit le champ des fonctions d'absorption intestinale. Ajoutons enfin que Fine et Dupuytren ont proposé d'établir l'anus artificiel au devant de la région lombaire. Fine a même fait, paraît-il, un anus sur le colon transverse. Quelles que soient les raisons qui aient pu déterminer ces célèbres opérateurs à

[1] On a proposé jadis de pratiquer la colotomie en deux temps, soit en divisant petit à petit la paroi abdominale, pour laisser à des adhérences le temps de se former, soit en cherchant, à l'aide des caustiques, à déterminer des adhérences entre l'intestin et le péritoine pariétal. Cette méthode, défendue cependant par Beyre et Marchal de Calvi, n'est pas restée dans la pratique, car les faits ont prononcé contre elle.

[2] *De l'Opportunité de l'anus artificiel dans les cas de tumeurs du rectum*, par E. Richard. Paris, 1875.

opiner de la sorte, je crois que leur exemple n'est pas à imiter, surtout quand les patients sont de pauvres cancéreux, car ce que nous recherchons en faisant la dérivation des matières stercorales chez ces incurables, c'est l'*euthanasie*, or, quand le cancer né dans la région inférieure du rectum s'est propagé déjà à une distance telle qu'il en faut venir à de pareils moyens, la mort est assez prochaine pour rendre inutile même au soulagement toute tentative opératoire.

3° *Traitement curatif.* — Il en est des cancers du rectum comme de ceux des autres régions : le seul moyen de les guérir consiste à les enlever aussi complétement que possible. Quand la tumeur a pour siége la *marge de l'anus,* qu'elle se présente avec ces caractères de bénignité relative qui nous l'ont fait comparer au cancroïde labial, il faut en pratiquer hardiment l'excision, soit à l'aide du bistouri, soit avec l'écraseur linéaire, ou mieux, à l'aide de deux ligatures élastiques ; on peut ensuite tenter la réunion, ou, s'il y a lieu de craindre un rétrécissement consécutif de l'anus, on pratiquera certaines opérations autoplastiques, dont il est impossible d'indiquer les règles, *a priori*, mais qui presque toutes consisteront à suturer la muqueuse rectale à la peau. Nous ne saurions trop recommander au chirurgien qui se déciderait à pratiquer une opération de ce genre de s'assurer, avant de faire la suture, d'une hémostase aussi parfaite que possible. Autrement, il verrait se produire, sous la muqueuse rectale et dans le tissu cellulaire ambiant, de vastes infiltrations sanguines qui plus tard pourraient devenir le point de départ d'accidents phlegmasiques diffus.

L'extirpation du cancroïde anal est une opération en général de peu de gravité, son effet immédiat est satisfaisant. Quant aux résultats définitifs, nous ne sommes point en mesure de les indiquer d'une manière précise, mais quelques faits bien observés prouvent qu'il peuvent être durables. On cite plusieurs malades qui, revus plusieurs années après l'opération, n'avaient encore pas de récidive [1]. Malheureusement, je le répète, le cancroïde anal est la forme la plus rare des cancers de cette région ; sa rareté est même telle que Boyer, après de longues années de pratique, a pu se demander si jamais on avait opéré dans les conditions qui viennent d'être supposées et qui d'après lui sont les seules dans lesquelles l'intervention opératoire soit rationnelle.

Quand les tumeurs malignes ont pour siége le rectum lui-même, c'est-à-dire lorsqu'elles sont situées au-dessus du sphincter, l'extirpation du néoplasme seul, en respectant l'organe malade, est encore possible dans bien des circonstances ; pour les déterminer plus aisément, on a voulu créer un grand nombre de variétés, décrire des cancers annulaires, en plaque, en noyaux, en gimblette, etc... Mais quelle que soit la fécondité de leur imagination, les auteurs n'arriveront jamais à concevoir autant de types que la nature en a créés ; aussi, de toutes ces descriptions qu'il serait fastidieux de reproduire, ne ferons-nous ressortir qu'un seul enseignement, c'est que l'extirpation des tumeurs malignes du rectum est formellement indiquée toutes les fois qu'elles sont encore mobiles sur les parties profondes et que la tunique musculaire n'est pas envahie. Pour les enlever, il suffira parfois de dilater le sphincter avec un spéculum, à travers lequel on pratiquera, selon les cas, soit une ligature simple ou élastique, soit une dissec-

[1] Il est probable que, parmi les trente cas d'extirpation du rectum que Dieffenbach mentionne comme ayant été couronnés de succès, il doit y avoir un grand nombre de cancroïdes enlevés dans les conditions que nous venons d'indiquer.

tion minutieuse à l'aide du bistouri (en liant, au moment même où ils sont divisés et avant d'avoir complété la section, les vaisseaux sanguins), soit l'application d'une chaîne d'écraseur ou de l'anse galvano-caustique.

Quelquefois vous pourrez tenter une suture profonde, dans d'autres cas vous aurez à faire le tamponnement du rectum immédiatement après l'excision, pour arrêter une hémorrhagie en nappe.

Mais, dans des cas malheureusement beaucoup plus nombreux, l'ablation du néoplasme ne sera possible qu'après avoir largement débridé le sphincter et provoqué artificiellement le prolapsus de la muqueuse malade. En pareille circonstance on fera bien de sectionner l'anneau musculaire soit à l'aide de l'écraseur, soit à l'aide de la galvanocaustie. C'est en combinant ces deux méthodes que dernièrement Verneuil a pu pratiquer l'excision de lambeaux très-étendus dans le rectum.

Mais dans la plupart des cas, la lésion est diffuse, étendue, et la muqueuse dégénérée adhère aux parties profondes. On ne pourra donc alors dépasser les limites du mal qu'en extirpant l'organe tout entier, en un mot en faisant l'ablation du rectum.

Cette opération audacieuse, dont les auteurs anciens avaient même nié la possibilité, a été conçue pour la première fois par Lisfranc, qui en a fixé les indications, réglé le manuel opératoire, qui enfin l'a mise à exécution sur le vivant et plusieurs fois avec succès.

J'ai déjà dit, à propos des grands abcès du fondement, que d'après certains auteurs le célèbre chirurgien de la Pitié n'aurait fait que réhabiliter une opération pratiquée jadis par Faget. Nous avons cité (p. 39) les termes dans lesquels Faget lui-même fit le récit de son opération devant l'Académie royale de chirurgie. Or, en relisant ce passage, si court, si obscur, et surtout en nous reportant à ce qui est écrit quelques lignes plus loin dans le mémoire original, il est facile de se convaincre que non-seulement Faget n'a pas eu l'intention qu'on lui prête, mais qu'il n'a même pas extirpé le rectum comme on se plaît à le répéter; il n'a fait que l'exciser incomplétement, et probablement sur un de ses côtés seulement. Au reste, il nous le dit lui-même : « *Presque tout* le sphincter ou le plan des fibres circulaires qui entourent le rectum a été amputé. » Là où Faget a écrit *presque*, pourquoi donc vouloir lire *tout* [1] ?

Au reste, on ne se borna pas à contester à Lisfranc la priorité de sa découverte, on déclara que l'opération proposée par lui était presque toujours impraticable, et l'on insinua qu'il l'avait préconisée par la bouche de ses élèves dans des cas où il serait absolument impossible de la terminer. Les audaces de la chirurgie contemporaine ont démontré qu'il n'est pas toujours facile d'être prophète, même en pays ennemi [2].

Puis sont venues les objections au point de vue des suites éloignées de l'extirpation du rectum, et avant même qu'il fût possible de savoir si la récidive est à craindre après l'opération, on discutait déjà dans de longues dissertations

1. C'était là, du reste, un procédé assez à la mode à l'époque dont nous parlons. On se rappelle encore à Lyon que certains professeurs parisiens cherchèrent à contester à Gensoul la priorité de l'extirpation totale du maxillaire supérieur, parce que d'autre savant lui avaient, en arrachant pièce à pièce certaines tumeurs, enlevé des portions plus ou moins considérables de cet os.

2 Nous lisons, en effet, dans la thèse de concours de Vidal : « Il n'y aurait pas seulement de grandes difficultés dans l'opération, il y aurait *impossibilité* chirurgicale de l'achever si le cancer avait envahi la cloison recto-vaginale ou la prostate et l'urèthre. » Et bien, Demarquay a enlevé en même temps que le rectum la prostate et l'urèthre, et le malade a résisté à l'opération, et l'observation de Demarquay est loin d'être unique dans la science. Nous aurons à parler plus loin de celle de Nussbæum.

sur les inconvénients de l'incontinence permanente des matières fécales, sur la probabilité des rétrécissements consécutifs, etc., etc.

Aujourd'hui, en dépit de toutes ces attaques, l'opération de Lisfranc est journellement pratiquée par la plupart des chirurgiens français et allemands, et dans des circonstances où Lisfranc lui-même n'avait pas osé conseiller l'intervention. Mais, à vrai dire, les procédés opératoires se sont singulièrement multipliés et perfectionnés depuis lors. Pour les décrire plus facilement je les rangerai sous cinq chefs, à l'exemple de M. Marchand [1], qui a publié sur ce sujet un travail très-remarquable, et que nous ne saurions trop recommander à l'attention de nos lecteurs. Il renferme, en effet, exposés avec concision et clarté, des documents nombreux et assez importants, mais que nous n'oserions accumuler dans ce chapitre déjà trop long peut-être. Ces méthodes opératoires sont : 1° l'extirpation par l'instrument tranchant; 2° la ligature; 3° l'écrasement linéaire; 4° la ligature extemporanée; 5° l'extirpation par l'anse galvano-caustique combinée avec l'écrasement linéaire.

A. *Extirpation par l'instrument tranchant.* — Lorsque pour la première fois Lisfranc tenta d'enlever le rectum cancéreux, il essaya d'en provoquer préalablement le prolapsus. Pour y arriver, il introduisit dans sa cavité une compresse pliée qu'ensuite il bourra de charpie, puis retira brusquement. Cette manœuvre ayant échoué, il attira le rectum au dehors à l'aide du doigt recourbé en forme de crochet, et l'excisa avec de forts ciseaux. Il y eut immédiatement une très-forte hémorrhagie; plus tard Lis-

[1] *Étude sur l'extirpation de l'extrémité inférieure du rectum*, par A.-H. Marchand. J.-B. Baillière. Paris, 1873.

franc créa son procédé et le fit connaître à l'Académie de médecine dans les termes suivants :

Le malade est placé comme si on voulait pratiquer l'opération de la taille latéralisée. Le chirurgien fait, à un pouce environ de l'anus, deux incisions semi-lunaires, qui, divisant les parties jusqu'aux couches superficielles du tissu cellulaire, se réunissent en arrière et en avant du rectum ; on dissèque ensuite en dirigeant le bistouri perpendiculairement sur l'intestin qui est isolé de toutes parts. Le doigt indicateur, à demi fléchi, est introduit dans sa capacité : il exerce sur lui des tractions qui le font saillir en bas et qui peuvent mettre la membrane muqueuse seule ou presque seule malade, dans un grand état de procidence. Ainsi, il est fort aisé avec les ciseaux courbes sur le plat, ou avec le bistouri, d'en reséquer une très-grande étendue ; et lors même que le cancer occuperait toute l'épaisseur des parois de l'intestin, pourvu qu'il ne s'élève pas à plus d'un pouce au-dessus de l'anus, on pourrait encore renverser le rectum sur lui-même, de manière à mettre toute la maladie à découvert ; on incise alors parallèlement à l'axe du tronc, la portion renversée de l'intestin, et l'on excise avec de forts ciseaux courbes sur le plat.

Le cancer a-t-il envahi la totalité des tuniques de l'intestin, et quelques couches des tissus qui l'environnent ? Il faut après avoir fait les deux incisions semi-lunaires et après avoir disséqué la partie inférieure du rectum dans toute sa circonférence, pratiquer avec de forts ciseaux droits, dirigés sur le doigt indicateur introduit dans l'intestin, une incision parallèle à son axe et qui, intéressant toute son épaisseur, est prolongée jusqu'au-dessus des limites du mal ; on la fait sur la partie postérieure du rectum où l'on rencontre moins de vaisseaux et où l'on a moins à craindre de blesser le péritoine ; cette incision a le grand avantage de permettre de dérouler l'intestin et de montrer la maladie dans toute son étendue ; si trop de sang le masque, on met dans la plaie, pendant deux ou trois minutes, une éponge imbibée d'eau froide, et on peu opérer ensuite comme sur le cadavre : plusieurs érignes sont fixées sur la partie inférieure du canal intestinal afin de la tenir abaissée. Lorsqu'on opère chez la femme, les doigts d'un aide, placés dans le vagin, sont très-utiles : chez l'homme, une sonde est introduite dans la vessie, on la confie à un chirurgien intelligent ; on procède ensuite à la dissection du cancer, bien plus difficile sans contredit, sur le vagin et sur l'urèthre ; elle est longue, laborieuse, elle exige un grande patience et beaucoup d'habitude des opérations. Autant que possible, je lie les vaisseaux à mesure que je les ouvre, mais quand la maladie bien disséquée ne tient encore à l'économie que par la partie saine de l'intestin, il paraît beaucoup plus simple de l'enlever en un ou deux coups de ciseaux: toujours alors le rectum, soustrait aux tractions que l'on exerçait sur lui, remonte très-haut et les artères renfermées dans son épaisseur fournissent une hémorrhagie inquiétante, qui peut exiger le tamponnement, dont il serait inutile de signaler les inconvénients et les dangers. Voulez-vous d'une manière certaine vous rendre maitre du sang? Coupez circulairement par petites parties, au fur et à mesure qu'un vaisseau est ouvert, liez-le pendant que vous tenez l'intestin abaissé : lorsque la section est presque achevée, comprimez, avec le pouce et l'indicateur, les tissus sur lesquels elle doit être terminée, s'il y a une artère vous la sentirez battre, vous la mettrez à découvert, vous ferez la ligature et vous couperez au-dessous [1].

En suivant le procédé de Lisfranc, ce qu'il y a le plus à redouter, comme le dit si bien son auteur, c'est le retrait de l'intestin, après sa section, du côté de la cavité abdominale. Quel que soit, en effet, le soin minutieux que l'on ait pu mettre à lier les vaisseaux, on doit supposer néanmoins la possibilité des hémorrhagies secondaires, contre lesquelles on serait absolument désarmé en pareil cas. Certaines autopsies ne l'ont, du reste, que trop bien prouvé a l'époque dont nous parlons. On devait aussi se demander comment serait comblée cette immense plaie annulaire étendue entre les bords des incisions cutanées semi-lunaires et la section de l'intestin. La cicatrisation ne devait-elle pas être fatalement suivie d'un rétrécissement incurable?

Procédé de Velpeau. — C'est pour obvier à ces inconvénients que Velpeau eut l'idée de réunir les bords de la plaie intestinale à la peau à l'aide d'un certain nombre de points de suture. Pour cela, après avoir, suivant les préceptes donnés par Lisfranc, terminé la dissection du rectum, il le fendait en arrière ; puis, s'armant d'une aiguille courbe, il passait une série de fils de haut en bas ou du

[1] *Mémoire sur l'excision de la partie inférieure du rectum devenue carcinomateuse*, par Lisfranc; in *Mémoires de l'Académie royale de médecine*, t. III, p. 296. Paris, 1833.

rectum vers la peau, au-dessus de la région dégénérée, qui était reséquée à l'aide du bistouri ou des ciseaux. On complétait ensuite la réunion de la plaie en rapprochant et nouant ces fils. En Allemagne, on se sert, pour pratiquer cette suture, de fils absorbables (corde à boyaux phéniquée).

Procédé de Denonvilliers. — Pour faciliter la dissection du rectum, aux deux incisions elliptiques qui doivent circonscrire l'anus, Denonvilliers en ajoute une troisième, rectiligne, partant de la commissure postérieure de l'anus pour venir se terminer au niveau de la pointe du coccyx. L'intestin était ensuite disséqué comme dans le procédé de Lisfranc, puis on le fendait, suivant sa longueur et en arrière, à l'aide de forts ciseaux, afin de mettre à nu toutes les parties malades. Après s'être exactement rendu compte des limites et du degré d'adhérences de la dégénérescence, Denonvilliers terminait en séparant les parties malades à l'aide d'une section transversale. Grâce à l'incision ano-coccygienne, l'opérateur se trouve en présence d'une plaie largement ouverte, au fond de laquelle il peut agir à ciel ouvert, lier sans difficulté les artères immédiatement après leur division.

B. *Ligature lente.* — Cette méthode a été inaugurée par Récamier. Elle est extrêmement ingénieuse et doit donner, au point de vue de l'hémorragie, une grande sécurité au chirurgien ; mais elle inflige au patient des douleurs telles qu'on l'a absolument abandonnée. Au reste, que le lecteur en juge par ce qui se passa chez l'unique opérée de Récamier, qui finit cependant par s'en tirer. « L'opération dura près d'une heure et arracha à la malade des cris si aigus, si multipliés, qu'ils ressemblaient à de la frénésie... Les douleurs nerveuses furent si considérables que la malade se tordait, criait sans cesse et avait des moments de délire. En douze heures, elle avait pris vingt-cinq gouttes de laudanum, et ses douleurs ne cessaient pas. L'afflux qu'avait déterminé l'opération vers les organes génitaux déterminait une dysenterie et un besoin d'uriner qui obligeaient à la sonder à chaque instant, mais ses urines coulaient à peine[1]... »

C'en est assez, je suppose, sur ce malheureux procédé, auquel Chassaignac devait substituer bientôt l'écrasement linéaire, qu'on a pu considérer pendant de nombreuses années comme la méthode la plus expéditive et la plus sûre pour l'extirpation du rectum.

C. *Écrasement linéaire.* — Avant d'en arriver à ce résultat, M. Chassaignac a été longtemps arrêté par la très-grande difficulté qu'il y a à pédiculiser les parties qui doivent être emportées par l'écraseur. On sait, en effet, que l'écrasement linéaire n'est applicable qu'après pédiculisation préalable. Voici quel manuel opératoire l'auteur a suivi dans la plupart de ses opérations : 1° s'armant d'un fort trocart très-courbe, il l'a plongé immédiatement en avant de la pointe du coccyx. L'instrument, après avoir pénétré dans le rectum, au-dessus de la région malade, l'a traversé de part en part pour venir ressortir au périnée à quelques centimètres en avant de la marge de l'anus. Il est quelquefois impossible, quand le cancer remonte très-haut, de traverser ainsi de part en part le rectum à l'aide d'un seul trocart. L'auteur conseille alors de faire passer à travers la canule du trocart, introduit jusque dans la cavité rectale, une bougie fine destinée à entraîner un fil que l'on fait ressortir par l'anus et qui, de la sorte, se trouve à cheval sur la moitié postérieure du rectum par une manœuvre analogue, et, à l'aide d'un deuxième trocart,

[1] Thèse de Massé. Paris, 1842.

on place en avant un second fil, qui est à cheval sur la moitié antérieure de l'intestin. On a donc deux anses, dont chacune a un chef qui pend à travers l'anus. Ces deux chefs sont réunis, et ainsi se trouve formée une anse unique à l'aide de laquelle on peut entraîner la chaîne de l'écraseur; 2° introduction de la chaîne de l'écraseur, qui est graduellement serrée jusqu'à division complète du rectum en deux moitiés latérales; 3° chacune de ces deux moitiés sont à leur tour pédiculisées à l'aide d'aiguilles ou trocarts introduits à leur base, et au-dessus desquels on place un lien constricteur; 4° application de la chaîne de l'écraseur et excision de toutes les portions pédiculisées. Grâce à ce procédé, M. Chassaignac a eu, paraît-il, de très-nombreux succès, c'est, du moins, ce que semble indiquer la phrase suivante que je lis dans son *Traité des opérations chirurgicales :* « L'excellent résultat que m'a donné ce mode opératoire, dans ce cas et dans une *foule d'autres opérations* faites depuis, me paraît de nature à fixer définitivement ce point de pratique. » Il est à regretter, assurément, que nous n'ayons pas de détails sur cette *foule d'opérations ;* mais il n'en est pas moins vrai que l'application de l'écrasement linéaire à l'ablation du cancer rectal a réalisé un véritable progrès. En effet, sans donner à l'opérateur une absolue sécurité, l'instrument met cependant suffisamment à l'abri des hémorrhagies pour permettre de mener l'opération à bonne fin, et comme la plaie est large et béante, il serait presque toujours possible, en cas d'hémorrhagie secondaire, de pratiquer à ciel ouvert la ligature du vaisseau divisé.

Mais n'oublions pas d'un autre côté que la pédiculisation est impossible dans des cas où la dégénérescence, quoique très-élevée, pourrait cependant encore être attaquée avec succès. Elle est également impraticable quand le cancer affecte avec la prostate ou le vagin des rapports trop intimes, car il faut faire alors des dissections minutieuses et pour lesquelles le bistouri est indispensable. Il faut aussi se rappeler que les culs-de-sac du péritoine se rencontreront parfois dans votre champ opératoire, que par conséquent vous aurez à décoller la séreuse tout en ménageant son intégrité, toutes manœuvres qu'il est absolument impossible d'exécuter avec une chaîne d'écraseur. Enfin, lorsque le cancer est diffus, lorsque ses limites sont incertaines du côté du tissu cellulaire, ambiant, l'écrasement linéaire est encore contre-indiqué, car il faut voir les tissus que l'on enlève et surtout ceux qu'on laisse ; il faut apprécier leur couleur, leur consistance. Mais, me sera-t-il répondu, ne pourrez-vous pas après l'opération, en explorant à l'aide du doigt le fond de la plaie, vous rendre compte de l'état des tissus ? Rien ne sera plus simple alors que d'enlever ce qui paraîtra suspect. Et bien, cette exploration après l'écrasement linéaire ne donnera jamais que des résultats incertains. L'action essentiellement irrégulière de la chaîne de l'écraseur amène inévitablement la production de nodules plus ou moins durs et rénitents, de sorte que souvent les tissus *écrasés* ont la même consistance que les tissus *cancéreux*.

D. *Ligature extemporanée.* — Cette méthode, qui appartient à Maisonneuve, ne diffère en rien de l'écrasement linéaire. Ce n'est qu'une question de manuel opératoire qui distingue la ligature extemporanée. Au lieu d'une chaîne, Maisonneuve emploie une forte ficelle de chanvre. Voici par quel procédé fort ingénieux il arrive à étreindre la base de la tumeur : 1° le malade étant couché sur le dos les cuisses relevées, une incision circulaire ne comprenant que l'épaisseur de la peau est conduite tout autour de l'orifice anal ; 2° à l'aide d'un stylet aiguillé ou mieux d'une aiguille de Récamier, le chirurgien passe en dehors de la tumeur une série de fils distants les uns des autres de 2 centimètres et dont l'extrémité est ramenée au dehors par l'orifice anal, l'autre restant pendante dans l'incision circulaire; 3° ces fils, qui constituent une série d'anses qui embrassent de distance en distance la tumeur, servent à guider le cordon constricteur. — Pour cela le chirurgien prend une forte ficelle sur laquelle il attache, tous les 40 centimètres, un des chefs internes de ces fils conducteurs. En exerçant ensuite une traction sur le chef externe de chacun d'entre eux, on entraîne la ficelle dans le rectum et on la fait ressortir au dehors dans la plaie, sous forme d'anse. Cette anse est immédiatement coupée. Il en résulte, quand chacun de ces fils a entraîné de la sorte une anse de ficelle, une série d'arcades à concavité inférieure, qui circonscrivent de toutes parts la tumeur; 4° les chefs de ces anses sont passés dans des serre-nœud, et, graduellement, successivement et avec lenteur, chaque anse est petit à petit resserrée jusqu'au moment où la tumeur se détache tout entière, laissant une profonde excavation. Cette méthode a donné jusqu'ici des résultats tout à fait analogues à ceux de l'écrasement linéaire.

E. *Galvanocaustie.* — On peut se servir soit de l'anse galvanique, soit du couteau, soit enfin d'un écraseur dont la chaîne est traversée par un courant électrique pendant toute la durée de l'opération; je crois même que, d'une manière générale, on ferait bien de se servir toujours d'un écraseur galvanique toutes les fois que l'on aura recours à l'écrasement linéaire.

L'introduction des fils de platine de l'anse galvanique destinée à segmenter la tumeur en un certain nombre de tronçons, qui sont ensuite détachés avec le même instrument, se fait au moyen de manœuvres analogues à celles dont il vient d'être question à propos de la ligature extemporanée. Mais n'oublions pas que l'opération doit être conduite avec une extrême lenteur, et que jamais il ne faut laisser rougir à blanc l'anse métallique qui divise les tissus. Ce serait exposer le patient à des hémorrhagies aussi redoutables que lorsque l'on opère par l'instrument tranchant. Avec l'écraseur galvanique, dont la chaîne peut donner passage, soit à un courant thermique, soit à un courant purement chimique, ou avec l'anse de Middeldorf, on peut opérer avec sécurité, et les suites immédiates de l'opération sont le plus ordinairement très-simples, mais au point de vue de la précision ces deux procédés n'ont pas une bien grande supériorité sur l'écrasement et la ligature, aussi est-il préférable de se servir du couteau galvanique, avec lequel le chirurgien dissèque les tissus *à sec,* et avec autant de sûreté que s'il tenait en main l'instrument tranchant. Voici, du reste, le procédé suivi par M. Verneuil, qui a combiné l'écrasement linéaire avec la galvanocaustie.

Premier temps. — A l'aide d'un ou deux trocarts courbes, une chaîne d'écraseur passant au-dessus des limites supérieures du cancer est introduite immédiatement en avant de la pointe du coccyx et vient ressortir au périnée. A l'aide de cette chaîne, le rectum dégénéré est divisé en deux moitiés latérales (comme dans le procédé de Chassaignac).

Deuxième temps. — A l'aide du couteau galvanique, porté à une température hémostatique, le chirurgien dissèque à petits coups et lentement chacune des deux moitiés du rectum malade. Cette dissection peut se faire presque sans verser une goutte de sang.

Troisième temps. — Lorsque les deux moitiés de la tumeur n'adhèrent plus aux parties ambiantes que par deux lambeaux de tissus sains, une chaîne d'écraseur est appliquée à la base de chacun de ces lambeaux et l'on achève ainsi leur excision.

On comprend facilement tous les avantages de cette méthode opératoire à la fois sûre et précise ; aussi devons-nous, jusqu'à plus ample informé, la considérer comme la meilleure. Peut-être, cependant, serait-il possible, à l'aide de la ligature élastique, d'opérer avec la même sécurité, tout en infligeant au patient un moindre traumatisme. Je n'ai fait jusqu'ici que des excisions partielles à l'aide du fil de caoutchouc. Dans un cas, j'ai même enlevé toute la cloison recto-vaginale et deux ligatures embrassant la tumeur ont été suffisantes : les suites immédiates ont été très-simples, il n'y a presque pas eu de réaction générale, mais pendant les deux ou trois premières heures les douleurs ont été assez vives.

En présence des nombreuses méthodes dont nous venons d'exposer les principes, il est évidemment difficile de porter un jugement sur la valeur de l'extirpation du rectum, surtout s'il nous fallait exprimer par des chiffres le coefficient de mortalité de cette opération. Il est en effet démontré que, pratiquée à l'aide de l'instrument tranchant, par les procédés de Lisfranc ou de Velpeau, l'ablation du rectum est extrêmement dangereuse, car l'hémorrhagie primitive est considérable et il reste une plaie vaste et anfractueuse. Aussi les premiers résultats furent-ils assez peu satisfaisants : sur neuf opérés, Lisfranc en perdit trois, et ses contemporains ne furent guère plus heureux. Mais déjà les modifications apportées au manuel opératoire par Velpeau et Denonvilliers diminuèrent beaucoup cette mortalité, et, grâce au perfectionnement des méthodes modernes, l'extirpation du rectum est aujourd'hui une opération assez innocente pour que l'on n'hésite pas à la pratiquer toutes les fois qu'elle est possible.

Mais c'est là précisément le point sur lequel la pratique n'est pas encore fixée. Les uns en effet se refusent à entreprendre, pour remédier à une lésion qui doit récidiver presque fatalement, une opération chanceuse et dont les suites peuvent être rapidement mortelles, aussi ne tentent-ils d'enlever que les cancers situés très-bas, et qui, par conséquent, sont facilement accessibles aux divers moyens opératoires. Les autres, au contraire, comme Nussbaum, Demarquay, Simon, etc., attaquent audacieusement les tumeurs les plus élevées, les plus diffuses, emportant au besoin les organes voisins s'ils sont atteints par la dégénérescence, et ne sont arrêtés ni par la vessie, ni même par le péritoine.

Eh bien, si nous nous reportons au texte du premier mémoire de Lisfranc, si nous examinons les conditions dans lesquelles il conseillait l'opération, celles dans lesquelles il la croyait seulement possible, nous voyons que les règles tracées par lui sont encore celles auxquelles il sera le plus sage de se conformer : « 1° Il faut, qu'avec le doigt indicateur, on puisse dépasser les limites supérieures du mal qui a résisté à l'usage de tous les autres moyens ordinaires et qui menace le malade d'une mort certaine ; 2° on s'assurera autant que possible de l'épaisseur du cancer autour du rectum. Quand le tissu cellulaire qui environne la partie inférieure du canal intestinal est sain, l'intestin est mobile et se laisse abaisser : notre opinion est qu'alors *on doit opérer*. Lorsque au contraire le cancer s'étend beaucoup plus loin et qu'il remonte d'ailleurs assez haut, *je laisse à l'expérience le soin de décider la question*[1]. »

Accidents et complications. — Les accidents qui peuvent survenir pendant l'extirpation du rectum sont :

[1] Lisfranc, *loc. cit.*, p. 294.

L'hémorrhagie. — Elle est surtout à redouter lorsque l'on s'attaque à des tumeurs mal limitées et dont les prolongements s'étendent à une certaine hauteur dans l'intestin. En pareil cas il faut disséquer le néoplasme *in situ*, car il est absolument impossible de l'abaisser et de l'attirer au dehors ; on conçoit combien alors il doit être difficile d'aller au fond de la plaie anfractueuse que l'on vient d'ouvrir, saisir et lier les vaisseaux d'où s'échappe le sang. Ajoutons qu'en pareil cas ces vaisseaux déjà très-volumineux à l'état normal, prennent un développement considérable, et qui n'est pas toujours en rapport avec le volume et l'étendue de la dégénérescence. Lisfranc et plus tard Dolbeau ont signalé des cas dans lesquels ces artères avaient acquis un volume tel que si leur ligature n'avait pas été promptement exécutée, l'hémorrhagie eût été rapidement mortelle.

S'il est difficile de lier les vaisseaux quand l'abaissement du rectum ne peut être obtenu, cette ligature peut encore présenter de sérieuses difficultés alors que cet abaissement est possible. C'est qu'en tirant sur l'intestin préalablement disséqué, le chirurgien suspend involontairement la circulation dans les artères divisées ; l'hémorrhagie semble alors s'arrêter et l'on ne peut plus en découvrir la source, mais à peine les parties sont-elles abandonnées à elles-mêmes que l'intestin remonte dans le bassin et le sang coule de nouveau au fond de la plaie [1]. Il faut alors absterger rapidement la région malade et aller, à l'aide de pinces hémostatiques, saisir *in situ* le vaisseau divisé. On ne serait autorisé à pratiquer le tamponnement qu'en cas de mort imminente. Mais alors gardez-vous d'accumuler dans

[1] Raison puissante pour préférer les agents d'attraction au-dehors avec lesquels l'opérateur peut, à son gré, amener et laisser remonter alternativement l'intestin.

l'extrémité inférieure de l'intestin des tampons hémostatiques. En agissant de la sorte vous ne feriez qu'aggraver la situation. L'écoulement des liquides pathologiques et des matières fécales ne pourrait plus se faire librement, et souvent vous transformeriez l'hémorrhagie externe que vous pouvez voir et combattre en une perte interne que vous ne soupçonneriez que trop tard, ou bien il se produirait de vastes suffusions sanguines dans le tissu cellulaire pelvien. C'est pour cette raison que les chirurgiens se sont efforcés de pallier l'hémorrhagie sans obstruer le rectum, et pour remplir cette indication, nombre de canules ont été imaginées (canules de Mandt, de Péan, etc.), qui toutes sont copiées sur celle que Dupuytren introduisait dans le périnée après la taille.

Dans quelques cas aussi l'on a dû recourir au cautère actuel pour combattre l'hémorrhagie, mais avant d'en venir à l'application du feu, le chirurgien doit explorer avec soin la région, et au besoin, protéger, à l'aide d'un tampon de charpie imbibée d'eau froide, les parties profondes de la plaie, car ce ne serait pas impunément que l'on cautériserait au fer rouge les culs-de-sac péritonéaux.

La *blessure des organes voisins.* — Dans quelques circonstances relativement fréquentes, le chirurgien se verra dans la nécessité d'emporter une partie de la cloison recto-vaginale, car très-souvent la dégénérescence l'envahit dans toute son épaisseur, mais souvent aussi c'est en disséquant le néoplasme qu'involontairement il ouvrira la cavité vaginale.

En général, cet accident n'a que peu de gravité, et si, pour extirper plus complétement la lésion, on n'avait pas d'autres risques à courir, je crois qu'il n'y aurait pas lieu d'hésiter, car on peut toujours alors, si la perte de substance n'est pas trop étendue, pratiquer immédiatement une suture pour éviter la formation d'une fistule stercorale.

Mais il est arrivé aussi, à nombre d'opérateurs, de blesser soit l'urèthre soit la vessie chez l'homme. A ne juger les choses que par le raisonnement, on pourrait croire qu'un pareil accident doit avoir les conséquences immédiates les plus funestes; et bien, l'étude des faits nous démontre qu'il n'en est rien. S'agit-il de la blessure de l'urèthre, la cicatrisation de ce canal s'opère rapidement, et si l'on a soin de pratiquer le cathétérisme en temps opportun, on peut même prévenir le rétrécissement et le cours normal des urines est assez promptement rétabli [1]. Si, au contraire, la perte de substance étant trop considérable, il persiste une fistule uréthro-rectale, la muqueuse du rectum se modifie et la miction s'exécute par l'anus, volontairement et sans plus de douleur que si la fonction s'accomplissait par ses voies naturelles. Le malade accroupi remplit d'abord d'urine son rectum, puis cet organe, réagissant à son tour, expulse au dehors le liquide excrémentiel, quelquefois même sous forme de jet. Cependant, hâtons-nous d'ajouter que si les choses se passent de cette manière le plus ordinairement (s'il est permis de se servir d'une pareille expression quand il s'agit de faits aussi rares), il n'en est pas moins vrai que le contact de l'urine avec la plaie qui résulte de l'opération suffira dans bien des cas pour faire éclater les phénomènes phlegmasiques les plus graves et déterminer rapidement la mort.

La blessure de la vessie est sans doute beaucoup plus

1 Pendant les premiers jours qui suivent l'opération, il peut y avoir des phénomènes de rétention d'urine, et cela sans que les organes urinaires aient été blessés. Je crois qu'en pareil cas il vaut mieux recourir aux ponctions capillaires qu'au cathétérisme, et cela pour les raisons que nous avons exposées au chapitre des hémorrhoïdes.

dangereuse, mais elle n'est point incompatible avec la conservation de l'existence. Faut-il, pour le prouver, rappeler ici que Nussbaum a vu survivre pendant trois années un homme chez lequel il avait dû extirper, en même temps qu'une longueur d'environ quatre pouces de rectum, la prostate tout entière avec la partie du canal de l'urèthre et une portion de la vessie correspondant à son col. D'autre part, plus d'un opérateur a blessé involontairement cet organe pendant la dissection du rectum malade, et malgré cet accident, les suites immédiates n'ont pas été aussi désastreuses qu'on aurait pu le craindre. Rappelons à ce sujet que lorsque, après la blessure de la vessie, on voit tardivement se rétablir le cours normal des urines, il n'y a pas lieu de s'en réjouir, car cette apparente oblitération de la fistule peut être due à une récidive cancéreuse, les bourgeons de nouvelle formation venant momentanément combler l'orifice recto-vésical.

Nous devons encore signaler en passant la *blessure de l'utérus*, qui n'est, du reste, possible que dans les cas où le diagnostic n'ayant pas été établi avec une suffisante précision, le chirurgien a entrepris une opération impraticable. On sait, du reste, que sur la matrice il suffit parfois d'un traumatisme léger et tout à fait insignifiant en apparence pour faire éclater soudainement des phénomènes nerveux graves ou une inflammation aiguë généralisée du péritoine.

Quant à la blessure de cette séreuse, c'est sans contredit, de tous les accidents immédiats inhérents à l'extirpation du rectum, celui qui entraîne les conséquences les plus funestes.

Je sais bien que, dans certains cas exceptionnels, quelques chirurgiens ont eu le bonheur de voir survivre leurs patients malgré l'ouverture et même l'excision d'une partie des culs-de-sac péritonéaux, mais, je le répète, ce sont là des exceptions, et dans presque tous les cas publiés jusqu'ici, partout où l'on voit écrit : *blessure du péritoine*, on est sûr de pouvoir lire aussi, quelques lignes plus loin : *péritonite aiguë et mort rapide*. Aussi, quand on doit enlever des portions considérables de rectum et pratiquer ces opérations hardies auxquelles nous avons déjà fait allusion, fera-t-on bien de suivre l'exemple de Kocher qui, pour attaquer à ciel ouvert l'organe malade et assurer le libre écoulement du pus, a reséqué le coccyx avant de s'attaquer au rectum, imitant ainsi le procédé créé par Verneuil, pour faciliter l'ouverture d'un anus périnéal chez les enfants imperforés.

C'est qu'il est d'autant plus indispensable de ménager l'intégrité de la séreuse, que son ouverture n'entraîne pas seulement la péritonite, mais encore l'issue des anses intestinales à travers la plaie. On conçoit facilement qu'un pareil accident, contre lequel l'art resterait presque absolument désarmé, serait fatalement suivi de mort.

Quant à la simple dénudation de la séreuse, nous avons vu plus haut qu'elle était loin d'avoir la même gravité, et pour le prouver encore mieux, je rappellerai que Nussbaum a vu chez deux malades les culs-de-sac péritonéaux déprimés par des anses intestinales, faire saillie au fond de la plaie, tandis qu'il tirait sur le rectum excisé pour réunir ses bords à la peau. Et malgré cette complication, ces deux malades ont échappé à la péritonite et ont fini par guérir.

Les accidents consécutifs sont beaucoup plus redoutables, ainsi, parmi les causes de mort, nous aurons à signaler la pyohémie, dont le développement n'a du reste rien de surprenant quand on songe à la profondeur de la plaie, à sa forme anfractueuse, et surtout à l'abondance et au volume considérable des veines qui sillonnent cette région.

La pyohémie a été signalée dans des cas relativement nombreux. On a noté quelquefois aussi la phlébite purulente des plexus pelviens. Dans une observation consignée dans la thèse de Pinault, élève de Lisfranc, il est dit que le pus remplissait toutes les veines du bassin. Mais la complication la plus redoutable est la cellulite pelvienne. L'inflammation gagne alors de proche en proche tout ce tissu cellulaire lâche qui remplit l'espace pelvi-rectal supérieur et les fosses iliaques, et les fusées purulentes remontent le long de la colonne vertébrale jusqu'au niveau des piliers du diaphragme ; on a observé en pareil cas la fonte purulente de l'atmosphère graisseuse du rein. Ces phlegmons diffus du tissu cellulaire abdominal ont parfois une telle acuité que les malades succombent avant même l'établissement de la suppuration. C'est ce que l'on a pu constater chez une malade dont M. Péan avait extirpé le rectum pour un rétrécissement syphilitique, et qui succomba le huitième jour. De violents frissons, une fièvre ardente avec délire et anxiété accompagnent en général le début de la cellulite pelvienne, qui se termine presque toujours par la mort.

Malgré la gravité et la fréquence de ces complications, la mortalité immédiate de l'extirpation du rectum n'est pas encore très-effrayante, car lorsque des auteurs recommandables viennent affirmer, comme Dieffenbach et M. Chassaignac, qu'ils ont enregistré l'un trente, l'autre quarante succès, il faut bien au moins admettre, malgré le septicisme que peut inspirer le vague de pareils chiffres ronds, qu'ils ont dû réussir dans un très-grand nombre de cas ; d'autant que sur ce point leurs résultats s'accordent assez bien avec ceux qu'ont obtenus d'autres opérateurs. Ainsi, Simon et Nussbaum ont réussi chacun quatre fois sur cinq, et le dernier n'a pas craint d'opérer dans des conditions exceptionnellement mauvaises. Sur sept opérés, Verneuil n'en a perdu que deux, dont l'un a succombé à un érysipèle, accident qui, comme on le sait, peut compliquer les traumatismes les plus légers. En somme, la mortalité, abstraction faite des méthodes, serait d'environ un sur quatre. Il ressort donc clairement de l'étude des faits que, malgré toutes les difficultés qui entourent son exécution, l'extirpation du rectum n'est pas plus dangereuse qu'un grand nombre d'autres opérations que l'on pratique journellement et sans hésiter, pour rémédier à des infirmités bien moins graves et surtout bien moins douloureuses que le cancer du rectum..

Serait-ce donc en raison de ses conséquences éloignées que l'extirpation du rectum a été si sévèrement proscrite par les chirurgiens anglais même les plus audacieux [1] ? En

[1] Plusieurs auteurs anglais, sans se montrer beaucoup moins sévères que leurs concitoyens, ne proscrivent pourtant pas l'extirpation des épithéliomes, mais considèrent la nature carcinomateuse de la tumeur comme une contre-indication opératoire formelle. L'observation suivante, dont les détails ont été recueillis par le docteur Leflaive, de Beaune, semble prouver que l'opération peut rendre service au patient, même lorsqu'il s'agit d'un squirrhe.

M. X..., âgée de cinquante-deux ans, éprouvait, depuis environ huit ans, des douleurs passagères du côté de l'anus toutes les fois qu'elle allait du ventre. Depuis six mois, d'autres douleurs sont survenues sous forme d'élancements, qui se renouvellent sans cesse et sont, depuis quelque temps, tout à fait insupportables.

Au 21 janvier 1860, le docteur Leflaive constata des tumeurs de deux espèces : les unes molles, globuleuses, élastiques, tendues, se laissèrent réduire et la malade se sentit soulagée ; les autres, irréductibles, étaient dures, globuleuses, douloureuses au toucher. La masse morbide, située à gauche, était irrégulièrement triangulaire. La base de ce triangle correspondait à l'anus. Le sommet pouvait être assez facilement atteint par le doigt. Le docteur Leflaive proposa l'extirpation.

La malade ne consentit à s'y soumettre que le 21 mars 1860. L'opération fut pratiquée par M. Desgranges. La malade, préalablement éthérisée, fut couchée sur le côté gauche, la cuisse droite fortement fléchie. L'opérateur circonscrivit d'abord, dans une première incision, la partie gauche de l'anus, puis, portant le bistouri le long de l'indicateur, il fit une incision

un mot, les résultats définitifs de l'opération sont-ils de nature à la justifier? Et d'abord, la récidive est-elle à craindre? Est-elle rapide? Sans doute, comme tous les cancers, quel que soit leur siége, le cancer du rectum récidive presque toujours. Mais enfin, cette triste perspective, le chirurgien ne l'a-t-il pas toujours aussi lorsqu'il attaque un néoplasme malin, et la presque certitude de cette récidive arrête-t-elle jamais sa main lorsqu'il doit extirper un sein cancéreux, un épithéliome de la langue ou amputer un fémur sur lequel siége un ostéosarcome? En tout cas, dans la région du rectum comme partout ailleurs dans l'organisme, plus l'opérateur s'éloignera des limites du néoplasme plus la récidive sera tardive. Qui saurait dire, du reste, si, dans bien des cas où le cancer a reparu peu de temps après l'opération, il ne s'est pas agi d'une simple repullulation due à une extirpation incomplète et non d'une véritable récidive. Peut-être la réapparition des bourgeons néoplasiques serait-elle moins fréquente et surtout moins rapide si l'on pouvait pratiquer des opérations plus radicales. Quoi qu'il en soit, les résultats obtenus jusqu'ici sont assez

verticale antérieure pour séparer la masse principale de la tumeur d'une partie du néoplasme qui adhérait intimement à la cloison recto-vaginale. La tumeur put alors être attirée en bas et fut détachée à l'aide d'un coup de ciseaux. Les doigts d'un aide, introduits dans le vagin, tendirent la cloison, et l'extirpation des parties adhérentes fut achevée à l'aide de ciseaux courbes. — Tamponnement, opium à l'intérieur. La tumeur, très-dure, criait sous le bistouri. Elle était constituée par un tissu gris et lardacé. Le 15 mai, la cicatrisation était complète et les fonctions s'exécutaient très-bien. Le 28 mars 1862, le docteur Leflaive fut appelé de nouveau et constata une récidive déjà avancée, avec œdème des petites lèvres et du membre inférieur gauche. Le néoplasme avait envahi tout le vagin et le col de l'utérus. Il y avait des tumeurs secondaires dans les fosses iliaques. Mais les selles ont toujours été régulières jusqu'à la mort, qui survint le 4 mai 1862. — Dans ce cas, malgré la nature squirrheuse du néoplasme, cette malade a obtenu, grâce à l'opération, deux années de vie tranquille et, grâce encore à l'opération, les fonctions alvines ont pu s'exécuter normalement jusqu'à la fin.

encourageants, et l'on peut citer aujourd'hui nombre d'observations dans lesquelles il est question d'opérés revus en parfaite santé au bout de plusieurs années. C'est ainsi que Velpeau et Verneuil ont vu, paraît-il, la guérison persister assez longtemps chez quelques-uns de leurs malades pour la pouvoir considérer comme définitive.

Les cas dans lesquels la guérison s'est maintenue trois et quatre ans sont encore beaucoup plus nombreux. Ainsi, une opérée de Schuh fut retrouvée par Billroth quatre ans plus tard, elle était encore en parfaite santé. Parmi les malades qu'a opérés Chassaignac, il en est plusieurs que ce chirurgien a revus six ans plus tard et chez lesquels la guérison ne s'était point encore démentie. Enfin, l'on rapporte aussi qu'un malade auquel Marjolin avait enlevé un cancer rectal fut opéré de nouveau par M. Richet pour une récidive, et cette deuxième extirpation lui procura encore quatre années de tranquillité. Les faits de cette nature seraient encore bien plus nombreux si nous voulions citer tous les cas dans lesquels on a dû pratiquer seulement une ablation partielle du rectum.

En résumé, le cancer du rectum ne récidive pas plus rapidement que celui des autres organes, et quand le mal est enlevé aussi complétement que possible, on peut espérer une guérison définitive, ou tout au moins compter sur un résultat assez durable pour compenser les chances défavorables attachées à l'acte opératoire.

On peut aussi se demander quelle forme doit prendre plus tard l'orifice anal, en supposant qu'il n'y ait pas de récidive. A ce point de vue, deux accidents sont également à redouter : le rétrécissement rectal et l'incontinence des matières fécales.

Lorsqu'on a soin de réunir la muqueuse à la peau, d'inciser profondément en arrière dans la direction du coccyx, on est à peu près certain d'éviter la production d'un rétrécissement; mais, pour la prévenir plus sûrement encore, la plupart des auteurs sont d'avis qu'immédiatement après l'opération l'on introduise dans le rectum soit une grosse mèche, soit une canule de gutta-percha destinée à régulariser la canalisation du nouvel anus. Ce mode de pansement a encore pour but de diriger les liquides qui sont sécrétés à la surface de la plaie et de faciliter leur écoulement.

Quant à l'incontinence des matières fécales, il est bien difficile de l'éviter. Règle générale, toutes les fois que l'on aura excisé le rectum sur une étendue considérable, le patient sera *ipso facto* privé du pouvoir de retenir les matières liquides; mais, en général aussi, les matières solides seront retenues presque comme à l'état normal, et la plupart du temps, si vous savez prescrire un régime convenable à votre opéré, si surtout il sait se créer des habitudes régulières au point de vue de l'exonération intestinale, il ne souffrira pas beaucoup de son infirmité. Au reste, quand les malades guérissent définitivement et qu'ils peuvent être observés longtemps après l'opération, presque tous répondent, quand on les interroge sur leurs fonctions alvines, qu'elles s'accomplissent normalement. On a donc dû chercher à analyser par quels agents s'opère alors la contention des matières. Pour les uns, il faudrait adopter la théorie d'O'Beirn et admettre l'existence d'un troisième sphincter que personne n'a jamais pu constater. Pour d'autres, le gros intestin aurait la forme d'un Z, et, pour faire franchir au bol fécal les sinuosités de ce canal inflexe, l'effort abdominal serait indispensable ; enfin, nous aurions à examiner la question de la *sphinctérisation* de l'extrémité inférieure du rectum. Cette sphinctérisation, sur laquelle M. Chassaignac surtout a attiré l'attention, consisterait dans l'hypertrophie d'une zone annulaire des fibres rectales circulaires. Il se formerait ainsi un sphincter nouveau présentant les mêmes caractères physiologiques que le sphincter normal. Malheureusement, comme l'a fort bien fait observer M. Richet à la Société de chirurgie en 1861, la sphinctérisation n'est pas la règle et ne s'observe qu'assez rarement.

En général, quand les malades, privés de rectum, peuvent retenir leurs matières, c'est : 1° parce qu'il reste encore quelques fibres du sphincter ; 2° parce qu'il y a un certain degré de rétrécissement cicatriciel ; 3° enfin parce qu'il se forme des replis muqueux valvulaires qui oblitèrent le calibre de l'intestin et qui ne se laissent abaisser que lorsque le bol fécal est poussé avec une certaine force. Malheureusement, ces valvules ne ferment pas assez hermétiquement l'anus pour empêcher l'issue de matières glaireuses, leucorrhéiques, dont le contact irritant détermine la production d'éruptions très-pénibles dans les régions ano-périnéale et fessière.

On voit donc que, s'il y a le plus ordinairement incontinence des matières fécales après l'extirpation du rectum cette incontinence n'entraîne pas des inconvénients aussi nombreux qu'on aurait pu le croire, qu'elle diminue progressivement et peut être facilement palliée à l'aide de bandages ou d'appareils prothétiques. En tout cas, cette infirmité n'est pas assez pénible pour nous faire renoncer à une opération qui, malgré les difficultés et les dangers de toute nature qui viennent compliquer son exécution, est pourtant la *seule chance de salut* que nous puissions offrir à des malheureux voués à une mort non moins douloureuse qu'inévitable.

CHAPITRE XI

LOCALISATIONS DES MALADIES GÉNÉRALES SUR L'ANUS ET LE RECTUM

Si nous devions exposer ici toutes les modifications qui peuvent se produire soit sur l'orifice anal, soit sur la muqueuse du rectum par suite des maladies générales, il nous serait difficile de condenser dans un seul chapitre tous les faits afférents à cette ardue et délicate matière.

En effet, de même que la muqueuse buccale, celle du rectum change promptement d'aspect sous l'influence des affections générales : il existe un état saburral du rectum, comme de la langue, et lorsque l'on étudie la séméiologie du bol fécal (car c'est le seul moyen pratique de se renseigner sur l'état du rectum) on constate des modifications d'aspect qui pourraient être comparées, avec grand avantage pour l'étude, à celles que subissent les sécrétions de la muqueuse linguale.

Ne pourrions-nous pas aussi considérer comme des localisations des troubles généraux ces érythèmes de l'anus qui, chez les petits enfants, précèdent si souvent les maladies du tube digestif, mais surtout ces ulcérations à marche rapide, que l'on ne saurait caractériser par aucun nom et que nous voyons se développer pendant le cours des maladies infectieuses (fièvre typhoïde, septicémie puerpérale, pyohémie, érysipèle), ulcérations phagédéniques, qui s'étendent à toute la région interfessière et au pourtour desquelles on voit se détacher sous forme de larges escharres noirâtres, les téguments sphacellés. Ne sont-ce pas là réellement les manifestations locales d'une intoxication aiguë du sang? La solution de pareilles questions est encore absolument impossible dans l'état actuel de la science. En tout cas, elles sont du domaine de la pathologie générale, et nous n'avons point à les aborder dans ce traité spécial des maladies du rectum. Aussi nous bornerons-nous à étudier ici les altérations de l'anus et du rectum qui se produisent sous l'influence des affections dites diathésiques : la syphilis, la scrofule, la tuberculose, l'herpétisme.

§ 1er. — Affections syphilitiques du ectum et de l'anus.

Accident primitif. — Le chancre primitif, premier symptôme de toute syphilis acquise [2], ne se rencontre que très-rarement dans la région de l'anus chez l'homme, mais chez la femme c'est une espèce morbide assez fréquente pour mériter une attention toute spéciale, surtout de la part des praticiens qui doivent donner leurs soins aux populations débauchées des grandes villes. Le rapport de fréquence entre les chancres indurés observés chez l'homme et chez la femme est assez indiqué par les chiffres suivants : sur 1,237 cas de chancres indurés de diverses régions, observés par Clerc, Bassereau et Fournier, chez l'homme,

[1] Sans vouloir entrer ici dans des discussions doctrinales, nous ferons pourtant exception pour la syphilis *par conception*, qu'a si nettement démontrée notre maître Diday, et pour certains cas de syphilis d'*emblée*. Je sais bien que la presque unanimité des auteurs nient absolument la syphilis sans chancre, mais je ne voudrais pas avec eux m'inscrire d'avance contre les démonstrations que nous réserve un avenir peut-être prochain.

il n'est noté que 7 chancres de l'anus, tandis qu'en réunissant les statistiques de Martin, à Saint-Lazare, et Carrier, à l'Antiquaille de Lyon, nous trouvons, sur 175 chancres indurés des diverses régions, observés chez la femme, 14 chancres de l'anus.

Il est inutile, ce me semble, de rechercher les causes de ces différences : d'abord les éléments de ces statistiques féminines ont été recueillis dans des services de prostituées chez lesquelles les rapports contre nature sont relativement fréquents, et, d'autre part, la proximité des organes génitaux et de l'anus chez la femme exposant aux erreurs *loci*, même involontaires, rend la contamination de cette région très-facile, même dans les conditions normales. Quoi qu'il en soit, le chancre syphilitique se présente à l'anus avec les mêmes caractères que dans les autres régions, quoique assez souvent il affecte l'aspect d'une simple papule brunâtre, parcheminée et plutôt en desquamation qu'excoriée (érosion chancriforme). Il se développe après une incubation en général assez longue. On le voit tout d'abord apparaître sous la forme d'une petite induration, qui peu à peu augmente, puis s'ulcère. Elle siége ordinairement en avant, plus rarement sur les parties latérales ou en arrière. Ce qui caractérise cette petite ulcération, c'est d'être presque absolument indolente, de ne donner issue qu'à une très-petite quantité de pus non inoculable au porteur, de présenter un fond rouge brun et des bords taillés à l'évidoir et qui ne sont jamais décollés à moins de certaines coexistences morbides dont nous aurons à nous occuper plus loin.

Le chancre induré anal, ordinairement unique, nous présente au point de vue de la forme et des dimensions, de nombreuses variétés.

Quelquefois en effet il est caché dans les plis radiés et

sa surface n'a que quelques millimètres de largeur ; elle est plissée et l'induration qui l'accompagne a une si petite étendue qu'elle peut facilement échapper à l'observation, d'autant qu'il est à peu près impossible de saisir entre deux doigts l'ulcère pour apprécier exactement la consistance de sa base. Mais, dans d'autres circonstances, l'ulcération est large et arrive rapidement à un diamètre de 2 et même de 3 centimètres. Alors l'induration soulève en quelque sorte le chancre qui fait saillie sous forme de tumeur, si bien qu'à première vue on pourrait se croire en présence d'un condylome ulcéré ou même d'un cancroïde de la marge de l'anus.

En interrogeant le malade sur ses antécédents, sur le mode d'apparition de son ulcère, sur la rapidité de l'évolution de celui-ci, sur les circonstances qui ont accompagné son développement, on se mettra facilement à l'abri de l'erreur. On doit aussi examiner avec le plus grand soin l'état des ganglions inguinaux. Leur engorgement bilatéral, indolent et précoce, est tout à fait caractéristique.

La durée du chancre syphilitique de l'anus est à peu près la même que celle des chancres développés dans d'autres régions. D'une manière générale, ces chancres se cicatrisent spontanément au bout de trois ou quatre semaines, et il ne reste plus à leur place qu'une légère induration, qui n'a du reste été que très-rarement constatée et que nous admettons surtout en raisonnant par analogie. On comprend donc facilement qu'avec une évolution aussi rapide, aussi simple, avec des douleurs aussi minimes, le chancre syphilitique de l'anus doive souvent passer inaperçu. Voilà pourquoi les auteurs, embarrassés pour assigner une origine doctrinalement orthodoxe à certaines syphilis, dont la première manifestation ne peut être découverte en autre lieu, ne conçoivent et ne cherchent pour leurs théories aucun retranchement plus inexpugnable que les plis radiés de l'anus.

Comme il ne se développe en général que sur des êtres abjects, le chancre induré de l'anus se complique le plus souvent d'autres accidents. D'après Rollet, le *chancre mixte* de l'anus, c'est-à-dire l'inoculation du pus chancrelleux à l'ulcération spécifique, est relativement fréquent. En pareil cas, l'ulcération prend un aspect sordide, elle sécrète un pus abondant. Ses bords durs, élevés, taillés à pic, sont décollés, et l'on a vu parfois ces décollements dégénérer plus tard en fistules. Ajoutons qu'alors, au lieu d'évoluer régulièrement, la lésion affecte une marche chronique et sans aucune tendance à la guérison spontanée. C'est alors aussi que le *phagédénisme* vient compliquer parfois les chancres indurés de l'anus ; malheureusement, comme nous avons eu l'occasion de le dire au chapitre des rétrécissements, on a si singulièrement abusé de l'expression *chancre phagédénique du rectum*, qu'il serait impossible aujourd'hui de faire méthodiquement l'histoire de cette complication. Nous ne parlerons que pour mémoire du chancre syphilitique du *rectum*. Ricord en aurait, paraît-il, observé un cas. Il s'agit, dans son observation, d'une femme qui, à la suite de rapports contre nature, s'était présentée à cet illustre syphiligraphe. En pratiquant le toucher rectal, Ricord reconnut au-dessus du sphincter une induration caractéristique. Je crois qu'il n'y a pas dans la science un seul autre fait de chancre induré du rectum.

On ne saurait *a priori* formuler aucune règle spéciale pour le traitement des chancres indurés de l'anus, car, à moins de complications inflammatoires, ils ne réclament pas d'autres moyens que les chancres primitifs génitaux. Aussi, suivant nombre de spécialistes, devrait-on, dès le début, prescrire le mercure. C'est ainsi que Rollet nous dit : « La nature syphilitique du chancre une fois reconnue, il ne faut pas hésiter, on doit administrer de suite les préparations mercurielles. » Mais est-il réellement bien avantageux d'instituer aussi hâtivement le traitement spécifique, et l'accident a-t-il en lui même assez de gravité pour justifier des moyens aussi énergiques ? Depuis les recherches de Diday sur l'évolution naturelle de la syphilis, depuis surtout les statistiques les plus récentes et, en particulier, celle de notre ami L. Jullien[1], il semble acquis à la science que le mercure est, sinon contre-indiqué, du moins à peu près inutile pendant la première période de la syphilis, à moins d'éruptions exceptionnellement fortes et, comme telles, occasionnant une difformité ou entravant les fonctions. Mais ces indications n'existant pas le plus ordinairement, en cas de chancre induré de l'anus, son traitement sera donc exclusivement local, à moins que, par son siége dans les plis radiés et par le volume exceptionnel de l'induration à sa base, l'accident primitif ne devienne l'occasion de douleurs vives ou d'une gêne considérable.

Le traitement local consistera en lotions astringentes ou faiblement caustiques (solutions chlorurées, tanniques, alcooliques, etc.). Quand arrivera la période de réparation, on réprimera les bourgeons charnus exubérants avec la pierre infernale. Mais il faut avoir soin de protéger la muqueuse margellaire contre l'action de ce caustique, car les accidents nervosiques se développent chez les syphilitiques avec une déplorable facilité.

Accidents secondaires. — « Les plaques muqueuses, nous dit Rollet, sont les seuls accidents syphilitiques consécutifs qui affectent l'anus, ou, du moins, qui l'affectent

[1] *Recherches statistiques sur l'étiologie de la syphilis tertiaire*, par L. Jullien. Paris, G. Masson, 1874.

assez communément pour qu'on les mentionne d'une manière spéciale dans une distribution de la syphilis, suivant les régions. » Il est incontestable qu'avant ou en même temps que l'apparition des plaques muqueuses, dans d'autres régions, — et cela en particulier chez la femme, — on peut observer au pourtour de l'anus des accidents assimilables à la roséole syphilitique. Il y a à l'anus, comme à la vulve, des *syphilides érythémateuses* simples, sans élevure, sans sécrétions ; mais il est rare qu'on ait l'occasion de les voir, car elles sont absolument indolentes et ne donnent lieu à aucun symptôme. Aussi est-ce presque exclusivement sur l'anus des prostituées qu'elles sont visibles, et je veux parler ici des filles soumises qui, pour éviter leur arrestation, ne se présentent aux visites sanitaires qu'après de fréquentes ablutions. On peut alors observer sur la région, que l'eau froide a rendue plus pâle, de petites taches rouges situées immédiatement sur la muqueuse margellaire, ordinairement multiples, peu étendues et dont la surface est parfaitement sèche. Les syphilides érythémateuses chez les femmes grasses, sous l'influence de la transpiration, deviennent promptement humides. Elles se transforment alors en *syphilides érosives*. Dès lors, elles sont confondues sous la dénomination commune de plaque muqueuse, qui désigne aujourd'hui tous les accidents humides développés sur le système tégumentaire interne pendant la période secondaire de la syphilis.

Les syphilides érythémateuses ou érosives précèdent souvent l'apparition d'accidents plus sérieux. Elles coïncident, en général, avec la roséole cutanée, et, comme elle, disparaissent rapidement, et les parties reprennent leur aspect normal. C'est donc à tort que quelques auteurs ont voulu les considérer comme le premier stade du développement des plaques condylomateuses.

Les syphilides érosives naissent quelquefois *d'emblée* sur l'induration du chancre primitif. Ce phénomène est désigné en syphiligraphie, je ne sais trop pourquoi, sous le nom de transformation *in situ*.

Les *condylomes plats* qui, de tous les accidents syphilitiques chez l'homme, sont les plus fréquents, se présentent à nous sous des formes variées. Tantôt vous verrez de petites taches blanchâtres sécrétant un liquide peu abondant, sans aucune élevure de la peau qui reste parfaitement souple au-dessous d'elle, tantôt, au contraire, vous aurez sous les yeux la plaque dite *porcelanique*, en raison de la blancheur éclatante de sa surface et de ses reflets nacrés. La plaque porcelanique est large, arrondie, sa base est relativement souple. Le condylome plat est quelquefois aussi fortement élevé; c'est une éruption papulo-hypertrophique dure, mais adhérant à une peau souple. C'est alors surtout que l'on voit se développer en abondance les végétations simples. Enfin, signalons les plaques *fissuraires*, qui ne se rencontrent qu'à l'anus et aux commissures labiales. Les plaques fissuraires sont fendillées à leur surface; elles siégent entre les plis radiés, ont une sécrétion peu abondante, mais sont *douloureuses*. Elles se compliquent même quelquefois de la contracture du sphincter. C'est surtout alors que l'on voit s'œdématier les plis de l'anus, qui simulent ainsi de petits condylomes. Les sécrétions des plaques muqueuses anales répandent, en général, une odeur très-fétide, très-pénétrante, qui est tout à fait caractéristique.

Les diverses formes éruptives dont nous venons d'esquisser la description sont le plus souvent la reproduction de celles qui s'observent simultanément sur la peau : aux macules de la roséole correspondent les syphilides érythémateuses et érosives. Les plaques muqueuses simples apparaissent en même temps que les papules cuivrées ; enfin, pendant la période secondo-tertiaire, alors que la syphilis plus ancienne se manifeste à la peau par des éruptions plus graves et plus tenaces (psoriasis, forme pustulo-crustacée, rupia, etc.), vous verrez sur la marge de l'anus des plaques arrondies et serpigineuses comme les éruptions psoriasiques. Alors, tandis qu'une squame sèche et nacrée se détachera de la peau, à l'anus un enduit humide et pultacé, mais blanc comme l'écaille du psoriasis, recouvrira la surface de la plaque éruptive. Toutefois, le plus souvent, quand l'infection est de date peu ancienne, la plaque muqueuse anale apparaît isolément, sans que la maladie se manifeste en aucune autre région. Les plaques muqueuses de l'anus n'ont, par elles-mêmes, aucune gravité ; elles sont peu douloureuses et disparaissent assez facilement sous l'influence d'un traitement local convenablement dirigé. Mais, qu'on ne se le dissimule pas, même en l'absence de toute complication inflammatoire, les plaques muqueuses dans cette région n'ont que peu de tandance à disparaître spontanément : il faut donc prescrire des lotions désinfectantes avec la liqueur de Labarraque, l'eau de Goulard ou le permanganate de potasse, des pansements isolants avec les substances pulvérulentes, et cautériser les ulcérations plus ou moins énergiquement, suivant leur aspect, soit avec le nitrate d'argent, soit avec le nitrate acide de mercure. Lorsque l'on a recours aux caustiques, il faut se souvenir que les régions saines de la muqueuse margellaire doivent être soigneusement protégées, car les ulcérations que l'on produirait par une cautérisation maladroite pourraient facilement dégénérer en fissure. Je n'insisterai pas ici sur les règles qui doivent être suivies pour le traitement général. A moins qu'il ne s'agisse d'accidents graves, on fera bien de s'en tenir à l'administration des toniques et de l'iodure de potassium, car le traitement local a tant d'efficacité et fait si rapidement disparaître ces éruptions, que Thiry a pu douter de la nature syphilitique des plaques muqueuses et professer qu'elles n'avaient pas d'autre origine que la malpropreté! On prescrira un régime substantiel et varié, et le mercure sera réservé pour certains cas particuliers. Ainsi, lorsqu'il s'agit de parer aussi rapidement que possible à des accidents locaux graves qui menacent l'intégrité des organes, ou lorsque l'on est en présence d'une femme grosse, l'usage du spécifique est nettement indiqué[1].

Il paraît aujourd'hui certain que des plaques syphilitiques, comparables à celles que nous venons d'énumérer, peuvent se développer dans l'ampoule rectale, *au-dessus du sphincter ;* mais le fait doit être bien rare, car la plupart des auteurs spéciaux sont muets sur ce point. Il m'a pourtant été donné de voir une éruption de ce genre, c'est-à-dire une petite plaque blanche, nacrée, arrondie, de 1 centimètre de diamètre environ, siégeant à 5 centimètres au-dessus de l'anus. Le sujet qui en était porteur était manifestement syphilitique.

Les accidents secondaires dans le rectum ont probablement beaucoup plus de gravité, puisqu'ils peuvent parfois donner naissance à des rétrécissements cicatriciels. Or, jamais, en aucun point de l'organisme, les plaques muqueuses ne sont suivies de cicatrices rétractiles. Il faut donc admettre qu'en pareil cas il y a dans le rectum de véritables ulcérations. Et jusqu'à plus ample informé, et tout en faisant les plus grandes réserves, c'est à la syphilis

[1] Pour tout ce qui a trait aux indications du mercure pendant la période secondaire de la syphilis, je renverrai le lecteur à la *Thérapeutique des maladies vénériennes et des maladies cutanées*, par P. Diday et A. Doyon. Paris, G. Masson, 1876.

que nous rattacherons ces ulcères douloureux du rectum, qui ont été si bien décrits par les chirurgiens anglais.

Ils sont anatomiquement caractérisés, nous disent-ils, par une véritable perte de substance; à leur niveau la muqueuse est détruite dans toute son épaisseur. Mais ils se compliquent de phénomènes inflammatoires, et leurs bords durs, taillés à pic, sont tuméfiés; ils sont entourés d'une zone inflammatoire, et le doigt qui les explore perçoit dans leur voisinage de petites nodosités, qui ne sont autres que des glandes intestinales hypertrophiées. Abandonnées à leur marche naturelle, ces ulcérations deviennent de plus en plus larges, mais gagnent aussi en profondeur. On cite des cas dans lesquels la face antérieure du sacrum a été dénudée. Dans d'autres circonstances, le péritoine a été ouvert, et les malades ont succombé à l'inflammation aiguë de cette séreuse. Les symptômes auxquels donnent lieu ces lésions sont malheureusement très-obscurs au début, et pourtant ce serait au début seulement que l'on pourrait instituer un traitement efficace.

Les douleurs qui permettraient de soupçonner la présence de l'ulcère sont, à cette période, peu vives, et cependant déjà le toucher ferait cruellement souffrir les malades. Le seul accident dont ils se plaignent alors est une diarrhée qui se manifeste surtout *le matin*. Cette diarrhée, suivant Allingham, serait presque pathognomonique. Au sortir du lit, nous dit-il, le patient ressent un besoin impérieux d'aller du ventre, mais il ne rend alors que des vents, quelques détritus noirâtres analogues à du marc de café, quelques mucosités, rarement quelques fèces semi-liquides. A peine sa toilette est-elle terminée, qu'il lui faut encore une fois aller au cabinet. Cette fois la selle est un peu plus abondante, mais souvent teintée de sang. Durant le reste de la journée, votre patient ne souffrira plus, si ce n'est cependant après ses repas. Tout naturellement, on diagnostiquera une diarrhée chronique, compliquée de phénomènes dysentériques, on prescrira des opiacés à faibles doses, et comme ils procureront immédiatement du soulagement, on restera dans l'erreur. Mais elle ne sera pas de bien longue durée, car la marche de ces ulcères est rapide, envahissante, et lorsqu'ils occupent un espace étendu, ils deviennent le siége de douleurs intenses, dont les irradiations se propagent dans les lombes, les cuisses et les organes génitaux. A une période plus avancée, le rectum perd sa contractilité ; ce n'est plus qu'un canal excréteur inerte à travers lequel sont chassées les matières ; de là des alternatives de diarrhée et de constipation qui ne sont pas sans valeur au point de vue du diagnostic. Puis surviendront les phénomènes inflammatoires de voisinage, les abcès, les fistules rameuses et profondes avec leurs orifices multiples au pourtour de l'anus. Enfin, les agents sphinctériens étant détruits à leur tour, il y aura incontinence des matières fécales; l'anus ne sera plus qu'une large ouverture ulcérée et anfractueuse, sécrétant un ichor fétide. L'ulcère du rectum ressemble alors à s'y méprendre à une dégénérescence cancéreuse, et le diagnostic est à peu près impossible.

Que cette forme redoutable d'ulcère du rectum reconnaisse réellement pour cause la syphilis ou qu'au contraire elle prenne naissance sous l'influence de circonstances qui nous sont encore inconnues, ce que l'on peut affirmer aujourd'hui, c'est que les spécifiques n'ont presque aucune action sur elle. C'est en vain que l'on administre le mercure, l'iodure de potassium, à doses élevées et continues, l'ulcération n'en suit pas moins sa marche envahissante et finit par entraîner le malade au tombeau. Et ce fatal dénoûment on ne peut l'éviter qu'en instituant, dès le début, un traitement local minutieux, dans lequel le repos de l'organe malade jouera le principal rôle. Voici, du reste, quelles sont les règles posées par les chirurgiens anglais : Vous ordonnerez d'abord le repos absolu, dans la position horizontale, sur un lit assez dur pour que les fesses ne s'enfoncent pas dans les matelas, puis l'intestin sera débarrassé à l'aide d'un purgatif, et le malade sera soumis jusqu'à entière guérison à une diète lactée rigoureuse. Localement, on administrera, chaque soir, un lavement amidoné opiacé, qui doit être poussé lentement et à travers un long tube de aoutchouc, de façon à ne pas déranger le patient. Ce traitement doit être suivi pendant quinze jours ou trois semaines. Au bout de ce temps, le malade peut prendre jusqu'à trois litres de lait dans les vingt-quatre heures. Sous l'influence de tous ces moyens, la diarrhée cesse dès les premiers jours, et si l'on pratique l'examen de la région, au bout d'une quinzaine de jours, on trouve l'ulcère rétréci, ses bords se sont assouplis, il est en voie de cicatrisation. On ne reviendra que très-graduellement au régime ordinaire ; la récidive est, paraît-il, certaine quand le malade se lève trop tôt ou reprend prématurément ses occupations.

Dans quelques circonstances, au début même de la lésion, surviennent des souffrances si violentes que les moyens dont nous venons de parler sont insuffisants, et telle est l'exagération de l'irritabilité rectale, qu'en proie à des ténesmes incessants, les patients se présentent sans cesse à la chaise percée, et ces efforts stériles ne font qu'irriter l'ulcère et rendent impossible sa cicatrisation. Ces symptômes sont efficacement combattus à l'aide d'un mélange de sous-nitrate de bismuth et de charbon, administré par la voie stomacale. Des suppositoires opiacés ou belladonés et des injections de décoction de fleurs de sureau tenant en suspension des substances pulvérulentes, du sous-nitrate de bismuth par exemple, seront d'utiles adjuvants.

Lorsque, méconnu à son début, l'ulcère du rectum a produit des désordres tels qu'il n'est plus permis d'espérer le rétablissement des fonctions de l'organe, il ne nous reste plus à proposer, comme ressource ultime, que la création d'un anus artificiel, mais nous avons suffisamment insisté sur les résultats que l'on peut attendre de cette opération pour qu'il soit inutile d'y revenir ici.

Accidents tertiaires. — La longue description, déjà faite au chapitre des rétrécissements, des altérations qui se produisent tardivement dans le rectum, sous l'influence de la syphilis tertiaire, nous dispense d'y revenir ici. Au reste, les productions gommeuses sont exceptionnellement rares à l'anus. M. Alfred Fournier affirme même n'avoir jamais rencontré dans cette région que des ulcérations qui, nées dans le voisinage, avaient secondairement envahi la muqueuse margellaire. Je me rappelle pourtant avoir vu chez une malade déjà âgée une gomme suppurée siégeant à l'anus où elle s'était développée primitivement. La lésion s'était ensuite propagée à la fosse ischio-rectale. Cette malheureuse femme présentait du reste d'autres lésions syphilitiques très-évidentes, du côté des téguments et du squelette, qui finirent par la faire succomber. En dehors donc de quelques cas exceptionnels, la syphilis tertiaire ne se manifeste pas à l'anus, mais comme nous l'avons dit plus haut, les accidents tertiaires du rectum sont beaucoup plus fréquents. Ils se présentent tantôt sous la forme de tumeurs gommeuses, tantôt sous la forme ulcéreuse, tantôt enfin sous la forme sclérosique.

Cette dernière forme a été étudiée d'une manière aussi complète que possible par Alfred Fournier, et nous ne saurions trop recommander au lecteur son remarquable travail.

Nous avons exposé déjà l'évolution de cette forme grave qui, envahissant d'emblée toutes les tuniques rectales et dans toute leur épaisseur, aboutit finalement au rétrécissement. C'est malheureusement cette période ultime qui seule nous est connue dans tous ses détails. Comme nous l'avons déjà dit, les spécifiques, au début, pourraient peut-être arrêter la marche des accidents, mais les faits sont encore en trop petit nombre pour que l'on puisse se prononcer sur l'efficacité du traitement.

Quant aux syphilides ulcéreuses franchement tertiaires, elles aussi sont très-rares, et même tellement rares que leur existence a pu être contestée. Nous pourrions cependant rapporter ici, d'après les auteurs, quelques faits dans lesquels l'autopsie de sujets morts de cachexie syphilitique révélait la présence d'innombrables ulcérations disséminées non-seulement à la surface de l'extrémité inférieure de l'intestin, mais encore dans l'S iliaque et le côlon. Mais la syphilis tertiaire se manifeste aussi quelquefois par des ulcérations dont le siége exclusif est le rectum. Leur surface est irrégulière, granuleuse, leur forme arrondie, leurs bords taillés à pic. Elles sont recouvertes de détritus pultacés et de mucosités plus ou moins adhérentes. Les symptômes auxquels elles donnent lieu sont obscurs et présentent, du reste, avec ceux des ulcères secondaires dont il vient d'être question, de nombreuses analogies. Notons pourtant que les douleurs sont infiniment moins vives. Le traitement ioduré est indiqué lorsque l'on est certain de la nature de la lésion, et, en y associant un régime convenable et quelques applications locales, on obtient assez rapidement la cicatrisation. Mais, répétons-le, ces vastes pertes de substance sont toujours comblées par du tissu de cicatrice, il y a donc toujours après la guérison un certain degré de rétrécissement.

La forme gommeuse précède le plus souvent la forme ulcéreuse. Au rectum comme sur les autres muqueuses, comme à la peau, c'est dans les tissus sous-tégumentaires que prennent naissance ces tumeurs. Elles sont donc, au début du moins, limitées, molles, indolentes comme les abcès froids, ce qui les a fait appeler par Bazin *hydrosadénites syphilitiques*. Ces tumeurs gommeuses ne déterminent que peu d'accidents et passent le plus souvent inaperçues. Suivant A. Fournier, les gommes du rectum seraient d'une rareté exceptionnelle. Mais peut-être l'assertion de ce savant syphiligraphe ne doit-elle pas être acceptée sans restriction, car ses observations ont été faites à l'hôpital de Lourcine et dans les hôpitaux spéciaux où l'on ne voit en général qu'un nombre relativement peu considérable de syphilitiques arrivés à la période tertiaire. Dans le cas où l'on serait en présence d'une gomme rectale non ulcérée, c'est-à-dire encore sous-muqueuse, on pourrait, en administrant l'iodure de potassium, espérer une guérison définitive et sans rétrécissement.

§ 2. — Tuberculose.

On doit établir une distinction absolue, au point de vue nosologique, entre les altérations tuberculeuses de l'extrémité inférieure du tube digestif et ces ulcérations, ces abcès, ces fistules qui se développent si souvent dans la région anale pendant les dernières périodes de la phthisie pulmonaire. Nous avons dit dans nos premiers chapitres quelle est la marche clinique de ces affections et quel rôle capital l'amaigrissement de la région ischio-rectale jouait dans leur étiologie. Ces ulcérations cachectiques n'ont donc aucun caractère spécifique. Ce ne sont pas des localisations de la tuberculose. L'ulcère tuberculeux proprement dit se présente au contraire avec des attributs spéciaux et sa structure histologique permet de le séparer nettement des autres lésions qui, de prime abord semblent tout à fait identiques. L'ulcère tuberculeux siége tantôt au-dessus du sphincter, tantôt à l'anus.

Dans le premier cas, il présente une forme assez régulièrement arrondie et des bords indurés, mais en général sa surface est peu étendue et n'arrive que rarement au diamètre d'une pièce de 2 francs. Il aurait plus de tendance à gagner en profondeur, à *creuser*. Aussi d'après Curling, deviendrait-il souvent, en perforant les tuniques intestinales, le point de départ d'abcès profonds et de trajets fistuleux. Il sera donc prudent d'examiner avec soin l'état de la poitrine des sujets chez lesquels on trouve une fistule anale dont l'orifice interne est très-large. La lésion pourrait bien être franchement tuberculeuse et par conséquent absolument incurable.

Tantôt les ulcérations tuberculeuses se produisent sur la muqueuse rectale exclusivement, le reste de l'intestin restant indemne, tantôt les lésions que l'on peut constater par l'exploration du rectum ne sont que la continuation de celles qui siégent sur toute la longueur du tube digestif, lésions dont on trouvera la description dans les traités de pathologie interne. En pareil cas, l'ulcère est beaucoup plus petit, c'est l'*ulcère lenticulaire*, et les foyers caséeux dont la déhiscence amène ces ulcérations sont en rapport direct avec le système lymphatique. C'est ce que démontrent et l'altération des vaisseaux de cet ordre que l'on trouve, à l'autopsie, remplis de substance caséeuse, et la dégénérescence tuberculeuse des ganglions auxquels vont se rendre les lymphatiques de la région malade. Selon toute probabilité, c'est dans les follicules clos de la région que la lésion débute. Cependant, on a quelquefois aussi trouvé sous la muqueuse, ou même dans le tissu cellulaire qui sépare les divers faisceaux des fibres musculaires, des foyers tuberculeux se présentant sous la forme de noyaux grisâtres entourés d'une zone hyperhémiée. Ces noyaux ne déterminent aucun accident grave; aussi soupçonne-t-on rarement leur présence, d'autant plus que leur évolution paraît être assez lente. Lorsqu'ils sont quelque peu anciens, ils subissent des phénomènes régressifs de nécrobiose. Une coloration jaunâtre au centre du noyau est l'indice anatomique du début de ces transformations qui, lorsque les malades survivent assez longtemps, peuvent avoir pour dernier terme la crétification. Ces tubercules profonds peuvent aussi subir la fonte purulente. De là des accidents plus ou moins graves, suivant leur siége (péritonite aiguë, perforation vésicale, abcès, fistules, etc.).

Les symptômes auxquels les altérations tuberculeuses du rectum donnent lieu sont assez obscurs, à moins qu'il ne s'agisse d'ulcération. Dans ce cas, ils ont avec ceux que nous venons de décrire à propos de la syphilis secondaire de nombreuses analogies. On observe, en effet, les selles sanguinolentes, les épreintes et même les alternatives de diarrhée et de constipation, ce que nous explique très-bien l'altération des fibres musculaires du rectum. Tous ces phénomènes sont aggravés par les efforts, la marche et les moindres écarts de régime. Les troubles généraux sont toujours graves, car l'amaigrissement est rapide, et quand les douleurs locales sont assez vives pour influer sur la digestion et faire perdre l'appétit, l'homme de l'art doit comprendre que le terme fatal n'est pas loin. Il ne faudrait cependant pas croire qu'en tant que lésion locale la phthisie rectale soit absolument incurable. Certains faits ont, au contraire, démontré à Esmarch qu'un processus franchement inflammatoire venant à s'établir peut amener l'élimination des produits tuberculeux et qu'en pareil cas la cicatrisation est possible.

Selon toute probabilité, les ulcères tuberculeux du rectum sont toujours secondaires. Je ne sache pas qu'il existe un seul fait bien observé démontrant que la tuberculose puisse, au début du moins, avoir pour seule localisation dans l'organisme la muqueuse du rectum, Mais je ne saurais être aussi affirmatif pour ce qui est des manifestations anales de cette diathèse.

Ici, la question est des plus obscures et des plus importantes cependant, puisque, suivant toute une école, la tuberculose pourrait être longtemps *locale*, ou tout au moins *localisée ;* puisque, d'après l'école en question, cette lésion locale serait pour l'organisme un foyer d'infection susceptible de déterminer la genèse, en d'autres points et dans les poumons en particulier, de lésions tuberculeuses. Ce n'est point ici le lieu de discuter la question des phthisies locales ; qu'il me soit cependant permis de rappeler un fait aujourd'hui démontré, c'est qu'en cas de testicule tuberculeux, la castration pratiquée hâtivement peut préserver l'organisme de l'infection générale. Si nous pouvions extirper aussi radicalement les ulcères tuberculeux de l'anus, en serait-il de même?

Dans tous les cas, cette extirpation n'a point encore été tentée et l'ulcère tuberculeux de l'anus est d'ailleurs une lésion si rare qu'on ne pourra peut-être jamais répondre à cette question. En effet, dans la plupart des observations qui sont publiées sous le titre d'ulcère tuberculeux de l'anus, il s'agit de lésions analogues aux ulcères buccaux des phthisiques. Or, si dans quelques cas la présence des tubercules a été constatée anatomiquement au niveau de ces ulcérations, il n'en est pas moins vrai que le plus souvent elles ne doivent être considérées que comme des accidents autophagiques. Cependant, malgré le petit nombre des faits, malgré le scepticisme des chirurgiens anglais les plus dignes de confiance, on ne saurait nier, ce me semble, la nature tuberculeuse de certains ulcères de l'anus qui se rencontrent chez des sujets sains en apparence, et l'observation suivante me paraît de nature à prouver qu'ils peuvent prendre naissance avant toute manifestation pulmonaire.

Observation. — Le nommé Michel L., âgé de vingt-huit ans, entre dans mon service le 11 août 1875. Cet homme nous raconte qu'ayant toujours joui, jusqu'à cette époque, d'une très-bonne santé, il ressentit, il y a quatre ans, un peu de douleur dans la région anale. Une ulcération prit naissance alors en ce point, sans qu'il y eût aucun symptôme inflammatoire aigu, sans qu'il y eût surtout aucun signe permettant de soupçonner la présence d'un abcès. Cette ulcération, peu douloureuse, saignait quelquefois. Elle n'a jamais amené aucun trouble du côté de la défécation, jusqu'il y a deux mois. — La santé générale n'a décliné que depuis peu de temps, et depuis peu de temps le malade commence à tousser. — Jamais d'hémoptysies.

A son entrée, le malade présente des accidents graves. Dyspnée. Expectoration purulente. Toux. Amaigrissement. L'anus est le siége d'une vaste ulcération remontant à quelques centimètres dans le rectum et occupant la moitié environ de la circonférence de l'anus. Cet ulcère infundibuliforme présente une surface rougeâtre, sanieuse, parsemée de végétations. Les bords sont durs et saillants, taillés à pic, non décollés.

Le malade mourut trois jours après son entrée. — A l'autopsie, on constata une éruption confluente de granulations tuberculeuses dans le poumon droit. Masses caséeuses vers les sommets. — Rien dans les autres viscères. — Caséification des ganglions inguinaux ; les ganglions lombaires sont indemnes. L'examen histologique de la lésion de l'anus permit de constater la présence, dans le tissu cellulaire et dans l'épaisseur de la peau, de granulations tuberculeuses parfaitement caractérisées.

Comme on le voit par cette observation, la marche des ulcères tuberculeux de l'anus est essentiellement chronique, mais elle est progressive. La surface de l'ulcère conserve toujours son aspect jaunâtre, mais les bords sont durs, ils sont infiltrés de granulations grises, que l'on retrouve, du reste, sous les téguments à une certaine distance de la lésion principale, disséminés comme les nodules cancéreux cutanés autour des tumeurs du sein. Ces granulations subiront à leur tour la dégénérescence caséeuse, et c'est ainsi que l'ulcère va s'élargir en même temps que, par un processus analogue, il gagnera en profondeur, envahissant non-seulement le tissu cellulaire sous-tégumentaire, mais détruisant encore les fibres sphinctériennes; aussi, quand les malades résistent un certain temps, a-t-on presque toujours à noter l'incontinence des matières fécales.

Des érythèmes douloureux, des éruptions intertrigineuses, des érosions superficielles de la peau du périnée, des végétations papillaires viennent le plus souvent compliquer les ulcères tuberculeux.

Ces ulcérations ont été jusqu'ici considérées comme au-dessus des ressources de l'art ; cependant, alors même que les altérations pulmonaires sont très-avancées, le chirurgien ne doit pas rester inactif. En instituant un traitement général convenable par les toniques, l'alcool, les arsenicaux, en multipliant les soins de propreté, les lotions désinfectantes, en cautérisant la lésion méthodiquement et avec assez de prudence pour ne pas allumer des phénomènes fébriles, on peut amener une amélioration rapide. Esmarch cite à ce sujet l'histoire d'une malade qui, grâce à des soins assidus, quitta la clinique de Kiel assez améliorée pour se croire guérie.

Quant à moi, dans le cas où je me trouverais en présence d'un ulcère certainement tuberculeux développé chez un individu dont les poumons seraient sains, je n'hésiterais pas à pratiquer une cautérisation destructive.

§ 3. — Scrofules.

Les manifestations de la diathèse scrofuleuse sur l'anus sont encore peu connues, car elles sont extrêmement rares. On a remarqué cependant que chez quelques enfants scrofuleux il y a parfois des inflammations chroniques de l'anus caractérisées par une certaine rougeur avec tuméfaction légère au niveau des plis radiés et suintement séro-purulent. Ces accidents sont comparables à ceux de la vulvite qui se rencontrent si souvent chez les petites filles lymphatiques. Ce n'est pas à dire pour cela, cependant, que l'anite scrofuleuse pût jamais être assez intense pour en imposer au médecin légiste, comme la vulvite spontanée, et lui faire croire à l'existence d'un attentat criminel. Cette manifestation de la scrofule que nous signalons ici en passant et sans avoir la prétention de la décrire, car les documents font presque absolument défaut, est sans aucune gravité. Il suffit d'administrer des toniques, des antistrumeux, et de prescrire des lotions astringentes (solutions de ratanhia, de tannin, de sulfate de cuivre, etc.), et pour les très-jeunes enfants des bains dans la décoction de feuilles de noyer, pour voir l'anus reprendre rapidement son aspect normal. Mais il n'en serait plus de même s'il s'agissait des scrofulides graves, du *lupus anal*, par exemple. Il est vrai que cette redoutable affection ne se développe presque jamais primitivement à l'anus. Elle a presque toujours pour point de départ les organes génitaux externes, et la région anale n'est envahie que secondairement. Aussi n'observera-t-on presque jamais le lupus anal chez l'homme. Chez la femme il se présente tantôt sous la forme érythémateuse, tantôt sous la forme tuberculeuse ou ulcéreuse d'emblée. On le voit alors envahir la cloison recto-vaginale.

qui est rapidement détruite, et cela quelquefois même avant que la région marginale de l'anus ne soit attaquée. Ces ulcères, qui sont connus aujourd'hui sous le nom d'*esthiomène*[1], ont une marche qui est à la fois aiguë et chronique. On les voit, en effet, détruire les tissus avec une extrême rapidité, et pourtant ils résistent à tous les efforts de la thérapeutique, et leur durée est, pour ainsi dire, indéfinie. Ajoutons que d'ordinaire il n'y a pas la moindre réaction générale, et, chose singulière, les douleurs sont peu intenses. Cette indolence est un des caractères les plus frappants du lupus ano-génital, aussi la plupart des observateurs l'ont-ils signalée. Il est, en effet, surprenant de voir marcher, courir librement, et sans manifester la moindre souffrance, des femmes dont la région périnéale, complétement détruite, n'est plus qu'un vaste cloaque ulcéreux. On ne saurait donc admettre avec M. Hardy que la plupart des cas d'esthiomène signalés par les auteurs doivent être rapportés à d'autres affections, et en particulier au chancre phagédénique, puisqu'en dehors de certaines formes de cancer, toutes les lésions ulcéreuses de l'anus sont douloureuses. Au reste, la marche de l'ulcération scrofuleuse n'est pas celle de ces chancres, car, tandis que les bords de ces derniers sont anfractueux et décollés, ceux de l'esthiomène sont durs et mamelonnés. De plus, on voit, au pourtour de l'ulcération, apparaître des tubercules violacés analogues à ceux qui entourent les cancers, tubercules qui, développés dans l'épaisseur de la peau, sont durs, ne s'ulcèrent que tardivement, tandis que les lésions qui avoisinent les chancres phagédéniques ont d'emblée le

[1] Je n'insisterai point ici sur la description de l'esthiomène de la région vulvo-anale, renvoyant le lecteur pour plus amples détails aux traités généraux de gynécologie et à l'excellente monographie de M. Fiquet *(Essai sur l'esthiomène*, thèse de Paris, 1876).

caractère ulcéreux, sont d'emblée des ulcérations dues à des inoculations accidentelles.

La thérapeutique ne mérite ici qu'une brève mention. Le lupus anal, comme celui des autres régions, résiste à la plupart des moyens connus, et s'il semble quelque temps s'arrêter dans sa marche sous l'influence d'un traitement approprié, on doit prévoir les récidives. C'est en général la cautérisation qui réussit le mieux à procurer un soulagement temporaire, et quelquefois même une guérison définitive. Elle sera pratiquée soit à l'aide des caustiques (chlorure d'or, nitrate d'argent), soit par le fer rouge. Ce dernier moyen aurait, paraît-il, l'avantage d'agir, non-seulement en détruisant les tissus morbides, mais encore en excitant, dans les régions sous-jacentes, une inflammation substitutive.

Ces derniers temps ont vu la fortune naissante d'une nouvelle méthode de traitement, le *raclage*. Cette méthode, née dans le sein de l'école dermatologique de Vienne, consiste à racler énergiquement les surfaces malades avec un instrument d'acier ayant plus ou moins exactement la forme d'un ongle. Il est probable que le grattage opère comme la cautérisation, par inflammation substitutive. D'autre part, en avivant la surface malade, en mettant à nu les tissus où siége la lésion, il facilite l'action plus directe et partant plus efficace des caustiques. Je dois dire que les fauteurs de la méthode n'accordent pas une grande valeur à cette cautérisation. Mais je dois ajouter qu'ils ne se font point faute de l'employer et, dans tous les cas, trois fois plutôt qu'une. En tout cas, malgré tout ce qui a été promis par ses inventeurs, la méthode du raclage est encore trop récente pour qu'il nous soit possible de la juger.

Si la marche du lupus est chronique et si d'incessantes récidives viennent tromper toutes les espérances du chirurgien, on peut affirmer cependant qu'à moins de complications exceptionnelles, cette affection n'entraîne jamais la mort. Mais il est une autre forme d'ulcération anale que je crois devoir rapporter à la scrofule et qui non-seulement est rebelle à toute tentative thérapeutique, mais encore présente une telle malignité que l'on peut considérer comme presque fatalement perdus tous les malades qui en sont affectés. Les auteurs anglais ont décrit cette forme sous le nom de *rodent ulcer* ou *lupoïd ulcer*[1]. Cet ulcère galopant, puisque tel est son nom, a en général pour siége la muqueuse margellaire et la muqueuse rectale, quelquefois cependant il envahit secondairement la peau de l'anus. Sa forme est en général irrégulière, mais ses bords sont remarquablement nets. On croirait qu'ils ont été tracés à l'aide d'un instrument tranchant. Il n'y a pas le moindre décollement : la base de l'ulcération est parfaitement souple et tout autour d'elle la muqueuse présente son aspect normal. L'ulcère galopant se propage surtout en largeur, envahissant seulement la muqueuse et restant toujours superficiel. Ce n'est qu'exceptionnellement qu'on le voit *creuser*. Parfois il semble s'arrêter dans sa marche, sa surface se recouvre de bourgeons charnus rouges et vermeils, mais alors que vous croyez la cicatrisation assurée, vous voyez en quelques heures ces bourgeons charnus fondre comme la neige au soleil, pour me servir de la pittoresque expression d'Allingham, et la surface morbide reprend son aspect ulcéreux, sordide. Contrairement à ce que l'on observe en cas d'esthiomène vulvo-anal, l'ulcère rongeant est une lésion atrocement douloureuse. Les patients éprouvent une sensation persistante, continue, de brûlure, de morsure. Il leur semble que leur anus est di-

[1] The patients attacked by this disease I think I may say are nearly always of a markedly scrofulous diathesis (Allingham, *on Diseases of the rectum*, p. 248. London, 1873).

lacéré par des tenailles rougies au feu. La défécation vient encore ajouter à l'intensité de ces supplices, aussi peut-on dire sans exagération que la mort arrive par excès de douleur. Tous les médicaments émollients, tous les narcotiques ont été vainement essayés. Les caustiques les plus puissants, le feu lui-même n'ont pas amené la moindre modification favorable. Tous les cas connus jusqu'ici ou pres que tous se sont terminés par la mort.

L'anatomie pathologique de l'ulcère galopant et cepen dant encore mal connue, car heureusement l'affection est très-rare [1]. Ce que l'on peut seulement affirmer, c'est qu'il ne s'agit pas là d'un simple épithéliome, c'est qu'anatomi quement cet ulcère n'est pas un cancer. Jamais, en effet, l'on a constaté la généralisation aux ganglions ou aux viscères, il s'agit en somme d'une scrofulide maligne. A moins peut-être que ce ne soit une chancrelle phagédénique extensive, maladie à laquelle M. Diday m'a dit avoir vu quelques-uns de ces caractères, et qui, elle aussi, a une extrême gravité.

Ajoutons que, de prime abord, nul ne saurait se douter de cette gravité et dans la plupart des cas, on a cru, au début du moins, qu'il s'agissait de syphilides tardives, de chancrelles simples, de chancres phagédéniques, et presque toujours un pronostic favorable a été imprudemment formulé, pronostic auquel l'insuccès absolu des spécifiques et l'inutilité de tous les moyens locaux sont venus bientôt donner un cruel démenti [2].

[1] Dans une statistique portant sur quatre mille cas de maladies du rectum observés à l'hôpital de Saint-Mark, Allingham n'a signalé que deux cas de ce genre.

[2] C'est aussi un caractère propre à la chancrelle phagédénique (mal très-rare) que de déjouer au même degré les prévisions du médecin et les efforts du thérapeutiste. L'inoculation seule pourrait éclairer ce doute, que je n'émets d'ailleurs qu'avec la plus grande réserve.

Nous ne saurions formuler ici aucune règle de traitement, puisque, comme nous venons de le dire, tout ce qui a été tenté jusqu'à ce jour a échoué. Je n'oserais donc conseiller qu'un traitement général énergique par les toniques (quinquina, arsenic, fer (?)). Quoi qu'il en soit, il y aura toujours avantage à combattre par les opiacés et les astringents les phénomènes diarrhéiques qui se manifestent assez souvent pendant les périodes ultimes de la maladie et sont un des signes avant-coureurs de la mort.

D'après le Dr Rouse [1], la scrofule pourrait encore se manifester, non plus à l'anus, mais sur le rectum, par de petites ulcérations qui ont pour siége les follicules de la muqueuse intestinale. Le premier stade de la lésion consisterait en une inflammation chronique avec dégénérescence granulo-graisseuse de ces follicules. Ainsi prendraient naissance de petits boutons caséeux qui tôt ou tard finissent par se rompre et se transforment en ulcérations larges de quelques millimètres à peine, mais dont le fond est jaunâtre et les bords taillés à pic et plus ou moins décollés. Ces ulcérations sont le plus souvent multiples et peuvent, à un moment donné, devenir confluentes ; il en résulte des pertes de substance sur la muqueuse, assez étendues pour que le calibre rectal soit rétréci lors de la cicatrisation.

Les ulcères folliculaires des scrofuleux ont quelquefois perforé dans toute leur épaisseur les parois du rectum. De là la production de fistules borgnes internes, d'abcès des fosses ischio-rectales, de là enfin la possibilité de l'ouverture des culs-de-sac péritonéaux.

Quand l'ulcération folliculaire scrofuleuse est ancienne, on observe presque toujours des phénomènes de rectite chronique, et ses bords sont hérissés de papilles hypertro-

[1] Communication à la société de *Saint-Georges Hospital*, à Londres.

phiées. Ces ulcères folliculaires de l'intestin coïncident, non-seulement avec d'autres manifestations cutanées de la diathèse scrofuleuse, mais souvent aussi avec les altérations chroniques du poumon, que quelques auteurs ont désignées sous le nom de phthisie scrofuleuse. Les symptômes auxquels donnent lieu ces lésions sont, du reste, assez obscur. Notons pourtant la diarrhée irrégulièrement intermittentes, les selles sanguinolentes, les hémorrhagies, la sensation spéciale de brûlure, que les patients ressentent soit dans le rectum, soit au périnée, les ténesmes et la dysurie.

Abandonnée à sa marche naturelle, la lésion a pu guérir dans quelques circonstances rares. Mais, en général, il y a peu de tendance à la guérison spontanée, et de longues portions de la muqueuse seront tour à tour envahies et détruites. Il faudra donc absolument intervenir, mais ici encore nous devons avouer que l'art ne possède pas de bien nombreuses ressources. C'est surtout en modifiant l'état général des malades que l'on pourra influer sur la marche des ulcérations. Il faudra donc instituer un traitement par les toniques. Localement, on se bornera à l'administration de petits lavements amidonnés opiacés destinés à calmer les douleurs, et plus tard on les remplacera par des injections astringentes. Dans quelques cas, il sera peut-être nécessaire d'agir directement à l'aide des caustiques sur les surfaces ulcéreuses, à travers la fenêtre latérale d'un spéculum ani.

En tout cas, le pronostic doit toujours être formulé avec une extrême prudence, car il est aujourd'hui démontré que les sujets chez lesquels on observe l'ulcère folliculaire du rectum sont prédisposés à la phthisie pulmonaire.

§ 4. — Herpétisme.

Les lésions de l'anus qui naissent sous l'influence de l'herpétisme sont à peine connues aujourd'hui, et cela, par ce que les dermatologistes ne s'entendent pas encore parfaitement sur le sens qu'il convient d'attacher à l'expression de *diathèse herpétique ;* aussi le lecteur ne s'étonnera-t-il pas, je l'espère, de trouver réunies dans ce paragraphe les descriptions de toutes les maladies de l'anus vulgairement appelées *dartreuses* et qui peuvent être rattachées soit à l'arthritis de Bazin, soit à l'herpétisme de Hardy.

1° *Ulcérations herpétiques.*— Elles ont les plus nombreuses analogies avec celles que l'on rencontre si souvent sur les organes génitaux et qu'il faut parfois quelque attention pour distinguer d'avec les chancres. Les érosions herpétiques ont pour siége la rainure interfessière ; on ne les verra que rarement se développer sur la muqueuse margellaire. Elles sont ordinairement multiples et affectent une forme plutôt demi-circulaire qu'arrondie, si bien qu'elles semblent être le résultat d'un coup d'ongle ; ajoutons que le plus souvent elles sont confluentes et existent avec d'autres éruptions de même nature, au pli génito-crural, sous l'aisselle, au bas des jambes, sur la face dorsale de la main et des doigts.

Ainsi prennent naissance de petits ulcères à forme serpigineuse et qui sont le siége d'une sensation de brûlure dont l'intensité est fort bien exprimée par le nom de *feux* que les patients assignent en général à ces lésions.

Ces ulcérations ont pour origine la déchirure de vésicules initiales, très-petites que l'on ne voit du reste que rarement, car, dès leur naissance, elles sont détruites par les frottements. Leur couleur est rouge, leurs bords arrondis sont taillés à l'évidoir comme ceux du chancre induré, et les sécrétions qui s'en écoulent et qui consistent en sérosités plus ou moins louches sont très-peu abondantes. Il n'y a presque jamais de suppuration, à proprement parler. A moins de complications inflammatoires on n'observe pas d'engorgement ganglionnaire, mais, quand il existe, cet engorgement est plus ou moins sensible à la pression. On n'observe surtout jamais l'adénopathie indolente bilatérale qui accompagne toujours le chancre induré.

Tels sont les caractères qui permettront en général de reconnaître facilement les ulcérations herpétiques de l'anus. Nous ne sommes point encore en mesure de dire si ces herpès se rencontrent plus fréquemment chez l'homme que chez la femme, si quelquefois ils sont en rapport avec les phénomènes menstruels ou certains accidents vénériens ; mais, soit au point de vue de la forme, soit au point de vue de l'évolution clinique, ils peuvent être assimilés à l'herpès vulvaire et à l'herpès préputial, en particulier à cette forme que Diday puis Doyon ont si bien décrite sous le nom d'herpès récidivant des organes génitaux. Ce n'est pas à dire pour cela que ces ulcérations succèdent le plus souvent à des chancrelles anales [1], mais à l'anus comme sur les organes génitaux, l'herpès est récidivant, il est douloureux et résiste à tous les efforts de la thérapeutique, tant que l'on ne s'est pas adressé à la maladie générale.

Ce serait une erreur cependant que de négliger les moyens locaux, car il suffit le plus souvent, pour obtenir la disparition rapide de l'éruption, de prescrire l'usage de

[1] On sait en effet que, suivant M. Diday, l'herpès récidivant des organes génitaux se développerait surtout chez les individus qui ont eu des chancrelles, mais la chancrelle ne jouant en ce cas, comme M. Diday le professe lui-même, que le rôle d'une cause occasionnelle, il y a, bien entendu, de nombreuses exceptions à cette loi.

lotions astringentes (solutions de ratanhia, de tannin, etc.) et surtout de poudres isolantes (calomel et amidon, poudre de lycopode, sous-nitrate de bismuth). Mais je le répète, ces moyens ne mettent pas à l'abri des récidives, aussi faut-il savoir prédire ces récidives et surtout chercher à les éviter. En pareil cas, prescrire l'usage des alcalins et des arsenicaux, mais surtout conseiller un traitement thermal sulfureux (Uriage, Cauterets, Bagnères de Luchon).

2° *L'herpès névralgique* s'observe quelquefois aussi dans la région de l'anus en même temps que sur les organes génitaux. C'est le *zoster sacro-ischiaticus* de Bærensprung. L'éruption du zona anal occupe simultanément la rainure interfessière et le périnée. Elle est précédée par des douleurs très-vives qui ont tous les caractères des névralgies. Leurs irradiations dans la région périnéale et suivant le trajet des branches du plexus sacré pourraient à la rigueur faire songer à l'existence d'une fissure, mais l'apparition de petites vésicules caractéristiques viendra bientôt dissiper tous les doutes. Notons également que, même en leur absence, il est encore un autre symptôme pathognomonique quand on peut l'apprécier bien nettement, c'est l'anesthésie de la peau dans les régions douloureuses. Cette anesthésie est absolue. Elle s'étend parfois à toute une fesse, si bien qu'il y a des malades qui ne sentent que la moitié de la lunette lorsqu'ils viennent à s'asseoir pour aller du ventre; d'autres, au contraire, croient avoir entre les fesses un corps étranger volumineux, et M. Mauriac, auquel on doit une étude très-complète [1] de l'herpès névralgique des organes génitaux, a découvert aussi chez certains sujets des plaques hyperesthésiques.

[1] *Gazette des hôpitaux*, 1876.

L'herpès névralgique n'apparaît que rarement à l'anus comme lésion isolée. Toujours, ou presque toujours, on l'observe comme complication de l'herpès génital dont nous n'avons pas à nous occuper ici. Rappelons cependant que si ces phénomènes douloureux dont nous venons de parler sont sujets à récidiver, on ne les verra pas toujours réapparaître sur la région primitivement affectée. C'est même sur des points assez éloignés de l'anus qu'il faudra rechercher les traces des crises névralgiques qui auraient pu précéder celle dont on sera témoin. Ainsi le plus souvent on apprendra que précédemment le patient a éprouvé soit des douleurs articulaires (et c'est là ce qui a fait assigner par nombre d'auteur une origine *arthritique* au zona), soit des névralgies lombaires ou sciatiques, soit enfin des éruptions de zona autour du tronc ou même dans la région cervicale.

L'apparition des vésicules herpétiques, fussent-elles même en très-petit nombre, doit être considérée comme un phénomène critique favorable, car elle coïncide toujours avec la cessation des crampes anales et la sédation immédiate de presque toutes les irradiations douloureuses. Lettsom avait du reste déjà noté ce phénomène.

Je n'insisterai pas sur le traitement de cette affection, si mal connue encore dans sa nature, me bornant à conseiller d'une manière générale les moyens qui réussissent, dit-on, contre le zona des autres régions (sulfate de quinine pendant la période aiguë des douleurs, et localement poudres isolantes tant que les vésicules seront intactes ; topiques émollients dès que, par déchirure, elles se seront transformées en érosions) [1]. Mais en réalité on ne saurait compter

[1] Diday recommande, avec beaucoup d'auteurs, l'application à demeure d'un linge imbibé d'une solution au vingtième de nitrate d'argent, topique souverain, dit-on, contre les douleurs à toutes les périodes de la maladie.

sérieusement sur aucun de ces moyens, et c'est le temps seul qui jugera l'affection définitivement.

3° *Eczéma.* — Le plus ordinairement c'est l'eczéma lichenoïde qui se développe sur l'anus, mais il n'affecte que rarement la forme aiguë dans cette région, et s'il débute brusquement dans quelques circonstances rares, c'est pour passer presque immédiatement après à l'état chronique, ou pour laisser après lui des lésions extrêmement rebelles à tout traitement, si même elles ne sont pas absolument incurables.

A l'anus, comme dans les autres régions, l'eczéma débute par une éruption de vésicules très-petites, mais confluentes, dont le contenu, limpide d'abord, se trouble presque immédiatement, puis se coagule lorsqu'elles viennent à se rompre. Ainsi se forment des squames humides plus ou moins molles qui sont arrachées par les frottements et sous lesquelles se trouve une surface érythémateuse d'un rouge très-foncé. Cette rougeur n'est pas le seul résultat de cette hyperhémie temporaire de la peau, car celle-ci peu à peu s'épaissit, se sclérose, pour ainsi dire, et là où il n'y avait tout d'abord qu'une macule, va se développer bientôt une saillie dure, diffuse et essentiellement persistante.

C'est ainsi qu'après quelques jours de suppuration et lorsque l'eczéma, en tant que lésion humide, sera considéré comme guéri, vous trouverez l'anus recouvert d'une peau rouge, luisante, sèche, et se fissurant sous l'influence des moindres tractions. A une période plus avancée cette peau devient dure, épaisse, rigide, inextensible ; il y a exagération dans les saillies que forment les plis cutanés normaux qui prennent un aspect en quelque sorte condylomateux. Les poils s'atrophient, le pigment disparaît par places, souvent aussi le sphincter entre en contracture et l'anus devient le siége d'un prurit insupportable sans cesse renaissant et s'exaspérant sous l'influence de la marche, de la chaleur ou de l'ingestion de certains aliments. Ceci nous amène à décrire le prurit anal, qui n'est le plus souvent que la localisation d'une diathèse herpétique ou de la goutte.

4° *Prurit anal.* — Cette maladie est caractérisée par des démangeaisons incessantes au niveau de l'anus et qui ne laissent pas un seul instant de tranquillité aux malheureux patients. Ce prurit est continu, mais avec des exacerbations, et pendant ces sortes d'accès les individus, même les plus courageux, ne peuvent résister au besoin de se gratter, et de se gratter à outrance. Il va sans dire que le soulagement momentané qu'ils obtiennent de la sorte ne fera qu'aggraver la maladie. Et pourtant ce besoin est tellement impérieux que certains sujets, qui ont eu assez de force de caractère pour y résister pendant la journée, se déchirent l'anus sans en avoir conscience durant les quelques heures de sommeil qu'ils obtiennent par l'ingestion de larges doses hypnotiques.

Lorsque, en pareil cas, l'on examine l'anus, on trouve en général les traces d'une éruption eczémateuse récente, mais bien souvent aussi la seule altération appréciable sera la *dépigmentation* de l'anus. Ce symptôme est tout à fait pathognomonique ; il est le signe certain de la gravité de la lésion, on pourrait même dire de son essentialité. C'est que dans maintes circonstances les démangeaisons accusées par vos clients seront symptomatiques, mais de lésions essentiellement différentes, et le diognostic a d'autant plus d'importance dans l'espèce, que suivant qu'il sera né sous telle ou telle influence, le prurit anal sera incurable ou susceptible de guérir en quelques jours.

Ainsi, le prurit anal reconnaît pour cause fréquente,

surtout chez les jeunes sujets, la présence des *oxyures* (ascarides vermiculaires de Cuvier). Quoiqu'en général il soit assez facile de les découvrir, car ils sont d'ordinaire en très-grand nombre et font à travers le sphincter des excursions dans les plis radiés de l'anus, vers le périnée, à la vulve, dans le vagin, dans certaines circonstances on ne les trouvera qu'après de patientes recherches, il faudra même avoir recours au spéculum ani. Lallemand, dans son *Traité des pertes séminales involontaires*, a donné de nombreux détails sur les symptômes déterminés par ces parasites. Indépendamment du prurit, il y a en effet un satyriasis perpétuel, avec douleurs lancinantes dans la verge et le périnée, éjaculations involontaires. Chez les jeunes sujets, et même chez l'adulte, comme le démontrent les faits observés par Wichmann et ceux que l'on peut lire dans le *Traité des Vers* de Bremser, les oxyures font naître les habitudes d'onanisme les plus fâcheuses. Chez les petites filles surtout cet accident est presque constant, car les oxyures vont le long des petites lèvres jusqu'au niveau du clitoris que leurs innombrables piqûres viennent exciter sans cesse. Rappellerai-je aussi tous les accidents éloignés que déterminent ces parasites. On a noté des accès épileptiformes de l'hystérie, etc., etc. Eh bien ! tout cet ensemble symptomatique effrayant, vous le ferez disparaître en quelques jours et par les moyens les plus simples, quand vous en aurez reconnu la cause. Lors donc que vous aurez vu au niveau de l'anus ou dans les excréments de petits vers blancs d'une longueur de 1 à 2 millimètres, ténus et s'agitant avec plus ou moins de rapidité, rappelez-vous qu'ils ont le rectum seul pour repaire, qu'il est à peu près certain que jamais ils ne remontent plus haut dans l'intestin. Il sera donc inutile d'administrer les anthelmintiques prescrits en général dans la plupart des affections vermineuses et qui malheureusement ne sont pas tous inoffensifs, il suffira d'employer des moyens locaux. On a proposé les sels mercuriaux, les huiles empyreumatiques, l'eau salée, vinaigrée, l'huile camphrée, les décoctions d'ail, d'absinthe...

En général bornez-vous aux moyens les plus simples. Il faut se garder en effet de confier des substances toxiques à ses clients, quand la chose n'est pas indispensable, aussi vous conseillerai-je l'usage d'infusions de quassia amara en lavements, c'est un remède auquel je dois quelques succès rapides et durables. En tout cas si le patient, comme cela s'est vu, se trompe et boit son lavement, vous n'aurez pas à redouter les accidents auxquels vous exposent les sels mercuriaux prescrits parfois à si hautes doses.

Le prurit anal est encore un symptôme commun à toutes les affections du rectum qui amènent la congestion de cet organe. Citons en première ligne les hémorrhoïdes [1], les polypes, les végétations rectales. Il en sera de même et pour des raisons analogues, de la constipation, des affections hépatiques, vésicales, utérines. On comprend donc avec quel soin minutieux doivent être interrogés les malades qui se plaignent de démangeaisons à l'anus. Notons aussi les causes provenant de l'alimentation. Il est incontestable en effet, que, d'une manière générale, la bonne chère prédispose à cet accident. On devra donc prêcher aux patients la sobriété et surtout la simplicité du régime. Ajoutons cependant qu'il y a sur ce point de singulières idiosynchrasies ; ainsi Allingham rapporte l'histoire d'un individu qui ne pouvait manger du saumon sans expier sa gourmandise par plusieurs heures d'un intolérable prurit :

[1] Le prurit hémorrhoïdal cède très-rapidement aux onctions mercurielles, *loco dolenti.*

chez un autre, c'était la langouste qui produisait ce singulier effet.

Il serait inutile d'exposer quel doit être le traitement dans un cas aussi bien déterminé ; on est sûr de toujours réussir, mais il n'en est plus de même quand le prurit est réellement diathésique, et l'on doit s'estimer heureux lorsqu'à la suite d'un traitement prolongé l'on arrive à procurer un léger soulagement. Et cependant les démangeaisons sont continuelles, elles reviennent par accès, sont exaspérées par la chaleur, et c'est en général la nuit qu'elles atteignent leur maximum d'intensité. C'est à tort cependant que l'on a voulu donner à ce caractère nocturne une valeur absolue au point de vue du diagnostic, le prurit vermineux le présente aussi, et parfois même avec tant de régularité que des praticiens éminents, dévoyés par cette parfaite périodicité, l'ont combattue par la quinine.

Il y a dans le prurit essentiel des rémissions absolues et pendant lesquelles le patient n'éprouve pas la moindre douleur ; mais alors les récidives sont fréquentes, rapprochées, elles surviennent brusquement ; et la maladie, suivant cette marche intermittente, va durer des mois, quelquefois même des années. On ne sera donc pas surpris que le prurit anal ait pu conduire parfois les patients au suicide.

Les remèdes qui ont été proposés sont pour ainsi dire innombrables. On a vanté tour à tour le soufre, *intus et extra*, le mercure, l'antimoine, l'opium, la belladone. Les bains, conseillés par les uns, ont été proscrits par d'autres. (En tous cas, ils ne doivent pas être donnés pendant la période aiguë des éruptions.) Paletta, qui croyait à la transmissibilité de la maladie, avait conseillé l'application des sangsues. Curling les préconise aussi dans les cas où l'hyperhémie de l'intestin est manifeste. Les auteurs italiens, suivant le maître que nous venons de nommer, conseillent l'introduction de la glace dans le rectum et le vagin simultanément. C'est un excellent moyen pourvu qu'on l'emploie avec une certaine durée, et parmi les nombreuses formules de traitement accumulées dans les *Istituzioni chirurgiche* de Monteggia, c'est bien à cette dernière qu'il faudra donner en général la préférence.

Cependant il ne faut pas perdre de vue le principe morbide que l'on doit combattre ; les longues énumérations de remèdes locaux auxquelles nous venons de faire allusion, ne sont-elles pas là pour le démontrer ? Aussi conseillerai-je en pareil cas : 1° de prescrire un régime doux dans lequel les alcooliques seront sévèrement interdits, dans lequel on défendra surtout les aliments épicés, les sauces savantes : proscrivez aussi le poisson de mer ; 2° d'indiquer les moyens généraux ordinairement mis en usage pour combattre l'herpétisme : bains sulfureux, boissons alcalines, préparations arsenicales, etc., selon les distinctions si précises de la dermatologie moderne ; 3° pendant que vous chercherez ainsi à modifier l'état diathésique, vous emploierez localement les pommades calmantes, soit la pommade au chloroforme, soit les lotions avec l'acide cyanhydrique médical plus ou moins dilué, soit les fumigations avec le chloroforme. Rappelez-vous cependant que, contrairement à la théorie, on peut réussir avec les astringents. Ainsi je dois d'assez nombreux succès à la formule suivante :

Eau.	400
Alcool.	100
Extrait de ratanhia	10

Un linge imbibé de cette solution est placé entre les fesses et laissé en place pendant une heure ou deux.

Quelle que soit l'intensité des douleurs, n'administrez jamais à l'intérieur les préparations opiacées; comme agent de constipation, elles amènent toujours une aggravation dans les symptômes. C'est donc au chloral ou au bromure de potassium que l'on aura recours.

CHAPITRE XII

DES CHANCRELLES DE L'ANUS

Le lecteur s'étonnera sans doute de me voir consacrer un chapitre spécial à l'étude de la chancrelle. C'est que son histoire ne peut trouver nulle part une place rationnelle dans notre cadre nosographique. Rien en effet dans ses allures cliniques ne nous permet de classer la chancrelle à côté de telle ou telle autre lésion ulcéreuse. Elle est indépendante de toute diathèse, c'est une maladie essentiellement locale, j'ajouterai même sans analogue, puisque jusqu'ici c'est la seule affection locale, c'est-à-dire inoculable au porteur, dont on n'ait pas encore pu démontrer péremptoirement la nature parasitaire. Mais ce n'est point ici le lieu de discuter ces questions sur lesquelles les spécialistes eux-mêmes ont déjà peine à s'entendre. Bornons-nous donc à dire que le chancre mou, maladie essentiellement locale, et se manifestant après une incubation de quatre ou cinq jours seulement, c'est-à-dire sans incubation, selon quelques auteurs, est toujours, à l'anus comme ailleurs, le résultat d'un acte contagieux. Tantôt, et c'est le cas le plus fréquent, il se développera par *auto-inoculation* chez des sujets déjà porteurs de chancrelles génitales (ici c'est le pus qui de la vulve s'écoule le long du périnée et vient chancreliser une fissure, là, comme le dit Diday, la chancrelle est apportée par l'ongle d'un homme qui a une chancrelle au pénis et qui après l'avoir pansée se gratte... où cela lui démange, sans s'être lavé les doigts) ; tantôt le chancre mou se développe après des actes sodomiques, ce qui du reste est assez rare, et je n'ai pas besoin de dire pourquoi [1], ou pendant les essais préalables d'un coït que l'étroitesse de l'orifice normal rend difficile. Je ne discuterai pas non plus les causes, du reste très-complexes, de sa plus grande fréquence chez la femme [2]. Mais quelle que soit son origine, la lésion va nous présenter des aspects très-variés : 1° selon que, suivant pourtant son évolution normale, elle occupera tel ou tel siége ; 2° selon qu'occupant un même siége elle sera le point de départ de telle ou telle complication.

§ I. — Chancrelles non compliquées.

Au point de vue du siége, nous diviserons les chancrelles de l'anus en trois catégories : A celles de la rainure interfessière, B les chancrelles margellaires, C les ulcères rectaux.

A *Chancrelles de la rainure interfessière.* — Les chancres de la rainure interfessière sont assez communs. Ils ne se développent guère que secondairement et succèdent en général à des lésions analogues siégeant soit sur l'anus, soit sur les organes génitaux. Ils se présentent avec un aspect tout particulier qui leur a fait donner la dénomination d'*érosions chancreuses*. C'est assez dire qu'ils

[1] Pour toutes ces question, V. Tardieu : *Étude médico-légale sur les attentats aux mœurs*, p. 171.

[2] Diday a vu deux fois la chancrelle anale chez une femme qui avait couché dans les draps malpropres d'un des hôtels de quatrième ordre de Lyon. On reconnut le lendemain que les draps offraient des taches de pus.

sont peu profonds, peu étendus, et que si leurs bords sont légèrement déchiquetés comme ceux de toutes les chancrelles, d'ordinaire il n'y a pas de décollements. Leur marche est lente, il semble vraiment que, semée là sur un terrain peu propice, la graine chancrelleuse ne germera qu'avec peine. L'érosion chancriforme n'est donc pas extensive et quoique le pus qu'elle sécréte soit encore inoculable, elle tend à disparaître ; son extensibilité finit par s'épuiser spontanément, et ce n'est que dans de rares circonstances que, nées dans ces conditions, les chancrelles ont pris une marche maligne, détruisant les téguments dans une étendue plus ou moins considérable. Voilà pourquoi la virulence de ces chancrelles a été méconnue par des auteurs recommandables qui n'ont voulu voir dans ces ulcères que le résultat d'une irritation simple. Il importe pourtant de reconnaître de bonne heure la nature de ces érosions, afin d'éteindre au plus tôt par un traitement approprié leurs propriétés érodantes et prévenir de la sorte de nouvelles inoculations dont on ne saurait prévoir les conséquences.

Les érosions chancrelleuses de la région interfessière sont rarement isolées, car, lorsqu'elles existent en un certain nombre, elles sont très-souvent symétriques, ce qu'explique fort bien leur genèse par auto-inoculation.

B. *Chancrelle margellaire.* — Les chancrelles de la rainure ne seront donc le plus ordinairement que des lésions satellites, mais l'astre autour duquel elles gravitent mérite une tout autre attention. C'est qu'en réalité il n'est pas de région dans l'organisme où le virus chancrelleux puisse trouver un refuge plus caché, plus inexpugnable que l'anus. A l'anus, en effet, la chancrelle envahit de préférence les sillons qui séparent les plis radiés ; elle aura donc la forme fissuraire. C'est une petite érosion à fond jaunâtre à bords très-nettement taillés, très-douloureuse et qui peu à peu ronge à leur base les replis qui la recèlent. Ces chancrelles, essentiellement souples à leur base, sont très-petites, ce qui les ferait méconnaître facilement, mais d'autre part, la souffrance qu'elles causent empêche à coup sûr les malades d'en ignorer la présence. Il n'y a donc vraiment pas lieu de tenir compte des argumentations interminables d'il y a trente ans dans lesquelles on invoquait la possibilité de chancrelles anales invisibles et inconnues pour expliquer la formation et l'inoculabilité de certains bubons d'emblée! Ah! je sais bien que l'on va me dire : Mais dans la savante brochure de MM. Péan et Malasses [1], on lit, page 56 : « Nous avons vu quelques malades porter des chancres de l'anus sans s'en douter; mais c'est là un fait exceptionnel. » Mais alors si l'on reconnaît l'autorité de ces auteurs, que diraient mes très-orthodoxes contradicteurs si je venais l'invoquer à mon tour pour répéter aussi le passage suivant : « A ne considérer que les faits cliniques, nous répondrons sans hésiter : oui, un chancre mou peut être suivi de vérole [2]. » Ajouterai-je en passant que ce n'est pas le seul point sur lequel la description de MM. Péan et Malasses me semble criticable. Il y est en effet sans cesse question de condylomes, de saillies, de tumeurs formant aux chancres mous une base indurée. Il ne s'agit donc pas de simples végétations, et pour ma part je n'ai jamais vu ces condylomes plats chez les sujets vierges de syphilis. Je serais donc tenté de considérer comme de vrais chancres parcheminés ou plutôt comme des plaques muqueuses, chancrellifiées peut-être, toutes les prétendues chancrelles suivies de véroles auxquelles il est fait allusion dans le travail dont je viens de parler.

[1] *Étude clinique sur les ulcérations anales*. Paris, Delahaye, 1872.
[2] *Ibid.*, p. 61.

Les chancres margellaires ont donc en général la même forme que les fissures décrites dans un précédent chapitre. Ils empiètent, et très-largement parfois sur les téguments, tandis qu'ils ne se propagent que difficilement du côté du rectum. Lorsque cette propagation a lieu, la partie sphinctérienne du chancre reste stationnaire, étroite, et comme l'ulcération, au-dessus et au-dessous de l'anneau musculaire, peut s'élargir librement, elle prend la forme d'un sablier. Le fond de ces ulcères est grisâtre et le pus qu'ils sécrétent est relativement abondant. Quelquefois il y a contracture spasmodique du sphincter ; les patients éprouvent alors les mêmes symptômes qu'en cas de fissure simple.

Abandonnée à sa marche naturelle, la chancrelle margellaire ne guérit que tardivement, mais elle est peu extensive et reste stationnaire, conservant cependant une faculté variable de persistance et d'extension suivant qu'il y a plus ou moins d'inflammation. Ajoutons que, lorsque ces dernières viennent à s'éteindre complétement, l'ulcération ne guérit pas toujours, mais se transforme soit en fissure, sous l'influence de la contracture sphinctérienne, soit en ulcère variqueux simple sous l'influence des hémorrhoïdes.

Le chancre fissuraire, qui n'est en général qu'un produit d'auto-inoculation, est plus fréquent chez la femme que chez l'homme ; il siége le plus ordinairement vers le périnée ou directement en arrière. Il est plus rare de le trouver sur les côtés. On voit donc qu'en somme il occupe les mêmes régions que les fissures simples. N'est-ce pas là une nouvelle preuve de la rareté du chancre mou par inoculation sodomique [1] ?

[1] Rollet professe que la sodomie est la cause ordinaire des chancrelles anales, et cela parce qu'on les observe sur des prostituées qui ont subi des approches anormales. Son raisonnement n'est pas rigoureux. C'est le *post*

Lorsque ces chancrelles se développent sur un anus très-serré, chroniquement enflammé, fissuraire, elles se multiplient, chaque repli cutané devient un nouveau chancre. On voit alors quelque chose d'analogue à ces couronnes de chancrelles préputiales décrites dans les traités spéciaux sur les maladies vénériennes. Un matin, à l'hôpital du Midi, Ricord restait en extase devant un groupe de quatre chancrelles occupant régulièrement chacun l'extrémité de deux diamètres se coupant à angle droit. « En voilà aux quatre points cardinaux, s'écria le professeur. — C'est la rose des vents, » insinua Diday, présent à la scène. Cette forme curieuse n'est pas absolument rare.

C. *Chancrelles sus-sphinctériennes.* — Je ne parlerai pas de leur rareté. Qu'il me suffise de dire qu'elle est telle que leur existence a pu être contestée. On a voulu considérer la muqueuse rectale comme réfractaire à l'inoculation chancrelleuse. Et pour le démontrer, non-seulement on a invoqué le manque presque absolu d'observations, mais on a fait aussi remarquer que, malgré la marche extensive de certaines chancrelles, on voit l'ulcération s'arrêter presque toujours en haut, au niveau où l'épithélium pavimenteux disparaît pour faire place à l'épithélium cylindrique, tandis qu'en bas elles suivent une marche progressive sur le tégument externe.

L'interprétation de ces phénomènes est probablement inexacte, et si les faits que je viens de rappeler sont bien démontrés, ils trouvent leur explication toute naturelle dans la contraction anale qui met un obstacle mécanique à l'en-

hoc ergo propter hoc. La sodomie ne fait que fissurer l'anus et prépare le terrain. Quant à la grande fréquence de la sodomie chez les sujets porteurs de chancrelles anales, je me l'explique par l'espèce des malades observés. Hier encore la chancrelle était avouable. Elle ne germine plus aujourd'hui que dans les classes sociales ou la sodomie est en usage.

vahissement en hauteur, en fermant le rectum comme une ligature fortement serrée. Et d'autre part, le bol fécal en s'échappant à travers l'anneau malade ne l'entr'ouvre qu'en essuyant en quelque sorte ses bords, aussi le pus contagieux, entraîné au dehors avec lui, ne peut-il aller contaminer l'ampoule. Néanmoins le chancre mou du rectum existe, et même on lui a vu prendre dans cette région profonde d'effroyables proportions. C'est ce qui nous explique pourquoi quelques auteurs américains ont pu dire que la chancrelle était peut-être une cause fréquente de rétrécissement rectal[1].

Au point de vue de l'évolution clinique, la chancrelle sus-sphinctérienne a les plus nombreuses analogies avec les ulcérations extensives que nous avons eu à signaler plus haut, mais lorsque l'origine plus ou moins avouée de la maladie fera naître chez vous des soupçons, ici, du moins, vous aurez un critérium certain, l'inoculation. N'hésitez pas à y avoir recours, car la chancrelle du rectum, même compliquée, peut guérir, tandis que nous avons noté plus haut l'incurabilité presque absolue des ulcérations qui pourraient être confondues avec elle. Et la confusion est facile. Comme ces ulcérations, en effet, la chancrelle présente des bords taillés à pic et plus ou moins déchiquetés. C'est également au niveau de ces bords que se produit le travail extensif. Le fond est grisâtre, le pus est abondant, sanieux, irritant, et comme il fait naître dans la rainure interfessière une éruption érythémateuse, intense et diffuse, les chancrelles de voisinage seront méconnues. D'ailleurs il y a ici, pour éclairer le diagnostic, le chapitre des concomitants; presque toujours il existe ou il a existé simul-

[1] Horatio Bridge : A case of chancroidal ulceration and stricture of the rectum treated by lombar colotomy, with remarks *(Archiv. of Dermatology,* U. S. nº 11, New-York, janvier 1876).

tanément d'autres chancrelles intra ou sous-anales, soit qu'elles aient été l'origine, soit qu'elles soient devenues l'effet de leur grande sœur sus-sphinctérienne. En raisonnant par analogie il ne serait pas irrationnel d'admettre que la chancrelle rectale peut devenir le point de départ de trajets fistuleux, borgnes internes. On a noté également la destruction des fibres musculaires sphinctériennes, la propagation en profondeur de ces ulcérations. Mais ce sont là des faits exceptionnels, et les observations jusqu'ici rapportées sont tellement sobres de détails que je me borne à signaler la possibilité de ces accidents sans avoir le moins du monde la prétention de les décrire.

§ 2. — Chancrelles compliquées.

La chancrelle, comme toutes les ulcérations de la région ano-rectale, peut devenir le point de départ de diverses complications qui modifieront singulièrement son aspect, son évolution, son pronostic.

A. La chancrelle peut se compliquer d'*inoculation syphilitique* concomittante. Je fais ici allusion à ce que l'on a appelé le chancre mixte, c'est-à-dire à la superposition, en un même point de l'organisme, de deux maladies, l'une locale, la chancrelle, l'autre générale, la vérole. La chancrelle qui précède le chancre induré ne présente du reste alors aucun caractère particulier pendant les premières semaines; elle suit son évolution ordinaire, quelquefois même elle peut se cicatriser, mais, dans d'autres cas, au contraire, au lieu de rester stationnaire et de conserver son aspect fissuraire, on la voit à un moment donné s'élargir à sa base et s'indurer. Elle prend l'aspect du chancre syphilitique décrit dans un précédent chapitre, mais avec cette différence que la suppuration est beaucoup plus abondante et qu'elle conservera toujours sa propriété caractéristique d'être inoculable au porteur.

Comme les chancrelles germinent souvent sur des anus chroniquement enflammés, hémorrhoïdaires ou plus ou moins hérissés de végétations, l'induration inflammatoire sera prise souvent pour la dureté spécifique et réciproquement ; aussi ce signe si précieux pour le diagnostic des chancres génitaux n'aura-t-il qu'une valeur secondaire et, dans les cas obscurs, c'est encore l'examen des ganglions inguinaux qui donnera les meilleurs renseignements. S'ils sont engorgés dans les deux aines à la fois et s'ils sont indolents, vous êtes presque en droit d'affirmer l'existence de la syphilis.

B. La chancrelle complique les *accidents syphilitiques secondaires*. En pareil cas le diagnostic est encore d'une grande difficulté. Car, ainsi que nous l'avons dit plus haut, les plaques muqueuses se développent parfois sur l'anus sans qu'il y ait d'autres accidents visibles sur les tégu ments, et parfois aussi elles n'apparaissent là qu'en très petit nombre. Comment reconnaître alors la présence du pus chancrelleux en ce point, s'il n'y a pas de chancrelles au voisinage ? — N'avez-vous pas l'inoculation ? me dira-t-on. — Sans doute, mais si elle me révèle l'existence du chancre simple, elle ne m'apprendra rien au point de vue de la syphilis coexistante. Heureusement en pareil cas il n'est pas indispensable de formuler immédiatement le diagnostic, car il ne doit influer que plus tard sur la thérapeutique.

C. Quand la chancrelle se développe sur un anus *hémorrhoïdaire*, l'ulcération prend un aspect rouge violacé. Elle est plus sanieuse et s'élargit plus rapidement, puis reste stationnaire et sans avoir la moindre tendance à se cicatriser spontanément. Alors même que le pus qu'il sécrête a cessé d'être inoculable, l'ulcère persiste ; la chancrelle s'est transformée en ulcère variqueux.

D. Mais, de toutes les complications, la plus redoutable c'est sans contredit le *phagédénisme*[1]. Malheureusement les auteurs qui ont écrit sur cette importante question ont souvent donné la dénomination de *chancres phagédéniques* à des accidents que l'on ne saurait rationnellement rattacher à l'histoire de la chancrelle. Nous l'avons, du reste, déjà dit plus haut au chapitre des rétrécissements ; mais ce que je dois répéter ici c'est que l'extension des chancrelles phagédéniques à la muqueuse sus-sphinctérienne est un fait très-rare et que les ulcérations serpigineuses qui dilacèrent cette muqueuse ont en général une tout autre nature.

Le phagédénisme, qui n'est en réalité qu'une gangrène interstitielle envahissante, se présente tantôt sous la forme aiguë, tantôt sous la forme chronique. Dans le premier cas, le pronostic est d'une extrême gravité, car le mal se propage avec une grande rapidité et détruit les téguments, et cela sur une étendue parfois considérable ; les ganglions de la région inguinale se tuméfient et cette inflammation aboutit souvent à des suppurations diffuses[2]. En même

[1] « En inoculant du pus de chancrelle phagédénique à un sujet sain, on ne lui donne qu'une chancrelle simple et non phagédénique : d'autre part en inoculant du pus de chancrelle non phagédénique à un sujet actuellement porteur de chancrelle en cours de phagédénisme, on fait développer au point inoculé une chancrelle phagédénique. Ce double fait prouve clairement que le phagédénisme provient, *non d'un principe morbide spécial, mais d'une cause inhérente à l'individu.* » (*Thérapeutique des maladies vénériennes et des maladies cutanées*, par P. Diday et A. Doyon, p. 184. Paris, Masson, 1876.)

[2] M. Rollet et quelques auteurs avec lui donnent l'épithète de *sympathique* aux adénites suppurées consécutives aux chancrelles, lorsque le pus qui se produit à leur surface n'est pas inoculable au porteur. Ne serait-il pas plus rationnel de dire : *bubon inflammatoire simple.* Car, en fait de sympathie, le bubon chancrelleux me paraît en avoir une plus grande encore avec l'accident initial, puisqu'il va jusqu'à s'identifier avec lui !

temps une fièvre ardente s'allume, fièvre continue, rémittente dont la courbe thermique est tout à fait analogue à celle de l'érysipèle des blessés. Lorsque le phagédénisme affecte la marche chronique, son allure est tout autre. Et d'abord la maladie est apyrétique et l'état général reste toujours satisfaisant. S'il part de l'anus, le phagédénisme à marche chronique abandonne bientôt cet orifice, se propageant graduellement au tégument externe. A mesure que la cicatrisation se produit sur un point, sur un autre l'ulcération étend sa conquête; c'est ainsi que de proche en proche elle envahira serpigineusement les bourses, le périnée, les cuisses, l'abdomen, etc... Nous avons vu précédemment que ce phagédénisme serpigineux affecte les mêmes allures que les scrofulides malignes de l'anus, connues sous le nom d'*œsthiomène.* Ici encore l'inoculation au porteur permettra de formuler un diagnostic certain au chirurgien qui n'aura pas su reconnaître les petites chancrelles satellites qui ne manquent presque jamais en pareil cas. Les chancrelles phagédéniques serpigineuses sont toujours inoculables, même lorsque leur début remonte à plusieurs années.

TRAITEMENT. — En ne cherchant à se renseigner que dans les traités généraux de syphiligraphie, on serait singulièrement embarrassé si l'on avait à formuler un traitement dans l'une des diverses circonstances que nous venons de supposer ; le lecteur ne trouvera des indications précises et des formules que dans la *Thérapeutique des maladies vénériennes* de Diday, à laquelle nous avons dû par conséquent faire, pour ce chapitre, de nombreux emprunts.

Le traitement de la chancrelle, considéré en général, a été divisé par Diday en deux catégories : 1° le traitement *abortif;* 2° le traitement *morateur*. C'est ce dernier qui seul sera possible dans la plupart des cas de chancrelle anale. Il consiste à neutraliser peu à peu la propriété contagionante de la chancrelle, à prévenir et à combattre à mesure qu'ils se produisent les accidents qu'elle détermine et à empêcher les inoculations de voisinage, en un mot à suivre pas à pas dans sa marche l'ulcère et à favoriser son évolution naturelle dont le dernier terme, après un temps voulu par la nature même du mal, est la guérison spontanée.

A. Lorsqu'il ne s'agit que d'érosions chancreuses siégeant dans la rainure, on obtiendra la cicatrisation sans trop de difficulté. Ce qu'il importe surtout alors c'est d'isoler les lésions d'avec les régions envahissables. La chancrelle, en effet, est un ennemi qu'il faut bloquer. Recherchez donc avec soin, soit à la verge, soit dans les replis de la vulve, la citadelle qui peut envoyer des renforts, c'est-à-dire le foyer infectieux primitif. Détruisez-le, si faire se peut, ou tout au moins interceptez toutes les communications. Quant à la lésion anale, elle sera traitée par des lotions astringentes et des cautérisations pratiquées à l'aide du crayon de nitrate d'argent promené lestement à leur surface (*gently*, diraient les Anglais), car il importe de ne pas faire saigner si l'on veut éviter les bubons (Diday). Si le patient n'a pas à marcher, s'il peut rester étendu sur une chaise longue, appliquez sur les ulcères des boulettes de charpie imbibée dans la solution suivante :

Eau.	20 grammes.
Azotate d'argent	80 centigrammes.

Ces boulettes doivent avoir exactement les dimensions de l'ulcère et vous les ferez pénétrer sous les bords s'ils sont décollés. Par-dessus le tout placez un plumasseau de charpie sèche et soutenez l'appareil à l'aide d'un bandage en T, ou mieux d'un caleçon de natation tricoté, neuf et par conséquent bien élastique.

Si vous ne pouvez astreindre votre sujet à cette thérapeutique cherchez à isoler les chancres par d'autres moyens. Conseillez alors de fréquentes ablutions avec les solutions alcooliques de ratanhia et de tannin que nous avons formulées plus haut : mais recommandez toujours de ne pas faire saigner. En incorporant le nitrate d'argent à de l'axonge, soit 1 gramme pour 60, on peut faire une pommade à la fois caustique et isolante, qui, dans les circonstances que nous venons de supposer, c'est-à-dire quand le malade est obligé de marcher, pourra rendre de grands services.

Lorsque la surface de la chancrelle aura été modifiée par les caustiques, qu'elle aura perdu son aspect sanieux grisâtre, il suffira de panser avec le vin aromatique ou avec le baume du Samaritain. Notons du reste que ces simples applications suffiront dans les cas légers à faire disparaître les érosions chancrelleuses et cela en fort peu de temps et sans qu'il soit besoin d'avoir recours aux caustiques proprement dits.

B. La chancrelle margellaire est beaucoup plus difficile à guérir et surtout à traiter. Ici encore c'est le traitement morateur qu'il faudra suivre, mais son application sera souvent fort délicate, aussi nous faut-il entrer dans quelques détails. Ainsi, pour appliquer sur le point malade la solution lunaire modificatrice, introduisez dans la fissure chancreuse quelques brins de charpie trempés dans cette solution, et cela en dilatant très-légèrement l'anus. Ils se maintiendront en place d'eux-mêmes, tandis que si vous recouvrez d'une mèche épaisse la région, il faudra la maintenir à l'aide de bandes, etc. Cet appareil s'imbibera de pus inoculable, et vous comprenez sans peine quels seront les résultats de ce topique d'un nouveau genre, l'inoculation des surfaces mêmes qu'on voulait préserver. Votre patient devra donc se borner à passer plusieurs fois par jour une petite éponge imbibée d'eau fraîche sur l'orifice anal, de façon à ce que la région soit toujours parfaitement propre, mais assez légèrement toutefois pour ne pas déplacer la charpie médicamenteuse[1].

Vous aurez encore à vous occuper des fonctions de l'organe malade. Il faudra procurer des selles molles, mais sans avoir recours aux purgatif proprement dits, car en pareil cas la diarrhée n'est pas moins nuisible que la constipation. (V. au chapitre de la fissure, p. 177 et suiv. les moyens à employer en pareil cas.) On a aussi écrit qu'il faut alors prescrire des lavements... Mais comment les donnera-t-on ? Qui conduira le bec de la canule ? Car enfin, ce n'est pas un instrument aussi inoffensif qu'on le pourrait croire, et maladroitement dirigé, il pourra porter dans les profondeurs du rectum le germe infectieux. Si l'on ne prescrit pas l'usage d'une sonde de petit calibre, très-molle, lentement introduite dans l'anus, le lavement ne sera pas pris parce qu'il sera trop douloureux, ou si le malade supporte ces souffrances, vous verrez l'ulcère irrité s'étendre avec une intensité nouvelle.

C. Dans quelques cas, relativement rares, les chancrelles anales sont horriblement douloureuses. Il est impossible de les penser. Même en écartant les fesses pour explorer l'anus, vous arrachez des cris aux patients. Faut il alors agir comme s'il s'agissait d'une fissure et dilater le sphincter ?

Ce conseil a été donné par M. Péan. Il est vrai de dire

[1] Le grand obstacle à ce traitement est la difficulté de trouver un aide qui sache exécuter un pansement aussi délicat et qui consente à venir l'appliquer deux ou trois fois par jour, car, à moins d'une habileté exceptionnelle, les malades, même avec l'aide du miroir, sont en général incapables de le faire eux-mêmes.

qu'il a proposé cette opération comme efficace, mais dangereuse. Nous avons vu plus haut que ces dangers ne sont pas imaginaires... Témoin les accidents qui arrivèrent jadis à une malade de M. Gosselin chez laquelle il avait dilaté un anus chancrelleux, croyant n'avoir à faire qu'à une fissure! Il faut donc renoncer à la dilatation, et sans compter sur les bains et les applications dites émollientes ou sédatives qui ne procurent qu'un soulagement insignifiant, essayez d'abord les injections deux fois par jour d'une solution au trentième de nitrate d'argent comme pour les chancrelles siégeant sous un phimosis, et ce n'est qu'après l'emploi infructueux de ce traitement continué avec régularité pendant huit jours, qu'on recourrait à des moyens plus violents, au traitement abortif. Pour ce, le malade sera soumis à l'anesthésie par l'éther, et suivant l'étendue de la chancrelle et sa profondeur, vous agirez soit par le feu, dont l'application est assez difficile à cause du rayonnement du calorique, soit par les caustiques. Celui qui mérite la préférence est sans contredit la pâte au chlorure de zinc de Canquoin. Prenez une plaque de ce caustique et taillez avec des ciseaux une lamelle de 3 ou 4 millimètres d'épaisseur, ayant rigoureusement la forme et les dimensions de la *surface profonde* du chancre. Alors en la pliant, vous la ferez pénétrer dans l'ulcère, *sous* ses bords. Appliquez par-dessus un pinceau de charpie. Introduisez dans l'anus un petit tampon d'ouate, appliquez aussi un rouleau de coton volumineux dans la rainure interfessière. Il y sera maintenu très-exactement et de manière à exercer une action compressive, à l'aide d'un bandage en T. Cet appareil sera laissé en place pendant une ou deux heures suivant les cas. Ainsi pratiquée, la cautérisation destructive est très-douloureuse; aussi est-il indiqué de prolonger l'action des anesthésiques en pratiquant des injections hypodermiques de morphine. Mais l'effet est certain, et lorsque l'escharre est formée, le malade cesse de souffrir. Les germes chancrelleux sont détruits; il ne reste plus qu'à favoriser la chute de l'escharre en conseillant les bains, les cataplasmes émollients. Plus tard la plaie sera traitée comme une plaie simple.

D. Le traitement de l'ulcère chancrelleux du rectum est extrêmement difficile à cause de la profondeur de la région. On ne peut en effet songer à détruire dans l'ampoule, à l'aide de caustiques puissants, un chancre dont on ne saurait affirmer l'unicité, dont on ne pourrait non plus se vanter de découvrir tous les replis. Ce serait donc s'exposer à voir se réinoculer presque fatalement la chancrelle sur toute la surface cautérisée. Il est inutile d'insister sur les funestes conséquences que pourrait entraîner un pareil accident. Nous avons en effet rapporté plus haut qu'une chancrelle étendue du rectum avait nécessité, en amenant l'atrésie de cet organe, la création d'un anus artificiel dans la région lombaire. Il faudra donc se comporter, en présence de ces ulcérations, comme s'il s'agissait d'ulcères simples, atoniques. On prescrira le repos, la diète lactée, on interdira les boissons alcooliques, on fera prendre des lavements astringents d'abord (nitrate d'argent, extrait de ratanhia) et même légèrement caustiques, comme dans la dysenterie chronique. Puis, lorsque, voyant diminuer les douleurs, le chirurgien aura lieu de croire l'inoculabilité de l'ulcère à peu près épuisée, il prescrira les lavements quotidiens, tenant en suspension des poudres isolantes: 1° lavement d'eau tiède d'un demi-litre, pour débarrasser l'intestin; 2° lavement amidonné d'un quart de litre tenant en suspension 8 ou 10 grammes d'un mélange de parties égales de sous-nitrate de bismuth et carbonate de chaux. On ne permettra pas au patient de reprendre son régime ordinaire, tant que la cicatrisation de l'ulcère ne sera pas complète, tant qu'on ne l'aura pas constatée *de visu*. Si la chancrelle n'était pas très-étendue, il serait possible, pendant la période de réparation, de porter directement sur elle les topiques pulvérulents, à travers la fenêtre d'un spéculum. Mais je croirais la méthode des lavements plus sûre, en ce qu'elle n'expose pas aux tiraillements, aux déchirures, et là encore, là surtout, il importe de ne pas faire saigner.

E. La coexistence de la syphilis avec la chancrelle commande d'ordinaire un traitement par les toniques et l'iodure de potassium. Ce traitement est nettement indiqué quand il s'agit d'un chancre mixte de cette région. Quant aux indications et contre-indications du mercure, elles ne peuvent, dans l'espèce, être formulées d'une manière générale. Car si d'une part on peut, à l'aide du spécifique, faire rapidement disparaître des lésions syphilitiques chancrellifiables, il ne faut pas perdre de vue l'action débilitante du médicament qui, administré à doses trop élevées; prédispose au phagédénisme. Il faudra donc combiner le traitement *morateur* de la chancrelle avec l'administration des antisyphilitiques, mais en ayant toujours soin d'éviter ou du moins de modérer l'emploi des agents débilitants.

F. Les chancrelles compliquées de phagédénisme réclament des moyens variables suivant que les accidents sont aigus ou chroniques. Dans le premier cas, il faut agir avec rapidité, car la lésion, essentiellement destructive, amène en peu de temps des désordres irréparables. Qu'on n'oublie donc pas qu'il s'agit là de phénomènes gangréneux, avec cette différence qu'ici la gangrène n'a pas pour cause l'étranglement, mais bien quelque chose d'infectieux qu'il resterait à définir, et surtout l'état général du sujet.

Prescrivez tout d'abord des applications émollientes et des bains de siége désinfectants (verser dans un bain de siége tiède un demi-litre d'une solution *violet foncé* de permanganate de potasse), puis, lorsque la plaie sera détergée, après avoir endormi le patient (et la chose ne sera pas toujours possible, car l'état général est menaçant dans bien des cas), promenez *larga manu* le fer rouge sur toute la surface malade. Fouillez les bords avec la pointe du cautère, appuyez fortement, ne craignez pas de détruire ! Et si la chancrelle extensive remonte à travers l'anus, protégeant les parties saines de cet orifice à l'aide d'un gorgeret de bois (ou d'une cuiller à salade, si vous n'avez rien de mieux sous la main) cautérisez aussi dans le rectum tout ce qui vous paraîtra ulcéreux. Un aide, armé d'un irrigateur, lancera rapidement dans l'anus des jets d'eau froide, chaque fois que vous retirerez le fer brûlant, pour neutraliser les effets du calorique rayonnant. Séchez ensuite les parties à l'aide d'une petite éponge fine montée sur un manche et appliquez de nouveau le cautère sur tous les points de la surface malade qui auraient pu lui échapper.

Cette large plaie qui va résulter de votre énergique intervention sera pansée pendant les premiers jours avec des plumasseaux de charpie arrosés de laudanum et disposés de manière à isoler les parties.

Le traitement général consistera en toniques (alcool, thé au rhum, 80 grammes pour un demi-litre de thé, ou décoction de quinquina). Si la fièvre est forte, on administrera, comme en cas d'érysipèle traumatique infectieux, le sulfate de quinine et la potion de Tod. S'il survenait des accidents ataxo-adynamiques, le musc serait indiqué. Enfin, quand vous serez obligé d'administrer des hypnotiques, ayez encore ici recours aux gouttes noires, et cela pour les raisons que nous avons indiquées déjà dans un précédent chapitre. Lorsque l'état général devenant meilleur, la plaie commencera à se déterger, qu'elle soit pansée avec l'onguent digestif ou le baume du Commandeur. A cette période, la médication interne doit changer, et les malades se trouvent fort bien d'une potion composée de :

Extrait de quinquina	6 à 8	grammes
Eau-de-vie vieille.	10 à 15	—
Sirop simple	10	—
Infusion de café.	120	—

En même temps, prescrivez le bouillon américain ou, à son défaut, le thé de bœuf.

La liste des remèdes qui ont été proposés pour arrêter les progrès des chancrelles phadégéniques à marche serpigineuse et chronique est véritablement interminable, c'est qu'en effet il est peu de lésions aussi rebelles. Mais comme ici la médication que vous aurez à instituer n'emprunte rien de spécial au siége de la lésion, je me bornerai à renvoyer le lecteur à la page 189 de la *Thérapeutiqué des maladies vénériennes* de Diday, rappelant seulement ici en terminant qu'une cautérisation au fer rouge *brutalement* appliquée a souvent triomphé en quelques jours de chancrelles invétérées qui pendant des années avaient déjoué tous les efforts de la thérapeutique et résisté à l'emploi de tous les agents pharmaceutiques.

CHAPITRE XIII

TRAUMATISMES. — CORPS ÉTRANGERS

§ 1er. — Plaies de l'anus.

Si l'on s'en rapportait aux livres hippocratiques, les lésions traumatiques de l'anus n'auraient aucune gravité. Nous avons eu déjà l'occasion de citer l'aphorisme où est formulée cette affirmation. J'ignore sur quels faits elle se fondait. Ce qu'il y a de certain, c'est que la région anale n'est que très-rarement atteinte par les traumatismes accidentels. Ce n'est que dans des cas exceptionnels que l'on voit l'anus être sectionné par un instrument tranchant ou traversé par la pointe d'un instrument piquant. On cite pourtant des observations d'enfants dont l'anus aurait été dilacéré par des débris de pots de chambre brisés sous eux pendant la défécation. De là le conseil donné par Esmarch, témoin d'un cas de ce genre, de se servir pour les enfants de vases de nuit en métal. Rappellerons-nous aussi que jadis les bourreaux avaient pour mission de dilacérer l'anus des criminels soit avec des tenailles, soit avec le fer rouge, et sur les bas-reliefs de certaines cathédrales gothiques, on voit encore des figures de démons agissant avec leur queue ardente sur l'anus des damnés pour leur faire expier les vices de leur vie terrestre. Un supplice de ce genre avait été, comme on sait, infligé à Édouard II par ses assassins : tandis qu'on le tenait garrotté, Gurney lui introduisit dans le rectum un fer rouge, à travers un tube de corne. Nous n'avons pas à nous occuper de ces questions fort heureusement devenues aujourd'hui historiques, ni à faire du supplice du pal une étude anatomique qui malheureusement, au milieu des horreurs de la guerre serbe, ne manquerait pas d'une certaine actualité. Qu'il nous suffise de dire que les plaies les plus fréquemment observées dans la région de l'anus sont les plaies contuses, qu'elles guérissent en général sous l'influence du repos et des applications émollientes, qu'elles n'ont pas une bien grande gravité, mais qu'on ne saurait trop insister sur la prescription du repos en pareil cas, car dans les tissus infiltrés de sang peuvent naître sous l'influence du mouvement des suppurations diffuses ; de là des décollements, des fusées purulentes, des fistules, etc., etc. La série de ces accidents est interminable, et le mot n'est pas exagéré. En effet, pour ma part, je me souviens encore des malédictions que lançait un octogénaire contre la mémoire de son père, mort pourtant depuis une cinquantaine d'années. Il avait reçu de lui, vers l'âge de quinze ans, un si vigoureux coup de pied... quelque part, qu'il conservait encore, au moment où je l'ai vu, des motifs cuisants pour se souvenir de cette correction.

Dans ces circonstances, c'est-à-dire en cas de plaies contuses, il faut avoir recours aux moyens que nous avons indiqués précédemment soit au chapitre des phlegmons, soit au chapitre de la fistule. Quant aux plaies par instrument tranchant, c'est-à-dire à celles qui intéressent le sphincter, nous en avons suffisamment parlé, soit au point de vue de leur gravité, soit au point de vue des accidents qu'elles peuvent entraîner, en décrivant les diverses opérations qui se pratiquent sur l'anus pour la cure des fistules et pour l'extirpation des tumeurs [1].

§ 2. — Plaies du rectum.

Les plaies du rectum ont une toute autre gravité que celles dont nous venons de parler. Ajoutons qu'elles sont relativement beaucoup moins rares. Tantôt, en effet, elles résultent d'une intervention chirurgicale nécessitée par la présence de tumeurs ou de lésions chroniques (hémorrhoïdes, polypes, rétrécissements, etc.); nous avons vu, dans le courant de cet ouvrage, quels accidents elles déterminent, quelles précautions elles nécessitent; tantôt c'est la canule d'une seringue ou une sonde imprudemment dirigée qui va dilacérer ou même transpercer les parois de l'intestin : dans d'autres cas, c'est un chirurgien maladroit qui s'égare en pratiquant une lithotomie, enfin, nous aurons également à étudier les plaies du rectum par armes à feu et la déchirure spontanée de l'organe.

1° *Plaies par instrument piquant.* — En parcourant les recueils périodiques, on est surpris de voir combien est fréquente la blessure du rectum par la pointe de la canule des seringues. Il faut bien dire que d'une part les instruments dont on s'est servi pendant nombre d'années pour pratiquer l'opération qu'ont, dit-on, inventée les cigognes, ressemble par trop, quant à la dureté et la forme, au bec de ces oiseaux, et que, d'autre part, les lavements sont

[1] Ce serait ici le lieu de décrire les déformations produites par les habitudes sodomiques passives. Mais c'est une étude qu'il serait inutile d'entreprendre car nous ne pourrions que copier l'admirable description donnée par Tardieu dans son *Étude sur les attentats aux mœurs*. C'est en effet aux médecin légistes presque exclusivement qu'il appartient d'observer ce genre de traumatisme.

donnés le plus souvent par des mains inexpérimentées [1]. Ajoutons aussi que dans certains cas la friabilité excessive de l'organe ou des anomalies dans sa direction (observation de Chomel) ont donné l'explication de la pénétration de la canule à travers ses tuniques. Lorsque c'est une simple bougie dilatatrice qui perfore ainsi les tuniques rectales, la plaie peut guérir sans accidents si le péritoine n'est pas intéressé, car elle est obliquement dirigée de bas en haut, et les matières stercorales n'y pénétreront pas. Mais lorsqu'il s'agit de la canule d'une seringue, il faut tenir compte de l'action des liquides qui sont injectés à travers son calibre en dehors du rectum. Sans vouloir parler du cas où le liquide serait lancé dans le péritoine (la mort alors serait inévitable [2]), examinons ce qui se passe quand c'est dans le tissu cellulaire qu'il pénètre. Velpeau a eu l'occasion d'observer huit cas de ce genre. Six de ces malades sont morts rapidement à la suite d'inflammation diffuse du tissu cellulaire, chez un septième les fonctions du rectum furent pour jamais compromises, le huitième seul finit par se rétablir complétement, mais non sans avoir éprouvé de longues et cruelles souffrances. Esmarch a observé quatre malades chez lesquels des accidents analogues s'étaient produits. Ils n'ont pas succombé tous, mais les survivants n'ont guéri qu'avec des infirmités incurables. Citons encore les cinq cas publiés par Passavant (résultats : une mort, une fistule recto-vaginale persistante nécessitant une opération autoplastique, une fistule anale persistante qu'on dut plus tard inciser, des phlegmons diffus, des accidents

[1] Pour juger de l'effet de cette influence, appréciez la différence des sensations que produit l'introduction d'une canule de seringue faite soit par un simple assistant, soit par un infirmier qui connaît la petite courbure de la partie tout à fait inférieure du rectum.

[2] Il y a à Londres, au musée de l'Hôpital Saint-Barthélemy, une pièce se rapportant à un accident de ce genre.

de péritonite). Chez un des deux malades observés par Chomel, et qui mourut le septième jour, le tissu cellulaire sous-péritonéal était infiltré de pus jusqu'au niveau du rein droit.

Nous avons suffisamment insisté sur les suites éloignées des phlegmons des fosses ischio-rectale et pelvirectale, pour n'avoir pas à les décrire de nouveau dans ce chapitre (fistules persistantes, induration avec rétraction écrasant le calibre rectal[1], gangrène de l'anus et du rectum, etc.). Et tous ces funestes accidents peuvent être la conséquence d'un simple lavement maladroitement administré !

Au compte des plaies par instrument piquant il faut encore inscrire celles qui ont été produites quelquefois par une sonde uréthrale rigide pendant des tentatives maladroites de cathétérisme. Hâtons-nous de dire que ces accidents, qu'un chirurgien prudent saura toujours éviter, n'ont cependant pas, dans tous les cas, les funestes conséquences que l'on aurait pu redouter *a priori*. Les fistules uréthro-rectales produites de la sorte guérissent en général spontanément, et si elles ne peuvent se cicatriser, la miction s'accomplit en deux temps par l'intermédiaire de l'ampoule rectale.

2° *Plaies par instrument tranchant.* — Elles sont d'une extrême rareté à moins qu'on ne veuille comprendre dans leur description celles qui sont produites par la main du chirurgien. Il est vrai que ces dernières aussi sont quelquefois accidentelles, ou du moins involontaires, car les lithotomistes inexpérimentés, par exemple, ont souvent, en pratiquant la taille prérectale, divisé transversalement la

[1] Au musée de l'Hôpital Saint-Barthélemy à Londres, on peut voir une pièce pathologique se rapportant à un enfant qui, à la suite d'une blessure par la canule d'une seringue, eut un plegmon de la fosse ischio-rectale. Dix mois plus tard, il succombait à un rétrécissement du rectum amené par la sclérose du tissus cellulaire périrectal.

paroi antérieure du rectum. Ici encore, le pronostic n'est pas grave, à moins qu'il ne survienne une hémorrhagie primitive sérieuse ; la plaie rectale se cicatrisera en peu de jours, pourvu que, au moyen de doses suffisantes d'opium, on obtienne le repos absolu du rectum pendant le temps nécessaire à la cicatrisation.

3° *Plaies contuses et déchirures.* — Les déchirures du rectum se sont produites quelquefois sans violence extérieure, sous l'influence d'efforts brusques, par exemple, et cela sans que le rectum fût antérieurement altéré dans sa structure. Brodie a rapporté une observation de ce genre, relative à une femme qui, dans de violents efforts de vomissements, se rompit le rectum à deux pouces environ au-dessus de l'anus. A l'autopsie on ne put rien découvrir qui fût de nature à faire supposer que le rectum fût altéré avant l'accident. Le fait d'Herbert Mayo, qu'on peut rapprocher du précédent, a trait à une femme dont le rectum se déchira du côté de la paroi recto-vaginale. La malade souffrait depuis longtemps d'une constipation opiniâtre, et la déchirure qui se produisit sous l'influence d'un effort était assez large pour admettre l'extrémité du doigt. Des faits analogues ont été cités par Ashton, Stein, Adelman, etc. Nous aurons à les signaler encore à propos des complications.

Les plaies contuses reconnaissent aussi pour cause fréquente l'introduction violente d'un corps dilacérant, à travers l'anus. Ici c'est une vache furieuse qui enfonce sa corne dans le derrière de la femme occupée à la traire (Ashton). Là c'est un malheureux enfant qui tombe assis sur le pied d'une chaise renversée (Gross) ; c'est un soldat prussien qui s'empale sur une pieu pointu en tombant dans une fosse à loups (Esmarch), etc... Ces empalements accidentels ne prêtent pas à des considérations bien intéressantes au point de vue pratique : presque toujours les malades succombent pendant les premières heures qui suivent l'accident.

Quant aux plaies par armes à feu, elles sont beaucoup moins rares qu'on le pourrait croire tout d'abord, et je ne veux pas parler seulement des blessures qui viennent compliquer les traumatismes graves du squelette, mais bien de celles qui n'ont compromis que les parties molles du bassin ou n'ont que très-légèrement atteint les os. Une des premières observations de ce genre a été recueillie jadis dans le service de Dupuytren sur un individu blessé à Paris en 1830. La balle, arrivant de haut en bas, avait également perforé la vessie et cela sans ouvrir le péritoine. Dans le fait suivant, qui a été observé par Christôt, il y avait eu également blessure du rectum sans lésion du squelette. J'ai cru devoir reproduire ici les détails de cette observation, car, au point de vue du traitement, elle renferme de précieux renseignements.

Combe (Clément), de Cazeville, reçoit à la bataille de Talant un coup de feu dans la fesse gauche. Le projectile pénètre obliquement en arrière, dans les limites de la région sacrée. Un second coup de feu éraille les téguments de la région trochantérienne. La première blessure n'offre que l'orifice d'entrée. Hémorrhagie primitive abondante par cet orifice. Peu d'accidents immédiats...

Huit jours après la blessure, Combe est évacué sur Dijon. Jusque-là pas ou peu d'accidents, si ce n'est une douleur devenant de plus en plus vive dans la région du petit bassin ; douleurs accompagnées d'envies répétées d'aller à la selle, sans que la défécation soit le plus souvent possible. Fièvre modérée.

Le 1er février, les accidents deviennent plus graves. Les douleurs sont beaucoup plus vives. Frissons dans la journée et la nuit précédente. Pouls précipité. Envies de vomir presque continuelles. Ballonnement du ventre, très-sonore à la percussion. Pas de selles depuis cinq jours. Envies fréquentes d'uriner et souffrance pendant la miction. Les douleurs dans la région fessière sont assez vives pour faire préférer au blessé le décubitus abdominal, qui ne laisse pas cependant que d'être très-gênant. Le 2 février, nous voyons le blessé pour la première fois,

La gravité des accidents nous engage à intervenir immédiatement. Après chloroformisation préalable, je débride l'orifice de pénétration et j'introduis le doigt dans le trajet du projectile. J'arrive sans trop de difficultés dans la fosse ischio-rectale et je constate, chemin faisant, les désordres suivants : trajet intra-musculaire de la balle, déchirure partielle de l'attache du ligament sacro-sciatique ; le bord du sacrum est assez fortement échancré ; décollement de l'intestin qui peut être évalué à 9 centimètres environ, suivant la longueur et à trois travers de doigts à peu près suivant la circonférence. Fosse ischio-rectale pleine de pus. A une première exploration je ne découvre pas le projectile ; je retire seulement de la fosse ischio-rectale et du bord du sacrum quelques doubles de vêtements, de fines esquilles et des lambeaux de tissu cellulaire mortifiés. A une seconde introduction du doigt et après des recherches minutieuses sur la paroi de l'intestin, très-distendu par des matières fécales, je constate la présence d'un corps très-dur, très-irrégulier, logé dans la paroi même du rectum à laquelle il adhère. Je ne tente pas l'extraction par cette voie trop indirecte, et, l'index gauche restant pour servir de point d'appui au projectile, j'introduis l'index droit dans le rectum, et, après quelques hésitations rendues excusables par une énorme accumulation de fèces dans l'intestin, je parviens à sentir la balle située à peu près à 8 centimètres de l'anus. Je l'ébranle avec l'ongle et je répète plusieurs fois cette manœuvre qui me permet de la dégager et de l'amener au dehors. Elle est aplatie en étoile et son irrégularité explique suffisamment son enclavement dans la paroi intestinale. Elle est recouverte sur une partie de sa surface de matières fécales... Grâce à un long stylet aiguillé introduit dans le foyer et poussé vers la région anale, je pus pratiquer entre l'ischion et l'anus, un peu en arrière de cet orifice, une incision de 2 centimètres, qui donna passage à 250 grammes environ de pus très-fétide. Un tube à drainage réunit les deux orifices. Il fut placé de façon à pénétrer par l'échancrure sciatique, à contourner le ligament de ce nom et à draîner largement l'espace pelvirectal. A la fin de l'opération, le rectum s'exonéra d'une quantité considérable de féces... Pendant deux jours, lorsque le malade toussait ou faisait quelques efforts, il sortait des gaz par l'orifice d'entrée du projectile. Au deuxième jour un lavement ressortit partiellement par cet orifice... Le 26 février je quittai ce blessé dans un état très-satisfaisant. Les deux plaies s'étaient considérablement rétrécies ; la suppuration était presque insignifiante depuis plusieurs jours ; la déambulation était facile et sans douleur [1].

[1] *Du Drainage dans les plaies par armes de guerre,* par le Dr F. Christôt (extrait du *Lyon médical*), p. 17. Paris, J.-B. Baillière, 1871.

Le blessé qui fait le sujet de cette observation a été présenté au mois d'avril suivant à la société des sciences médicales de Lyon. La guérison ne laissait absolument rien à désirer.

Les plaies du rectum avec lésion du squelette sont beaucoup plus fréquentes à la guerre, et la plupart du temps elles amènent rapidement la mort. Esmarch a vu pourtant guérir un blessé dont une balle avait traversé le bassin transversalement, de part en part, en passant à travers la paroi postérieure du rectum, et nous allons voir bientôt que certains individus ont pu résister à des traumatismes plus graves encore. Examinons donc quelles sont les complications à redouter dans les blessures accidentelles du rectum, quel que soit du reste leur mode de production. Ces complications sont :

A. *Les hémorrhagies.* — Elles se produiront tantôt primitivement, tantôt secondairement. Les premières sont surtout à redouter avec les plaies par instrument tranchant. Nous avons vu, à propos des opérations qui se pratiquent dans ces régions, quelles précautions l'on doit prendre pour les prévenir et les arrêter. Ici encore, ce qu'il importe de prévoir ce sont les pertes internes. Le chirurgien aura donc à voir s'il doit se borner à injecter un peu d'eau froide, s'il doit réunir les lèvres de la plaie à l'aide d'une suture compressive, si c'est à la ligature ou au tamponnement qu'il doit avoir recours. En tout cas, que le lecteur se reporte aux règles qui ont été exposées à ce sujet au chapitre des hémorrhoïdes, et surtout qu'il se garde de pratiquer le tamponnement avec de la charpie imbibée de perchlorure de fer, comme cela a pourtant été conseillé par des auteurs recommandables. Nous avons indiqué plus haut à quels dangers il exposerait son malade.

B. *Infiltration stercorale.* — Ce redoutable accident

est heureusement très-rare. En effet, on ne saurait confondre l'infiltration purulente des tissus périrectaux, qui quelquefois prend naissance sous l'influence du contact des matières fécales et du tissu cellulaire mis à nu, avec l'infiltration stercorale proprement dite. Il n'y a pas non plus infiltration lorsque les matières s'accumulent dans un foyer limité, au voisinage du rectum, comme dans les faits que nous avons cités à propos des fistules. L'infiltration a lieu, lorsque le sphincter étant fortement serré, l'ampoule rectale se contractant, ou les muscles abdominaux agissant avec force, les matières sont en quelque sorte injectées dans le tissu cellulaire. Elles se répandent alors au loin, déterminant des phénomènes d'inflammation diffuse et gangréneuse. On ne peut s'opposer à ces accidents que par de larges débridements hâtivement pratiqués dès le début, ou bien, lorsque les foyers inflammatoires viennent à se limiter, en pratiquant le drainage à l'aide de tubes volumineux. On peut en même temps, comme Dieffenbach l'a fait avec succès, dans un cas où une notable portion de la circonférence rectale s'était sphacellée, exercer du côté du rectum une compression sur l'orifice morbide. Dieffenbach s'était servi pour cela, conformément au conseil de Grœfe, d'un segment de boyau dans lequel il injecta de l'eau d'abord, puis de l'air, la trop grande pesanteur de l'eau rendant pénible la présence de l'appareil. De nos jours on appliquerait la vessie à tube de Gariel.

L'infiltration stercorale diffuse se termine ordinairement par la mort, aussi doit-on pour la prévenir assurer le repos de l'intestin en administrant l'opium à hautes doses. Il faut aussi le vider avec soin au moment de l'accident, et cela en le dilatant à l'aide d'un spéculum à travers lequel les matières sont enlevées avec une spatule et quelques jets d'eau tiède. S'il y avait diarrhée, on pourrait tenter une suture, ou, ce qui serait plus prudent, introduire un drain qui viendrait ressortir à quelques centimètres au dehors de l'anus. Cette pratique serait incontestablement préférable au débridement préventif du sphincter conseillé jadis par Bégin et par Dupuytren [1].

C. *Infiltration gazeuse.* — L'emphysème consécutif aux blessures du rectum a été observé quelquefois. En général l'infiltration gazeuse reste limitée à la fosse ischio-rectale ou à la région fessière, mais dans quelques cas cependant les gaz ont pénétré beaucoup plus loin, et l'on en a même constaté la présence jusque sous la peau du thorax. Comme en pareille circonstance le foyer d'infiltration est un foyer putride, les gaz infiltrés déterminent des phénomènes de septicémie très-aigus, aussi cet accident doit-il être considéré comme presque fatalement mortel [2].

La seule thérapeutique rationnelle dans un cas semblable consisterait à pratiquer de larges débridements au voisinage de l'anus et à drainer aussi complétement que possible toutes les régions enflammées.

D. *Blessure des voies urinaires.* — Cet accident se produit assez fréquemment, et sans vouloir insister sur les résultats relativement bons que l'on obtenait autrefois par la taille recto-vésicale, ou par la ponction vésicale par le rectum, je dois dire qu'à la suite des blessures accidentelles on n'a pas observé les redoutables complications que l'on aurait pu craindre. En effet, si c'est l'urèthre seul qui est intéressé, la miction s'accomplira normalement par le rectum, volontairement, sous forme de jet, à moins que

[1] Pour ce qui est des accidents consécutifs, V. le chapitre I, Phlegmons et Abcès.

[2] Le musée de Guy's Hospital, à Londres, possède une pièce se rapportant à un malade qui mourut avec un emphysème de la région de l'abdomen, consécutif à une perforation produite par la canule d'une seringue.

le calibre uréthral ne se rétablisse rapidement, ce qui a lieu le plus souvent.

Si c'est la vessie qui a été intéressée, le cas est beaucoup plus grave sans doute, mais l'observation suivante, que j'emprunte à Esmarch, prouve que, même avec d'effroyables désordres, l'ouverture de cet organe du côté du rectum n'est pas nécessairement mortelle.

« J'ai, dit-il, observé moi-même, en 1864, un soldat prussien qui avait reçu une balle dans le bassin. Elle avait pénétré du côté droit de la symphise le long du bord supérieur du pubis, et, entraînant plusieurs éclats de cet os dans la vessie, avait perforé le rectum, juste au niveau de la prostate. L'ouverture de sortie était située à gauche à deux pouces environ au-dessus de l'anus. Pendant les premiers temps, les urines et les matières fécales sortirent par les deux ouvertures. L'état général du malade était très-menaçant. La plaie cependant se cicatrisa peu à peu si bien qu'au bout de quelques jours il ne restait plus qu'un petit trajet fistuleux. Plus tard, de vives douleurs nécessitèrent l'exploration de la vessie. Le cathéter arriva sur des calculs. C'est pour se faire débarrasser de ces calculs, continue Esmarch, que le patient entra à ma clinique. Je trouvais la vessie contractée sur une masse de concrétions, si bien que toute l'urine s'écoulait par l'orifice fistuleux. Le patient souffrait horriblement et gémissait tout le jour; de fortes doses de morphine pouvaient seules lui procurer un peu de repos. J'élargis l'orifice d'entrée avec des tiges de *laminaria,* de façon à pouvoir introduire le doigt dans la vessie. Je fis l'extraction, au moyen de la cuiller et des tenettes, d'une masse énorme de graviers, ressemblant à du ciment. J'enlevai aussi plusieurs esquilles englobées dans cette gangue calculeuse. Je lavai soigneusement la vessie à l'aide d'un irrigateur dont l'extrémité était placée dans le canal de l'urèthre pendant qu'avec le doigt je bouchai de temps à autre l'ouverture fistuleuse. Puis, en enlevant le doigt, je laissai jaillir l'eau injectée, qui entraînait tous les débris calculeux. Je sentis avec le doigt la cicatrice de la plaie postérieure de la vessie, du côté du rectum. Il n'y eut pas de rétrécissement, et quelques mois plus tard le malade était complétement guéri. »

Le seul traitement rationnel des blessures vésicales consiste donc à assurer le libre écoulement des excréments solides et liquides en pratiquant, suivant les cas, des débridements méthodiques au pourtour de l'anus, ou le drainage des régions lésées, soit en assurant le repos absolu du rectum pendant un temps suffisant pour obtenir, sinon une cicatrisation complète, du moins la formation d'une couche épaisse et résistante de bourgeons charnus. Quant aux plaies uréthrales, on les traitera soit en évacuant quotidiennement les urines, par le cathétérisme, s'il est facile, soit, au cas contraire, en laissant à demeure une sonde dans l'urèthre, soit en vidant la vessie pendant quelques jours à l'aide de l'aspirateur capillaire de Dieulafoy. La crainte de voir se former au niveau de la plaie du canal un rétrécissement me paraît être la seule contre-indication à ce dernier mode de traitement.

E. *Issue des intestins.* — Quand les culs-de-sac péritonéaux ont été largement ouverts, on voit dans certains cas sortir à travers l'anus, et quelquefois sur une longueur considérable, des anses d'intestin grêle. Il est inutile d'insister sur la gravité de cet effroyable accident. Presque tous les cas dont on a relaté les détails jusqu'à ce jour se sont terminés par la mort. C'est que non-seulement la réduction est alors extrêmement difficile, mais le diagnostic est souvent d'une grande obscurité. On a affaire alors le plus ordinairement à des déchirures spontanées, c'est-à-dire consécutives à des efforts, de telle sorte que l'on peut se demander si l'on est en présence d'une hernie ou d'une invagination, et la question sera souvent absolument insoluble. C'est dans un cas de ce genre qu'Adelman pratiqua une gastrotomie. Il ne réussit qu'à grand'peine à faire rentrer l'anse intestinale qui était sortie par l'anus, il fut même obligé de la ponctionner avec un trocart. La malade, du reste, succomba le lendemain matin. Dans des conditions à peu près semblables, Stein ouvrit l'intestin hernié pour permettre l'écoulement des matières. Il espérait créer ainsi un anus artificiel dans le rectum. Cette tentative, très-rationnelle du reste, ne réussit pas, et à l'autopsie, l'on put constater que les organes herniés étaient l'extrémité de l'intestin grêle et une portion du cœcum. On peut citer encore le cas de Brodie, dans lequel l'intestin faisait une saillie de 2 mètres environ. Ajoutons, pour finir par un trait moins sombre ce sinistre tableau, que, dans un cas pourtant, Nedham, en débridant, parvint à réduire l'intestin prolabé et fut assez heureux pour voir guérir son malade.

§ 3. — Corps étrangers.

Nous conformant à l'usage classique, nous diviserons en trois espèces les corps étrangers que l'on peut rencontrer dans le rectum : 1° ceux qui se sont développés dans le tube intestinal, pendant le travail de la digestion, et qu'on pourrait comparer aux égagropiles et aux bézoards [1] des ruminants ; 2° ceux qui ont été avalés accidentellement et qui après avoir parcouru tout le tube digestif vien-

[1] Cette comparaison serait d'autant plus fondée que, dans les asiles d'aliénés, on voit quelquefois des malheureux qui avalent une grande quantité de cheveux qui sont ensuite expulsés sous la forme de véritables bézoards.

nent s'arrêter à son extrémité inférieure ; 3° ceux qui ont été introduits à travers l'anus dans un but plus ou moins avouable.

A. Corps étrangers nés dans l'intestin.— Coprostase. — L'étude des concrétions intestinales n'a pas été jusqu'ici le sujet de bien nombreuses publications, surtout au point de vue qui nous occupe [1]. Elle est pourtant d'une importance capitale, non-seulement en raison des phénomènes locaux que déterminent les matières accumulées dans l'ampoule rectale, mais parce que la coprostase n'est souvent que le symptôme d'une affection plus grave, l'atonie intestinale.

La coprostase par paralysie intestinale s'observe le plus souvent chez les vieillards et les paralytiques ; on l'a pourtant vue se produire non-seulement chez l'adulte, mais encore chez des jeunes filles anémiques et même chez de petits enfants.

Elle résulte tantôt de la paralysie de l'intestin tout entier, tantôt de la paralysie du rectum exclusivement. Cette dernière a pour origine, soit la contracture du sphincter, contre laquelle les efforts des muscles ampullaires ne peuvent pas lutter, soit la pression trop prolongée de la tête du fœtus pendant l'accouchement, soit enfin l'abus des lavements [2].

[1] V. cependant Boyer, *Traités des maladies chirurgicales*, t. X, p. 39. Paris, 1825.

[2] En voyageant *sur le continent*, Curling a remarqué que, même dan. les hôtels les mieux tenus, on voyait contre les murs des water-closet, des *ugly marks* produites par l'essuyage des doigts. Il suppose qu'elles sont dues aux grandes difficultés qu'éprouvent à déféquer les continentaux, et, comme on se sert plus de la seringue sur le continent que dans le royaume uni, il en conclut que : 1° la coprostase est fréquent sur le continent ; 2° que les lavements y prédisposent ! Hélas, quelle leçon ! Mais Curling a-t-il bien exactement déchiffré la signification de ces maculatures ? ne sont-elles pas uniquement le résultat d'une malpropreté à laquelle les Anglais sont trop étrangers pour la comprendre ?

Les phénomènes déterminés par la coprostase sont du reste les mêmes dans les deux cas : ils sont extrêmement obscurs et seront souvent méconnus. Ainsi, les malades accusent des douleurs dans la région lombaire, dans les jambes et les cuisses, dans la région inguinale. D'autres se plaignent de phénomènes graves de gastralgie, de douleurs au niveau du foie, etc... Mais ce qui est surtout de nature à donner le change au clinicien, c'est que la coprostase a souvent pour symptôme la diarrhée. Il ne s'agit point en effet d'une incrustation des parois du rectum comme celle que nous avons décrite à propos des rétrécissements, il n'existe au contraire qu'un corps étrangers très-dur vers son centre, et qui détermine autour de lui des phénomènes inflammatoires.

La diarrhée symptomatique de la coprostase a pourtant des caractères spéciaux. Elle est muqueuse plutôt que fécale ; les matières, expulsées sont liquide, quelquefois même transparentes, mais elles sont toujours horriblement fétides. Cette fétidité est surtout très-accusée quand l'atonie intestinale reconnaît pour cause un défaut dans la sécrétion biliaire. Les scybales qui sont accumulées dans l'intestin sont alors décolorées, blanches et dures comme les excréments des chiens. Ajoutons que l'accumulation de ces globes de matière fécale n'empêche pas cependant le passage des produits sécrétés par la muqueuse de l'intestin sous l'influence des purgatifs. Et pourtant les malades éprouvent sans cesse des besoins impérieux d'aller du ventre, ils se livrent à de stériles efforts, et si l'on peut les observer à ce moment-là, on voit saillir entre les fesses toute la région sphinctérienne, elle *bombe* comme le périnée pendant l'accouchement [1]. On croirait voir un sein de femme

[1] Simpson a fait remarquer que les coprolithes peuvent jouer parfois le rôle d'une soupape fermant l'anus, contre lequels ils sont fortement pressés

avec l'anus pour mamelon, a dit expressivement un certain auteur. Un lavement donné dans ces conditions ne serait pas reçu. Il ressortirait par l'anus sous forme de jet.

Si vous pratiquez alors la palpation abdominale, avant d'en venir à l'exploration directe du rectum, vous sentirez des tumeurs dures, irrégulières, mal limitées. De là des erreurs de diagnostic faciles à prévoir. C'est ainsi que des malades atteints de coprostase ont été considérés, et cela par les praticiens les plus recommandables, tantôt comme cancéreux, tantôt comme atteints de carreau, de tumeur, spléniques, utérines, prostatiques, hépatiques, et cette dernière erreur est d'autant plus difficile à éviter qu'il y a souvent de l'ictère. Chez un malade auquel j'ai dû extirper d'énormes masses stercorales, on avait diagnostiqué une hypertrophie du foie. C'est que tout le côlon transverse était gorgé de matières et la matité de cette masse se confondait avec la matité hépatique.

Il n'y a donc en pareil cas qu'un seul moyen d'établir le diagnostic, moyen devant lequel je comprends qu'on recule, mais moyen nécessaire ; il faut pratiquer le toucher rectal. On sent alors, à quelques centimètres au-dessus du sphincter, des masses dures, arrondies, rugueuses, mais mobiles [1].

Des observations de ce genre avaient été déjà publiées par Maréchal et Moreau dans les *Mémoires de l'Académie royale de chirurgie :* ils avaient trouvé des pierres stratifiées comme celles de la vessie.

Ces pierres stercorales renferment souvent des substances alimentaires incomplètement digérées. On a men-

pendant les efforts de la défécation. Ces efforts viennent-ils à cesser, le corps étranger remonte et les matières peuvent s'échapper plus librement.

[1] Un praticien les reconnaîtra d'autant plus sûrement qu'il a eu plus d'une fois l'occasion de les sentir médiatement, à travers la paroi recto-vaginale en pratiquant le toucher pour des maladies utérines.

tionné des noyaux de cerises, des pepins de raisin, des détritus de légumes, etc... Notons aussi la présence des calculs biliaires qui forment parfois le noyau des concrétions alvines. Notons surtout la *magnésie!* Ce médicament, dont tant de malades abusent, n'est que rarement absorbé ou disséminé dans l'intestin; comme le bismuth, il favorise l'agrégation des matières fécales, et dans nombre de circonstances, il a été retrouvé pur au centre de scybales dont l'expulsion ne s'était accomplie qu'à la suite de cruelles souffrances [1]. Parmi les matières alimentaires susceptibles d'amener la coprostase, citons aussi les petits pois durs, desséchés et insuffisamment cuits, qui, avalés en trop grande abondance par certains vieillards édentés, échappent au travail de la digestion; aussi arrivés dans le rectum, ils y sont arrêtés, il s'y gonflent. Lauglhan a vu succomber un homme de soixante ans chez lequel des petits pois accumulés dans l'ampoule avaient comprimé la vessie et déterminé une rétention d'urine dont on ne reconnut la véritable cause qu'à l'autopsie.

Les pommes de terre malades produisent, paraît-il, des accidents analogues. C'est ce que l'on a pu observer pendant les terribles famines qui, en 1846, ont sévi en Irlande. On doit d'importantes études sur cette question à Banks, de Dublin, et à Donovan. Mais nous appellerons surtout l'attention de nos lecteurs sur le saisissant article qui fut publié à ce sujet par le docteur J. Popham, médecin de *North Cork infirmary* [2]. Les symptômes de la maladie qu'il décrit ne diffèrent en rien de ceux que nous venons d'exposer. Seulement ils sont toujours aigus, et le docteur

[1] Lacy, cité par Esmarch, a enlevé chez une vieille dame des concrétions magnésiennes énormes, au centre desquelles se trouvaient des noyaux de cette substance combinés avec du fer.

[2] *The Lancet*, p. 80. 1850.

Popham dépeint en termes vraiment effrayants les souffrances de ces malheureux Irlandais, pliés en deux, saisissant leurs genoux dans leurs bras, et poussant avec fureur, en faisant entendre des cris comparables à ceux d'une femme en mal d'enfant, un bol fécal trop volumineux pour franchir l'anus. Il insiste aussi tout particulièrement sur l'odeur épouvantable qu'exhalaient ces malades, odeur à la fois putride et aigre *(sour)*.

On a dû se demander quelle était la véritable cause de ces accidents. Les uns ont voulu voir là le résultat d'une action toxique analogue à celle des solanées vireuses ; il y aurait eu, selon eux, une paralysie intestinale. D'autres, avec plus de raison, ont fait remarquer que les pommes de terre malades *(black potatoes*. pommes de terre noires) n'ont pas chimiquement la même composition que celles qui sont à l'état normal, surtout au point de vue de la fécule. Mais, en réalité, ce qui a rendu surtout néfaste l'usage de ces légumes altérés dans les cas observés en Irlande, c'est que, la famine sévissant, les malheureux ne mangeaient pas d'autre aliment. Il est bon de faire remarquer en passant que les bestiaux, qu'à cette époque on a fait vivre exclusivement avec des pommes de terre gâtées, ont très-bien supporté cette alimentation et n'ont présenté aucune espèce d'accident. Ce qui montre une fois de plus la confiance que peuvent inspirer les expériences thérapeutiques faites sur les animaux !

Quelle que soit l'origine de la coprostase, lorsqu'on a reconnu la présence de tampons stercoraux dans le rectum, la ligne de conduite à suivre ne saurait être douteuse, il faut les extirper [1]. On aura recours à l'anesthésie et, après

[1] Birket a bien proposé de les dissoudre avec de l'huile chaude poussée à travers l'anus On a aussi proposé l'eau de savon, mais ce sont là des moyens qui n'auront en général que peu de succès.

dilatation méthodique et lente du sphincter, on saisira les masses morbides soit avec des tenettes ou une curette à lithotomie, soit avec une cuiller à café. Dans certaines circonstances, cette extraction est extrêmement difficile, j'ai même été une fois dans la nécessité d'introduire dans l'ampoule rectale la main tout entière pour y saisir d'énormes globes stercoraux. Dans quelques cas on est obligé de les briser, de faire une véritable lithotritie anale.

Le traitement consécutif consistera en purgatifs légers (eau de Pullna, lait cru, fruits, pain de son, podophyle, etc.). Bains prolongés, pendant lesquels le patient pressera méthodiquement sur son ventre pour faciliter la progression des matières accumulées dans les premières voies intestinales. Prescrivez aussi la teinture de noix vomique (10 à 15 gouttes) et l'ergot de seigle (1 ou 2 grammes). Certains faits m'ont démontré jusqu'à l'évidence l'action énergique de ces médicaments sur la contractilité intestinale. Ajouterai-je enfin que l'électrisation peut donner de bons résultats ? Je conseillerai surtout d'appliquer, quelques heures après l'extirpation manuelle des tampons stercoraux, un des pôles d'une pile ordinaire sur l'anus et l'autre sur la langue. Ce mode d'application de l'électricité sur l'ensemble du tube intestinal, indiqué jadis par de Humbold, est d'une grande énergie et hâte singulièrement la progression des scybales accumulées dans l'intestin. En tout cas, il y a toujours une expulsion bruyante et abondante de gaz.

B. Corps étrangers avalés accidentellement. — Nous pourrions ouvrir ce paragraphe par l'histoire si connue d'un certain œil artificiel avalé pendant la nuit par son propriétaire... Esmarch pourtant donne cette histoire comme étant arrivée à un de ses collègues, — ce qui a quelque peu bouleversé les notions que je croyais avoir exactes sur l'âge de cet illustre chirurgien. Mais nous en sommes arrivés, je l'avoue, à un chapitre tout à fait anecdotique. C'est ainsi qu'une dame fait appeler le docteur G. pour lui arrach... enlever une dent. — « Mais, madame, je ne suis pas dentiste!... — Mais, docteur!... » Il s'agissait de deux dents artificielles qui s'étaient arrêtées au niveau du sphincter [1].

Il serait puéril de vouloir retracer ici toutes les histoires de ce genre. Elles sont innombrables et toutes plus vraies et plus invraisemblables les unes que les autres. Ici c'est une fourchette avalée depuis quinze mois, que Legendre voit s'échapper spontanément par l'anus [2]; c'est un immense compas en acier qu'un fou avale et rend sans difficulté par l'anus, quatorze jours après (Brodie). Répéterai-je après tant d'autres l'observation communiquée par Bloch à Schmucker. Elle a trait à un jeune hobereau fou, qui, pour mettre fin à ses jours, avait avalé 157 morceaux de verre cassé, 102 épingles de laiton, 150 clous, 3 épingles à cheveux, 15 morceaux de fer, une boucle de soulier, un gros morceau de plomb. Le seul symptôme observé chez ce singulier rival de l'autruche fut la coloration noirâtre de ses excréments, qui reprirent du reste leur aspect normal quand tous les corps étrangers eurent été rejetés.

Souvent aussi les pasquins qui parcourent les *vogues* et les foires se font gloire d'avaler toute espèce d'objets. Brodie rapporte à ce sujet l'histoire d'un matelot américain qui, après avoir fait longtemps l'admiration de ses camarades, mourut victime de son art. Une lame de couteau qu'il avait avalée vint s'arrêter transversalement à la

1 Une observation de ce genre a été relatée par O. Weber.

2 Les faits de cet ordre sont très-nombreux, et l'on aurait aujourd'hui un nombre d'observations suffisant pour traiter *ex professo* des fourchettes avalées. Dernièrement encore, mon ami le docteur Del Greco, de Florence, m'en communiquait deux nouveaux cas.

partie moyenne du rectum qu'elle perfora. Quant aux observations dans lesquelles il est question de fragments d'os, d'arête de poisson, etc., il n'est pas de chirurgien qui n'ait eu l'occasion d'en recueillir, et c'est une complication à laquelle il faut toujours songer quand on se trouve en présence d'un phlegmon de la fosse ischio-rectale. Lorsque ces corps sont coupants, ils peuvent ouvrir des vaisseaux importants, les malades alors meurent d'hémorrhagie [1].

Dans quelques circonstances rares, les corps étrangers arrêtés dans le rectum, perforant ses parois, vont se loger dans les organes voisins. Tanchou a observé une lésion de la prostate produite par un humérus de perdrix; Brodie, dans un cas analogue, fit cesser une rétention d'urine en extirpant de la prostate une arête de poisson. Mais le fait le plus curieux est celui qui a été rapporté par Merlin. Une arête de poisson, avalée par une femme enceinte, pénétra du rectum dans l'utérus gravide. Il y eut avortement au cinquième mois, et l'on trouva l'arête implantée dans l'épaule et la cuisse du fœtus.

Quoi qu'il en soit, ce qui doit paraître surprenant, c'est de voir s'arrêter seulement au niveau de l'anus des corps qui ont pu franchir, sans déterminer le moindre accident, toute la longueur du tube intestinal. Et ils font naître à ce niveau des phénomènes inflammatoires graves, qui nécessitent souvent une intervention rapide. Profondément implantés dans des tissus douloureux, ils restent cachés au doigt de l'opérateur. Alors se forment des abcès volumineux qui s'ouvrent soit du côté du périnée, soit vers les fosses ischio-rectales, et parfois les corps étrangers sont expulsés spontanément lors de l'ouverture du foyer.

1. Observation de Canton, *The Lancet*, p. 620. 1849.

C. Corps étrangers introduits a travers l'anus. — Il y a quelques années à peine, on ne citait qu'un petit nombre de cas bizarres se rapportant à l'introduction plus ou moins accidentelle de corps étrangers enfoncés à travers l'anus. Tous les auteurs reproduisaient en détail la célèbre histoire de la queue de cochon extirpée jadis par Marchettis à l'aide d'un roseau, et, en consultant les traités de chirurgie, on y trouvait en général pour tout historique le résumé du travail publié par Hévin dans les *Mémoires de l'Académie royale de chirurgie*, dans lequel sont relatés un certain nombre de cas devenus légendaires. On rappelait aussi que jadis les Grecs, pour punir l'adultère, enfonçaient dans le derrière de ceux qui s'étaient rendus coupables de ce méfait une rave pelée, roulée dans de la cendre chaude. On nommait ce supplice le ῥαφανίδωσις.

Aujourd'hui, lorsque l'on compulse les cas publiés dans les recueils périodiques, on en trouve un nombre si considérable que pour les énumérer seulement il faudrait un traité tout entier. Ajouterai-je que le volume des objets introduits de la sorte semble s'accroître avec le nombre des cas cités. Il faut donc de toute nécessité tenter une classification. Mais à quel point de vue se placer ? Apprécierons-nous, comme tant d'auteurs, l'intention de ceux qui ont introduit ces objets. Il faudrait alors examiner : 1° les corps étrangers introduits dans un but thérapeutique, *(a)* par des hommes de l'art (sondes, bougies, pessaires), *(b)* par des ignorants ; 2° les corps étrangers introduits dans un but coupable, *(a)* par des criminels pour les dissimuler ; *(b)* par des malheureux aveuglés par la lubricité. Telle est la classification implicitement admise par tous ceux qui ont écrit sur ce sujet... Mais d'abord le chirurgien doit être prévenu que tous les patients voudront être inscrits dans la première catégorie de cette classification, ou se présenteront comme des victimes : et comme nul ne saurait juger les intentions et qu'il appartient moins qu'à tout autre au chirurgien de faire des procès de tendance, même dans un but thérapeutique, nous classerons les corps étrangers du rectum en considérant exclusivement leur forme et leur consistance. Nous énumérerons donc successivement : 1° les corps étrangers arrondis et solides; 2° ceux dont la forme irrégulière ou la longueur rend l'extraction difficile; 3° ceux dont la fragilité rend l'extraction dangereuse. Cette classification est la seule, ce me semble, qui puisse nous permettre d'envisager la question à un point de vue pratique.

1° *Corps étrangers arrondis ou à contours mousses.* — Le chirurgien ne sera que très-rarement appelé en pareil cas, car en général les corps arrondis sont expulsés naturellement par les efforts intestinaux. Ce sont du reste le plus souvent des objets volés qui sont introduits de la sorte, et leur extraction est opérée non plus par l'homme de l'art, mais par les gendarmes. Or, voici le procédé qu'ils ont imaginé. Jadis on se servait du doigt introduit dans l'anus. (Un duc bien connu, grand amateur de diamants, lorsqu'il égarait une de ses pierres chéries, la recherchait suivant cette méthode dans l'anus de ses serviteurs.) Aujourd'hui, le détenu suspect est amené tout nu devant l'explorateur. On lui remet alors un mouchoir et ordre lui est donné de se moucher, et, tandis qu'il obéit sans se douter de rien, l'opérateur lui pratique brusquement et à l'improviste une vigoureuse percussion sur l'abdomen. Les objets recélés dans le rectum tombent aussitôt. Il s'agit, dans la plupart des cas, de ce que l'on appelle vulgairement, dans la classe dont nous parlons, le *nécessaire*. C'est un étui de bois, de forme cylindrique, dont la longueur et le volume sont à peu près ceux du doigt indicateur. Cet étui est d'une seule pièce, il est bouché avec un peu de cire ; il semble de prime abord n'être qu'un fragment de barreau de chaise. Dans son intérieur on trouve, s'articulant au moyen de vis, des petites pièces d'acier servant à monter une petite lame de scie [1]. L'étui sert de manche à cet ingénieux instrument, qui est destiné à scier les chaînes et les barreaux de fer des prisons. Je fais cette description *de visu,* d'après un nécessaire saisi dans l'anus d'un infâme assassin, dont la tête est du reste tombée sous le glaive de la loi. Mais il paraît qu'il existe des nécessaires plus compliqués et plus volumineux qui renferment des limes, des fausses clés, etc., qui peuvent même contenir de l'argent. Ces nécessaires ont une forme conique et sont introduits la pointe en haut. Un forçat, dont Closmadeuc a rapporté l'histoire, ayant enfoncé son nécessaire avec trop de précipitation, succomba à une péritonite. Ce nécessaire pesait 650 grammes [2]. Parmi les corps arrondis dont il est parlé dans les auteurs, citons : des *lissoirs* de cordonnier, des pilons [3], des rouleaux à pâtisserie, des bouchons de bois [4] (vulgairement appelés *binets*), des bobines [5], des cailloux, des billes, enfin des morceaux de bois façonnés et polis *ad hoc*. Ces objets ont été le plus souvent trouvés chez des individus adonnés à la sodomie depuis de longues années. Aussi ne déterminent-ils que très-rarement des accidents graves. Quand les êtres

[1] Je crois devoir attirer tout particulièrement l'attention du lecteur sur cette description, qu'il ne trouvera nulle part et qui cependant a trait à un objet très usuel... les juges l'affirment.

[2] Communication faite par Follin à la Société de chirurgie. Mai 1861.

[3] Observation de Dor (*Gazette médicale de Paris,* 1835, p. 139).

[4] Dans un cas de ce genre, Realli dut pratiquer une gastrotomie, le fragment étant remonté jusque dans le côlon.

[5] Observation de Bonhomme.

abjects qui les portent viennent réclamer les secours de l'homme de l'art, il n'éprouve pas, en général, de bien sérieuses difficultés pour opérer leur extraction. Parfois, cependant, ils sont si volumineux et ont été poussés avec tant de violence ou de persistance qu'on les a vus, redressant l'S iliaque, venir se mettre en contact avec les fausses côtes. Dans le cas où l'on aurait affaire à un corps sphérique, il faudrait avoir recours à l'anesthésie, et l'on saisirait le corps du délit après dilatation préalable du sphincter, soit avec un petits forceps, soit avec des tenettes à lithotomie.

Les misérables qui viennent implorer les secours chirurgicaux en de pareilles circonstances prétendent tous qu'ils ont voulu, par l'introduction de ces corps étrangers, combattre des phénomènes d'incontinence des matières fécales ou d'incontinence d'urine.

2° *Corps étrangers irréguliers.* — Ce sont bien d'autres histoires que vous raconteront les patients qui se présenteront à vous avec des vis de bois [1], des tire-bouchons, des dents de râteau [2], des racines d'arbres [3], des branches fourchues, des baguettes de jonc [4], des morceaux de pierre [5]. Je suis la victime d'un attentat! dira l'un. — Je voulais, dira l'autre, enlever des matières qui ne peuvent sortir, car je souffre d'une horrible constipation. Un troisième vous racontera sans rire qu'il a voulu se boucher le derrière, dans l'espérance qu'en interceptant leur issue, il

[1] Janson, à l'Hôtel-Dieu de Lyon, m'ont dit des témoins oculaires, extirpa une vis de cette nature de l'anus d'un paysan. Le patient était si honteux que, immédiatement après l'opération, il s'habilla lestement, prit la fuite, et oncques ne fut revu.

[2] Observation de Dupuytren, citée par Vernher.

[3] Observation de Walther et Messerschmidt.

[4] Observation de Fergusson.

[5] Observation de Rothmund.

conserverait plus longtemps les aliments que sa misère lui empêchait de renouveler. Un élève du lycée de Saint-Chamond croyait de bonne foi que, pour engraisser, il suffisait d'intercepter ainsi à leur sortie les aliments.

Un morceau de bois en forme de fourche, dit Thiaudière, fut enlevé chez un malade qui prétendait l'avoir introduit pour se guérir d'une chute du rectum. Mais pourquoi multiplier ces exemples et répéter ici tous les mensonges que profèrent les sodomistes invétérés qui se présentent avec ces corps étrangers. Nous n'avons pas à les juger, acceptons même avec reconnaissance leurs révélations déguisées, provoquons-les en feignant d'en être dupes, car la besogne du chirurgien devient bien difficile quand la honte leur ferme la bouche. Elle ne laisse pas que de l'être aussi, même lorsqu'il connaît exactement la nature et les dimensions de l'objet qu'il faut enlever. Ces difficultés proviendront tantôt de la longueur du corps étranger, tantôt des aspérités qu'il présentera. Dans le premier cas il faut, soit à l'aide du doigt, soit à l'aide de la main appliquée sur l'abdomen, ou en agissant par le vagin, faire une version. Puis, lorsque le grand diamètre du corps étranger sera parallèle à l'axe du bassin, on dilatera l'anus et l'extraction sera achevée sans difficulté à l'aide de quelques tractions. L'observation suivante donne une idée des manœuvres que l'on doit exécuter en pareil cas.

Le 21 novembre 18.., dans l'après-midi, je fus appelé auprès de Mme B..., qui avait, me dit-on, de fortes coliques. Cette dame ressentait depuis le matin, à la suite d'une garde-robe ordinaire, de fréquentes envies d'aller à la selle, et malgré les violents efforts auxquels elle se livrait, elle n'obtenait que l'excrétion de quelques mucosités sanguinolentes. Il y avait de la difficulté à uriner, et de plus la malade accusait la sensation que fait éprouver la tête d'un fœtus au passage. Cette dame ne pouvait rester assise : la sensation d'une piqûre à l'anus se produisait toutes les fois qu'elle voulait prendre cette position. La marche était douloureuse, elle n'éprouvait un peu de soulagement que couchée sur le côté. La santé était parfaite d'ailleurs : je ne savais trop à quoi attribuer les accidents qu'elle éprouvait, les selles n'avaient pas le caractère dyssentérique, et comme j'avais accouché cette dame peu de temps auparavant, j'étais certain qu'il n'y avait aucun désordre du côté des voies génito-urinaires. C'est pourquoi je me décidais, malgré la répugnance de la malade, à explorer directement le rectum, et bien m'en prit. A peine eus-je introduit l'indicateur dans l'intestin que je rencontrai, à environ 1 centimètre au-dessus du sphincter, un corps dur et allongé, implanté par l'une de ses extrémités dans la paroi postérieure du rectum, au-dessous de la pointe du coccyx ; l'autre extrémité restée libre était dirigée obliquement en haut et en avant vers la paroi recto-vaginale. Ayant fait avec le doigt quelques efforts pour ébranler ce corps étranger, il se rompit ; il me fut facile alors d'extraire la portion devenue libre, en dirigeant sa longueur suivant l'axe de l'intestin, aidé que j'étais par les efforts de défécation auxquels la malade se livrait. Pour l'autre partie restée implantée dans le rectum, je la refoulai en haut et en arrière, ce qui suffit pour lui faire abandonner son gîte. Alors je pus l'extraire de la même façon que la précédente. Ce corps étranger, de 4 centimètres de long, n'était autre chose que le cartilage ossifié d'une fausse côte de mouton, provenant probablement d'une poitrine de mouton mangée la veille, le 19 au soir, sans que la malade ait eu la conscience de l'avoir avalée, et sans qu'il eût produit aucun accident le long du canal intestinal, qu'il aurait parcouru dans l'espace de trente heures [1].

Pour extraire un bâtonnet qu'un robuste villageois s'était introduit dans le rectum, Scarpa combina aussi des manœuvres internes et externes. Tandis qu'il repoussait avec prudence le bâtonnet qui faisait saillie sous la peau dans la fosse iliaque, avec une sonde creuse, il allait, dans le rectum, à la recherche de son bout inférieur [2].

Quand les corps étrangers placés transversalement n'ont pas une longueur trop considérable, on facilitera leur extraction en dilatant l'ampoule rectale à l'aide d'une in-

[1] Godefroy, *Journal des connaissances médico-chirurgicale*, p. 602. Paris, 1853.

[2] Observation inédite, traduite par Cabaret et publiée dans la *Gazette médicale de Paris*, 1852, p. 143.

jection d'eau tiède. Pour cela, le malade sera placé dans la position horizontale, le bassin suffisamment élevé pour que l'anus (toujours peu contractile en pareil cas) soit situé à un niveau plus élevé que l'ampoule. Le doigt introduit dans cette cavité y sentira *balloter* le corps devenu libre, et pourra le retourner au gré de l'opérateur. C'est une manœuvre analogue à l'injection que l'on pousse dans la vessie avant de faire la lithotritie. Cette injection doit toujours être poussée avec beaucoup de précaution, car si les parois du rectum avaient été perforés par un objet pointu, le liquide se répandrait dans le tissu cellulaire ambiant. On peut aussi, quand le corps est convenablement placé, diriger sur un conducteur mâle introduit dans l'anus, une tenette à larges mors.

Enfin, dans bien des cas, pour enlever les corps étrangers, on exécutera des manœuvres analogues à celle de Marchettis, c'est-à-dire que l'on introduira entre les parois rectales et le corps étranger rugueux un corps mousse, large, lisse (valves de spéculum, cylindres creux, gorgerets, cuillers, doigts, mains, etc...). Grâce aux anesthésiques, le débridement du sphincter, jadis indispensable dans presque tous les cas semblables, doit être considéré comme une ressource ultime à laquelle on n'aura recours que dans des cas exceptionnels.

3° *Corps étrangers fragiles.* — Nous avons à nous occuper ici de l'extraction des poivrières, des salières de cristal, des pots de confitures, des verres à boires, des chopes à bière, des fioles, flacons, demi-bouteilles et bouteilles. On concoit difficilement par quelle série d'aberrations mentales ont dû passer les malheureux dans le rectum desquels on trouve de pareils objets. Et pourtant les observations publiées à ce sujet sont d'une incontestable authenticité, et qui plus est ne sont pas rares. M. Desgranges, à Lyon, m'a souvent montré sa poivrière rectale, elle est d'un respectable volume, mais d'une certaine solidité, tandis que dans bien des circonstances les verres à boire ou les chopes de bière risquent de se briser sur place au moment de leur extraction. Quand les objets fragiles sont peu volumineux, on n'éprouvera pas en général de bien sérieuses difficultés, surtout si les patients viennent demander du secours avant l'explosion des phénomènes inflammatoires. Ils doivent alors être soumis à l'anesthésie; puis on dilate largement, mais lentement, le sphincter, et rien n'est plus simple alors que de saisir le corps étranger avec des pinces ou même avec les doigts, pour l'attirer au dehors. Qu'on se méfie cependant des mouvements antipéristaltiques de l'intestin, qui font quelquefois remonter brusquement le corps du délit au moment où l'on s'en croyait maître. Lorsqu'il s'agit de corps fragiles et volumineux, de verres à boire, par exemple, l'opération est *extrêmement* difficile, et je ne crains pas de souligner l'adverbe!... En effet, ces corps, enfoncés sous l'influence d'un délire lubrique indéfinissable, et pendant lequel la douleur même se transforme, à ce qu'il paraît, en jouissance, sont situés très-profondément; je me rappelle encore que Laroyenne, pratiquant le toucher rectal chez un vieux sodomiste algérien, dont il n'avait, du reste, obtenu aucun renseignement, crut un instant qu'il s'agissait d'une dénudation de la face antérieure du sacrum. C'est que son doigt avait rencontré la surface lisse d'une grande chope à bière. Il fut obligé, pour l'extirper, d'appliquer le forceps, et telle était la résistance opposée à ses tractions, qu'il fut un instant sur le point d'appliquer le cabestan de M. Chassagny [1].

[1] *Gazette médicale de Lyon*, 1867.

Le forceps est en effet le seul instrument avec lequel il soit possible d'extraire sans les briser les verres à boire enclavés dans le bassin. C'est ce dont le lecteur pourra du reste se convaincre en relisant les observations de Ruschenberger[1], de Morel-Lavallée[2], de Fano[3], de Velpeau[4]; je dois ajouter cependant que Cloquet[5], dans un cas semblable fut assez heureux pour extraire, avec le seul secours des doigts, une grande chope.

Rien n'est plus dangereux en effet que le brisement de ces objets, car il faut en extraire les morceaux. Le doigt ne peut alors servir de guide, car il pourrait être lésé au moment de son introduction par leurs bords tranchants et piquants, qui produisent sur le rectum d'effroyables désordres. Et l'on ne pourra pas toujours les prévenir, même en protégeant les parois rectales à l'aide de corps mousses. Ainsi, Velpeau, vit succomber, huit jours après l'opération, un patient chez lequel il avait dû enlever les fragments d'un verre brisé dans le rectum. Il avait cependant essayé de protéger les parties en introduisant une corne à soulier.

Le chirurgien se trouvera encore dans un grand embarras quand son client aura une bouteille dans le fondement, surtout si cette dernière a été introduite le goulot en avant. Dans un cas de ce genre, Desormaux put sentir ce goulot à travers les parois abdominales, mais il ne jugea pas prudent d'appuyer sur lui pour faire descendre la bouteille, et préféra se servir du forceps[6]; c'est également à cet instrument qu'eut recours aussi Cumano[7], pour enlever ainsi une

[1] *American Journal of medical science*, 1849.
[2] *Union médicale*, 1859, p. 204.
[3] *Presse médicale*, 1865.
[4] Nélaton, *Éléments de pathologie chirurgicale*, t. V, p. 41.
[5] Société de chirurgie, février 1862.
[6] *Ibid.*
[7] *Gazette médicale de Paris*, 1838, p. 793.

bouteille. Jadis, à Brest, une fiole d'eau de Romarin perdue dans un rectum en fut extraite par la main d'un enfant.

Quand le goulot de la bouteille est à la partie inférieure, le cas est beaucoup plus simple, il faut le saisir avec les doigts ou avec une pince (convenablement garnie pour qu'il ne glisse pas); mieux vaut encore, à l'exemple de Reymonet (de Marseille)[1], introduire un instrument à travers le goulot de la bouteille, par exemple un bâtonnet portant une ficelle attachée à sa partie moyenne, analogue à celui dont les anciens accoucheurs se servaient pour achever l'accouchement après la perforation du crâne.

Bref, en présence d'un corps étranger fragile, le chirurgien doit se souvenir qu'il faut avant tout éviter de le briser, l'expérience ayant démontré que, dans ce dernier cas, on ne peut presque jamais terminer l'opération sans produire les plus graves désordres, et que, pour exécuter l'extraction, avec sécurité pour le patient et pour le chirurgien l'instrument le plus commode est en général un petit forceps. Je n'ai pas cru devoir insister ici sur les accidents que peut provoquer la présence du corps étranger (phlegmons, fistule, rétention d'urine et des matières fécales). Rappelons toutefois en terminant ce chapitre que, dans la plupart des cas qui se sont terminés fatalement, les malades sont morts de péritonite.

[1] *Gazette médicale de Paris*, 1835, p. 193.

CHAPITRE XIV

DES VICES DE CONFORMATION DE L'ANUS ET DU RECTUM

Il est peu de questions qui aient donné lieu à des travaux aussi nombreux que celle que nous allons aborder dans ce chapitre. C'est qu'en général, les praticiens qui rencontrent ces singulières malformations se hâtent d'en publier la description. Aussi, quoiqu'elles soient beaucoup moins rares que ne l'indiquent certains auteurs, ne sont-elles pas non plus aussi fréquentes [1] que pourrait le faire croire l'extrême richesse des index bibliographiques. Ils sont d'une longueur vraiment effrayante. Ainsi Bodenhamer [2], en rangeant par ordre alphabétique les noms des auteurs qui ont écrit sur la question, en a trouvé pour chaque lettre un certain nombre. Encore ce long catalogue, qui n'a pas moins de vingt pages, n'est-il pas com-

[1] Au point de vue de la fréquence, les statistiques réunies de Collins (de Dublin), de Couture (du Havre), de Zohré (de Vienne), de Trélat (à Paris), donnent le chiffre 1 cas pour 11,000 naissances. Nous n'attachons pas une bien grande importance à ce chiffre, car les statistiques partielles fournies par d'autres auteurs donnent des résultats tellement disparates, qu'ils ne peuvent avoir aucune valeur.

[2] *A Practical Treatise on the etiology, pathology and treatment of the congenital malformations of the anus and rectum*, by William Bodenhamer. New-York, 1870.

plet!... D'ailleurs, il ne faut pas se le dissimuler, malgré une telle abondance de documents, l'histoire des monstruosités de cette région ne pourra jamais être parfaite, car presque toutes les observations publiées jusqu'ici ont leur physionomie à part. C'est du reste ce que faisait déjà remarquer Guersant[1] : sur plus de trente cas par lui opérés, il n'en avait pas rencontré deux identiques. De là l'imprévu dans les opérations, l'incertitude dans les descriptions opératoires, de là aussi la timidité avec laquelle sont entreprises les tentatives de restauration et les insuccès si nombreux qui viennent tous les jours décourager le chirurgien.

Cependant, en se reportant à l'étude du développement embryonnaire des organes de la défécation, on peut arriver dans une certaine mesure à prévoir la disposition des parties, car en général il s'agit d'arrêt ou même d'absence absolue dans le développement de quelques-unes des parties constituantes des organes. Aussi devons-nous, en commençant, retracer en quelques mots cette histoire physiologique. Elle n'a, du reste, pas présenté aux anatomistes les difficultés presque insurmontables qu'ils ont rencontrées dans l'étude du développement des organes génito-urinaires, et les recherches de Valentin, de Meckel, de Rathke de Bær, et enfin de Coste, semblent avoir définitivement fixé ce point important d'embryologie. Les travaux de ces patients investigateurs ont, du reste, été réunis et résumés avec une grande clarté par M. Campana[2], aussi aurons-nous à faire quelques emprunts à sa description. Nous avons aussi puisé largement dans la célèbre thèse de

[1] *Gazette des Hôpitaux*, n° 70. Paris, 1857.

[2] *Dictionnaire encyclopédique des sciences médicales*, article Anus, t. V.

concours de M. Bouisson ; ce travail est sans doute plus ancien, mais son auteur a eu l'immense mérite de ne pas perdre de vue un instant le côté chirurgical de la question ; c'est, du reste, le seul que nous ayons à envisager ici.

De même que la bouche et l'œsophage, le rectum et l'anus se développent séparément, chacun de son côté. Pendant la formation de l'orifice anal, le tube intestinal achève lentement la série de ses métamorphoses. Une fois formé le long du rachis, il ne tarde pas à venir s'ouvrir dans le cloaque vésical, et c'est pendant que les organes génitaux et la vessie achèvent, par des cloisonnements successifs, de se séparer de lui, que se développe la cavité de l'anus.

Elle se présente d'abord sous la forme d'une simple dépression cutanée, puis s'agrandissant graduellement, marche en quelque sorte à la rencontre de l'extrémité imperforée du rectum et finit par la rejoindre. Pendant un certain temps, ces deux cavités ne sont plus séparées que par une membrane qui disparaît à son tour. La continuité du tube digestif est ainsi définitivement établie. — Ainsi donc, pendant une *première période* : absence d'anus, cloaque recto-vésical ; pendant une *seconde période :* cloaque recto-vésical, avec anus imperforé, ne communiquant pas avec lui ; pendant une *troisième période :* pas de cloaque, rectum se terminant en cul-de-sac, séparé de l'anus seulement par un diaphragme imperforé. — Ces diverses périodes nous représentent assez fidèlement les principaux types de monstruosités que nous allons énumérer. Mais en étudiant plus en détail ces phénomènes de séparation et de cloisonnement successif, nous retrouverons encore quelques types plus rarement observés et dont nous pourrons ainsi comprendre l'étiologie. Pour ce, examinons d'abord le développement du rectum. Comme tout le monde le sait, il tire son origine du feuillet interne du blastoderme ; les auteurs, nous dit Bouisson, ont suivi « point par point le travail de formation qui s'accomplit en avant du rachis, sur le feuillet muqueux, et d'où résulte la formation d'une gouttière dont les bords s'inclinent et s'unissent en avant pour constituer le tube intestinal. Celui-ci ne représente d'abord qu'une grande cellule close dans laquelle la portion qui doit constituer le tube digestif et celle qui forme la vésicule ombilicale, sont confondues ; mais il s'opère peu à peu une sorte d'étranglement qui isole le cylindre intestinal de la vésicule ombilicale, et bientôt on peut distinguer, en avant du rachis de l'embryon, un tube tout à fait droit, parallèle à l'axe de la colonne vertébrale... Ce tube ne tarde pas à revêtir une configuration assez distincte pour qu'on puisse y distinguer trois portions... La troisième inférieure ou intestin anal est disposée aussi en cul-de-sac à son extrémité. C'est de toutes les portions de l'intestin primitif celle qui éprouve le moins de changements sous le rapport de la forme et du développement relatif. Cette partie devient ou plutôt forme déjà le rectum : elle conserve sa direction droite et reste assez longtemps à l'état d'extrémité aveugle, jusqu'au moment de sa rencontre avec le cul-de-sac anal qui se forme en sens opposé. D'après les belles recherches de M. Coste, il y a un détail très-remarquable dans le développement du rectum ; il concerne sa communication primitive avec l'allantoïde, qui s'en isole plus tard pour devenir la vessie urinaire[1]. » Cette communication temporaire a reçu le nom de *cloaque*.

Pendant ce temps, le cloaque externe, qui n'est autre que la cavité de l'anus, ne tarde pas à se réunir au précé-

[1] Bouisson, *des Vices de conformation de l'anus et du rectum*, thèse de professorat, Paris, p. 12, 1851.

dent, alors que sa séparation d'avec la vessie n'est point encore achevée. Voilà pourquoi, dans certains cas monstrueux, lorsque la cavité de l'anus n'existe pas, c'est au niveau des organes génito-urinaires ou dans leur voisinage que le rectum vient s'ouvrir.

Quant à la cavité de l'anus, elle se développe aux dépens du feuillet externe du blastoderme. Vers le vingt-cinquième ou vingt-huitième jour de la vie embryonnaire, on voit apparaître les premières traces de cette dépression. On observe tout d'abord, dans la région ano-périnéale, « une éminence ovalaire, incomplètement divisée en deux lèvres par une fente médiane longitudinale, que M. Coste appelle orifice commun des organes génitaux et urinaires ; elle représente en sus l'ouverture inférieure du tube digestif et nous paraît devoir être considérée comme le rudiment de ce que nous avons nommé la portion externe ou cutanée du cloaque. » (Campana.) Les auteurs ne sont pas d'accord sur le moment précis de l'apparition du cloaque externe, et, malgré de patientes recherches, Rathke et Valentin n'ont pas pu déterminer par quel mécanisme le gros intestin se séparait du canal uro-génital. Quant à la disparition du diaphragme rectal formé par l'adossement des culs-de-sac de l'anus et du rectum, certaines observations, et en particulier un fait relaté par Bouisson, tendent à prouver que c'est au centre de ce diaphragme que la perforation se produit tout d'abord. — Ajoutons enfin, en terminant ce résumé anatomique, que le cloaque externe donne naissance à une portion de l'urèthre et au vagin.

Cette communauté d'origine est aussi représentée dans la série des monstruosités par quelques faits exceptionnels. Un des plus remarquables est celui que représente la figure 16.

Comme on le voit, l'anus vient se terminer vers le col

de l'utérus, comme le vagin, tandis que le rectum se termine par un cul-de-sac. L'enfant qui présentait cette singulière disposition fut opérée avec succès par Amussat.

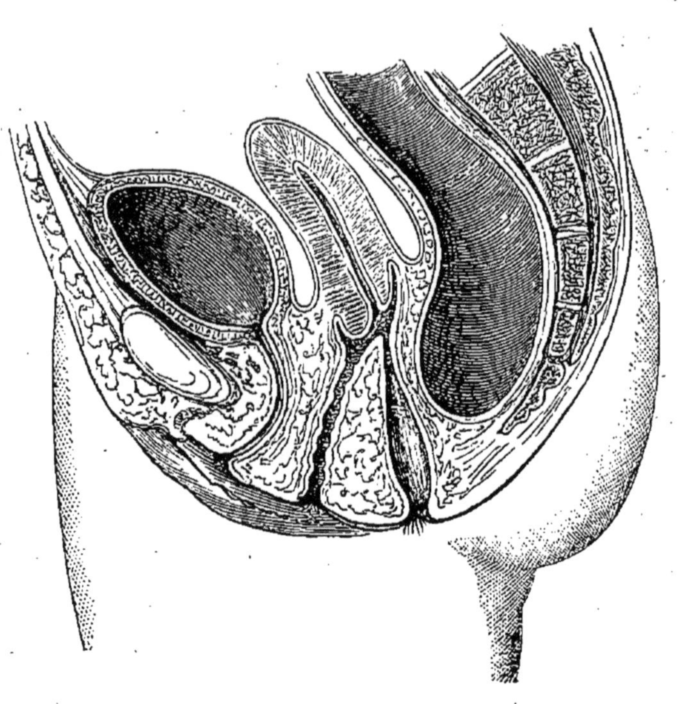

Fig. 16.

Sous l'influence de quelle cause ce travail de sélection va-t-il s'arrêter en un point, tandis qu'à côté, dans la même région, il continuera comme à l'état normal? c'est ce qu'il est encore absolument impossible de dire dans l'état actuel de la science; car, de toutes les hypothèses proposées jusqu'ici, il n'en est pas une seule peut-être qui ne soit passible des plus graves objections [1]; il faut donc faire

[1] En effet, en l'absence de faits rigoureusement observés, il faut bien abandonner la théorie des *maladies fatales*, et cela malgré les quelques cas de rectite congénitale observés ou rappelés par Bodenhamer. On ne comprend guère non plus comment on a pu parler des positions vicieuses du fœtus dans l'utérus! Quant aux théories de Serres (défaut dans la distribution artérielle) et de Tiedemann (défaut dans la distribution nerveuse) elles ne reposent sur aucune observation précise.

table rase de toutes ces données fournies par la seule imagination, confessant notre ignorance absolue sur la cause première des vices de conformation de l'anus et du rectum, et dire : leur cause prochaine la plus ordinaire est un arrêt de développement.

A ne considérer que l'indépendance presque absolue du développement de l'anus et du rectum, on serait tenté de décrire séparément les monstruosités de ces deux portions de l'appareil défécateur. Mais si de prime abord une pareille classification paraît être logiquement la meilleure, l'auteur qui voudrait la suivre se verra bien vite dans l'impossibilité de faire rentrer dans le cadre ainsi tracé les observations sans nombre qu'il aurait à compulser. C'est que souvent ces difformités sont complexes ; l'anus et le rectum sont simultanément imparfaits, des anomalies génitales peuvent aussi coexister, se combiner même avec les monstruosités anales ; de là des variétés dont le nombre est pour ainsi dire infini et qui échappent à toute nomenclature.

Les auteurs, cependant, distinguent en général quatre groupes de difformités : 1° l'imperforation incomplète ou rétrécissement congénital de l'anus ; 2° l'imperforation complète simple ; 3° l'imperforation de l'anus avec ouverture anormale du rectum ; 4° l'absence partielle ou totale du rectum. Telle est, du moins, la classification adoptée dans la *Pathologie chirurgicale* de Nélaton. Ajoutons que l'on pourrait encore créer, à l'exemple de Bouisson, un cinquième groupe dans lequel on rangerait les cas où les difformités anales sont rencontrées en même temps que d'autres monstruosités plus graves encore (phocomélie, ectromélie, occlusion buccale, spina bifida). Mais ces faits intéressent moins le chirurgien que le naturaliste.

La classification adoptée par Esmarch ne s'éloigne pas beaucoup de celle que nous venons de citer. Pourtant, afin d'abréger le plus possible nos descriptions, nous adopterons, à l'exemple de Bodenhamer, l'ancienne nomenclature proposée jadis par Papendorf [1], qui n'est, en réalité, qu'une simple énumération et suivant laquelle on distingue neuf espèces de monstruosités dont nous allons examiner ici les principaux caractères.

PREMIÈRE ESPÈCE. — *Étroitesse congénitale.* — Nous avons vu au chapitre de la fissure que, chez quelques sujets, l'extrémité inférieure du rectum présente une certaine étroitesse et qu'alors les fèces dures ne passant qu'avec difficulté, il se produit, dans ces conditions, des déchirures qui peuvent donner lieu à des spasmes. Cette disposition se rencontre paraît-il à un degré beaucoup plus accentué dans certaines circonstances. Quelquefois même l'atrésie est tellement serrée qu'on ne saurait faire pénétrer à travers l'anus un stylet même très-fin. Ces rétrécissements siégent tantôt sur l'anus isolément, tantôt sur le rectum qui lui-même est alors coarcté sur une longueur quelquefois considérable. Et pourtant l'anus, entouré de ses plis radiés, se présente avec son aspect normal. — Comme néanmoins le méconium s'écoule goutte à goutte en assez grande abondance pour maculer les langes, l'attention du médecin n'est presque jamais attirée en pareil cas sur la région malade. C'est ce qui vous explique la rareté des observations qui se rapportent à cette première variété. Ce n'est du reste pas seulement chez les enfants qu'il faut savoir la soupçonner [2], et Boyer déjà avait rapporté l'histoire d'une femme

[1] *Dissertatio sistens observationes de ano infantum imperforato.* In-4. Lugd. Batav., 1781.

[2] Nous ne parlerons pas ici des rétrécissements congénitaux dus à l'inflammation du rectum pendant la vie intra-utérine, nous passerons également sous silence les rétrécissements syphilitiques du rectum chez les nouveau-nés. Leur histoire ne repose que sur des données trop incertaines.

de trente-quatre ans, dont la santé avait toujours été languissante et la défécation douloureuse jusqu'au jour où, reconnaissant une étroitesse rectale, il la guérit par la dilatation et l'incision.

Dans la grande majorité des cas cependant, l'incision n'est pas indispensable. On ne la pratiquera donc que lorsque la rétention du méconium mettra les jours de l'enfant en danger. On doit alors pratiquer deux incisions peu profondes dirigées vers les ischions, en se gardant surtout de diviser toutes les fibres sphinctériennes, car elles se rétracteraient et le malade ne pourrait guérir qu'en conservant une incontinence permanente des matières fécales. — On aura le plus souvent recours à la dilatation à l'aide des bougies, introduites suivant les règles que nous avons exposées au chapitre du rétrécissement. Mais il est encore préférable d'apprendre à la mère de l'enfant à lui sonder le rectum à l'aide du petit doigt. C'est là un instrument infiniment plus innocent que les bougies, et tout au moins aussi efficace. Ajoutons encore que contrairement aux conseils d'auteurs recommandables, on ne doit pas se servir pour cette dilatation de corps susceptibles d'augmenter de volume (laminaria, racine de gentiane, éponges préparées, etc...); l'expérience a prouvé qu'ils peuvent déterminer les accidents les plus graves (rétention des matières, inflammation diffuse, péritonite, déchirures au moment où ils sont *arrachés*, et cette expression indique assez quelles difficultés l'on peut rencontrer alors).

DEUXIÈME ESPÈCE. — *Oblitération de l'anus par une simple membrane.* — Tantôt cutanée, tantôt exclusivement muqueuse, cette membrane, insérée tout autour de l'orifice anal, est en général très-mince, aussi se laisse-t-elle facilement distendre par le méconium. On voit alors *bombant* à la place de l'anus une tumeur arrondie, recouverte par une peau luisante et livide, souvent molle, fluctuante, réductible, et qui devient tendue lorsque l'enfant crie. Cette forme d'imperforation est fréquente, quoi qu'on en rencontre qu'un petit nombre de cas dans les auteurs. C'est qu'en général le traitement est si simple que l'on ne songe pas à publier les résultats. Quelquefois même, comme dans un cas rapporté par Ruysh, la membrane oblitérante se rompt spontanément. Il suffit du reste de plonger un bistouri au centre de la tumeur et de l'inciser, soit longitudinalement, soit crucialement, et point n'est besoin d'ordinaire d'exciser les lambeaux, comme l'avaient conseillé jadis Levret et plus récemment Pancoast. La guérison ainsi obtenue sera complète, car dans cette espèce d'imperforation le sphincter anal est normalement conformé.

Troisième espèce. — *Absence totale d'anus. Rectum terminé par un cul-de-sac plus ou moins élevé au-dessus de la région anale.* — Dans cette troisième variété, l'anus fait absolument défaut. On ne trouve en son lieu et place qu'une légère dépression ou une crête irrégulière. Quelquefois même ces vestiges n'existent pas et la peau passe d'une fesse à l'autre directement ; il n'y a pas même de rainure interfessière. En pareil cas, c'est l'anus, ou pour employer le langage embryologique, le cloaque externe qui a été arrêté dans son développement, aussi doit-on s'attendre à ne trouver le cul-de-sac terminal du rectum qu'à une assez grande distance de la peau. Chez certains sujets, il ne descend même pas dans le bassin au-dessous du niveau de la base du sacrum. Tout l'espace intermédiaire entre ce cul-de-sac et la peau est alors rempli par du tissu cellulaire ou par une traînée de tissu fibreux qui réunit le cul-de-sac rectal à la peau. Telle est la disposition représentée par la figure 17.

Le diagnostic, en pareil cas, n'est pas toujours aussi

simple qu'on pourrait le croire, car le chirurgien ne se décide à intervenir par un acte opératoire que s'il peut se guider sur des données précises. Il lui faut, en effet, savoir d'abord si le rectum n'a pas quelque ouverture anormale du côté des viscères (vagin, urèthre, vessie). Chez les petits garçons, cette recherche est quelquefois difficile, car lorsque le méconium est déversé dans la vessie, il ne s'écoule pas toujours au dehors, avec les urines, d'une manière aussi évidente qu'on le pourrait croire. Il y a donc lieu d'examiner minutieusement les taches que présentent les langes. Il faut aussi chercher à reconnaître aussi exactement que faire se peut la distance probable qui sépare le cul-de-sac rectal de la peau du périnée.

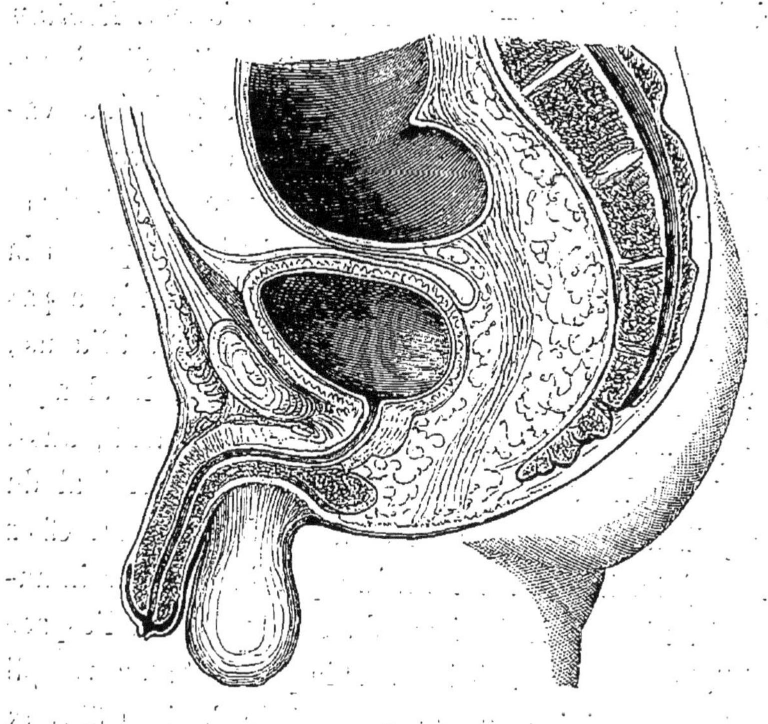

FIG. 17.

Lorsque, gorgée de méconium, l'extrémité imperforée de l'intestin est en rapport plus ou moins direct avec les téguments, il y a quelquefois une tumeur au périnée, tumeur diffuse, profonde, mais qui deviendra d'autant plus sensible au toucher, que l'enfant fera pour crier des efforts plus violents. Cherchez aussi, en plaçant une main sur l'abdomen et deux doigts sur le périnée, à obtenir de la fluctuation.

Alexandre Copeland Hutchinson[1] a fait remarquer qu'en titillant la région que devrait occuper l'anus, on provoque par voie réflexe des efforts de défécation qui rendent plus sensible la saillie que pourrait faire le rectum. Le cathétérisme uréthral ou vaginal sera aussi quelquefois d'une certaine utilité, surtout quand le rectum imperforé n'occupera pas sa situation naturelle. En effet, dans bien des cas, on a vu les chirurgiens chercher vainement, dans des opérations longues et pénibles, le cul-de-sac rectal au niveau de la région qu'il doit occuper sans pouvoir réussir à le découvrir, tandis que l'autopsie leur a démontré plus tard que l'organe dévié siégeait pourtant en un point où il leur eût été facile de le trouver à l'aide des indices explorateurs que je viens de rappeler. L'application d'un sthetoscope sur le périnée pendant que de légères percussions sont exercées sur l'abdomen, peut, suivant quelques auteurs, éclairer le diagnostic. On doit en même temps, par la palpation, chercher à reconnaître si le sphincter existe, car dans cette variété d'atrésie anale, ce muscle n'est pas toujours absent; dans maintes circonstances, au contraire, on a pu le retrouver sous la peau. Cependant Blandin, en France, et Tungel, en Allemagne, et cela à plus de vingt années de distance, ont affirmé qu'en cas d'imperforation anale, il y avait toujours absence de sphincter. Entre ces deux opinions vient tout naturellement se placer celle de

[1] *Practical Observation in Surgery*. London, 1826.

Goyrand professant que la partie supérieure des fibres sphinctériennes peut toujours être retrouvée.

Le chirurgien doit se rappeler, d'autre part, qu'en pareil cas les os du bassin sont modifiés dans leur forme et dans leurs dimensions. Ils sont partiellement atrophiés, la courbure du sacrum peut être exagérée, mais presque toujours les ischions sont notablement rapprochés l'un de l'autre, ce qui vient parfois ajouter de nouvelles difficultés aux manœuvres exploratrices et opératoires, déjà si difficiles et si périlleuses.

Quatrième espèce. — *Anus normal. Rectum terminé par un cul-de-sac imperforé, à une distance plus ou moins considérable du fond de la cavité anale.* — Dans cette quatrième variété, l'anus, ou pour mieux dire, la cavité anale, le cloaque externe, est normalement conformé, mais il est séparé du rectum par une membrane quelquefois épaisse et située plus ou moins profondément. En se reportant à ce que nous venons de dire au sujet du développement du rectum, on comprendra facilement le mode de formation de ces cloisons. Seulement, ce qu'il ne faut pas oublier, c'est que leur présence est de nature à faire craindre une difformité plus grave, la segmentation multiple du gros intestin, par un nombre plus ou moins considérable de diaphragmes imperforés et siégeant dans des régions où le chirurgien ne saurait ni les reconnaître ni les détruire. Voillemier[1] a cité un cas de ce genre : le rectum était divisé en quatre cavités, dont la supérieure, la moins accessible par conséquent, contenait seule du méconium. Lorsque ces diaphragmes siégent dans la partie inférieure du rectum, ils sont en général constitués par deux membranes muqueuses, l'une supérieure (rectale),

[1] *Gazette des Hôpitaux*. Paris, 1846.

l'autre inférieure (anale); entre les deux se trouve une couche de tissu cellulaire d'épaisseur variable. Telles sont les dispositions représentées par la figure ci-jointe (fig. 18). Quelquefois ce tissu cellulaire est dur, fibroïde, et la lésion ressemble, comme dans l'observation relatée jadis par Engerran, à un rétrécissement cicatriciel.

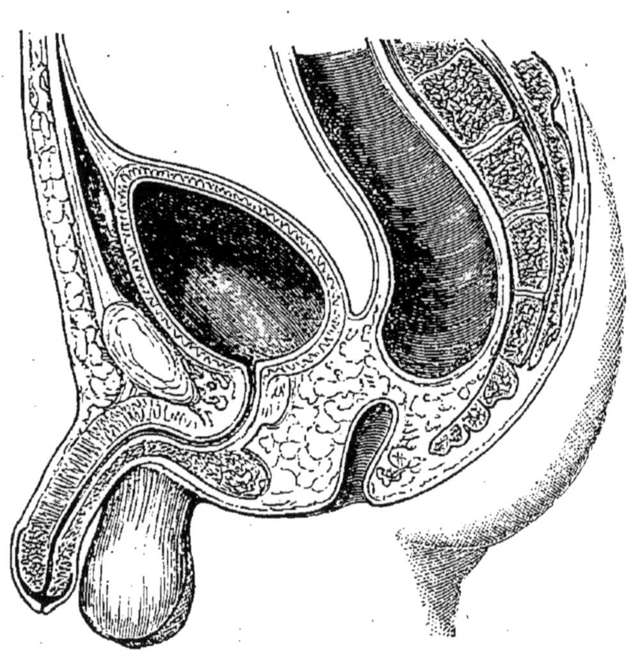

Fig. 18.

Mais en résumé, ce qu'il importe de rappeler au point de vue du diagnostic, c'est que, alors même que l'anus semble normal, il peut y avoir atrésie congénitale.

En règle générale, il y a donc lieu d'examiner la région à l'aide du spéculum, toutes les fois que, quelques heures après sa naissance, l'enfant n'a pas rendu du méconium[1].

[1] On n'acceptera qu'en les contrôlant *de visu* les renseignements donnés par les parents, affirmant qu'un lavement a été reçu et gardé, et non sans avoir examiné la seringue. Car le liquide aura pu passer au-dessus du piston de l'instrument. Cette recommandation semble puérile, et pourtant... on y a été pris !

Lorsque la lésion ayant été méconnue, les petits patients survivent quelques jours, il arrive parfois que le diaphragme anormal se laisse distendre, si bien qu'il a pu venir dans quelques cas faire saillie extérieurement, à travers l'anus, sous la forme d'une tumeur rouge sombre.

Cinquième espèce. — *Absence d'anus, rectum s'ouvrant par un trajet étroit et plus ou moins long en un point quelconque de la région sacro-périnéale.* — Les dispositions que présente en pareil cas l'appareil défécateur, ressemblent singulièrement à celles que nous avons décrites à propos des rétrécissements absolus. Les orifices que l'on observe alors ont, en effet, les plus nombreuses analogies avec ces fistules stercorales que nous avons considérées comme des voies collatérales supplémentaires créées par la nature, pour l'issue des matières ; elles présentent en effet un trajet étroit et tortueux, quelquefois très-long. Mais, ce qui distingue absolument ces conduits des fistules, ce qui même ne permettra jamais de les considérer comme des fistules formées pendant la vie intra-utérine, c'est que leurs parois, revêtues d'une véritable muqueuse, ne sont jamais indurées : jamais l'on ne retrouve en pareil cas les traces d'une inflammation antérieure. L'existence de ces canaux de dérivation ne saurait non plus être expliquée par la théorie de l'arrêt de développement. Ces orifices anormaux, toujours étroits, toujours tortueux, toujours insuffisants, au point de vue de l'écoulement du méconium, s'ouvrent tantôt au niveau de la pointe du coccyx, vers la base du sacrum, tantôt au périnée, vers une des grandes lèvres, à la racine des bourses, etc... Ces trajets fistuleux sont même venus quelquefois, cheminant sous la peau de la verge, s'ouvrir au niveau du frein balano-préputial. C'est cette disposition que représente la figure 19, qui a également pour but de faire voir les rapports qui existent au point de vue du calibre entre les fistules de dérivation et l'ampoule rectale.

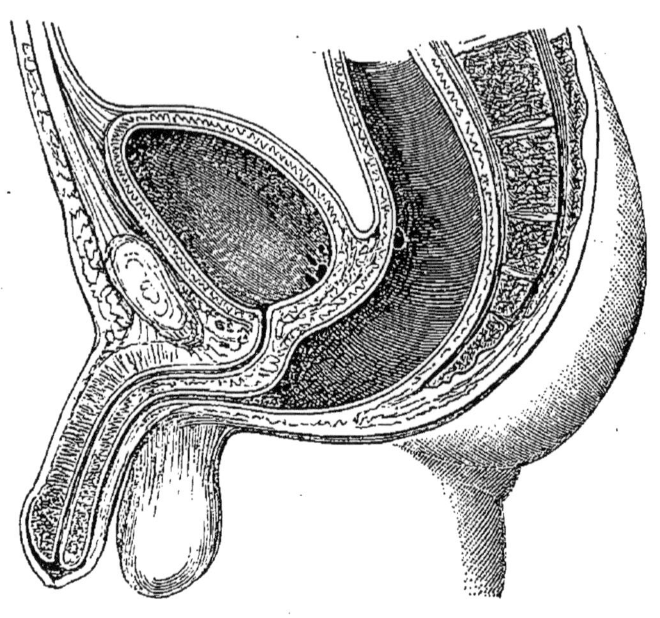

Fig. 19.

On doit aussi ranger dans cette même catégorie les observations d'anus doubles et de fistules anales congénitales. Dans tous les cas décrits sous ces rubriques, sont mentionnés des orifices étroits, insuffisants, et qui doivent être assimilés aux canaux dérivatifs dont nous parlons. Il en sera de même des fistules stercorales qui viennent s'ouvrir dans la région inférieure du dos après avoir traversé le sacrum.

Sixième espèce. — *Absence d'anus. Ouverture du rectum dans la vessie, l'urèthre ou le vagin.* — On comprendra sans peine que les symptômes varieront singulièrement, suivant que le rectum s'ouvrira dans l'une de ces trois cavités. Dans le premier cas, c'est-à-dire quand le rectum s'ouvre dans la vessie, on voit s'échapper par l'urèthre une urine verdâtre contenant du méconium plus ou moins altéré, quelquefois même des gaz intestinaux. Ces symptômes s'observeront surtout quand la communication recto-vésicale se fait par un orifice large, comme celui qui est représenté dans la figure 20. — Le pronostic est alors fatal, car les matières se décomposant dans la vessie, y font naître des phénomènes de cystite rapidement mortels. Il y a du reste en même temps septicémie par décomposition des matières au contact de l'urine. Heureusement ce n'est pas là le cas le plus ordinaire. Le plus souvent, au contraire, l'ampoule rectale se termine par une extrémité conique, effilée, qui traverse obliquement les tuniques de la vessie et vient s'ouvrir dans cet organe au milieu du trigone vésical [1].

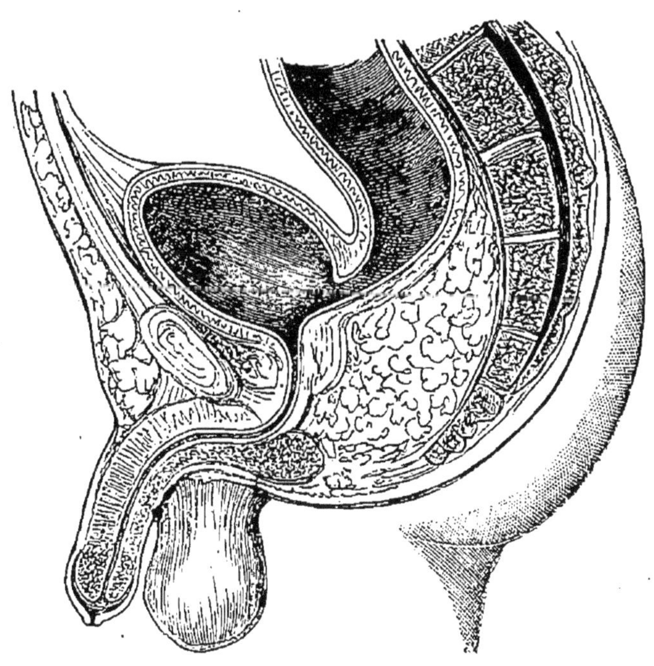

Fig. 20.

L'ouverture anormale du rectum dans la vessie n'a été observée que chez l'homme, je dis observée, car les quel-

[1] En même temps que la communication anormale de la vessie avec le rectum on observe très-souvent l'atrophie des organes génitaux (arrêt de développement portant sur le pénis, occlusion préputiale, hypospadias, etc.).

ques faits qui auraient été vus, dit-on, chez des petites filles sont anciens, et d'une authenticité douteuse. On en pourrait dire autant de ceux qui ont trait à l'ouverture du rectum dans l'urèthre féminin. (On ne saurait pourtant contester l'observation publiée par Delesalle, en 1824, dans les bulletins de la Société médicale d'Émulation de Paris. Elle a trait à une petite fille dont le rectum se terminait par un orifice extrêmement ténu dans l'urèthre.) Cette terminaison anormale s'observe beaucoup moins rarement dans le sexe masculin. Je laisse d'ailleurs la responsabilité de leurs assertions aux auteurs qui prétendent que les monstres de cette catégorie rendent parfois par l'urèthre des matières fécales moulées.

Quant à l'ouverture du rectum dans le vagin, elle est loin d'être rare, et, chose remarquable, elle pourra rester longtemps suffisante, pour l'exonération intestinale, à moins qu'il ne s'agisse dès le début que d'un très-petit pertuis. En général, on observe alors un orifice arrondi, situé un peu au-dessus de la fourchette, et dont les bords ont parfois une disposition valvulaire. Il est dans la science un certain nombre de cas de ce genre qui sont restés célèbres. Citerons-nous l'histoire de cette vieille juive observée par Morgagni, qui, malgré une infirmité de ce genre, mourut à l'âge de cent ans. Tout le monde connaît l'observation de Ricord. Elle a trait à une jeune fille de vingt-deux ans, que la présence d'un anus vaginal n'empêchait pas de se livrer à la prostitution. Un cas analogue a été rencontré par Switzer. On rapporte aussi l'histoire d'une femme qui, mariée, fut mèrede nombreux enfants, et cela sans que son mari se doutât jamais que sa femme n'avait qu'un anus vaginal... On pourrait multiplier ces exemples. Mais ils deviendront de plus en plus rares, car le chirurgien est aujourd'hui en mesure de faire disparaître cette fâcheuse infirmité.

SEPTIÈME ESPÈCE. — *Anus et rectum normalement conformés. Ouverture des uretères ou du col de l'utérus dans le rectum.* — Cette singulière monstruosité est heureusement fort rare. Elle coïncide souvent avec l'absence de la vessie et de l'urèthre chez la femme. Les urines sont alors rendues par l'anus en même temps que les excréments. Il en est de même des menstrues. — Malgré les accidents inflammatoires déterminés par le contact des liquides irritants avec la muqueuse rectale, les sujets qui sont porteurs de ces difformités survivent en général. On a même vu des femmes dont la vulve était imperforée et qui ont pu non-seulement concevoir, mais encore enfanter *per anum*. Louis, dans sa célèbre thèse, que les théologiens du parlement de Paris et de la Sorbonne auraient condamnée sans l'intervention du Souverain Pontife, rapporta un cas de ce genre (1753). Barbout affirme avoir assisté deux fois à des accouchements rectaux. Rappelons enfin l'intéressante observation de grossesse survenue dans ces conditions qui a été recueillie par Rossi. En présence d'une femme imperforée en mal d'enfant, ce chirurgien, mal renseigné, crut avoir affaire à une rétention des menstrues. Il pratiqua donc, dans la région où doit normalement se rencontrer la vulve, une incision de trois pouces, à travers laquelle il sentit, à sa grande surprise, la poche des eaux prête à se rompre. Un enfant vivant sortit bientôt par la nouvelle voie qu'il venait de créer.

Comme il est facile de le comprendre, l'art n'a pas à intervenir en pareille occurrence, et des quelques lignes qui précèdent on ne saurait tirer que deux conclusions, la première, que l'absence de vessie et de vagin n'est pas incompatible avec la vie, la seconde que la conception *per anum* est un fait incontestable, à la possibilité duquel il faut toujours songer, lorsqu'on se trouve en présence d'accidents anormaux chez une femme imperforée.

Huitième espèce. — *Absence totale de rectum.* — Cette variété est rare ; elle est caractérisée par l'absence absolue de rectum, le gros intestin se terminant à une hauteur plus ou moins considérable par un cul-de-sac arrondi. Tantôt ce cul-de-sac flotte librement dans l'abdomen, tantôt il adhère au sacrum ou à un cordon fibreux occupant le siége du rectum. — Souvent l'absence de rectum coïncide avec d'autres difformités plus graves qui en sont des indices révélateurs. Le squelette du bassin est toujours atrophié. Dans un cas observé par Martin à la Charité de Lyon, les deux ischions étaient presque en contact l'un avec l'autre. Le détroit inférieur était complétement oblitéré. — Dans quelques circonstances rares, le côlon, au lieu de se terminer au cul-de-sac, vient s'ouvrir à la surface de la peau. Enseignement fourni par la nature à l'art qui vise une disposition analogue en pratiquant une gastrotomie, lorsqu'il soupçonnera l'absence totale du rectum.

Neuvième espèce. — *Absence de tout le gros intestin.* — Cette dernière espèce est donc caractérisée par un arrêt dans le développement du rectum, du côlon, du cœcum. Seul l'intestin grêle existe. Comme dans le cas précédent, le tube digestif avorté se terminera tantôt par un cul-de-sac, par une extrémité borgne, dont on ne saurait prévoir la situation, tantôt par une ouverture cutanée. Ces anus anormaux siégent dans des régions toujours éloignées du bassin (fosse iliaque, ombilic, épaule, face). On comprend que le chirurgien n'ait guère à se préoccuper de ces monstres. Cependant, il doit se rappeler que, même en présence d'un anus aussi bizarrement situé que ceux dont nous venons de parler, il n'est point en droit d'affirmer que le cas soumis à son observation doive par cela seul être classé dans cette neuvième catégorie, car, lorsque l'anus seul fait défaut, les canaux de dérivation qui s'établissent entre le rectum normal et la peau ont quelquefois un trajet assez long pour que l'on puisse croire à l'absence du rectum.

CONSIDÉRATIONS GÉNÉRALES SUR LE TRAITEMENT. — Au point de vue des indications, on peut assimiler les imperfections du rectum aux hernies étranglées. Ainsi que dans ce dernier cas, en effet, il faut se hâter d'intervenir ; chaque heure de retard est, comme l'a si bien dit Giraldes, *une chance de vie enlevée au nouveau-né*. Aussi ne discuterons-nous pas, comme certains auteurs, le moment qu'il faut choisir pour opérer. A peine est-il permis d'attendre quelques heures dans l'espérance que le cul-de-sac du rectum deviendra plus saillant. — Le plus tôt est le mieux, lorsque toutefois on ne rejette pas en principe l'intervention, à l'instar de Bigelow en Amérique et de quelques auteurs sur le continent qui, paraît-il, n'opèrent en pareil cas que pour se conformer aux traditions chirurgicales reçues. Selon nous, bien au contraire, on doit toujours intervenir, et cela parce qu'il n'y a rien à perdre ! Abandonné aux ressources de la seule nature, l'enfant imperforé est en effet fatalement voué à la mort. Elle survient le plus ordinairement par péritonite simple, ou, plus rarement, par rupture intestinale avec épanchement de méconium dans le péritoine. Le Dr Lys, de Bere Regis, ancien élève de Curling, a communiqué à son maître les détails d'un cas de ce genre, observé par lui. D'autres fois l'enfant se refroidit graduellement, sans présenter de symptômes aigus, et finit par succomber comme certains vieillards atteints d'étranglement herniaire, qui, sans vomir, sans souffrir même, s'éteignent lentement.

Notons enfin, que même en cas d'ouverture anormale insuffisante, le chirurgien doit encore se hâter ; et cela quoique, grâce aux canaux collatéraux dont nous avons parlé à propos de la cinquième espèce, la vie puisse encore se prolonger longtemps. Pour le prouver il me suffira de rappeler le cas cité par Lane, dans lequel il est question d'une petite fille qui vécut quatre ans et demi avec un orifice anormal, ne donnant issue que très-imparfaitement aux déjections alvines. Elle succomba, et à l'autopsie on trouva un rectum énormément développé, remplissant presque toute la cavité pelvienne. L'opération tardive, que nécessitèrent des accidents aigus de rétention, ne put la sauver. Lorsque cette dilatation est portée à un plus haut degré pendant les premiers jours qui suivent la naissance, l'intestin distendu est paralysé et l'intervention reste sans résultat.

Dans d'autres circonstances on observe des phénomènes plus tristes encore. Il y a *défécation buccale* régulière ! C'est ce qu'a vu Lyell de Dundee chez une pauvre enfant qui ne vécut pas moins de douze semaines dans cette lamentable situation !

Et néanmoins, si l'on considère l'incertitude des ressources que nous offre la chirurgie, et surtout le petit nombre des résultats définitivement heureux obtenus au prix d'opérations douloureuses et pénibles, on comprendra que le découragement ait pu faire tomber le bistouri de quelques mains chirurgicales éminentes. Mais enfin, je le répète, il n'y a ici rien à perdre ! Il faut donc, comme le conseille Esmarch, agir, agir rapidement et hardiment.

Les méthodes, dont nous n'avons ici qu'à indiquer sommairement les principes, ne sont pas toutes indistinctement applicables dans tous les cas que nous venons d'examiner. Nous avons déjà vu, du reste, dans le courant de ce chapitre, quelle conduite il faut tenir en face de certaines éventualités particulières, lorsque, par exemple, l'oblitération de l'anus ne résulte que d'une simple membrane cutanée, superficielle et distendue par le méconium. Mais lorsqu'au contraire on se trouve en présence des troisième, quatrième et cinquième variétés, il y a lieu de se demander si l'on doit chercher à ouvrir artificiellement une voie aux matières, dans la région que devrait occuper normalement l'orifice anal, ou s'il faut au contraire, conformément au conseil de quelques auteurs, créer dans la région abdominale (inguinale ou lombaire) un anus contre nature.

Si le diagnostic pouvait toujours être porté d'une manière précise, si l'on pouvait reconnaître d'emblée à quelle profondeur se trouve le cul-de-sac terminal de l'intestin, la question ne saurait être douteuse, l'anus abdominal ne serait conseillé qu'en cas d'absence totale du rectum ou du côlon (huitième et neuvième espèce). Mais, quoiqu'en disent certains spécialistes, il est impossible d'affirmer *a priori* le siége, la situation, la profondeur surtout du cul-de-sac imperforé du rectum, aussi doit-on, dans la plupart des cas, faire préalablement des tentatives du côté de la région périnéale.

A. *Méthode périnéale.* — Les procédés que l'on a proposé, pour la recherche de l'intestin à travers le périnée, sont la ponction, la proctotomie ou incision simple, et la proctoplastie. Nous aurons à signaler à ce sujet les méthodes proposées par Amussat et Verneuil.

1° *La ponction.* — C'est une opération qui consiste à enfoncer un trocart dans la région où doit normalement exister l'anus, afin de permettre l'écoulement du méconium. Cette opération, qui se pratiquait à l'aide d'un trocart de moyen volume, est universellement abandonnée aujourd'hui. Elle est, en effet, peu efficace et très-dangereuse. Je dis peu efficace, car lorsqu'une première fois le méconium s'est écoulé par la canule étroite du trocart, cette dernière, alors même qu'il ne serait pas aussi imprudent que difficile de la maintenir à demeure, ne saurait fournir un écoulement suffisant aux liquides intestinaux, et d'autre part on voit aujourd'hui qu'il est absolument impossible d'établir un orifice définitif en dilatant le trajet ainsi formé. Si même on cherchait à obtenir ce résultat en dirigeant dans le trajet ouvert par le trocart un bistouri étroit ou un corps dilatant, on risquerait de s'égarer, car le cul-de-sac rectal, lorsqu'il a été vidé, remonte quelquefois très-haut, ses bords se recroquevillent, comme la membrane interne des artères, si bien que, même à travers une large plaie périnéale, il n'est pas toujours facile d'aller le saisir, lorsque pendant l'opération il s'est brusquement vidé. La ponction est, de plus, dangereuse, ai-je dit : c'est que l'instrument pointu que l'on enfonce ainsi au hasard doit traverser des régions où se trouvent des organes importants (vessie, culs-de-sac péritonéaux, utérus) et qui n'occupent plus leur situation normale. N'oublions pas, en effet, que le bassin est alors le plus souvent anormalement rétréci, et l'espace qui sépare le rectum des organes urinaires est extrêmement exigu. Au reste, en ponctionnant ainsi le périnée, n'exposerait-on pas le petit patient aux infiltrations de méconium, qui sont, suivant quelques auteurs, peut-être plus pernicieuses encore que les infiltrations de matières fécales, à cause des propriétés irritantes des principes biliaires que cette substance renferme en abondance.

2o *Proctotomie ou incision simple.* — Il serait assez difficile de dire à qui revient l'honneur d'avoir imaginé cette opération, qui consiste à faire une incision sur la région périnéale, incision ouvrant largement le rectum oblitéré. En tout cas, elle a été pratiquée par J. L. Petit, par Dionis, et Vicq-d'Azyr l'a fort bien décrite. Martin, à

Lyon, lui a dû des succès, et Goyrand d'Aix, qui n'a pas craint d'inciser de la commissure vulvaire à la pointe du coccyx, a, grâce à elle, sauvé quelques vies. — Mais les orifices ainsi créés sont anfractueux, irréguliers, car l'ampoule rectale n'est mise à nu souvent que par de très-profondes incisions ; les parois incisées, qui remontent dans le bassin dès qu'elles cessent d'être abaissées par l'accumulation du méconium, n'ont donc aucune tendance à venir spontanément se souder aux lèvres de la plaie cutanée. On éprouve même quelquefois les plus grandes difficultés pour les aller saisir. En outre, le méconium, sans cesse déversé sur le tissu cellulaire, l'irrite, l'enflamme ; aussi, lorsque l'opéré a pu traverser sans périr ces premières périodes périlleuses, est-il très-difficile de maintenir, suffisamment ouvert, au milieu de cicatrices épaisses et irrégulières, l'anus que l'on a créé [1]. De là l'invention de diverses canules rectales qui sont à peu près identiques à celles que l'on insinue dans la trachée après la trachéotomie. Elles rendent, du reste, les plus grands services dans les cas malheureux où le rectum étant situé à une trop grande hauteur, il faut absolument se contenter d'une simple incision, sans songer à abaisser l'organe pour le fixer à la peau.

3° *Proctoplastie*. — Cette opération a pour but de reconstituer un anus analogue à l'anus normal. Elle consiste à abaisser le rectum que l'on vient de mettre à découvert à l'aide d'une incision périnéale, à l'ouvrir et à suturer les lèvres de l'incision qui a divisé ses parois, aux lèvres de

[1] Ajoutons que ces anus cicatriciels étroits, retiennent avec une déplorable facilité les corps étrangers. Il y a eu des cas de morts survenus dans ces circonstances. Nombre d'auteurs, Esmarch entre autres, citent aussi le cas d'un enfant qui présentait en même temps une fistule urinaire. Il se forma dans son rectum un calcul énorme dont l'extraction fut extrêmement difficile.

l'incision cutanée. L'opération n'est donc pas sans analogie avec celle que Dieffenbach a proposée pour la restauration de la bouche.

Que quelques chirurgiens américains aient pratiqué, il y a de longues années, des opérations de ce genre, avant les descriptions données par Amussat, qu'elles aient même été tentées en Angleterre, et cela plus anciennement encore, je veux bien le croire, et n'ayant point en main les pièces nécessaires pour instruire le procès, je ne discuterai pas les questions de priorité. Je dois pourtant rappeler en passant qu'elles viennent d'être soulevées très-vivement par Bodenhamer. Mais entre la pratique d'une opération et la création d'une méthode, il y a un abîme, aussi les faits auxquels il est fait allusion n'empêcheront pas que ce soit à Amussat que la chirurgie moderne doit la *proctoplastie*. Cet illustre chirurgien en a, du reste, non-seulement tracé les règles, mais encore très-nettement prévu les diverses indications, et lorsque, ne pouvant arriver à abaisser le rectum jusqu'à la peau, en agissant au niveau de l'anus normal, il a incisé en arrière pour arriver plus facilement à faire sa suture, il a en quelque sorte ouvert la voie nouvelle dans laquelle tous les chirurgiens suivent aujourd'hui M. Verneuil.

Amussat avait donc compris que, lorsqu'après avoir profondément incisé le tissu cellulaire périnéal, on ne parvient point à découvrir le rectum, il ne faut pas perdre courage, mais hardiment avancer en arrière, le long du sacrum. C'est ce qu'a fait Verneuil en conseillant en pareil cas d'exciser le coccyx[1]. Les observations de cet habile

[1] Nous citons ici, *in extenso*, une des observations publiées par Verneuil, et cette citation nous dispensera d'entrer dans de plus amples détails au point de vue du manuel opératoire.

Obs. C. — M. le docteur Épron me présenta, à l'hôpital Lariboisière, l

chirurgien sont venues, en outre, démontrer qu'alors même que l'anus normalement conformé n'est pas mis en rapport avec le rectum, au moment même de l'opération, les fonctions alvines peuvent cependant se régulariser plus tard, par l'intermédiaire de l'anus normal lui-même et de son système musculaire. C'est qu'en effet la méthode coccygienne a, sur les procédés dans lesquels on incise largement et crucialement le périnée, l'immense avantage de ne détruire qu'une portion très-faible des fibres du sphincter, et surtout de ne compromettre qu'une seule de ses

4 août au matin, un enfant du sexe masculin, bien constitué et né à terme dans la nuit du 1er août.

En attendant la nourrice, on s'était borné à donner quelques cueillerées d'eau sucrée. Le 3 août, quelques vomissements et quelques coliques appelèrent l'attention, et l'on reconnut l'imperforation.

Nous constatons l'état suivant : ventre très-ballonné, non douloureux au toucher ; les anses intestinales, visibles à travers la paroi, sont animées de mouvements vermiculaires ; la face est pâle, non grippée ; la peau n'est point ictérique. L'enfant est entièrement affaissé, à ce point que pendant l'opération, il ne poussa pas un cri et ne fit pas un effort.

Le périnée, les organes génitaux externes, l'orifice anal, sont bien conformés, mais une sonde de femme est arrêtée à 12 millimètres. L'extrémité du petit doigt, portée jusqu'au fond du cul-de-sac, ne perçoit aucune rénitence, aucune fluctuation révélant la présence de l'intestin distendu.

Je procède à l'opération. L'enfant est placé sur le bord d'un oreiller, couché sur le ventre, les cuisses fléchies sur le bassin et les jambes fléchies sur les cuisse à angle droit.

Incision partant de la pointe du coccyx, s'étendant jusqu'à l'anus et divisant sur la ligne médiane le cul-de-sac anal. Un cordon fibreux fait suite à ce cul-de-sac et se prolonge en haut. J'essaie de le suivre, espérant qu'il me conduira jusqu'à l'intestin ; mais c'est en vain, et, à 2 centimètres de profondeur, je n'ai rien trouvé encore. Peut-être eussé-je abandonné l'opération, si je n'avais eu un moyen sûr de pénétrer plus loin et sans danger dans la profondeur du bassin.

Faisant écarter avec des crochets les bords de la plaie, je prolongeai en haut l'incision médiane d'un bon centimètre ; je mis ainsi à nu la face postérieure de la pointe du coccyx. Je détachai avec des ciseaux les parties molles s'insérant aux bords latéraux de cette pointe, et enfin je retranchai un centimètre de l'os. Je tombai sur un tissu filamenteux, assez résistant dont j'excisai une certaine épaisseur sur la ligne médiane. Portant alors au fond de la plaie l'extrémité de l'index, je perçus distinctement une

insertions, que l'on pourra même conserver quelquefois en la détachant au lieu de la couper. — Elle semble donc destinée à remplacer toutes les autres, même dans les cas où il y a des abouchements anormaux. Notons cependant qu'en cas d'abouchement vaginal, on doit se borner à introduire dans le vagin un instrument destiné à rendre plus facile et plus sûre l'opération pratiquée à la partie postérieure du périnée, mais que l'expérience a démontré qu'il n'y a aucun avantage à tenter de restaurer d'emblée les organes génitaux. Une opération complémen-

saillie rénitente, que je me mis en devoir de mettre à découvert Je continuai donc la dissection, en enlevant, avec la pince et les ciseaux, de petits lambeaux de tissu cellulaire et me débarrassai, par un filet d'eau froide, du sang, d'ailleurs peu abondant, qui me masquait l'aspect du fond de la plaie. J'avais toujours grand soin de ne pas perdre la ligne médiane et de placer toujours les crochets de façon à écarter les parties molles bien systématiquement sur les côtés. Après quelques minutes de cette dissection méthodique, je vis enfin une tache livide tout à fait en haut de la brèche profonde que je venais de creuser. L'enfant ne faisait aucun effort et ne poussait aucun cri. Je pressai directement sur l'abdomen pour faire saillir l'ampoule, et j'acquis ainsi la conviction que nous avions bien réellement sous les yeux la terminaison inférieure de l'intestin.

Avec le bout de la sonde cannelée, j'isole de mon mieux la saillie rectale dans l'étendue d'un centimètre carré.

Pour éviter l'ascension de l'intestin, qui m'avais si fort gêné dans l'opération précédente, je résolus de fixer la saillie avant de l'ouvrir. Procédant comme dans le procédé d'entérotomie de Nélaton, je passai, à l'aide d'une aiguille courbe, quatre fils, deux de chaque côté, à travers la peau et les parois de l'ampoule, et parvins ainsi à attirer doucement cette dernière jusqu'à une petite distance de la surface; les anses furent confiées à mes aides, deux par deux, sans être nouées. J'incisai alors entre les fils de droite et ceux de gauche, dans l'étendue de 7 à 8 millimètres.

Un grand flot de méconium, mêlé de gaz, s'écoula aussitôt. Dès que l'issue en fut complète, ce qui exigea plusieurs minutes, je nettoyai la place avec un courant d'eau et me mis en devoir de serrer les sutures. J'en ajoutai même deux nouvelles sur la ligne médiane : l'une, en haut vers l'extrémité reséquée du coccyx; l'autre, réunissant la commissure antérieure de l'ouverture intestinale avec le fond du cul-de-sac anal.

Ceci terminé, l'orifice nouveau était bien ouvert et admettait sans peine la dernière phalange du petit doigt. Il n'était guère qu'à 7 à 8 millimètres de la surface de la peau. A la vérité, les sutures tendaient fortement la paroi intestinale et la peau (*Gazette des hôpitaux*, 1873, nº 87, p. 694).

taire restituera plus tard les parties dans leurs rapports normaux, si, au bout de quelques mois, comme on peut l'espérer, tout n'est pas rentré dans l'ordre par les seules forces de la nature.

B. *Méthode abdominale.* — Nous avons indiqué déjà, au chapitre des tumeurs malignes, comment, lorsque l'intervention sur la région rectale est rendue et reconnue impossible, on peut créer une voie nouvelle pour l'écoulement des matières. Ce que nous avons dit à ce sujet est de tout point applicable aux cas d'imperforations congénitales avec absence de rectum. (On se rappelle, du reste, que c'est en examinant le cadavre d'un enfant imperforé que Littre conçut la possibilité de l'opération qui porte aujourd'hui son nom.) L'anus artificiel sera donc ouvert seulement dans les cas où l'intervention dans la région périnéale sera restée sans résultat ou aura été *a priori* jugée impossible. Faisons remarquer à ce sujet que, grâce au perfectionnement proposé par M. Verneuil, on ne sera plus que très-rarement dans la nécessité d'ouvrir l'abdomen, puisque, avec l'excision du coccyx, il sera possible, dans la plupart des cas, de suturer la muqueuse rectale à la peau. Disons cependant en passant, que dans le cas où cette réunion serait impraticable, il vaudrait mieux peut-être se borner à ouvrir le rectum au fond de la plaie béante du périnée, à faire, en un mot, une proctotomie simple, que d'abandonner le périnée pour ouvrir immédiatement une voie nouvelle dans la région lombaire, comme l'avait conseillé Amussat. Il ne faut pas oublier, en effet, que l'anus ouvert de la sorte pourra avec le temps se modifier, que surtout le chirurgien pourra plus tard, par une opération complémentaire, lui rendre la plénitude de ses fonctions. L'enthousiasme avec lequel Amussat prêcha sa dernière opération, l'entraîna à méconnaître lui-même les immenses services rendus par sa première invention, qui restera toujours l'opération classique dans presque tous les cas d'imperforation. Mais, si la colotomie lombaire n'a pas tous les avantages qu'il avait supposés, si, chez l'enfant du moins, elle ne met pas toujours à l'abri de l'ouverture du péritoine, si l'on n'agit pas chez le nouveau-né avec la même certitude que chez l'adulte, en un mot si la colotomie lombaire est infiniment plus difficile à pratiquer chez l'enfant que l'opération de Littre, chez l'enfant comme chez l'adulte, elle donne des résultats définitifs bien supérieurs à ceux de cette dernière. L'intestin, en effet, est ouvert aussi bas que possible et, d'autre part, dans la région lombaire, le prolapsus de la muqueuse et les hernies à travers l'anus artificiel se produisent plus difficilement. C'est ce dont il est facile de se convaincre en consultant les observations de Curling. L'une d'entre elles est même particulièrement démonstrative, au point de vue où nous nous sommes placés. Il s'agit, en effet, d'un enfant qui fut opéré en Amérique par un chirurgien qui, se voyant bientôt dans la nécessité d'abandonner la voie périnéale, avait ouvert le côlon dans la région lombaire (et le rectum, dans ce cas, communiquait avec le canal de l'urèthre). L'enfant avait huit ans lorsqu'il fut examiné par Curling. L'anus nouveau ne s'était point rétréci, et le patient n'éprouvait d'autre accident qu'un peu de dysurie. Il suffit, pour la faire disparaître, de pratiquer des injections détersives dans le segment intestinal imperforé situé au-dessous de l'anus lombaire.

La colotomie lombaire a encore à nos yeux un autre avantage, c'est que, par cet orifice situé à peu de distance du périnée, on peut tenter d'abaisser vers cette région le cul-de-sac imperforé, dans le but de rendre possible plus tard la création d'un anus dans sa situation normale. C'est pour arriver à ce résultat, qui n'a cependant point encore été obtenu d'une manière très-satisfaisante, que Demarquay avait proposé d'introduire, par l'anus artificiel, une aiguille chargée d'un fil, et de la faire ressortir à travers le périnée. On devait à l'aide de ce fil, tirer tous les jours sur l'extrémité du rectum pour l'abaisser. On pourrait aussi à l'aide de certains appareils presser à la fois sur le périnée et sur le cul-de-sac du rectum pour écraser graduellement les tissus qui séparent ces culs-de-sac ; on a proposé également l'usage de sondes à dard, qui sont fort dangereuses, parait-il, mais jusqu'ici, c'est surtout comme moyen de direction que l'on a usé de l'anus lombaire pour le rétablissement d'un anus périnéal.

Arrivera-t-on jamais à obtenir, par ces moyens, le rétablissement de l'anus dans sa situation normale, c'est ce que l'on ne saurait encore affirmer aujourd'hui, en tout cas nous avons tenu à les rappeler en terminant, pour indiquer dans quelle voie doivent être dirigés aujourd'hui les efforts du chirurgien dans les cas d'imperforation congénitale de l'anus.

FIN

TABLE DES MATIÈRES

Préambule. v

Notions préliminaires. vii

CHAPITRE PREMIER. — Des phlegmons et abcès de la région de l'anus. 1

§ 1. — **Abcès sous-tégumentaires.** 1

Abcès tubéreux. 2

Abcès phlegmoneux. 7

Abcès phlébitiques circonscrits. 17

§ 2. — **Abcès profonds.** 18

Étiologie. 19

Symptômes. 22

Traitement. 36

CHAPITRE II. — De la fistule a l'anus. 46

§ 1. **Fistules sous-tégumentaires.** 55

Étiologie. 55

§ 2. — **Fistules sous-musculaires.** 67

Traitement. 71

A. Ligature. 71

B. Écrasement linéaire. 74

C. Ligature caustique. 74

D. Ligature élastique. 75

E. Cautérisation. 78

F. Compression. 94

G. Séton, mèches, fils multiples, etc. 95

H. Excision. 96

I. Incision. 97

Pansements. 108

Incontinence des matières fécales. 115

§ 3. **De la fistule à l'anus dans ses rapports avec la phthisie pulmonaire.** 118
§ 4. — **Fistules borgnes internes.** 125

CHAPITRE III. — DE LA FISSURE À L'ANUS. 129
Étiologie. 133
Symptômes. 133
Traitement. 157
Incision. 158
Section sous-muqueuse du sphincter. 162
Excision. 166
Cautérisation. 168
Narcotiques. 174
Isolants. 175
Laxatifs. 177
Dilatation. 183

CHAPITRE IV. — DE LA CHUTE DU RECTUM. 192
§ 1. — **De l'invagination de la muqueuse du rectum.** 194
Étiologie. 197
Syptomatologie. 203
Traitement. 208
1° *Traitement du prolapsus pendant la période de réductibilité.* 209
Appareils. 216
A. Cautérisation. 216
B. Excision. 220
C. Pincement. 221
D. Moyens s'adressant au sphincter. 221
2° *Traitement du prolapsus pendant la période d'irréductibilité.* 225
A. Par la cautérisation. 227
B. Par l'excision avec l'instrument tranchant. 228
C. Par la ligature. 228
§ 2. — **Invagination de l'extrémité inférieure du rectum.** . 229
Étranglement. 234
Hernies. 236
Traitement. 237

CHAPITRE V. — DE LA RECTOCÈLE VAGINALE. 244
Étiologie. 250
1° Causes qui agissent sur le rectum en le dilatant. . . . 251
2° Causes qui agissent sur le vagin en le dilatant 252
3° Causes qui agissent sur la paroi recto-vaginale en détruisant ses moyens de fixité. 253
Symptômes. 255
Traitement. 259

CHAPITRE VI. — Des rétrécissements du rectum. 272
Pathogénie. 273
Anatomie pathologique. 286
Symptomatologie. 296
Traitement. 315
I. Dilatation. 315
II. Divulsion. 323
III. Cautérisation. 326
IV. Électrolyse. 328
V. Rectotomie interne 329
VI. Rectotomie externe. 335
VII. Rectotomie linéaire. 337

CHAPITRE VII. — Des polypes du rectum. 341
§ 1. — **Polypes durs ou fibreux.** 342
§ 2. — **Polypes mous.** 355
Traitement. 371
A. Ligature simple. 371
B. Ligature suivie immédiatement d'excision. 375
C. Excision simple 376
D. L'écrasement linéaire. 376
E. L'arrachement et la torsion. 377
F. La galvanocaustie. 377
G. La cautérisation. 378
H. Le clamp. 378
I. La ligature élastique. 378

CHAPITRE VIII. — Des hémorrhoides. 381
§ 1. — **Des hémorrhoïdes idiopathiques.** 383
Hémorrhoïdes externes. 384
Traitement. 395
1° La cautérisation. 399
2° L'incision. 399
3° L'excision. 402
Hémorrhoïdes internes. 403
A. Période capillaire. 406
B. Période artérielle. 409
C. Période veineuse. 411
1° L'hémorrhagie. 414
2° La procidence. 419
3° L'étranglement et l'inflammation. 422
4° La gangrène. 425
Traitement. 426
A. L'excision. 435
B. La cautérisation. 437
C. La ligature. 457
D. La torsion. 463
E. L'écrasement linéaire. 463

§ 2. — **Des hémorrhoïdes symptomatiques.** 473
A. Les organes pelviens. 474
1° Le rectum. 474
2° La vessie. 476
3° La prostate 477
4° L'urèthre. 479
5° L'utérus. 479
B. Organes abdominaux. 483
1° Les ganglions mésentériques et prévertébraux. 483
2° Le foie. 483
3° Les reins. 486
4° La rate. 487
C. Organes thoraciques. 488
1° Le cœur. 488
2° Les poumons. 490

CHAPITRE IX. — DES TUMEURS BÉNIGNES DE L'ANUS ET DU RECTUM. 493
§ 1. — **Tumeurs bénignes de l'anus.** 494
A. Végétations. 494
Traitement. 506
1° La ligature. 507
2° La cautérisation. 508
3° L'excision. 509
4° La dessication. 510
B. Condylomes. 514
§ 2. — **Tumeurs du rectum.** 518
A. Végétations. 518
B. Tumeurs villeuses. 522
C. Fungus bénin. 524
D. Lipome. 525
E. Enchondrome. 530
§ 3. — **Tumeurs de la région ano-coccygienne** 530

CHAPITRE X. — DES TUMEURS MALIGNES DE L'ANUS ET DU RECTUM. 546
A. L'épithéliome. 547
L'épithéliome lobulé. 548
L'épithéliome cylindrique 550
B. Les sarcomes. 552
C. Myxome. 556
D. Le carcinome. 558
Le carcinome encéphaloïde. 558
Le squirrhe. 558
Le carcinome colloïde. 560
Symptomatologie. 561
1° Formes molles. 562
2° Formes dures. 569
Étiologie. 577
Traitement. 580
1° *Traitement palliatif du cancer mou.* 581

Le raclage. 583
La cautérisation. 583
La sphinctérotomie. 584
2° *Traitement palliatif du cancer dur*. 585
A. La dilatation. 585
B. L'écrasement. 587
C. La cautérisation. 588
D. L'incision. 589
E. Colotomie. 591
Colotomie lombaire. 593
Colotomie inguinale. 601
3° *Traitement curatif*. 606
A. Extirpation par l'instrument tranchant. 610
Procédé de Velpeau. 612
Procédé de Denonvilliers. 613
B. Ligature lente. 613
C. Écrasement linéaire. 614
D. Ligature extemporanée. 616
E. Galvanocaustie. 617
Accidents et complications. 620
L'hémorrhagie. 621
La blessure des organes voisins. 622
Les accidents consécutifs. 625

CHAPITRE XI. — Localisation des maladies générales sur l'anus et le rectum. 632
§ 1. — **Affections syphilitiques du rectum et de l'anus**. . . 633
Accidents primitifs. 633
Accidents secondaires. 637
Accidents tertiaires. 645
§ 2. — **Tuberculose**. 647
§ 3. — **Scrofules**. 653
§ 4. — **Herpétisme**. 660
1° Ulcérations herpétiques. 660
2° L'herpès névralgique. 662
3° Eczéma. 664
4° Prurit anal. 665

CHAPITRE XII. — Des chancrelles de l'anus. 671
§ 1. — **Chancrelles non compliquées**. 672
A. Chancrelles de la rainure interfessière. 672
B. Chancrelle margellaire 673
C. Chancrelles sus-sphinctériennes. 676
§ 2. — **Chancrelles compliquées**. 678
A. Inoculation syphilitique. 678
B. Accidents syphilitiques secondaires. 679
C. Anus hémorrhoïdaire. 679
D. Phagédénisme. 680
Traitement. 681

CHAPITRE XIII. — TRAUMATISMES, CORPS ÉTRANGERS. 690
§ 1. — **Plaies de l'anus.** 690
§ 2. — **Plaies du rectum.** 692
1° Plaies par instrument piquant. 692
2° Plaies par instrument tranchant. 694
3° Plaies contuses et déchirures. 695
A. Les hémorrhagies. 698
B. Infiltration stercorale. 698
C. Infiltration gazeuse. 700
D. Blessure des voies urinaires. 700
E. Issue des intestins 702
§ 3. — **Corps étrangers.** 703
A. Corps étrangers nés dans l'intestin. Coprostase. 704
B. Corps étrangers avalés accidentellement. 709
C. Corps étrangers introduits à travers l'anus. 712
1° Corps étrangers arrondis ou à contours mousses. . . . 713
2° Corps étrangers irréguliers. 715
3° Corps étrangers fragiles. 718

CHAPITRE XIV. — DES VICES DE CONFORMATION DE L'ANUS ET DU RECTUM. 722
Première espèce. Étroitesse congénitale. 729
Deuxième espèce. Oblitération de l'anus par une simple membrane. 730
Troisième espèce. Absence totale d'anus. Rectum terminé par un cul-de-sac plus ou moins élevé au-dessus de la région anale. 731
Quatrième espèce. Anus normal. Rectum terminé par un cul-de-sac imperforé, à une distance plus ou moins considérable du fond de la cavité anale. 734
Cinquième espèce. Absence d'anus. Rectum s'ouvrant par un trajet étroit et plus ou moins long en un point quelconque de la région sacro-périnéale. 736
Sixième espèce. Absence d'anus. Ouverture du rectum dans la vessie, l'urèthre ou le vagin. 737
Septième espèce. Anus et rectum normalement conformés. Ouverture des uretères ou du col de l'utérus dans le rectum. 740
Huitième espèce. Absence totale de rectum. 741
Neuvième espèce. Absence de tout le gros intestin. 741
Considérations générales sur le traitement 742
A. Méthode périnéale. 744
1° La ponction. 744
2° Proctotomie ou incision simple. 745
3° Proctoplastie. 746
B. Méthode abdominale. 750

FIN DE LA TABLE DES MATIÈRES

LYON. — IMP. PITRAT AINÉ, RUE GENTIL, 4

www.ingramcontent.com/pod-product-compliance
Ingram Content Group UK Ltd.
Pitfield, Milton Keynes, MK11 3LW, UK
UKHW022316190726
13856UKWH00001B/34

9 782011 758774